山一影像创新医教融合教材 · 高等院校医学教育系列教材

医学影像信息学

理论与实践

侯庆锋 编著

清华大学出版社
北京

内 容 简 介

医学影像信息学是医学信息学的一个分支，主要研究在医学影像中应用的信息技术，以提高临床工作效率和诊断精度，更好地为患者服务。本书针对医学影像信息学涉及的主要知识点，从多个方面进行介绍，既有一定的理论知识，又包含一定量的实践训练，涵盖了当前医学影像信息学的理论与实践，适合相关专业师生或研究人员参考学习。

图书在版编目（CIP）数据

医学影像信息学理论与实践 / 侯庆锋编著. — 北京：清华大学出版社, 2023.12
山一影像创新医教融合教材　高等院校医学教育系列教材
ISBN 978-7-302-64978-6

Ⅰ. ①医…　Ⅱ. ①侯…　Ⅲ. ①影像诊断—信息学—高等学校—教材　Ⅳ. ①R445

中国国家版本馆CIP数据核字（2023）第243403号

责任编辑： 孙　宇
封面设计： 王晓旭
责任校对： 李建庄
责任印制： 刘海龙

出版发行： 清华大学出版社
网　　址： https://www.tup.com.cn，https://www.wqxuetang.com
地　　址： 北京清华大学学研大厦 A 座　　**邮　　编：** 100084
社 总 机： 010-83470000　　**邮　　购：** 010-62786544
投稿与读者服务： 010-62776969，c-service@tup.tsinghua.edu.cn
质量反馈： 010-62772015，zhiliang@tup.tsinghua.edu.cn
印 装 者： 大厂回族自治县彩虹印刷有限公司
经　　销： 全国新华书店
开　　本： 185mm × 260mm　　**印　　张：** 25.25　　**字　　数：** 505 千字
版　　次： 2023 年 12 月第 1 版　　**印　　次：** 2023 年 12 月第 1 次印刷
定　　价： 99.00 元

产品编号：099062-01

丛书序言

山东第一医科大学医学影像学科具备历史传承和鲜明的教学特色，不仅继承了山东省医学影像研究所、泰山医学院和山东省立医院影像中心的优秀基因，还秉承了医工结合、科教融合的办学理念，在新大学的平台上，焕发出强大的发展活力。

基于良好的学科和人才基础，我们组织了教学名师和科研专家，推出了“山一影像创新医教融合教材·高等院校医学教育系列教材”，涵盖了医学成像、医学影像人工智能、医学影像信息学、生物医用材料等课程的教材与专著，旨在适应学科和行业的发展，尝试创新性的教学方法，同时推广“山一影像”的人才培养经验。

尽管我们的教材编写团队已经付出了极大的努力和心血，但难免会有疏漏和不足之处。虽穷经白首，仍才短思涩，挂一漏万。在此，我们诚挚地邀请读者朋友们给予我们宝贵的建议和意见。您的建议和意见将对我们未来的发展和改进起到至关重要的作用。我们期待与您共同探讨、共同进步，为医学影像学科的发展贡献力量。

山东第一医科大学放射学院院长
国家重点研发计划负责人
2023 年 10 月

自　序

21 世纪是信息时代，以计算机为工具的各类应用遍布社会生活的方方面面。

自 20 世纪 60 年代以来，医学领域信息学技术应用快速发展且日益广泛。在此形势下，在高等学校的相关专业中开设信息学相关课程，培养具备信息素养的专业人才就显得极为必要了。

医学影像是重要的医疗数据。在医学影像的获取、处理、诊断应用过程中，充分利用信息学技术可极大地提高效率、提升诊断精确度、促进基于影像的各类高阶应用。

近年来，国内外出版了不少的相关专著和教材，很好地促进了医学影像信息学的发展。笔者也参与了部分相关教材的编写工作，从中受益良多。

笔者从事医学影像信息学教学也有 20 年了，在此过程中深感本领域涉及的知识面广、技术发展快速，但教学学时数又非常有限，给教学活动造成不小的困难。因此，如何有效地组织医学影像信息学的教学，需要在多个方面进行权衡，其中一个重要方面就是针对教学实际编写合适的教材。

为此，笔者多方检索收集资料并进行了整理，考虑到医学影像领域的专业发展情况，结合临床应用实际，搭建了本书的总体架构。为了便于开展教学工作，遂不惧浅陋结集成册并交付清华大学出版社出版。这项工作得到了所在单位的大力支持，才最终得以成书。

然而，医学影像信息学是一个非常“难”的学科，笔者能力有限，只是充当了知识搬运工的角色，更多的时候是在努力学习先贤的路上。敢于出版教材其实是班门弄斧，深恐贻笑大方，也恳请各位专家、读者、朋友们不吝赐教，多多批评，以促进笔者更好的进步。

是为序。

侯庆锋

2023 年 9 月

前　言

计算机的出现及大规模应用，彻底改变了人类社会。如今，基于计算机技术的各类应用已深深融入我们生活的方方面面。借助于计算机强大的大规模数据存储、处理、计算分析能力，许多以往无法实现的事情都一一实现了，我们的生活进入了信息时代。

影像是重要的信息载体。正如有学者所说"一图抵千言"，形象地说明了图像在信息分享方面的独特价值。电子技术的进步使各种照相、录像装置进入普通人的生活，尤其是智能手机和互联网的普及使人们可以方便地通过图像、视频分享信息，极大地推动了信息的记录与传播。

在医学领域，计算机技术、信息技术的应用尤其发挥了重要作用。20 世纪 60 年代，人们开始利用计算机处理病案数据、进行医学检查、分析检查结果、提供决策支持，不仅提高了诊疗的效率，而且使医疗数据信息的保存与分享变得更加容易，由此促使了医学信息学学科的形成与发展。

在各种医学数据中，医学影像是极为重要的医疗数据。

医学影像是与计算机、信息技术等关系最为密切的学科。从医学图像的生成、处理、存储、分发、显示，到更高层次和维度的影像分析，计算机和信息技术无处不在。作为医学信息学的一个重要分支，医学影像信息学专注于医学影像相关理论与实践的应用研究。

20 世纪 70 年代，数字成像技术进入临床应用，尤其是近年来人工智能技术在医学影像领域普遍应用，对医学影像相关从业人员提出了更高的要求，也带来了巨大的挑战。甚至有学者认为未来人工智能将取代影像科医生，也有学者认为未来应当是掌握人工智能等信息技术的影像医生取代不会相关技术的医生等。

因此，学习医学信息学相关理论并将之应用于医学影像领域，指导日常工作和科学研究，对于提高工作效率、影像质量，进而提高影像诊断的准确度，更好地为患者服务具有重要意义。

多年来，国内外出版了大量的信息学相关研究文献和学术著作。这些著作有的专注于理论分析，有的偏重科普介绍，有的则聚焦于某一个研究点。这些文献和著作写作风格迥异、难易程度悬殊，不便于在校学生学习使用。因此，需要一本覆盖面广、难度适中，既有理论又有具体实践应用的适合大学生学习的读物作为教材。这就是编写这本书的初衷。

由于医学影像信息学是医学信息学的一个分支，因此本书先介绍医学信息学相关知识，再过渡到医学影像信息学，重点介绍医学影像信息学相关基础知识，在此基础上介绍信息技术在医学影像领域的应用，涉及内容包括相关的数理理论基础和实践应用等。

在具体内容的选择上，编者查阅了大量国内外出版的著作和文献，按照理论的重要性和应用频率进行了合理的筛选和编排，确保实际应用中需要的知识在书中都可找到；顺序编排上则考虑各知识点的先后和支撑关系，从底层基础到高层综合，注重知识体系的完备性，突出实践能力的训练这一核心。

全书共分为 9 章，各章内容既相互呼应又相对独立。为让读者比较全面地了解国内外相关研究，各章大量引用了相关文献和著作中的成果，时间跨度大、内容丰富，对不同学者的观点均有所介绍，有利于读者形成比较全面、客观的认识。

第 1 章简要介绍医学信息学和医学影像信息学的发展历程、主要研究内容和未来发展方向，参照主流的著作和文献资料对一些重要概念给出普遍接受的定义，对学习方法、进一步的阅读材料等给出建议。

第 2 章介绍与信息有关的数学、物理基础知识，并简要介绍主要的医学成像基础。

第 3 章为信息论概述，主要介绍信息论涉及的一些基础问题，包括香农信息论的重要概念及其应用等。

第 4 章介绍数据、数据科学基础理论，涉及大数据、数据挖掘等，重点介绍医学影像大数据及其临床应用。

第 5 章介绍与医学信息学相关的国际标准，重点是医学成像相关标准，如 HL7、DICOM、IHE 等，为从事医学影像网络传输、存储等相关工作提供必要的基础知识。

第 6 章介绍医学影像网络信息系统，重点是医学图像存档与传输系统（PACS）的相关知识。

第 7 章介绍医学影像中的人工智能技术，包括人工神经网络、机器学习、深度学习等基础知识和临床应用情况。使读者对人工智能在医学影像中的应用有较全面的认识。

第 8 章聚焦于计算机辅助诊断、计算机辅助检测技术的理论与应用，重点综述上述技术在乳腺疾病和肺部疾病中的应用情况。

第 9 章为实践部分，利用一些成熟的案例介绍信息技术的应用，提供一些基础性工具的介绍及应用，重点介绍当前流行的开源项目，为大学本科生或研究生开展相关知识的实训提供很好的参照，也可为从事相关研究的人员提供某种参考。

虽然从事医学影像信息学教学多年，也参阅了大量的文献资料，但由于笔者水平有限，编写时间也比较仓促，未能查找阅读更多的文献资料，书中也难免有不足之处，恳切希望读者批评指正，以便再版时修正。

本书参考了大量国内外出版的专业著作和研究文献，同时也参考了许多开源项目的代码和应用实例，由于教材体例的原因，文中并未标注引用，但是相关成果的知识产权仍为原著者所有，在此向这些资源的著者表示深深的谢意！

侯庆锋

2023 年 9 月

目　录

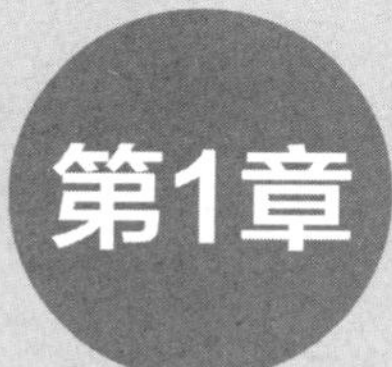
第1章

绪　论

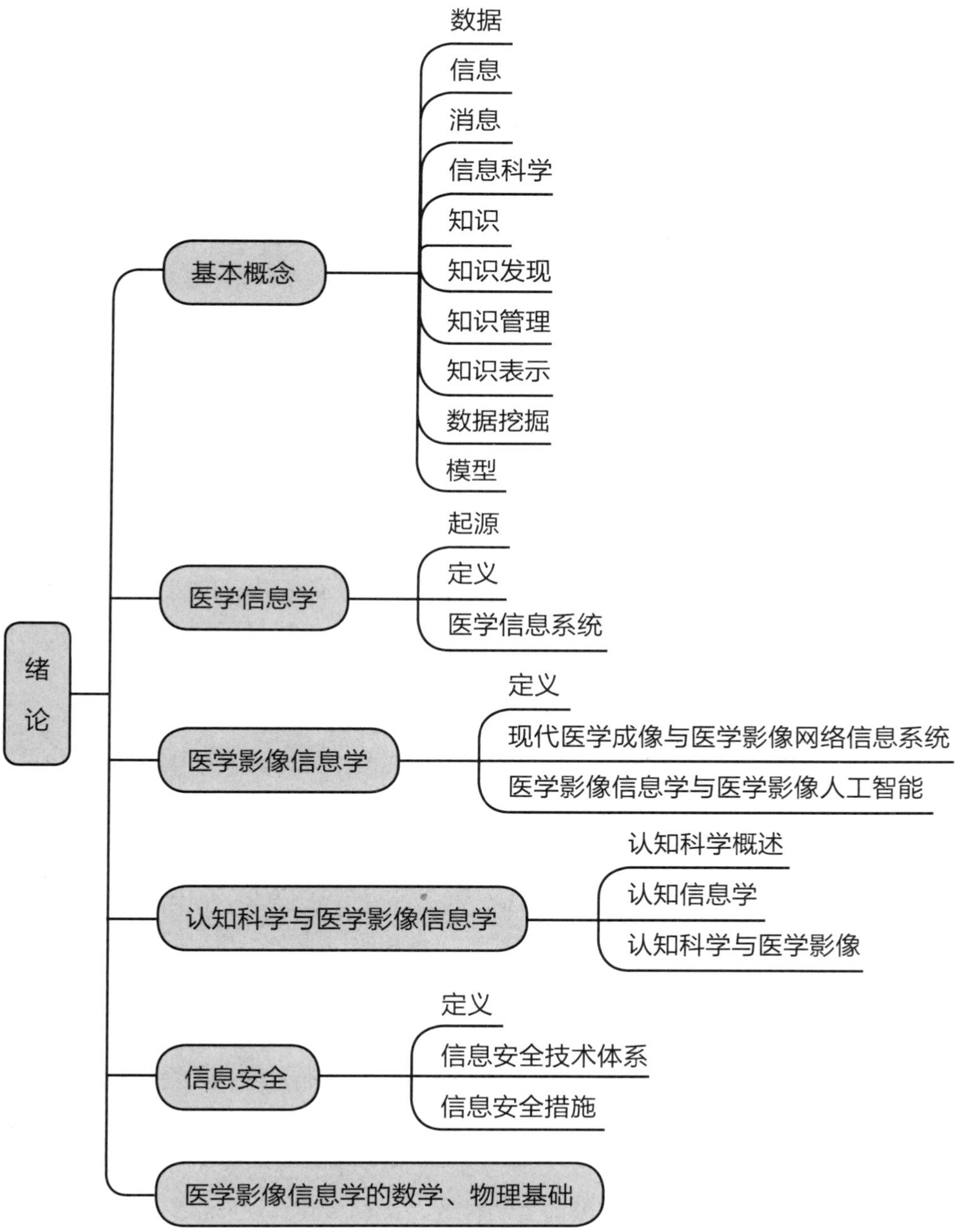

绪论
基本概念
数据
信息
消息
信息科学
知识
知识发现
知识管理
知识表示
数据挖掘
模型
医学信息学
起源
定义
医学信息系统
医学影像信息学
定义
现代医学成像与医学影像网络信息系统
医学影像信息学与医学影像人工智能
认知科学与医学影像信息学
认知科学概述
认知信息学
认知科学与医学影像
信息安全
定义
信息安全技术体系
信息安全措施
医学影像信息学的数学、物理基础

当今时代是信息时代。

信息已成为从太空探索、国防军事、国民经济、教育教学到日常生活各方面不可或缺的重要战略资源。掌握了信息技术就掌握了制胜的法宝，就取得了竞争的先机。

对信息的利用古已有之，如大家都比较熟悉的密码学在人类战争史上就发挥了重要作用。密码学的本质是信息隐藏与伪装，即把信息变得无法被轻易识读。

近代，随着电子和计算机技术的发展，计算机被用于处理各种信息，使人类处理信息、掌握信息、利用信息的能力极大增强。信息技术一方面对人类社会发展起到了积极的推动作用，但另一方面也改变了传统的游戏规则。

在 20 世纪末和 21 世纪初，世界上一些国家和地区的经历也充分展示了由于信息技术落后和信息不对称所带来的可怕后果。

在日常生活中，人们经常说“收到了信息”“某种场景或某种话语信息量很大”。但是信息究竟是什么？如果信息是可以度量的，用什么来度量？信息会增加或减少吗？若是，什么情况下会增加、什么情况下会减少呢？

例如，当我写一本书并出版供人们阅读时，人们从书中获取了信息；当我告诉你一件事情让你获得信息时，我所拥有的信息会减少吗？在课堂上教师教给学生知识，学生从老师的教学中获得信息，教师所拥有的信息减少了还是增加了？当一张图片或一段视频通过传媒向公众传播时，成千上万的观众获得了信息，图片和视频所包含的信息会减少吗？如果有人在广播中用我们听不懂的语言为我们阅读了一篇文章，对于文章内容听之前我们不知道，听之后仍然不知道，这样听广播给我们带来信息了吗？再假设广播的文章内容我们先前已经知道了，那么听了广播后我们得到新的信息了吗？数十年来，这些问题一直是人们不停思考的，信息论就是研究上述问题的理论。

消息与信息的概念完全不同。

医学是信息密集的领域。在医学领域，信息技术的应用已有 60 多年。

伴随着计算机技术的发展和应用，信息对现代医学的发展起到了积极的作用。在众多学者的努力下，逐步发展出了医学信息学这一学科领域，并分支出各种针对性更强的信息学子领域，医学影像信息学便是其中之一。

对开发、组织、提供医疗信息、数据、知识新方法的需求一直伴随着信息和通信技术的发展而增长。新的技术加速了数据、信息和知识的交换和利用，消除了地理和时间的阻碍，促进了医学信息学的发展。

面对当前仍在快速发展、渗透到社会方方面面的信息技术，必须加快对相关领域各类基础问题的研究，并推动其在实践中的应用。在医学领域，利用信息技术可以更加便捷高效地处理患者的各类信息、各种临床数据，辅助医生进行临床决策；在医学数字成像技术成为主流的情况下，在医学影像领域应用信息技术，不仅可以加快阅读图像的速度，而且可以实现病变的自动检测、标记、良恶性判别、智能诊断等。信息技术已经并将继续改变医学、医学影像的相关理论与实践应用，促进医学的发展。医学信息不再仅仅是在医疗活动中应用计算机而已，也不再是没有自己理论的应用学科。当今的医学信息学是建立在信息技术与医学在现代信息技术支持下的交互基础之上的多学科交叉的科学。

本章主要介绍医学信息学、医学影像信息学的重要概念。

1.1 基本概念

信息学是建立在一些基础概念之上的，这些概念一般都很抽象，下面简要地进行介绍。

1.1.1 数据

数据是由原始事实组成的对客观事物的记录，来源于测量或观察。通常利用某种装置将物理变量转换为抽象的符号以获得数据，并可进一步由人或机器进行处理。数据表示真实世界在抽象集中的形象。借助抽象集中的符号，数据可反映真实世界中的真实对象或发生过程的不同方面，因而多数数据被定义为事实或观测。符号可以是数字、字母、向量、信号、图像等多种形式。

数据通常是结构化的、事实的、数值的。数据有很多来源和多种存在形式。

为了能解释数据，人们需要知道数据从何而来。对数据获取过程和真实对象或产生数据的过程的了解越多，人们越容易理解这些数据，越能高质量地解释应用这些数据。

数据可分为源数据和衍生数据。

源数据又称原始数据，是在测量观察数据源时直接记录得到的数据。为将数据传输到别处或进行存储供以后使用，通常会对数据进行修改、编码，或转换为其他形式，这种转换有时是可逆的，有时是不可逆的，由此得到衍生数据。

在信息时代，正如很多学者所认为的，数据是“新的石油”，可见其在现代社会中的重要性。对数据的存储和检索利用是现代信息科学的重要研究内容。当数据量很大时，即所谓的大数据场景下，分析数据并从中提取信息就变得困难。

鉴于信息时代数据和数据处理的重要性，一个新的领域诞生了，它就是数据工程。数据工程的一个重要问题是元数据。元数据是关于数据的数据，也就是解释其他数据的数据。

医学数据可以分为结构化数据和非结构化数据。

20 世纪 70 年代以来，医疗信息的爆炸式增长给医学教育、医疗活动带来巨大挑战。人们迫切需要能快速高效准确地获取、分享、解读数据获得知识的技术。在众多的技术中，信息技术的出现与应用重塑了现代医疗实践。在计算机的支持下，利用信息技术可方便地组织、查询、交换医疗信息，从而把医生解放出来。他们不必再单纯依靠对庞大数据的记忆，从而有更多的时间和精力去开发新技能、获得新知识。信息技术也改变了患者数据的收集、存储、分析和交换方式，进而改变了现代医疗模式。随着数据量越来越多、规模越来越大，医疗进入大数据和智能时代。医疗大数据和人工智能技术可以帮助提升医疗的质量和价值，使医疗决策更加科学、对患者的治疗更加精准。

数据科学在医学信息学研究中具有重要价值，应用数据科学和预测模型进行实时临床决策越来越被认可。数据科学提供了一系列使计算机、人类可以进行感知、推理、行动的技术。医学信息学也是一种数据科学，将生物技术和临床因素结合起来，也考虑社会、行为、政府、政策，以及其他领域的医学信息和技术。数据科学着眼于优化医疗的流程和服务，有助于最大化诊断和治疗效率，改进医疗流程。数据科学家的任务就是组合所有的数据科学技术并将它们集成到医疗软件中。

在医疗活动中，数据科学的应用也面临诸多挑战。包括数据的访问权限问题、预测模型的准确度问题等。

知识发现也被称为数据挖掘，它试图从多种形式的数据中获取问题的答案。基于聚类的非监督知识分析在知识发现中扮演重要角色，在众多方法中，自组织特征图是重要的聚类方法。

1.1.2 信息

信息是客观世界各种事物特征的反映，是物质存在的方式和运动状态，是事物的一种普遍属性。信息可以分为自然信息和人工信息。自然信息是大自然的自我表述，是人类认识自然的向导。人工信息则是人类自己创造的表象，是表达思维、传递思想的工具。语言、文字是最完善的人工信息。人通过对信息的接收和思维加工来认识事物。

信息的定义在不同的时期多有差异，有时人们并不严格区分其历史沿革中所具有的不同意思。

一般地，信息指与事实、事件、事物、人、思想、符号相关的某种发现或某些发现，是真实或抽象对象、过程的某种反映。信息中通常包括句法（syntactic）、语义（semantic）、语用（pragmatic）成分。其中，句法成分是信息的结构，语义成分是信息的意思（meaning）、语用成分是信息的目的。因此，信息可以定义为被转换为对特定人群有意思、有用处的形式的数据。人们从中获取信息的通信（交流）可称为消息。消息中携带信息。

信息是衍生的知识。信息源自数据，来源完全未知的数据往往难以提供任何信息。

人们必须“理解”数据，只有人们能解释的数据才能被看作消息。数据是编码的信息。数据是在何处、在何种情况下产生的，是每个消息的重要上下文环境（语境），在建立消息的信息内容时必须考虑这点。所以，数据源是信息源的重要组成部分，在研究信息源时数据源就变得非常重要了。

数据是信息的载体，并非所有的数据都承载着有意义的信息，没有信息的数据通常没有太大意义。完全不知道来源的数据往往不能提供任何信息。人们必须去理解这些数据，只有能解释的数据才被看成消息。因此，有学者提出数据和其语境结合等于信息，如图 1-1 所示。

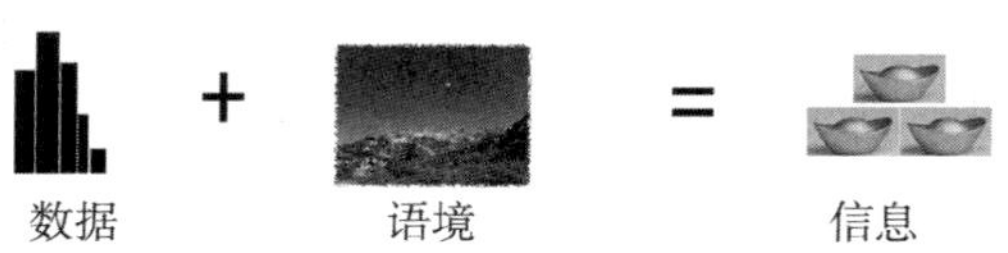

图 1-1 数据与信息的关系

信息是事实的、非结构化的，且常常是文本型的。也可以说，信息是某个问题中任何提供规范的、与某种不确定度有关的消息。英文的信息一词来自古希腊语的“想法（eidos）”和“形状、形式（morphe）”的组合，有思维的形式的意思。汉语的构词方法不同于英语，可以自由组合出各种词汇，据有关资料，我国古代诗词中就有“梦断美人沉信息”的诗句，可以认为是“信息”一词的最早出处，这里的信息是指“消息、音讯”的意思。与西方的造词方法不同，汉语可以用既有的单个汉字自由组合表达新的概念，因此不好确定最早的形成之处。

总而言之，可以说信息是一种基本的、抽象的概念，正如物理学中的能量概念一样。

信息、物质、能量是构成现实世界的三大要素，它们之间有密切的关系（图 1-2）。

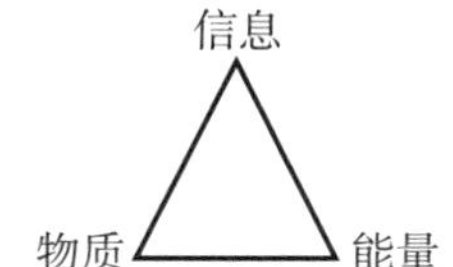

图 1-2 信息、物质、能量的关系

信息、物质、能量相互依存、相互转化。可以说没有物质就什么都不存在，没有能量就什么都不能做，没有信息就什么都没有意义。因此信息、物质、能量是相互联系不可分割的。

信息已成为哲学、心理学、经济学、人工智能领域的重要概念。

信息具有可感知、可存储、可加工、可传递、可再生的自然属性。

从信息加工和处理的角度看，信息又具有可度量、可转换、可继承、可增值的特性。

有学者认为信息有 6 个特点：可扩充性、可压缩性、可替代性、可传输性、可扩散性、可分享性。

信息的核心价值在于真实性。

信息安全的基本属性有可用性、机密性、完整性、非否认性、真实性、可控性。

信息蕴含于不确定性之中。

历史上，对信息这个词的使用曾经不是很严格。信息通常包括句法（结构）、语义（意思）、语用学（目标）成分。因此，信息可以定义为被转换为对人类而言有意义、有用处形式的数据。

1.1.3 消息

前面已提到，信息与消息的概念完全不同。人们获取信息的通信可称为消息。消息可以有各种各样的形式，如一次讲话、一幅图画。消息通常用文本、数字串等表示。人们可以通过消息传递信息，例如写信、发电报等。人们收到消息就能获得一定的信息。

消息带给我们的信息量与在特定环境下对消息的先验认识相关。如果我们事先知道某个消息的输出结果只有一个，它带给我们的信息就是零，例如有人跟你说太阳每天从东方升起，所带给你的信息量就是零；如果有人说明天太阳会从西边升起，则其带来的信息量就非常大。因此，可以定义信息等于得到消息前对某一事件的不确定度减去得到消息后对某一事件的不确定度。就是说信息可以减少对某事件的不确定度。

我们对一个消息了解得越多，这个消息带给我们的信息量越少。所以，可以通过找出信息源实际取哪个已预知的可能值来刻画所获取的信息。对数据源的更多深入了解通常基于对某种数据源的总结或经验知识，这种额外描述具有随机性，可以用概率描述，这就是香农（Claude Elwood Shannon）信息论所解决的问题。

1.1.4 信息科学

香农等的信息及信息量概念与信息理论，只能对某些信息做定量的描述，而对信息的质和其他方面则未予以考虑，如信息源所发出的信息，其语义如何，怎样对它定量描述，信宿收到信息后的效用如何，价值如何，怎样定量。这些问题涉及意义信息、有效信息、相对信息、主观信息等，这正是香农信息论的不足之处。正如有学者指出的，香农信息论解决的是技术问题，不涉及意义问题和时效性问题，未考虑消息的内容及它对接受者的使用价值和重要性。实际上香农信息论作为通信系统中的技术问题是非常完美的。20 世纪 70 年代后，香农信息论已超出通信领域广泛渗入其他学科，形成以香农信息论为基础的信息科学。信息科学的研究范畴不仅涉及通信中的信息获取、变换、传输、处理等问题，还要与计算机和自动化、生物学、数学、物理学等各学科紧密结合，研究语义信息、有效信息等。

医学是信息密集领域。开发能供医疗数据、信息、知识的方法的需求伴随着信息技术和通信技术的发展而增长。这些新技术消除了地理和时间的阻碍，加速了数据、信息、知识的交换和利用，推动了医学信息学的发展。

关于信息、信息量的研究，比较著名的有哈特莱（R.V. L. Hartely）、维纳（Norbert Wiener）、香农、费希尔（R. A. Fisher）等的理论。从 20 世纪 50 年代开始，我国老一辈科学家就十分关注信息理论的研究与应用，对相关问题展开了研讨，推动了我国信息理论的发展与应用。本书将在第 3 章介绍信息论相关问题。

1.1.5　知识

知识是以各种方式把一个或多个信息关联起来的信息结构系统；是人们在改造客观世界的实践中所获得的认识经验的总和；是人类业已了解、认识、深化了的信息；是人通过实践总结出来的对客观世界的认识。

知识是人类对已知的事实、信息、定理等的总结；是人类通过与环境交互、通过自身经历获取的存在于人类心智中的经验；是人类通过心智评估和组织的可用于有目的地做出某种结论或进行解释的信息；是专家赖以做出决策的关于世界的信息。

知识是与特定的环境相关的。

知识有很多分类方法。

主观知识是人的大脑通过对客观物质世界发出的信息的接收、存贮、思维加工、抽象和概括，从而得到对事物的一般特征的认识，形成概念。在反复实践和认识的过程中，大脑对相关概念的判断、组合、推理，形成对事物本质的认识，构成头脑中的知识，称为主观知识。

将人们头脑中的认识结果表达出来，或者通过语言口头表达，或者通过文字、图像、音频记录在某种载体上，即可将主观知识变成客观知识。客观知识是已脱离了创造知识的人体而独立存在的客观存在，可以代代相传和利用。

意会知识（tacit knowledge）是存在于人类心智中的难以触及的知识，通常人们不清楚自己拥有的知识及这些知识对他人有什么价值。意会知识为人物、地点、思想、经历提供上下文环境，因此非常重要。意会知识的传递一般需要人们的深入接触和互相信任。

显性知识（explicit knowledge）是已存在于文献或可被记录于文献、已被编码或可被编码的知识，它存在于某种介质中，可以方便地传递给他人。手册、文档、操作规程等都是显性知识的最常见形式。

隐性知识（implicit knowledge）是隐藏于各种数据库存储的大量数据中的知识，可以利用某些方法转变为显性知识。

知识还可以分为程序性知识（procedural knowledge）和陈述性知识（declarative knowledge）。

程序性知识通常指的是“知道如何做某事”。陈述性知识则是指“知道某事是真或是假”。

此外，知识还可以分为分析性知识（analytical knowledge）和综合性知识（synthetic knowledge）。

知识是我们用来理解世界、与世界交互的模型集。

知识是演绎的、抽象的。

人们需要知识以便能进行决策支持或作出假设。

知识可由概念及其相互关系及所引用的集合构成。

知识也可存储在人们的头脑中。

知识可以用多种方式表示，最常用的就是自然语言，可以以语音或文本的形式存在。语言和文字的出现，使得知识可以传承并不断演化，从纯粹的精神活动变成可操作的物理世界。

数据、信息、知识及智慧的关系如图 1-3 所示。

由图 1-3 可见，数据、信息、知识、智慧是从低层到高层逐渐升华的过程，数据是晋升后续高级层次的基础，但单纯的数据是没有意义的。只有进行分析处理获取到信息才能为人们认识世界、改造世界提供支撑。对信息进行综合演绎可获得知识。知识可看作被人们理解和认识并经头脑重新组织和系统化了的信息，信息包含知识，知识是信息的一部分。知识一定是信息，信息不一定都是知识，不一定都含有知识内容。

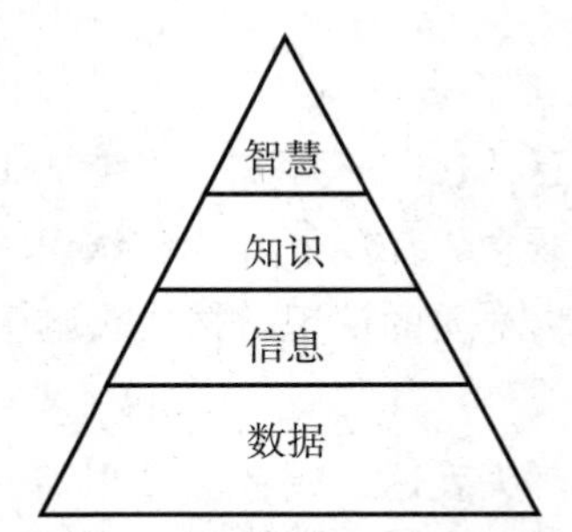

图 1-3　数据、信息、知识及智慧的关系

随着知识的不断积累，人的综合能力不断提高，最终达到智者的层次，具有创造新知识的能力，即智慧。

自然语言是丰富多样的，对同一个知识可以有很多种语言交流的方式。许多不同的词汇具有相同的意思，有时一个词语又具有很多不同的意思。在各种语言体系中，一词多义、多词一义的现象是普遍存在的，需要借助于上下文加以判断。因此在现代计算机科学中常用本体（ontology）表示知识，本体原本是一个哲学概念，随着计算机科学的发展被用于知识表示领域。

在现代生物医学中，涉及许多领域的知识，包括化学、物理学、数学、工程学、统计学、生物学等，每个学科都有自己的海量的专业知识。没有哪个人能全部通晓这些高度专业的知识，因此人们使用计算机利用本体来管理知识，本体就是知识模型。

1.1.6　知识发现

知识发现是从数据中提取隐含的、先前未知的、具有潜在利用价值的信息的有意义的活动。知识发现通常包括数据准备、数据挖掘、知识理解 3 个循环的步骤。知识发现是所有从低层次数据中提取高层次知识的过程的总称，也被称为数据或信息收割、数据建构、功能相关分析、知识提取、数据模式分析等。也有不少学者认为知识发现等同于数据挖掘，将知识发现和数据挖掘放在一起作为一个整体进行研究。本书将数据挖掘看作知识发现中的一个重要步骤。

知识发现的过程通常是迭代式、交互式的。因为每一步的输出一般都会向前一步反馈，且需要经过多轮同样的迭代过程才能得到高质量的知识。在这一过程中，用户或领域专家会参与进来，协助进行数据准备、精炼验证发现的知识等。

1.1.7　知识管理

知识管理是组织为了其效能最大化而进行知识收集、管理、使用、分析、共享和发现的系统和管理的方法。知识管理实践通常需要在已有的临床决策支持、信息提取、数字图书馆技术和发布不言自明的或显而易见的生物医学知识间进行平衡。

知识管理由一系列的从组织到确认、创建、表示、分发知识的实践活动组成，可以从诸如技术中心的、组织的、生态的等不同角度进行分析。

1.1.8　知识表示

在开发智能系统时，通常需要一些方法表示相关的背景知识或存储系统运行中产生的知识。系统需要这些知识去作出推断。

不同的系统对存储和推断的要求不同，所需的知识也各异，因此有许多不同的知识表示方法。多数系统都有一个知识库和负责推理的推理引擎。常用的知识表示方法有逻辑及基于逻辑的语言、规则、语义网络、神经网络等。对系统中的知识表示即为本体。知识是语言本体相关的概念。在语言本体模型中，知识的含义可以用更加具体的方式定义。

1. 本体

本体有时也译为本体论，它源于哲学。本体的定义有很多，通常可以分为哲学中的定义和计算机科学中的定义。

在哲学中本体可定义为对事物存在性及其相互关系的研究，是形而上学（metaphysics）的分支。

在信息和计算机科学中，本体可定义为对知识的基于概念的标准化表示。其应用起源于20世纪90年代，与20世纪七八十年代兴起的专家系统有关。前文已述及，自然语言表示或传递知识往往存在着歧义性，需要借助于特定的语境判断。现代科学知识量巨大，分科非常细，没有哪个人能掌握各学科的全部知识，因此人们在计算机的帮助下利用本体来组织和管理知识。人工智能研究者从哲学中借用了本体概念，以使知识的表示独立于人工智能应用程序，增强知识的可重用性。从此，本体成为信息和计算机科学家关注的兴趣点。在信息和计算机科学领域，本体被赋予了新的含义，也有许多不同的定义。尽管定义多，但所有研究者都认可本体在表示、分享和重用既有领域知识方面的重要性。本体是由概念及其相互关系、相互引用构成的。这种概念化是对假设存在于某些领域的感兴趣对象、概念和其他实体及它们间的关系的显式规范，是具有分类法的哲学中本体的实际应用。

在医学领域，本体主要用来对信息进行编码、在专家系统中使用标准化的医学知识进行决策支持。对于医学成像，日益增长的影像检查数量和数字数据均需要某种工具以有效管理信息，本体提供了人和机器可读的信息和语义数据解释，因此可以加强放射科各系统间的互操作，方便不同任务（患者管理、结构化报告、决策支持、图像检索等）的执行。

在生物医学应用中，本体的真正应用约起源于20世纪初。本体可以定义为对概念的规范，它描述概念及概念间可存在的关系并将某领域中的专用术语标准化。因此，本体常用于人们共享信息、信息处理、数据挖掘、软件间的通信及其他的知识处理应用等。现在，在生物医学领域已有大量的本体，如国际上使用的统一医学语言系统（unified medical language system，UMLS）、国际疾病分类（international classification of diseases，ICD）标准等。在放射学领域，也有很多本体，如影像适当性标准（ACR-AC）、放射学名词系统 RadLex 等。

本体将特定领域中的不同概念通过不同的关系联系起来。所有本体都包含两个必须的组件：实体和关系。实体通常指概念和实例，关系通常指属性、联系、角色。本体的构建通常从规范化开始，然后确定某个领域中的概念和关系，再对概念的描述进行约束 / 正规化，继而进行实现和测试，并在使用的过程中进行更新和维护，其核心是对本体本身的编码。

关于本体的分类，目前仍没有公认的统一标准，也就是没有描述本体的本体。有的学者将本体分为上层本体、参考本体、应用本体；其他的还有领域本体、正式本体、非正式本体、生物本体（bio-ontology）等。

总之，本体是包含可计算、结构化知识的资源，这些知识可以用于许多研究场景。

2. 形而上学

哲学思想在科学发展中具有十分重要的地位。

我国古代哲学对世界的本源就有相应的探索，如《易·系辞上》就有“形而上者谓之道，形而下者谓之器”的论述，清晰地表明了我国古代对世界的认识。

西方哲学认为形而上学是最根本的科学，研究实体的本原和原因。

形而上学的第一部分就是本体论。西方从17世纪开始出现了本体的概念，使形而上学的研究范围扩大，逐渐分成两种不同的形而上学：一般形而上学（本体）和特殊形而上学。特殊形而上学是对具体领域问题的考察，如人是什么、自由意志等。当代也有学者认为 20 世纪后西方已无真正的哲学可言，西方哲学和中国古代的哲学范畴没有可比性。还有学者认为未来哲学将会死灭。不可否认，哲学思想在信息技术的发展中具有重要的地位。

3. 语义学

语言所蕴含的意思（meaning）称为语义。研究语言中词语意思的科学称为语义学。这里的“意思”可有许多含义。哲学家们早就思考过语言、意思、现实的关系。如 20 世纪前半期的分析哲学（analytic philosophy），其方法是使用标准的逻辑工具去阐明问题。语言哲学是分析哲学家的主要关注领域之一。关于“意思”的问题被丢给哲学家，因为当时的一些语言学者认为“意思”不是语言学的研究话题，而应是心理学和哲学的研究话题。后来受到欧洲学者的影响，这种观点发生了变化。有时在语义学中并不容易区分哲学和语言学，因为语言学家运用的许多关于“意思”的理论都是哲学家发明的。

对“意思”的研究也可以构筑在其他相关领域的词汇之上，如语用学、符号学（semiotics）、语法理论等。

语用学是研究语境中语言的解释的，与语义学的传统定义（意思是通过语言表达式自身交流的，与语境无关）相反。这种定义会造成问题，如一些新的语义学理论（尤其是认知语言学理论）并不区分语言学“意思”和使用时的“意思”。

符号学是研究符号的，符号通过被定义变得有意义，但不一定必须是语言学。语法学有时与语义学在某种程度上也有重叠。语义学方法可分为两种主要类型：指称（denotational）方法和具象派（representational）方法。多数现代语言学传统是具象派的，多数指称方法的核心都是哲学和数学逻辑。也有学者认为符号学可分为语用学、语义学和语法三部分。

在心理语言学中，通常认为单词的意思与概念表示密切相关。概念化和词汇语义化表示的动态映射似乎受到至少 3 个因素调控：刺激模态表示（单词或图片）、成员类别（对象、活动、抽象概念）和任务需求（命名、分类、监控等）。其中任务需求在引发脑活动中起关键作用。

4. 自然语言处理

思维和语言关系密切，思维通过语言而实现。语言是活的思维的表现。人用自然语言描述自己的思想和外部世界，很多形式语言都由自然语言派生而得或受到自然语言的影响和启发。对人工智能的研究，特别是对自然语言理解、语义的形式化处理、知识表达和推理判断等都要求研究探索自然语言人机对话等问题。

自然语言处理是实现文本到结构化知识表示的技术，它使得计算机可以识别人类的自然语言所表达的意思，是计算机科学、人工智能、认知心理学的交叉学科。20 世纪 70 年代蒙太古（Richard Merritt Montague）发表了自然语言处理的开创性工作，近年来自然语言处理技术蓬勃发展，在诸多领域都得到了应用。

自然语言处理与语言学、人工智能、认知科学、数据科学等都有关联。

自然语言处理可以通过增加新的研究维度为语言学家和认知学家提供新的视角，这种新的维度就是可检测性（testability）。许多人工智能的分支，如知识表示、计划制订、感知和学习等都与自然语言处理直接相关。如知识表示就从两个层级与自然语言处理相关：一是提供表示语言知识的框架，这对于整个自然语言系统的顺利工作非常重要；二是许多自然语言处理系统还需要语言以外的信息以作出决策，尤其是在模棱两可的情形下。因此，某些自然语言处理系统都以语义网络、框架或概念图的形式与本体或知识库配合。

认知科学和自然语言处理的关系体现在两个方向：一是认知模型可以为自然语言处理系统的灵感来源提供支持；二是根据认知模型构建自然语言处理系统可以作为检验模型的一种方法。

自然语言处理可以看成是人类认知能力的扩展，比如作为决策支持系统的一部分。数据科学中许多数据来自自然语言，因此自然语言处理在数据科学研究中也非常重要。

5. 资源描述框架

资源描述框架（resource description framework，RDF）是一种描述结构化信息的标准语言。其目的是使应用程序可以交换关于 WEB 的数据，能进一步处理或组合 WEB 文件中所包含的信息，而不是解决正确显示 WEB 文档的问题。

RDF 的开发约始于 20 世纪 90 年代，第一份官方规范发布于 1999 年。现在，RDF 常被看成是开发语义 WEB 的基本表示形式。为了解决相同的标识符可能会被用于不同的资源这一问题，RDF 使用统一资源标识符（uniform resource identifier，URI）作为资源名。URI 是对 URL 的一般化。但 URI 并不能保证对所有 RDF 编码信息的精确语义解释。

6. 元数据

元数据（metadata）是“关于数据的数据”。理解什么是元数据对于 WEB 中许多领域的实践者和研究者而言是一项重要技能。

元数据可以用于 WEB 搜索，增强信息搜索、定位和集成。

元数据的主要特征是其天生的“指称功能”，即阐明其他的事物。质量、丰富度、互操作性是元数据的三大主要属性。

现在，元数据在许多地方以不同的形式和不同的层次、方式存在着。在 WEB 中主要形式有可扩展标记语言（extensible markup language，XML）、微数据（microdata）、关联数据（linked data）。

微数据是结构化的标记，内含超文本标记语言（hypertext markup language，

HTML）页面，以使这些页面能容易地被搜索引擎找到。

目前在关联数据应用中，主要是应用 RDF 技术，使关联数据成为简单、功能强大的概念，克服了 XML 和微数据的局限。

元数据描述信息对象的不同属性，赋予它们不同的意思、环境，以标准的方式组织它们。也可以用不同的分类方法对元数据进行分类，比较直接的分类可以采用以下的 7 个分类标准：创建方式、创建时间、存储方式、结构层次、目的、应用、标准化层次。

1.1.9　数据挖掘

数据挖掘常用于知识发现过程中，是知识管理的最重要子域。数据挖掘的宗旨是分析给定的数据集或信息，以明确新的、潜在的有用模式。也可以定义为收集、清理、处理、分析数据获取对数据的有用的深刻洞察的活动。

根据所处理的问题领域，数据挖掘往往有许多不同的定义方式。因此，数据挖掘可以看作描述各领域中数据处理不同方面的一个广义的概念。

在实际应用中数据挖掘有两个主要任务：预测和描述。

常用的方法有贝叶斯模型、决策树、机器学习（人工神经网络）、关联规则挖掘、基因算法等。

数据挖掘已广泛用于生物医学数据中新模式、新知识的发现。也有学者认为数据挖掘就是知识发现。如前所述，在本书中我们将数据挖掘看作知识发现过程中的一个关键步骤。

模糊集理论和粗糙集理论的形成和应用，形成了基于粗糙 – 粒度计算的数据挖掘和知识发现，有望为解决智能系统研制中的一些困难提供新的方法。

数据挖掘主要研究从数据中提取模式、信息及终极的知识。而知识管理则负责显性知识的引出、表示和存储及维持、表达意会知识。

尽管数据挖掘和知识管理源自不同的文化基础，所用的工具与方法也不尽相同，但是很显然它们处理的是同样的基础问题，它们必须组合起来以有效支撑人类的决策支持。

知识管理可以增强数据挖掘的能力。现有的可用知识或背景知识可以用于驱动数据收集和实验设计，管理结构化数据库或数据仓库，正确地选择数据，选取数据挖掘策略，改进数据挖掘算法，并在最后阶段对数据挖掘结果进行评估。由数据挖掘的结果分析形成的成果可以对领域知识本身进行更新，由此可能会引导出新的实验和数据收集过程。可见，数据挖掘和知识管理的交互和集成在各类应用中是至关重要的。

在医学中，数据分析通常是复杂的推理过程的一个典型部分，且非常依赖于背景知识。对患者的诊断、治疗、监护等总是在所处理的问题领域中既有知识的指导下进行的。所有决策必须有论据支持，对决策的解释和预测必须基于有效的数据挖掘模型部署。对循证医学的重视是在临床实践中应用知识管理的原因之一。生物医学研究则是推动数据挖掘和知识管理整合的另一个驱动力。

近年来兴起的自然语言处理等技术使数据挖掘和知识管理的融合成为可能。自然语言处理、文本挖掘技术可以从医学记录、收费账单、患者自述报告中提取信息和知识，而这一过程总是需要依赖于用既有的用医学名词表示的标准知识。

1.1.10 模型

模型是对现实世界的抽象概括，是为了理解现实世界、解决实际问题而设计的。

从物理对象中确定几个特征，然后用这些特征创建物理对象的模型的过程就是抽象。因此，模型就是物理对象的一个表示。

所有模型的创建都是有目的的。模型的种类有很多，其中数学模型在解决各类问题中具有重要地位。

图 1-4 给出了数学建模的一般过程。人们对需要解决的现实空间的物理问题进行抽象，构造数学模型，形成数学空间的数学问题，然后求解得到问题的数学解，再对其进行解释，将其转化为物理问题的解，从而解决现实世界的物理问题。

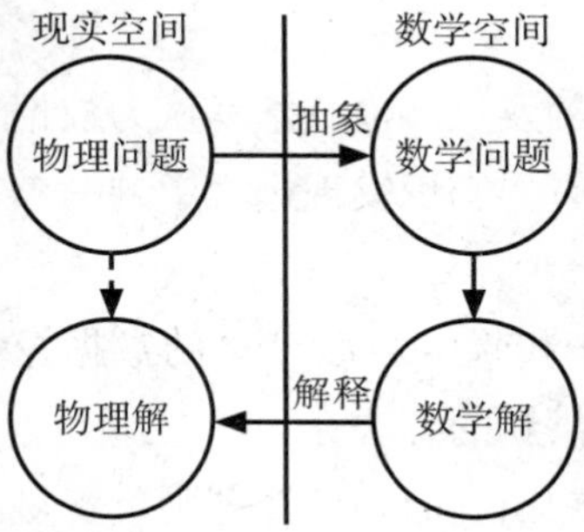

图 1-4 数学建模的一般过程

现实生活中，人们常借助模型辅助进行前期规划、更好地帮助人们理解抽象的事物等，比如人们建造的建筑物缩小模型、化学分子的球棍模型、汽车模型、飞机模型等都是非常有用的模型。

在医学中，基础研究和临床医疗活动的背后也都有模型。

在基础医学中人们构造多种动物模型研究疾病或研制药物。

在医学影像信息科学中，各种医学信息系统的后台基本都有数据库系统，数据库系统也是按照某种模型建造的，如常用的关系数据库就是基于关系数据模型建立的。

在数据挖掘中，很重要的任务就是对影响结果的各种因素进行建模。

1.2 医学信息学

1.2.1 起源

现代医学研究从生命大分子体系的结构、能量和信息方面探讨生命的本质。生命机体不仅与外界交换物质与能量，也交换信息。1964 年，我国著名科学家贝时璋教授提出人体的新陈代谢不仅包括物质和能量代谢，还应包括信息代谢的观点。

生物机体是一个高度组织化的生命物质系统，本身就含有某种信息。人类本身所含的信息是最丰富的，人利用信息的能力也是最发达的。人体的一切生理、病理反应都可称为医学信息。

医学信息学是由于信息科学对医学的渗透而发展起来的，约起源于 20 世纪 50 年代，真正发展是在个人计算机出现并应用于医学之后。

医学信息学的主要任务是研究机体信息的获取、变换、传输、处理、利用和控制，从而进一步揭示人体内部和人体与环境间的关系。

由于医学数据的量和类型不断增加、医生对技术的依赖越来越强，医学分工日益细化，不同专业的医生间往往需要互相交流，对医疗质量的要求越来越高，相应的监测越来越多，都推动了医学信息学学科的发展。

由于医学信息学是从计算机的应用开始的，人们往往只关注到了计算机及其应用技术，所以早期的命名和概念使用比较混乱。人们曾使用医学计算、医学计算机科学、计算机医学、医学电子数据处理、医学自动数据处理、医学信息处理、医学信息科学、医学软件工程、医学计算机技术等术语表示医学中的计算机和信息技术应用。还有更为一般性的术语，如电子数据处理、自动数据处理等。

在几位早期先驱学者的持续努力和为数不多的专业组织的支持下，计算机技术和信息技术在医学中的应用越来越受到全球重视。医学信息学在 20 世纪 70 年代正式确立为一个新的学科，从那时起很多临床信息系统和临床决策支持系统开始应用，医学信息学日渐成熟。

在信息科学的有关厂商加入后，医学信息学开始从学术研究向应用领域快速发展，一些专门的学术组织陆续建立并出版了相关的学术期刊，形成较为稳定的学术团体。许多医学信息产品研发厂商也快速发展起来。

医学信息学的发展与应用离不开计算机。在 20 世纪 80 年代，个人计算机仍然是非常昂贵的设备，其应用整体上仍未对传统的医疗卫生有明显的质或量的影响。

21 世纪初，一般家庭或单位中个人计算机的拥有量仍然很低，个人电脑的市场售价仍然相当高，且大部分集中于高等学校的研究所和高级实验室。当时使用的磁盘操作系统和数据库软件都需要用命令行的方式操作，用户界面不够友好。医院中一般科室几乎没有计算机，熟练掌握计算机应用技术的人才也较少。放射科的一些高端影像设备开始附带计算机，使放射科成为一般医院中计算机装机量最多的科室。后来随着医院信息系统（hospital information system，HIS）和影像存档与传输系统（picture archiving and communication system，PACS）的快速发展，加上个人计算机的价格也由于制造技术和电子技术的快速发展而逐渐下降，计算机的数量增长很快。但对许多普通家庭而言，拥有自己的计算机仍然是一种遥不可及的奢求。

我国的信息学研究应用与教育可以追溯到20世纪50年代，人们从苏联翻译引进了很多资料，国内的学者们也开展了很多的探讨研究，目前能查到的文献也很多，基本与国外同步。

据文献资料，在高等教育方面，1985年白求恩医科大学（今吉林大学）率先开展4年制医学图书馆和信息科学本科专业教育，并得到教育部和卫生部批准。后来多所高校也陆续开设相关专业。这些早期专业教学主要是医学情报和图书馆科学，与医学信息学差别较大。

2003年医学信息学成为正式专业名称，教育教学和科研内容也正式聚焦在医学信息及相关信息系统上。现在，很多高校都建立了信息科学学院或医学信息科学学院，开设医学信息工程、医学信息学、医学信息系统等专业及专业课程。

学术期刊建设方面也发展很快。1979年，中国医学科学院主办的《医学情报工作》杂志创刊，2006年更名为《医学信息学杂志》，这是中国国内创刊最早的医学信息学专业指导性刊物。

学术机构方面也有飞速的发展。1981年中国电子学会成立了中国医学信息学会，后来又有多个相关学术团体相继建立起来，促进了我国的医学信息学学术活动的开展。中华医学会相关分会也成立了医学信息相关的一些专业学组，定期开展专业学术活动，很好地促进了我国医学信息领域的发展。

1.2.2 定义

据有关文献资料，20世纪80年代安德森（John Anderson）依据法语构造了“medical informatics”这个英文名词，中文译为医学信息学。其中，信息学（informatics）是指与信息的收集、处理、存储、提取、分类、记录相关的科学。

在西方学术界，一般认为信息学这个英语单词来自俄语中informatika一词的翻译。

对于信息学这个名词人们有很多不同的见解。比如将其定义为关于信息处理的学科、等同于计算机科学、关于图书编目信息处理的学科等，导致了人们对医学信息学的不同认知。有人认为只要涉及“计算”的活动都可以称作信息学，甚至有人认为不需要定义，因为任何明确的定义都有可能将一些另外的有意义的工作排除在外，且可能会对其作为商业名词的使用造成某种约束。不管怎样，信息学这一术语，标志着涵盖科学、工程学、技术学的一个新领域的诞生。

信息学是研究特定领域的信息采集、存储、处理、利用的学科。信息学技术可用于数据采集和表示、数据分析、信息集成和管理、知识管理等。有学者据此将医疗信息学划分为临床信息学、医学信息学、生物信息学、护理信息学、牙科信息学、兽医信息学、公共卫生信息学。

现在，医学信息学的研究领域包括但不限于以下内容：医学数据处理、医学信息处理、医学计算机科学、医学信息科学、医学信息系统、医疗信息系统、计算机软件硬件、所有与医疗保健有关的专业的计算机和数据处理应用（健康信息学、医疗保健信息学、护理信息学、牙科信息学、临床信息学、公共健康信息学），作为医学实践、科研和教育基础的计算机和信息科学基本概念。

医学信息是随着计算机技术和信息技术的发展而发展起来的相对年轻的学科，是一门多学科交叉的学科，主要涉及信息科学、计算机科学和临床医学科学。其研究领域非常广阔，不仅包括医学实践的信息支持，也包括学术研究等。其宗旨是使相关人员可使用医疗数据，能及时做出决策、管理医学数据以用于教育和研究。

从 20 世纪 50 年代到 20 世纪 80 年代，医学信息学的定义也在不断变化，不同的学者给出了很多定义。至 1985 年，医学信息学的定义基本确定下来：医学信息学是所有医学领域的计算机、信息科学、工程与技术，并包括与之相关的研究、教育和实践等。1990 年，格瑞斯（Robert A. Greenes）和肖特利夫（Edward H. Shortliffe）又把医学信息学定义为：与医学实践、教学、科研中的认知、信息处理、交流任务相关的学科，包括支撑上述任务的信息科学和技术。因此，医学信息学与所有的传统医学学科都有关联，包括但不限于基础医学和临床医学知识、生物统计学、流行病学、决策科学、医疗经济学和政策、医学伦理学等。

赛尼（Sanjay Saini）等曾经分析了 1977—2003 年间的 36 篇相关文献，在此基础上对医学信息学做了如下定义：医学信息学是源自健康和医学的所有领域中的医学和信息技术交叉的计算机和信息科学的知识领域，它处理医学信息管理，如存储、识别、信息处理、检索、生物信息的优化利用、数据和知识的深入研究等，以提高决策过程和解决医学问题的精度、时效和可靠性。这些都需要通过计算机和相关技术的支持去实现。

医学信息学包括很多关键概念或领域，如信息系统、电子病历、数据采集系统、数据通信系统、数据处理系统、推理支持系统、远程医疗系统、医学图像存档与传输系统、公共卫生信息学、生物医学装置、护理信息学、虚拟现实应用、医学知识、医学决策支持等。涉及的理论有算法、数据结构、数据库设计、本体、知识表示、程序设计语言、软件工程、建模、仿真等。由于其领域甚广，文献中使用的各种概念也非常多，在本书中统一使用医学信息学这个概念。

医学信息学是建立在计算机科学的方法和工具基础上的，也涉及基础和临床科学。主要涉及的技术有数据库技术、人工智能技术、计算机网络、图像处理分析等。现在还可以借助于云技术利用分布式计算和大数据技术处理海量的医疗数据。所以，医学信息学并非简单地在医学中应用计算机，而是多学科、新技术的交叉融合，是关于在医学中应用计算机和信息论的学科，而不是关于医学本身的学科。

数学、统计学也为信息学提供了重要的工具和方法，但它们的中心作用是形成数据的正式的抽象模式和特征而不是数据的含义，数据的含义需要由人去解读。因此，传统的医学信息学关注的其实是如何操作医学数据，而不是关注医学数据本身的含义，对数据内涵解读的关注较少，是应用技术而不是要获得新的知识。现在，在人工智能等新技术应用及数字医学数据不断丰富的情况下，医学信息学的研究范畴和目标也发生着变革，成为新的知识源，可以更好地指导对患者的诊断和治疗。

医学信息可分为机密信息、个人信息、敏感信息、匿名信息。

医学信息包含许多与患者隐私有关的敏感信息，对其存储、访问、应用、管理等都需要有严格的法律法规进行约束。对其电子存储相关问题也需要细致地研究。电子形式固然方便了大容量存储、共享、查询等，但其本身也存在着易失性问题，如果不妥善管理，可能会遭到恶意篡改、删除等，也可能被黑客盗取造成信息泄漏；还要考虑自然灾害（地震、水灾等）、人为事故（包括战争、局部冲突、停电、火灾等）等的破坏。因此，信息化时代各种安全保障问题更需要重视，需要有从国家到地方到相关机构等各层级的系统化软件、硬件、法律保障机制，还需要大量具有扎实的医学信息学技术背景的专业人士提供技术支持和保障。

医学信息可以用于直接的医学临床，也可以用于医学研究、医学教育、药物研究、医院管理、公共卫生和公共卫生事件管理及政府的公共医疗政策制定等。

随着医学数据匿名化相关法律的制定，医疗大数据用于医学科研成为可能。借助于人工智能、大数据挖掘等新技术，可以更方便地处理海量的医学数据，从而可能得到更精准的关于疾病发生、发展过程的信息，其精准度通常会高于传统的随机抽样的医学实验。

在医学信息发展和应用中，医生、信息学家、计算机学家的角色和分工不同。医生关心的是患者。信息学家研发应用、检索所需信息的方法，以支持医生的有效医疗活动。计算机学家则提供高效的算法，用于操作信息背后的数据。

1.2.3 医学信息系统

系统是一系列人、物或事件通过相互关系构成的整体。可分为自然系统和人工系统。每个系统又可以由多个子系统构成。信息系统是机构存储、处理数据、信息、知识的专用体系。

医学信息系统和医学网络系统的发展与计算机技术、计算机网络技术的发展密不可分。

医学信息系统最早开始于 20 世纪 60 年代晚期开发的医疗收费系统。20 世纪 70 年代到 20 世纪 80 年代，HIS、放射信息系统（radiology information system，RIS）、实验室信息系统（laboratory information system，LIS）、病理信息系统（pathology information system，PIS）、PACS 等逐步发展起来。20 世纪 90 年代互联网技术在全球快速发展后，又出现了远程医学、远程放射学，从而可实现网络预约、远程会诊、远程手术等。现在很多地区开始探索建立区域性医疗信息中心，实现更强大的医学数据管理与共享功能。

医学信息系统可以带来很多便利，可以使对信息的访问和传输更快速，更容易分享，更容易检索，更节省存储空间，更适合于长期保存（依赖于所使用的媒介）等。但也存在着一些不足，对电子（数字）信息的访问需要相应的电子设备，有时有地点的限制，可视性不强，混合信息（如有字符、图片、多媒体资源）的存取不方便，安全风险，成本较高等。

在医学信息系统的设计和应用中，人的因素和认知科学正变得越来越重要。因为信息系统是用于支持人类的活动的，所以理解人的认知对设计有用的、可用的信息系统很重要，也有学者将这样的系统称为“社会 – 技术系统”。其中，社会是指有人的参与，技术则是指利用计算机等设备，所以 HIS、RIS、LIS、PACS 等都属于这种系统。需要注意的是，现在的信息系统处理的是数据而非数据的含义，最终还需要人给数据赋予含义，从而将其转换为信息。而认知科学是研究人的心智和智能的交叉学科，其研究目标是认知而非信息或知识。

我国医学信息系统的开发和部署起步较早。文献可查的是 1989 年北京协和医院建立并投入使用了基于微型机和小型机混合局域网的小型实验性医院管理信息系统。在那时，大多数医院的挂号、处方、登记、划价、收费、检查结果报告等仍主要是手工操作，整个诊疗过程中患者需要拿着纸质的申请单在不同的地点间往返。后来随着经济的发展，我国的各级医院逐渐开始推进信息化建设，国家相关部门也陆续出台了相关的法律法规、并立项了很多项目，给予经费支持，推动了我国医疗信息化的发展。现在，一般医院都建立了自己的信息系统，并开通了各种网上预约、结算、会诊、结果查看等系统，甚至一些偏远地区的基层医院也通过网络与上级医院建立了会诊联系，构建了远程会诊系统。

智能手机的快速普及很好地促进了人们对信息技术的利用。信息化技术使患者利用智能手机就可轻松实现网上挂号、费用支付、网上查看检查结果等，云胶片技术实现了高质量的医学图像的分发和便携浏览，使远在千里之外的专家也可通过网络进行远程会诊。

医院内，从基础设施到高级应用，信息系统建设日益完备，很多医院全院的网络连接已经实现，电子病历系统、PACS、检验信息系统、远程诊断系统等集成于一网，医疗效能极大提高。国家和政府层面，各类网络上报系统在各级医院得到应用，极大方便了对疾病数据的快速统计和管理。

电子医学网络信息系统重塑了医学实践，有利于临床决策、质量保证等，也可以支撑公共卫生政策的制定实施等。医疗物联网（internet of things，IoT）的应用，使各类医学数据的实时收集、传输得以实现。

在2020年初全球新型冠状病毒防疫中，信息技术再次彰显了强大的力量。有关机构开发的健康码、行程码、核酸检测码、疫苗注射系统等信息系统，使很多工作都可以方便地在智能手机上快速完成。2022年12月13日，行程码正式下线，相关的电信运营商也宣布删除其中的所有数据，以保护隐私。

在教育领域，各种在线会议、教学平台也快速形成并得到应用，极大地方便了学校教学和会议、学术交流。在日常生活中，电子商务方便了各类物资的订购与精准分发，确保了特殊情况下的社会运行。

总之，信息技术已成为新世纪的主流，渗透到方方面面，学习掌握信息技术无论对于社会生活还是医疗实践都是至关重要的。

1.3 医学影像信息学

1.3.1 定义

医学影像信息学是医学信息学的重要分支，是随着医学成像的数字化发展起来的，是传统医学成像、医学物理学和计算机科学交叉的学科。医学影像信息学涉及程序和方法的设计问题，这些程序和方法可用于改善医学成像和医疗中的效率、精度、可用性及可靠性等。

图像尤其是医学图像蕴含有大量的信息，需要借助于各种信息学方法进行信息挖掘与利用，促进医学影像信息学的发展。

文献中对医学影像信息学的定义也有很多，涉及许多方面。由于医学影像信息学涉及的领域极为宽广且为跨领域应用，对其精确的定义比较困难。医学成像信息学会对医学影像信息学进行了如下定义：影像信息学涉及成像链的各个方面，包括影像生成、采集、影像分发和管理、影像存储和检索、图像处理、分析及理解、可视化、数据漫游、影像解释、报告及传输。医学影像信息学作为一种综合的催化剂搭建起了成像和其他医学学科间的桥梁。

医学影像信息学研究关注从底层概念到高层抽象及终极应用等一系列问题。它不仅关注图像本身，还关联与图像相关的数据以理解影像检查的语境、记录观测结果，获取对疾病和临床问题的新认识。

医学影像信息学研究包括核心理论和先进信息学技术的研发，以及这些技术在医学中的转化应用。因此，医学影像信息学的目标主要是提升医疗机构的复杂医疗系统中与医学影像的应用、交换等相关的服务的效率、精度和可靠性。

根据黄焕庆（H. K. Huang）教授的观点，医学影像信息学研究一切与医学影像有关的问题，包括影像的产生、操作、管理、集成、存储、传输、分发、可视化、安全等。医学影像信息学是生物医学信息学和医学成像的交叉学科，它联系两者以增进对疾病过程的理解，提升临床医疗质量。其中，计算机辅助检测、计算机辅助诊断、基于内容的医学图像检索是医学影像信息学的重要应用。

医学影像信息学是快速发展的学科，将医学信息学和成像结合起来，开发或利用信息学核心技术改进对影像的应用，产生新的知识。医学影像和医学信息学是改变医学和科研的两大革命。现在，医学影像已成为现代医学的重要支柱，不同的成像模态可以提供关于患者状况的各种信息，包括解剖结构和功能方面的信息。而医学信息学研究则致力于开发新理论新技术，采用工程、计算机科学及其他领域的技术，去创建、管理医学数据和知识，改变了人们认识、处理电子格式临床数据的方式。因此，医学影像信息学是医学信息学和医学影像的交叉学科，将这两个领域连接起来，使人们通过影像对疾病的过程有更深的认识，再基于这些认识和理解，改进医疗保健。

医学影像信息学与云平台、网络信息系统的集成，可以更好地分享医学图像、改进医学影像工作流程、利用大数据实现疾病的预测和监测等。

除了影像与其他医学数据的显著差异，医学影像的最大挑战是对图像的自动理解和管理。人类可以通过学习识别图像中的模式，如放射医生经过训练，可以阅读影像完成诊断。但从影像中推导出知识仍需要依赖好的算法。影像信息学致力于从底层（图像标准化、信号和图像处理）到高层（影像中区域的语义关联、图像可视化和图像融合）的应用研究，终极目标是从影像中推导出新知识。值得注意的是，医学影像信息学不仅针对影像本身，也包括与之相关的数据，以便理解影像检查环境，记载观测结果，得到关于疾病和医学问题的新结论。

医学影像信息学有两个研究方向：一是开发核心的信息学理论和技术以推动信息学本身的发展；另一个是将相关技术转化为具体应用以改进医疗。通过医学影像信息学可以避免对医学影像的不当使用，为患者提供精准、适当的医学诊断。

随着计算机技术、医学成像技术在医学临床实践中的应用越来越多，医学信息学尤其是医学影像信息学作为交叉学科涉及的领域范围不断扩大，研究内容也日益复杂，地位也更加重要。

掌握医学信息学（医学影像信息学）相关理论与实践技能对于医生、影像技师、放射治疗物理师、放射治疗技师更好地开展工作，改进对患者的医疗服务具有重要意义。医学影像信息学不仅研究底层的基础概念，也研究高层的抽象理论和医学影像新知识的挖掘与应用等。研究对象也不局限于医学图像本身，亦包括与之相关的各类数据，涉及医学成像的工作流程优化、影像增强、影像自动化、临床决策支持、图像压缩、成像标准、医学影像系统集成、质量保证、远程放射学、人工智能等。可以说医学影像信息学的研究内容贯穿于医学影像检查、诊断、治疗的全过程。

1.3.2 现代医学成像与医学影像网络信息系统

在医学成像领域，X 线的发现和医学应用带来了医学影像的快速发展。100 多年来，医学成像模式从增感屏 – 胶片组合发展到计算机 X 线摄影、数字 X 线摄影，计算机断层扫描术（computed tomography，CT）、磁共振成像（magnetic resonance imaging，MRI）、核医学成像及多模态成像等多类医学成像，在医学临床实践中发挥着越来越重要的作用。

数字成像的广泛临床应用，带来了医学影像数据的爆炸式增长，数字影像代替传统的胶片是一个巨大的进步，数字成像使医学影像数据的存储、阅读、影像科工作流程等发生了很大变化。为便于管理影像检查的患者数据和报告数据及影像数据，RIS 和 PACS 应运而生。

1982 年 1 月 18 日至 21 日，世界首届 PACS 医学应用国际会议召开，多个著名的国际学术组织参与了会议的组织并提供了赞助。此次会议的目的主要是帮助医生、医学物理师、装备制造商规划医学影像科的未来。

PACS 也与放射诊断专家、放射治疗专家和临床病理专家有关，主要考虑的是建设一种使图像资料可互相交换的环境。早期各厂商采用的数据格式多不相同，无法通用。为了实现各厂商的数字医学图像能互相操作，1983 年，医学数字成像与通信（digital imaging and communications in medicine，DICOM）的前身（ACR/NEMA 1.0）标准诞生，并在 1985 年的北美放射学会（Radiological Society of North America，RSNA）年会上发布。1988 年的 RSNA 年会上 ACR/NEMA 2.0 版发布，限于网络技术条件，当时仅规定了点对点的网络支持。从 1990 年开始增加网络标准并在 1993 年发布 3.0 版，正式命名为 DICOM 3.0。

基于 DICOM 标准的医学影像数据可以在任何具备 DICOM 处理功能的影像系统中查看、处理。现在 PACS 已成为各级医院的信息系统的重要组成部分，可以与 RIS 和 HIS 互通。很多医院还开通了云胶片服务，患者凭借相应的链接即可远程查看自己的影像检查资料。除了 DICOM，还有 HIS 中使用的 HL7（health level 7）协议，旨在促进多种医学信息系统集成的 IHE（integrating the healthcare enterprise，IHE）框架等。本书将在第 5 章介绍这些主要的协议或标准框架。

RIS 其实可看作 HIS 的一种变形，主要管理放射科患者的检查计划、工作列表、影像学报告、患者个人信息等，现在 RIS 已基本集成于电子病历系统中。PACS 主要负责存储管理各种影像设备生成的数字图像数据，PACS 和 RIS 配合医学成像设备可完成影像科的影像检查和图像、文本数据的采集、处理、阅读和报告书写等工作。

PACS 与 RIS/HIS 的互联或融合给医院的医学影像检查结果的分享带来了便利，

促进了远程放射学的发展，但也相应的带来一些挑战。

数字医学图像有其特殊性，因此在阅读图像作出诊断时必须满足一定的条件，比如所使用的图像工作站的性能，尤其是显示终端的性能等必须达到相应的标准。各类医学数字图像处理算法功能越来越强，也对放射科医生的信息技术素养提出了比较高的要求。

1.3.3 医学影像信息学与医学影像人工智能

除了基本的数据管理，医学影像信息系统中的图像处理功能也越来越多、越来越强。利用计算机辅助医生进行病变检测 / 诊断的计算机辅助检测 / 诊断（computer-aided detection/diagnosis，CAD）在 20 世纪 70 年代开始出现。10 余年来，医学影像领域的人工智能研究尤其是深度学习技术的研究如火如荼，使得医学影像信息学研究步入人工智能时代。国内外很多机构和个人研究者都在开展在临床环境中开发、评估和部署人工智能应用的研究，报道了大量的成果。

近年来大量开源应用平台、开放数据源的出现使得人工智能的入门门槛大大降低，医学影像人工智能研究应用呈现出一片欣欣向荣的景象。

但实际应用中仍然有许多问题需要考虑。比如在医学影像应用中，数据集真的如所宣称的那样是完全正确的吗？模型精度数值高等于性能好吗？对于其他的数据，模型能达到与使用训练数据时相近的性能吗？此外，人工智能的应用已扩展到图像处理之外，如报告、工作流程、性能评价等，还有数据分享中的安全和隐私保护问题等。

应用机器学习技术进行大数据分析对于复杂的医疗卫生数据有很大的优势，它可以将不同类型的数据集成起来进行疾病风险预报、诊断及预后预测等。

机器学习可分为监督学习、半监督学习、无监督学习、强化学习算法等，可应用于医学影像数据挖掘、医学影像分类、医学影像检索等。随着医学大数据的快速发展，新的挑战不断出现。在数据的存储、管理、分析方面，都需要新的理论和技术、更强大的算力支持和更高的网络传输带宽和速度。

现在深度学习技术已应用于医学图像的自动分析和疾病检测。人们利用深度学习进行患者肺部 X 线图像或 CT 图像的自动分析，有文献报道利用卷积神经网络能达到 98.9% 的识别精度，还有利用 VGG-16、RestNet50 等的方法，识别精度也都在 90% 以上。

医学影像中人工智能基础理论和应用研究已成为热点。本书第 8 章将介绍人工智能相关的概念。

1.4 认知科学与医学影像信息学

1.4.1 认知科学概述

科学活动的主体是人，信息学研究的最终决策者是人。对人类智能的研究也是医学影像信息学的重要内容之一。人的认知能力主要在于脑的能力。心智是建立在智能认知过程基础之上的，且不局限于语言和逻辑。思维是脑中一系列的信息处理过程。意识是对自身的感知和自然智能的生命征象。人脑是认知信息的起源和终点，任何信息只有先被人脑识别，才能被处理和利用。因此有学者提出了第 3 代信息学——认知信息学的概念。

认知科学和社会科学对于医学信息学的发展非常重要，有助于弥合信息开发人员与终端用户间的鸿沟。

认知科学是研究（通常是预测）心智在某种场景下如何工作、并基于神经系统在特定情况下感知或接收输入数据后做出的相应行为、对其进行分析的科学。认知科学的研究范畴包括神经科学、哲学和心理学、语言学、数学、物理学和计算机科学等。

通过认知科学研究，人们可以强化语言、感知、记忆、注意力、分析力等。

认知科学在决策支持中扮演重要角色。认知科学在神经科学、心理学、生理学、语言学、哲学、文献学、人类学、人工智能等领域都有应用。其中，神经科学是医学科学的一个分支，也涉及多个学科，主要是神经系统相关领域，研究脑的运行、功能活动，甚至脑和脊髓的结构等。特别是研究与神经系统有关的器官的细胞生物学和分子生物学，包括生理、解剖及所需的药物学等。还通过计算、行为，以及认知神经科学的方法对个体的心理行为进行研究，其中的一个重要方面是研究意识是如何产生的。

认知科学在大规模实际数据中的应用越来越普遍。来自信息学的新方法、新技术为认知科学研究提供了必需的工具。大数据使得认知科学家得以在更细微的层次上评估理论模型，做出新的发现。

1.4.2 认知信息学

认知信息学及认知计算是王英旭（Yingxu Wang）团队在 2002 年提出来的。

在认知科学的建模和架构中有大量的信息需要处理。在知识推理系统、知识的语言、字符系统、结构和结构设计、开发中的信息处理中，认知信息学都扮演重要角色。因此，认知信息学对于神经科学相关应用非常重要。

认知信息学是跨学科的，研究深入人脑、心智或自然智能的内部信息处理机制和过程涉及的计算机科学、信息科学、认知科学、智能科学，还有认知计算的工程应用等。

认知信息学是一个探究计算机科学、信息科学、认知科学、智能科学的交叉学科，研究人脑和自然智能的内部信息处理机制和过程，以及它们在认知计算中的工程应用。对信息的表示、管理和理解是认知信息学的研究重心。

认知信息学是多学科的边缘交叉学科，研究领域包括计算智能、信息科学、计算机科学、人工智能、信息学、认知科学、神经心理学、脑科学、哲学、标准语言学、生命科学。

1.4.3 认知科学与医学影像

在认知科学研究中，医学成像是重要的工具。

医学成像除能研究人脑的解剖结构、功能外，在一定条件下还可以用于研究人类的心智。

磁共振成像诞生后在人脑的研究中发挥了重要作用，当前在认知科学研究中应用最多的仍是功能磁共振成像，其他成像如核医学显像也在人脑研究中占有重要地位。

模糊理论和神经网络是处理神经科学影像数据的有力工具。

随着功能磁共振成像、核医学成像、多模态成像（PET/CT、PET/MRI）等先进的成像方法越来越多地在认知科学研究中得到应用，医学图像已成为真正的数据，而不再是单纯的传统意义上的诊断用图片，可以为认知科学、神经科学提供更多有价值的信息。医学影像信息技术为脑科学和认知科学的研究提供了利器。

1.5 信息安全

1.5.1 定义

从 20 世纪 70 年代，人们就开始研究计算机安全问题。网络和数字化的发展给传统的信息安全带来挑战。

可将信息安全定义为信息系统抵御意外事件或恶意行为的能力。信息安全是一个古老而年轻的科学技术领域，各种信息安全技术在第二次世界大战后得到了长足的发展。保障信息安全的技术称为信息安全技术。在冯登国等编写的《信息安全技术概论》一书中，将信息安全发展分为 4 个阶段，分别是通信安全发展时期、计算机安全发展时期、信息安全发展时期和信息安全保障发展时期。

现实中常见的信息安全威胁主要有：信息泄漏、篡改、重放、假冒、否认、非授权使用、网络与系统攻击、恶意代码、灾害故障与人为破坏等。

1.5.2 信息安全技术体系

根据冯登国等的观点，现有的信息安全技术可分为 5 类：核心基础安全技术、安全基础设施技术、基础设施安全技术、应用安全技术、支撑安全技术。构建信息安全体系需要从系统的角度综合考虑各种因素。

1.5.3 信息安全措施

信息安全包括多个方面。

保护计算机及其中的数据是数据安全的重要内容，处于网络中的各类设备也需要安全保护措施。现在，随着医疗物联网的应用，各类智能传感器、智能医学仪器、用户终端等的数据安全也要加强防护。一方面要保护患者隐私；另一方面要防止在数据传递过程中受到恶意篡改，以免影响医学诊断治疗等。

在区域性数据中心、云平台、远程医疗过程中的数据访问控制，数据安全保障、容灾备份与恢复等都需要从立法和技术的角度进行科学管理。常用的措施有核心机房等实行专人分权管理、安装监控报警设备、严控人员出入等。核心区域，如阅片室、登记处等要严格限制进入人员、使用人员，禁止随意拍照等。

为了保护数据安全和保证信息系统的正常服务，除了应对来自网络或其他渠道的恶意攻击外，在日常工作中也要提高警惕，有充分的安全意识。要对涉及系统安全、生物安全、患者隐私的各类医疗数据做好保护。

工作中要严格遵守操作规程，保护好用户名、密码、访问密钥等。在信息系统设计时要充分考虑安全，做好用户权限设计。系统的各种文档也要妥善处理，系统调试完毕后务必修改默认的用户名、密码等，设置复杂度高的混合密码。科室的网络系统要设置严格的访问权限和复杂的使用密码，具有接入认证机制，尤其是无线网络要加强监管和保护。信息系统设置强制下线功能，对非工作时间的登录进行监控，对长时间没有操作的终端账号进行强制下线处理等，以防止非法使用。

不要使用自己的身份证号、电话号码、办公电话等作为密码，防止黑客从公共渠道获得这些信息进而用于网络攻击。

对于系统的核心参数等也不可轻易在公众网络上发布，防止被有心之人收集后用于非法渠道。在系统使用中避免使用 U 盘等移动存储介质，不将核心信息系统接入公网，以防止将计算机病毒带入信息系统或遭到黑客远程攻击。对系统的所有用户都要加强安全教育和培训，严格审查在公众渠道的各种信息，防止黑客收割账号，拼凑出本机构的人员、设备等详细资料用于系统攻击。

在医学影像信息安全中，也有很多问题需要关注。一是 DICOM 图像中患者敏感信息的保护与处理；二是改变传统的基于中心的学习方式，采用去中心的算法架构；

三是要注意检测对医学图像数据的恶意篡改。

对 DICOM 图像中包含的患者敏感信息在对外发布前必须进行脱敏处理，使之无法与具体的患者相对应。医务人员不得在社交媒体随意发布各类检查结果、患者信息。

可以采用联邦学习、分布式学习方式，使数据用户可以使用数据却看不到原始数据。再者就是加强立法与监管，确保使用者是经过授权的，使用过程是可追溯的。1994 年，国务院发布《中华人民共和国计算机信息系统安全保护条例》。2003 年国家信息化领导小组出台了《国家信息化领导小组关于加强信息安全保障工作的意见》，是我国信息安全领域的指导性纲领性文件。2004 年 8 月，我国颁布了《中华人民共和国电子签名法》。

防止对图像的篡改是保持原始图像信息可信度的重要保障。现代技术已可以轻易地修改图像，比如通过算法等技术手段在医学图像中植入（抹除）病变，或是修改图像信号、借助人工智能技术生成图像等。对于纯基于图像的处理，如果所用的原始图像数据本身就是被有意修改的、是算法凭空生成的，那么后续的图像分析算法若不能识别这种改动将几乎无法得到正确的结论。未来研究确保原始数据的真实性、不可篡改性的机制与方法也应当是医学影像信息学的一个重要研究方向。

在使用医学信息的过程中，所有有关人员都应当遵守法律法规，严格执行相关规定。

每个医疗机构都应当任命一名专门的管理人员，所有参与人员都要确保以下注意事项的落实。

（1）确认对患者数据的使用是正当的。

（2）除非绝对必要，不使用能确认患者的有关信息。

（3）使用最低程度的与患者确认有关的信息。

（4）在使用能确认患者的信息时遵循严格的知情原则。

（5）每个参与者都要充分知晓自己的保密义务。

（6）确保所有行为都合法合规。

作为医学影像工作人员，应当做到以下几点。

（1）如果需要传递数据，使用具有认证的加密的移动存储设备。

（2）不在医院（工作场所）拍照。

（3）不通过电子邮件发送含有敏感信息的资料。

（4）使用图像作发表时，尽可能地去除标识性信息。

（5）发生事故时及时报告。

（6）清楚自己的操作规程和相关政策规定。

（7）不允许患者对影像拍照。

（8）带教的学生与正式员工具有相同的责任义务。

（9）使用安全强度高的密码，不与他人共享自己的账号密码。

（10）涉密的废品要妥善处置，不可随意丢弃。

（11）在接待患者时确保是患者本人，是当前需要处置的患者。

（12）在与患者家属谈话时征得患者本人同意。

（13）在导出图像时确保进行了正确的匿名化处理。

1.6 医学影像信息学的数学、物理基础

医学影像信息学涉及影像和非影像数据的处理，需要有一定的数学、物理、计算机知识。在机器学习、深度学习中涉及相当多的概率、统计学知识。在医学图像重建、图像分析等领域，最优化算法也有很多具体应用。

要做好高水平的医学影像信息相关工作，必须掌握相当程度的数学、统计学、计算机科学相关理论和实践技能。

在医学影像大数据的时代，数据科学相关方法在医学临床决策、疾病数据智能分析方面应用价值极大。

随机变量及其分布、随机过程等在医学影像统计推断、机器学习中占有重要地位。脑功能成像、认知科学相关研究亦大量依赖统计学工具。

需要掌握的相关基础知识主要有：信号与系统（包括信号、线性系统、卷积等）、傅里叶变换及其他变换（小波变换、离散余弦变换等）、统计学（假设检验、统计推断等）、概率论等。本书将在后续的各章节中对所涉及的知识点进行介绍。

数学、物理与医学成像基础

- 数学、物理与医学成像基础
  - 数学、物理基础
    - 集合和排列组合
    - 概率
    - 联合概率和条件概率
    - 随机变量和随机过程
    - 统计学基础
    - ROC 分析
    - 线性系统理论
  - 常用数学工具概述
    - 最优化概述
    - 范数
    - 矩阵运算
    - 线性规划基础
    - 对偶问题
    - 基因算法
    - 正常和病态问题
  - 医学成像基础
    - X 线成像
    - 磁共振成像
    - 核医学成像
    - 超声成像
    - 其他模式成像
    - 医学图像格式
  - 医学影像数据分析

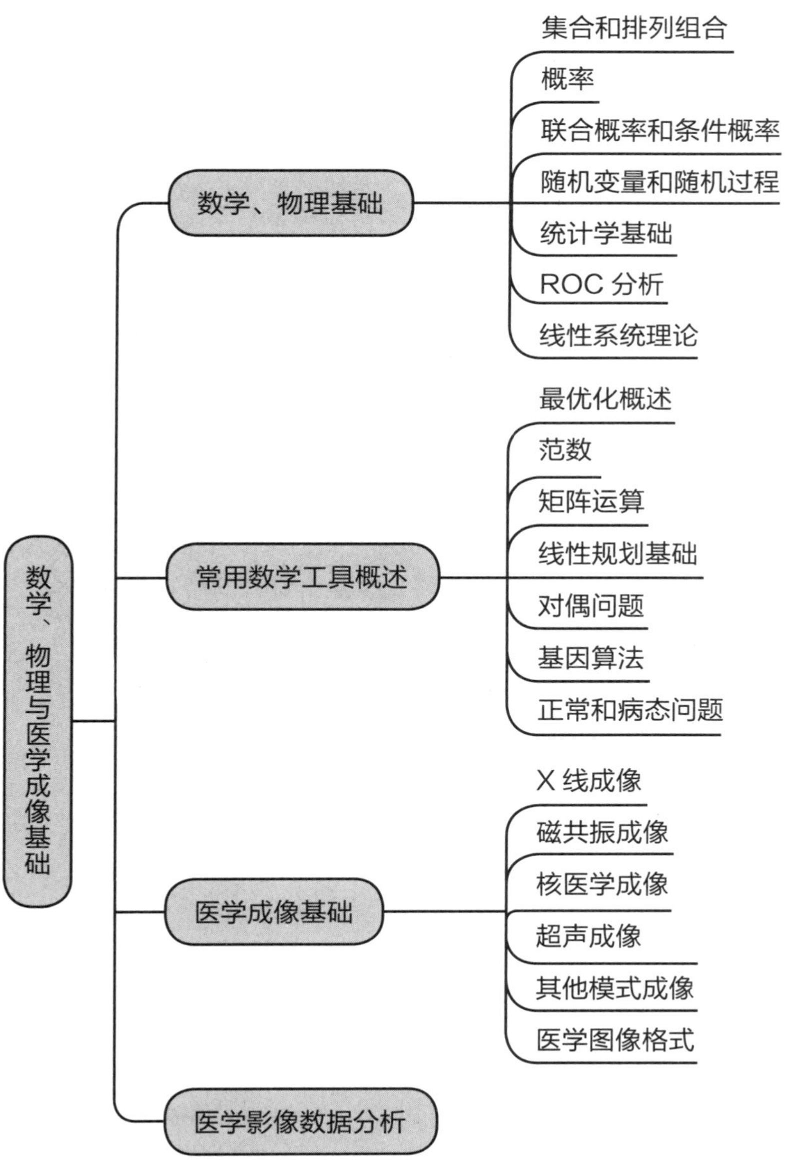

医学影像信息学研究信息技术在医学影像领域的应用，在医学成像和医学影像信息学相关应用研究中，数学、统计学和物理理论占有重要地位，必须具有相应的知识基础才能更好地开展各种研究和临床应用。本章简要介绍所涉及的重要理论。如果先前已经选修过相关课程，则可跳过本章，仅将本章作为应用时的参考即可。

2.1 数学、物理基础

2.1.1 集合和排列组合

集合是一个基本的数学概念。与对象的收集、属性、操作有关的数学领域称为集合论。19 世纪晚期，在康托尔（Georg Cantor）的工作影响下，集合论才开始形成自己的数学理论。

集合理论是很多现代数学理论的基石，是所有数学学科中最富有哲学性的理论，是可视化与抽象化的完美结合。集合理论可以用于表示所研究的对象的性质和特征，表达或声明一个类别实体或关系，构造标准数据库，描述与对象有关的各种属性与规则，以用于推理或知识表示等。

1. 集合

在随机实验的概率模型中，可以利用集合操作将简单的事件组合起来得到复杂的事件。集合是事物或对象的聚集，这些事物或对象称为元素或成员。定义集合可以用列举法或描述法。

包含给定条件下所有元素的集合称为全集，取其中的部分元素可构成其子集（subset），不含任何元素的集合称为空集。一个集合的所有子集，包括空集和该集合本身称为该集合的幂集（power set）。两个集合的所有元素都相同，则这两个集合相等。两个集合共同的元素构成它们的交集。全集中不属于某集合的所有元素构成该集合的补集。

1）基数

基数（cardinality）是集合中元素的个数。集合 A 的基数表示为 $|A|$。

【例 2-1】求集合 $A=\{1,2,3\}$ 的基数。

解：

集合 A 中共有 3 个元素，故其基数为 3。

2）幂集

幂集是一个集合的所有子集，包括空集和全集构成的集合。具有 N 个元素的集合 A 的幂集 $P(A)$ 的基数为 $|P(A)|=2^N$。

【例 2-2】求集合 $A=\{1,2,3\}$ 的幂集。

解：

$P(A)=\{\phi,\{1\},\{2\},\{3\},\{1,2\},\{1,3\},\{2,3\},\{1,2,3\}\}$，对应的基数为 $2^3=8$。

3）De Morgan 定理

$$(A\cup B)^C=A^C B^C,\ (AB)^C=A^C\cup B^C \tag{2-1}$$

4）集合的运算（表 2-1）。

表 2-1　集合的运算

运算	说明	算式
并	由所有属于 A 或 B 的元素组成	$A\cup B=A+B=\{x:x\in A$ 或 $x\in B\}$
交	由所有既属于 A 又属于 B 的元素组成	$A\cap B=AB=\{x:x\in A$ 且 $x\in B\}$
补	由全集中所有不属于 A 的元素组成	$\bar{A}=S-A=\{x:x\notin A\subset S$ 且 $x\in S\}$
差	由所有属于 A 但不属于 B 的元素组成	$C=A-B=\{x:x\in A$ 且 $x\notin B\}$
迪卡尔积	由两个集合中所有有序元素组合构成的集合	$A\times B=\{(x,y):x\in A,y\in B\}$
分割	全集 S 的分割是不相交集合 $\{A_i,i=1,\cdots,n\}$ 的集体，满足 $\cup A_i=S$ 且当 $i\neq j$ 时 $A_i\cap A_j=\varnothing$	

由定义可得：

交和并的基数 $|A\cup B|=|A|+|B|-|A\cap B|$；

当两个集合的交集是空集时（$A\cap B=\varnothing$），这两个集合互斥；

由两个集合 A 和 B 的差的所有元素组成的集合为集合 A 和 B 的对称差 $A\Delta B=(A-B)\cup(B-A)$。

【例 2-3】对集合 A=$\{1,2,3\}$，集合 $\{\{1,2\},\{3\}\}$、$\{\{1,2\},\{1,3\}\}$ 哪个是集合 A 的分割？

解：

根据定义，集合 $\{\{1,2\},\{3\}\}$ 是集合 A 的分割。

分割在条件概率和贝叶斯定理中有重要应用。

5）集合的关系

对于非空集合 U，任何子集 $R\subseteq U\times U$ 称为 U 上的二元关系（binary relation）。二元关系满足自返性（reflexivity）、对称性（symmetry）、传递性（transitivity），如表 2-2 所示。

利用上述的关系的性质，可以定义等价关系（equivalence relation）和容差关系（tolerance relations）。

具有自反性、对称性和传递性的性质称为等价关系。仅具有自反性和对称性的关系称为容差关系。可见，容差关系弱于等价关系。

表 2-2 集合的关系

性质	说明
自反性	对于非空集合 U 和二元关系 $R \subseteq U \times U$，若对每个 $x \in U$，所有形如 (x, x) 的有序组合都 R 在中，则 R 是自反的
对称性	对关系 $R \subseteq U \times U$，当且仅当对每个有序组合 $(x, y) \in U \times U$，若 (x, y) 在 R 中，组合 (y, x) 也 R 在中，则关系 R 是对称的
传递性	对关系 $R \subseteq U \times U$，当且仅当对所有 $x, y, z \in U$，若 $(x, y) \in R$ 且 $(y, z) \in R$，组合 (x, z) 也在 R 中，则关系 R 是传递的

2. 模糊集

模糊集（fuzzy set）概念是扎德赫（Lotfi A. Zadeh）在 1965 年提出的。若集合中的一个元素仅部分属于该集合，而不是完全属于或完全不属于该集合，则该集合为模糊集合。

模糊集理论考虑隶属度和非隶属度。非隶属度是隶属度的补。隶属度的取值不再局限于 0 或 1，而是介于 0 和 1 间的某个值。

模糊集理论只考虑隶属函数一种不确定性。但在实际中，隶属度的选择与用户有关，可能是多种形式的函数，因此在定义隶属函数时存在一定的不确定性，不同的隶属函数得到不同结果的原因正在于此。后来安特纳索夫（K. T. Atanassov）提出了直觉模糊集理论，在定义隶属函数时考虑了犹豫因素，非隶属度不再等于隶属度的补，而是小于等于隶属度的补，可以反映定义隶属函数时的不确定性。

由于模糊集理论定义的隶属函数是不精确的、模糊的，可称为 I 型模糊集。在此基础上扎德赫又提出了 Ⅱ 型模糊集理论，以更好地表示不确定性。

现在模糊集理论在医学图像处理中也得到了应用。Ⅱ 型模糊集和直觉模糊集理论在图像处理应用如图像增强、阈值化、聚类、边缘检测及形态学处理等方面应用较多，关于 Ⅱ 型模糊集的工作则相对较少。直觉模糊集考虑隶属不确定性和非隶属不确定性两种不确定性，Ⅱ 型模糊集仅考虑隶属函数不确定性。

有限集 $X = \{x_1, x_2, \cdots, x_n\}$ 的模糊集 A 可表示为

$$A = \left\{\left(x, \mu_A(x)\right) \mid x \in X\right\} \tag{2-2}$$

其中，函数 $\mu_A(x)$: $X \to [0, 1]$ 是对元素 x 属于有限集 X 的程度或隶属函数的测度，称为隶属函数。相应的非隶属度为 $1-\mu_A(x)$。

有限集 $X = \{x_1, x_2, \cdots, x_n\}$ 的直觉模糊集 A 可表示为

$$A = \left\{\left(x, \mu_A(x), \nu_A(x)\right) \mid x \in X\right\} \tag{2-3}$$

其中，$\mu_A(x), \nu_A(x): X \rightarrow [0, 1]$ 分别表示元素 x 属于有限集 X 的隶属函数和非隶属函数，两者满足

$$0 \leqslant \mu_A(x) + \nu_A(x) \leqslant 1 \tag{2-4}$$

可见，所有的模糊集都可看作直觉模糊集的一个特例

$$A = \{(x, \mu_A(x), 1 - \mu_A(x)) \mid x \in X\} \tag{2-5}$$

考虑到定义隶属度时知识的缺乏或存在某些人为的错误，安特纳索夫又引入了第 3 个函数 $\pi_A(x)$ 以表示犹豫度，也称为直觉模糊指数。此时的直觉模糊集定义为

$$A = \{(x, \mu_A(x), \nu_A(x), \pi_A(x)) \mid x \in X\} \tag{2-6}$$

其中

$$\mu_A(x) + \nu_A(x) + \pi_A(x) = 1 \tag{2-7}$$

3. 粗糙集

粗糙集（rough set）理论是玻雷克（Zdzislaw Pawlak）在 1982 年首先提出的。粗糙集理论为研究不精确的、知识不足的问题提供了一个系统性的框架，属于与建模、表示不完整知识相关的概念，是处理不确定性的理论。不完整知识问题曾是哲学家、逻辑学家、数学家长期研究的问题，在计算机学家中，尤其是计算智能中同样重要。模糊集和粗糙集理论无疑是解决不完整知识问题的有用方法。

粗糙集可看成经典集合理论的扩展。自从提出以来，粗糙集在数学、逻辑学、信息科学、决策理论、经济学和医学决策支持中都得到了广泛的应用。

粗糙集的基本学说是建立在一种假设基础上的，即对于所讨论的域中的每个对象，我们都将其与某些信息（数据、知识）相关联。从关于它们的可用信息的角度，无法区分由同样信息刻画的对象。以这种方式生成的无法区分的关系是粗糙集的数学基础。所谓无法区分关系就像是一对长得完全一样的双胞胎，人们很难辨别谁是谁。所以，无法区分性是粗糙集理论的基础。如果依据给定的属性集无法区别两个对象，则称为它们是无法区分的。对每个属性集，可以定义二元无法区分关系，就是由无法互相区分的对象对构成的集体。无法区分关系将对象集分成一些等价类。

所有无法区分对象的任何集合都称为一个基本集合，构成关于全集的知识的一个基本粒子。由一些基本集合构成的任何对象的集合称为明确集，否则就是粗糙集。粗糙集的基本思想就是用一对集合去近似一个集合，这对集合分别称为所近似的集合的下逼近集和上逼近集。下逼近集和上逼近集可以是明确集，也可以是模糊集。

模糊粗糙集是对粗糙集的一个扩展，可用于模糊模式识别，其在特征空间中用模糊集描述类。

基于粗糙集理论的数据分析是一种结构化的、简洁的、直观的方法。此类方法的

基本前提是假设信息是以一定的粒度呈现并被感知的。最初的粗糙集方法仅使用数据本身所呈现出的知识，而不依赖外部的统计学、其他参数或假设。基于粗糙集的数据分析与模糊集、基因算法、证据理论、统计方法、信息理论等都有关系。粗糙集理论还提供了一种对贝叶斯理论的新认识，它无须任何先验或后验概率，却揭示了所分析数据的某些概率结构，从而可以用来直接从数据中获得结论。

基于集合的观点，信息系统可看成是一个数据表，其中的每一列代表一个属性，每行代表一个对象，表中的每个值就是属性值。粗糙集理论对于从数据表中提取知识非常有用，在决策支持、机器学习等领域都得到应用。设有限非空集合 U 和 A 分别代表全集和属性集。对每个属性 $\alpha \in A$，其属性值构成集合 V_α，称为 α 的域。任何 A 的子集 B 确定一个 U 上的二元关系 $I(B)$，称为无法区分关系，定义为

$$(x, y) \in I(B)\text{，当且仅当对所有 } \alpha \in A \text{ 有 } \alpha(x) = \alpha(y) \tag{2-8}$$

其中 $\alpha(x)$ 表示元素 x 的属性 α 的值。可见 $I(B)$ 是一种等价关系。在粗糙集理论中重要的等价关系包括自反（reflexive）、对称（symmetric）和传递（transitive）。在文献中也有使用其他不同关系的粗糙集理论报道。

设有信息系统 $S = (U, A)$， $X \subseteq U$ ， $B \subseteq A$ ，则数据分析的任务就是以 B 中属性值描述集合 X。定义两个操作，对每个 $X \subseteq U$ 分配两个集合 $B_*(X)$ 和 $B^*(X)$，则 $B_*(X)$ 为 X 的下逼近集，$B^*(X)$ 为 X 的上逼近集。可见，粗糙集中一个子集是由一对集合构成的，是对经典集合理论的一种扩展。任何下逼近集和上逼近集间边界非空的集合都可看作粗糙集。

在粗糙集理论中，按照特征将对象分组形成一个同类的家族。是否是集合的成员通过逐组检验一个组的所有成员是否属于该集合确定。因此，粗糙集理论具有对象分组能力，对于涉及分类的数据分析非常有用，主要用于学习、数据分析、数据挖掘、医学决策支持、图像分析及传感器融合等，在粒度计算等信息处理领域、人工智能及计算机科学中也得到应用。

4. 粒度计算

目前公认 1997 年扎德赫基于模糊逻辑提出了粒度计算理论。后来很多学者基于粗糙集理论进一步发展了粒度计算，并期望其能提供一种新的计算范式。现在粒度计算已成为计算人工智能和以人为中心的系统中发展最快的信息处理范式之一。

扎德赫认为：基于信息粒度，粗糙集理论其实是一种基于粒度计算的明确集。粗糙集理论是粒度计算中最前沿的领域之一。实际上，在粒度计算中也涉及模糊集、重集、神经网络、可信网络、模型逻辑、规则归纳方法等的新理论和新方法研究。

粒度计算是一种标准的计算框架，是一种信息处理方法，处理粒度及其推理问题。利用粒度计算进行推理称为粒度推理。粒度计算可看作一种统一的基于粒度的思想计算建模理论、方法和技术框架。从哲学的层面，粒度计算针对结构化的思考，在实践

层面，粒度计算则专注于结构化的问题解决方案。

利用粒度而不是对象进行计算可以节约计算时间，因此在知识发现和数据挖掘中效果显著。基于粗糙集方法的粒度计算称为粗糙－粒度计算。当一个问题牵涉不完整、不确定、模糊的信息时，往往难以区分不同的元素，这时粒度计算就可能是一个好的解决方案。

1）信息粒度

信息粒度在人的认知和决策行为中扮演重要角色。根据扎德赫的定义，信息粒度是通过无法区分性、相似性或功能性聚集在一起的一簇对象；也可定义为一个涵盖了利用粒度解决复杂问题中的任何理论、方法、技术和工具的概念。信息粒度主要研究信息系统中信息或知识的不确定性问题。

粒度计算的基本要素是微粒，如集合的子集、类、对象、簇、元素。这些微粒由更细小的微粒构成。依据复杂度、抽象水平、大小等，粒度可从不同的水平上测量。问题域（全集）是最高的、最粗糙的微粒。最底层的微粒由所使用的特定模型的元素或基本粒子构成。每个微粒依据其形状、大小及不同水平的粒度反映问题的某个特定的方面。人们从基本的粒度开始，探讨复杂的信息粒度。

微粒化是粒度计算解决问题中的关键问题，是一个将大的对象分成更小对象的过程，即将整体分解成部分。而将部分组合成整体的过程则称为组织化。由此，可以认为粒度计算包括微粒化和组织化两个操作。从更广的视角来看，可以认为粒度计算有两个过程：构建和分解。在计算机科学中，粒度化对应于自上而下的方法，组织化则对应于自下而上的方法。

2）粒度与信息系统

在信息理论中，粒度可定义为一个小的微粒。在集合理论中，粒度就是任何形式的集合。由于集合是由元素组成的，每个元素就是一个微粒。集合的形式可以是明确集、概率集合、模糊集合、粗糙集等。在计算机科学中，粒度可看作类，对象也可看作粒度。

粒度计算的一个重要模糊特性是将粒度计算看成以人为中心的智能系统。以人为中心的信息处理是随着模糊集理论的提出而出现的，由此导致了粒度计算范式的发展。从以机器为中心的方法到以人为中心的方法的转变是粒度计算研究的一个新方向。由于微粒可以从不同的层次上反映要解决的问题的某些方面的特性，粒度计算成为设计、实现高效的智能信息处理系统、解决各种现实生活中的决策应用的有效框架。其按簇处理数据而不是逐点处理数据，因此计算效率高，特别适合于大型数据库的数据挖掘。信息粒度在图像处理、机器学习、基于规则的系统中也非常常见。

5. 近集合

近集合（near set）是 2007 年皮特斯（J. F. Peters）提出的。近集合、模糊集、粗糙集都是康托尔集合的特殊形式。近集合包含的是有相似描述的元素，是不相交的集合，但它们彼此相似。这里的相似是指不相交的集合的对象间有可观测到的相似性。通过比较对象的特征值列表确定相似性。每个特征值列表定义一个对象的描述。对象描述的比较为确定不相交集合的彼此相似程度提供了基础。基于其描述，将认为相似的对象分为一组。这些相似对象组可以提供关于不相交集合中感兴趣对象的信息和模式。

近集合中的探针函数（probe function）将模糊集与近集合联系起来，模糊集中的模糊隶属函数是探针函数的特殊形式。探针函数是 1993 年帕维尔（M. Pavel）在研究图像配准和图像拓扑时提出的。玻雷克最初也曾认为粗糙集是模糊集的一种新形式。现已证明，粗糙集都是近集合，近集合不一定是粗糙集。因此，可将近集合看作粗糙集的一般化形式。

近集合理论源自比较数字图像间相似性的研究。与粗糙集不同，近集合不需要逼近集合。近集合理论提供了可用于提取不相交集合中对象的相似性信息的方法，构成了观测、比较、分类对象的标准基础。

模糊集、粗糙集、近集合理论在图像分析中得到了大量的应用，相关文献众多，不再详细介绍。

6. 信息系统表示

玻雷克提出了一种信息系统的表示方法，也称为知识表示系统。

对有限非空对象的集合 U（全集），有限非空集合 A 为对象的属性集合，每个属性 $\alpha \in A$ 可表示为一个函数

$$\alpha: U \to V_\alpha$$

其中 V_α 是所有可能的属性值 α 的集合，称为 α 的域。$\alpha(x)$，$\alpha \in A$，$x \in U$ 表示对象 x 的属性 α 的值。组合 $IS = (U, A)$ 就可以表示一个信息系统，通常可以用一个二维表格来表示，可称为决策表。表中的行表示对象，列代表属性。

7. 信息检索

集合理论在信息（图像）检索中也有应用。可以构建多种检索模型，如布尔模型、模糊集的模型、基于粗糙集的模型等。

布尔模型是很多信息检索系统使用的模型。文档被看作关键词的集合。查询则是由逻辑运算符连接在一起的关键词，这也是最为简单的一种检索模型。

8. 图论

图论是一个数学分支，研究图在各种问题中的应用。图为问题的可视化提供了有用的途径。

给定非空有限集合 $V = \{v_1, v_2, \cdots, v_n\}$，其中的元素称为顶点，集合 V 称为顶点集。

令 $E=\{(v_i,v_j)\mid v_i,v_j\in V\}$ 为不同顶点的无序组合，称为边，集合 E 称为边集。

由顶点集和边集构成的系统称为图（graph），表示为

$$G=(V,E)$$

在图中，每个边都有两个相连接的顶点，从一个顶点出发，经过一系列的边和顶点终止于一个顶点称为图的途径（walk），表示为

$$P=v_0,\mathrm{e}_1,v_1,\cdots,\mathrm{e}_i,v_i,\cdots,\mathrm{e}_n,v_n$$

可以简化表示为

$$P=v_0,v_1,\cdots,v_i,\cdots,v_n$$

若 $v_0=v_n$ 则途径为闭途径，否则为开途径。若一个途径中没有重复的顶点则该途径称为一个路径（path）。

由同一条边连接在一起的两个顶点称为近邻，此两个顶点相邻。若两条边有一个共同的顶点则此两条边相邻。仅有一个顶点的图称为平凡图（trivial graph）。若一条边的两个顶点重合，则形成环（loop）。

图论与现代科学技术关系密切，几乎所有的科学领域都有其踪迹，学习掌握图论相关知识对于医学信息领域诸多问题的分析求解非常有益。

9. 排列组合

1）排列

（1）无重复排列：n 个不同元素的所有可能无重复排列数为 $n!$ 个。

（2）有重复排列：令 n 为待排列元素的个数，n_i, $i=1,2,\cdots,k$ 为每个元素 i 重复的个数，$n_1+n_2+\cdots+n_k=n$，则可能的排列数为 $\dfrac{n!}{n_1!n_2!\cdots n_k!}$。

2）组合

（1）有顺序组合：设有 n 个元素，从中按顺序选取 k 个，可能的取法种类为

$$\begin{aligned}n(n-1)\cdots(n-k+1)&=\frac{n(n-1)\cdots(n-k+1)(n-k)!}{(n-k)!}\\&=\frac{n!}{(n-k)!}\end{aligned}\tag{2-9}$$

（2）无顺序组合：设有 n 个元素，不考虑顺序，从中选取 k 个，可能的取法有

$$n(n-1)\cdots(n-k+1)=\frac{n(n-1)\cdots(n-k+1)(n-k)!}{(n-k)!k!}$$
$$=\frac{n!}{(n-k)!k!} \tag{2-10}$$
$$=\binom{n}{k}$$

由此可得 $\binom{n}{0}=\binom{n}{n}=1$，$\binom{n}{1}=\binom{n}{n-1}=n$。对 $0 \leqslant r \leqslant n$ 有 $\binom{n}{r}=\binom{n}{n-r}$，$\binom{n+1}{r}=\binom{n}{r}+\binom{n}{r-1}$。

组合理论可以用来进行代数多项式的展开，对任何整数 $n \geqslant 0$ 有

$$(x+y)^n=\sum_{i=0}^{n}\binom{n}{i}x^{n-i}y^i$$

$$(x_1+x_2+\cdots+x_k)^n=\sum_{x_1+x_2+\cdots+x_k=n}\frac{n!}{n_1!n_2!\cdots n_k!}x_1^{n_1}x_2^{n_2}x_3^{n_3}\cdots x_k^{n_k}$$

对较大的 n 可以用斯特令（Stirling）公式进行估算：$n! \sim \sqrt{2\pi n}n^n e^{-n}$。

3）不重复分组：设需要将 n 个元素分成 k 个不重复的组，n_i, $i=1, 2, \cdots, k$ 为每个不重复组的大小，$n_1+n_2+\cdots+n_k=n$，可能的不重复组数分组方式为

$$\binom{n}{n_1}\binom{n-n_1}{n_2}\binom{n-n_1-n_2}{n_3}\cdots\binom{n-n_1-n_2-\cdots-n_{k-1}}{n_k}=\frac{n!}{n_1!n_2!\cdots n_k!} \tag{2-11}$$

4）有重复分组：设要将 n 个元素分成 k 个组，n_i, $i=1, 2, \cdots, k$ 为每个组的大小，$n_1+n_2+\cdots+n_k=n$。可能的不同分组方式为 $\frac{n!}{n_1!n_2!\cdots n_k!k!}$。

2.1.2 概率

概率是对某事件发生机会的测量，研究随机变量。概率研究起源于机会游戏。概率论在医学信息学、医学图像处理、人工智能等领域具有重要应用。理解概率理论也是学习统计学的基础。一般将确定会发生事件的概率定义为 1，确定不会发生的事件的概率为 0，其他可能事件的概率为 0 ~ 1。所以，事件 x 的概率可表示为 $0 \leqslant p(x) \leqslant 1$。

随机性和不确定性存在于生活的方方面面。每个人都对概率有某种直观的或经验的理解。拉普拉斯曾说过，概率论只不过是把常识简化为计算而已。概率论在很多领域中都有应用。在工程领域，概率理论提供了分析不确定性、进行量化定义并用数学

方法求解的工具。

1. 实验

任何能产生良好定义的结果集的活动或过程称为实验。实验是一个测量过程或观察过程。实验的最终结果称为结果。良好定义是指所有可能发生的事情事先都能进行描述。简单地说，实验就是进行观测。

2. 样本空间

一个实验的所有可能结果的集合称为样本空间，用 Ω 表示。

3. 事件

事件是一个单独的结果或一个实验的所有结果的集合，所以事件是样本空间的一个子集。有时也将样本空间称为确定事件，其补集（空集）称为不可能事件。

如果事件 A 的发生概率与事件 B 无关，即 $A \cap B = \varnothing$，则称事件 A、B 相互独立。

所有事件的集合称为事件空间，用 F 表示。

4. 确定性实验

如果一个实验是确定的，也就是实验的结果永远都相同，则该实验为确定性实验，即确定性实验从某给定起始点开始总是产生相同的输出。

5. 随机实验

当重复进行实验时，由于进行实验的条件不能充分精确地事先确定，实验结果可能不可预测地发生变化，这种实验称为随机实验。可以定义为实验的可能结果是确定知道、但在进行实验前无法确切知道真实结果的实验，如抛硬币、掷骰子。

在随机实验中，实验的结果不能由原因唯一确定，不能预先得知，因为它受机会约束。在随机实验中，进行每次测量或观察称为试验。在独立试验中，观察条件相同，某次试验的结果与其他试验的结果毫无关系，也就是说某次试验的结果与其前面一次试验和其后面一次试验的结果无关。一个随机实验的所有可能的结果的集合构成该实验的样本空间。

6. 概率的相对频率定义

某特定事件发生的次数与试验的总重复次数之比称为相对频率。当实验重复次数趋于无穷时，某事件的相对频率趋近于一个极限值，这是由统计学规律决定的，称为概率的相对频率定义。这个极限是基于后验方法的，不能真实存在，因为尽管物理实验的重复次数可以非常多，但总是有限的。

7. 概率的古典定义

如果结果是等概率的，则某事件的概率等于该事件可能的结果数除以随机实验的所有可能结果数，这是概率的古典定义。这种概率可以不进行随机实验而事先确定。

8. 概率函数

定义在事件空间 F 中的函数 $P(e)$ 如果满足以下条件：

（1）$P(\Omega)=1$。

（2）对任何事件 A，$0\leqslant P(A)\leqslant 1$。

（3）如果事件 $A_i\cap A_j=\varnothing, i\neq j$，对有限或可数的事件集 A_n，$n\in I$ 有 $P\left(\bigcup_{n\in I}A_n\right)=\sum_{n=1}^{I}P\left(A_n\right)$。

则称 $P(e)$ 为概率函数，亦可称为概率分布。

样本空间及其事件空间和概率函数一起构成概率空间。

9. 概率的性质

（1）$P\left(A^C\right)=1-P\left(A\right)$。

（2）$P\left(\varnothing\right)=0$。

（3）$P\left(A\cup B\right)=P\left(A\right)+P\left(B\right)-P\left(A\cap B\right)$。

（4）$P(A)\leqslant P(B)$，若 $A\subseteq B$。

（5）$P\left(\bigcup_{r=1}^{n}A_r\right)=\sum_{r=1}^{n}P\left(A_r\right)-\sum_{r<s}P\left(A_r\cap A_s\right)+\cdots+\left(-1\right)^{n+1}P\left(\bigcap_{r=1}^{n}A_r\right)$。

（6）若 $\lim_{n\to\infty}A_n=A$，则 $\lim_{n\to\infty}P\left(A_n\right)=P\left(A\right)$。

2.1.3 联合概率和条件概率

事件 A 和事件 B 同时发生的概率称为事件 A 和事件 B 的联合概率，表示为 $P(A\cap B)$ 或 $P(A, B)$。事件 A 发生的情况下事件 B 发生的概率称为条件概率，表示为 $P(B\mid A)$。条件概率与联合概率的关系可以表示为

$$P\left(B\mid A\right)=\frac{P\left(A\cap B\right)}{P\left(A\right)}, P\left(A\right)>0 \tag{2-12}$$

类似的有

$$P\left(A\mid B\right)=\frac{P\left(A\cap B\right)}{P\left(B\right)}, P\left(B\right)>0 \tag{2-13}$$

或者写成

$$P\left(A\cap B\right)=P\left(A\mid B\right)P\left(B\right)=P\left(B\mid A\right)P\left(A\right) \tag{2-14}$$

如果事件 A 和事件 B 相互独立，则 $P(A\cap B)=P(A)P(B)$。若事件 A、B、C 相互独立，则 $P(A\cap B\cap C)=P(A)P(B)P(C)$。

1. 全概率公式

对事件 B，若 $P(B)>0$，$P(B^c)>0$，则 $P(A)=P(A|B)\,P(B)+P(A|B^c)\,P(B^c)$。

有时无法直接得到 $P(A)$，也无法找到单一事件 B，就无法利用上面的公式。

对任意事件 $A \subset S$ 和 S 的任意分割 $\{B_1, B_2, \cdots, B_n\}$ 有 $P(A) = \sum_{i=1}^{n} P(A \mid B_i) P(B_i)$。

2. 贝叶斯公式

我们常使用概率表达信息和对未知量的确信度。如果一个条件概率已知，而需要求相反的条件概率，就需要利用贝叶斯定理。贝叶斯定理是进行决策的重要工具之一。

从数学意义上看，概率可以用数值表示一系列理性的确信，而贝叶斯公式提供了在有新信息出现后更新确信度的方法。贝叶斯公式表示为

$$
\begin{aligned}
P(B_k \mid A) &= \frac{P(A \cap B_k)}{P(A)} \\
&= \frac{P(A \mid B_k) P(B_k)}{P(A \mid B_1) P(B_1) + P(A \mid B_2) P(B_2) + \cdots + P(A \mid B_n) P(B_n)} \\
&= \frac{P(A \mid B_k) P(B_k)}{P(A)}
\end{aligned}
\tag{2-15}
$$

其中事件 $B_1, B_2, \cdots, B_n$ 是互斥事件，在统计学中称为假设。$P(B)$ 称为 B_i 的先验概率。而 $P(B|A)$ 称为后验概率，即事件 A 发生后事件 B_i 关于事件 A 的条件概率。$P(A)$ 称为证据。先验概率描述的是我们对于事件 B 的确信度，是在取样观测前对数据的认识。所以，先验概率预测某事件发生的可能性，是“从因到果”，而后验概率是事件已经发生，要推测其源自某因素的可能性的大小，是“由果寻因”。

但是，贝叶斯公式并未说明如何得到先验。

先验是必需的，否则贝叶斯公式就不存在了，因为没有先验就根本没有要通过观测新的数据进行更新的确信度。先验可能是以前的经验积累，也可能来自专家系统，或是先前的相关研究。$P(A|B)$ 称为取样模型概率，也称为似然函数，描述的是当我们知道 B 为真时，A 将是我们的实验结果的确信度。一旦得到 A，我们就可以更新我们对事件 B 的确信度。所以，后验概率表示在观测到事件 A 的情况下我们对事件 B 为真的确信度，也就是在取样得到数据后，我们对事件 B 的确信度将可能会发生变化。

贝叶斯公式并不告诉我们什么可信，而是告诉我们当观察到新的信息后，确信度应当如何随之改变，即贝叶斯统计是可以考虑新增数据的统计方法。但是在实际的数据分析中，通常难以精确的用数学表示先验确信度。

现在，贝叶斯方法在医学和生物学中的应用越来越多。比如进行医学临床实验设计、在医学诊断中用于估计诊断实验的精度、进行各种疾病的大规模人群筛查等。在医学临床中，先验可以通过以往的相关研究得到，贝叶斯方法将过往的信息和当前新获得的信息集成起来形成针对未来的更精确信息，成为统计推断的有力工具。

在使用贝叶斯方法计算后验概率时也须注意误用的情况。最常见的问题是对先验概率的估算精度、对检验性能指标的误用、不满足条件独立和互斥假设等。

2.1.4 随机变量和随机过程

对一个随机试验的每个结果赋予一个数字，这个数字就是随机变量。定义为：给定样本空间 Ω 和概率分布 P，定义在 Ω 上、在 R 中取值的函数 $X(\omega)$ 为一个随机变量。

随机变量的分布函数 $F_X(x) = P(X \leqslant x)$ 定义为 $F_X(x) = P(B_x)$，有时也称其为 X 的累积分布函数，其中 $B_x = \{\omega: X(\omega) \leqslant x\}$。

对所有的 x、a、$b > a$，有 $P(X > x) = 1-F_X(x)$ 和 $P(a < X \leqslant B) = F(b)-F(a)$。

所有随机变量都有分布函数。

随机变量是现实世界状况的抽象数学模型，是连接现实世界和数学的桥梁。随机变量可以是任何的数值量，且必须是一个数值。如果结果本身就是数值，则它本身就是随机变量。所以随机变量是一个宽泛的概念。一般用大写字母表示随机变量，它们所表示的数值用小写字母表示。随机变量可以分为连续随机变量和离散随机变量。

1. 连续随机变量

设随机变量 X，有 $f(x) \geqslant 0$、$\int_{-\infty}^{\infty} f(x)dx = 1$、对区间 $[a,b]$ 有 $\Pr(a \leqslant X \leqslant b) = \int_a^b f(x)dx$，则 X 为连续随机变量。$f(x)$ 称为概率密度函数。区间 $[a,b]$ 内函数 $f(x)$ 包围的面积就是随机变量 X 的值。

下面简单介绍几个重要的密度函数。

1）均匀密度

在区间 (a, b) 中随机取一个点，该点的位置 X 满足

$$F(x) = P(X \leqslant x) = \frac{x-a}{b-a} = \int_a^x \frac{1}{b-a}dx, a < x < b,$$

则 X 具有密度

$$f(x) = \begin{cases} \dfrac{1}{b-a}, & a < x < b \\ 0, & \text{其他} \end{cases}。$$

2）指数密度

对任意常数 $\lambda > 0$，$f(x) = \begin{cases} \lambda e^{-\lambda x}, & x \geqslant 0 \\ 0, & x < 0 \end{cases}$ 为指数密度函数。

3）正态密度

见下文。

2. 离散随机变量

设随机变量 X 可以取有限的或可数的值，且存在函数 $f(x)$ 满足条件：$f(x) \geqslant 0$、$\Sigma f(x) = 1$、对区间 $[a,b]$ 有 $\Pr(a \leqslant X \leqslant b) = \sum_{x=a}^{b} f(x)$，则 X 为离散随机变量，称 $f(x)$

为概率质量函数、概率函数、概率分布函数。

3. 随机变量的数学期望

随机变量的数学期望或均值可表示为

$$E(X)=\mu=\sum XP(X) \tag{2-16}$$

可见，数学期望就是用对应的理论相对频率概率加权的随机变量值之和。数学期望可以用符号 μ 表示。数学期望也称为一阶矩。二阶矩是对围绕平均值的散度的测量，三阶矩是对偏度的测量，四阶矩是对峰度的测量。要注意，并非每个分布的所有矩都是有限的。一般地，可以定义 k 阶矩为

$$E\left(X^k\right)=\sum_{l=1}^{\infty}x_l^k P(X) \tag{2-17}$$

4. 随机变量的方差和标准差

仅靠数学期望有时难以准确表示随机变量的真实情况，因此引入方差的概念，表示为

$$Var(X)=\sigma^2=\sum(X-\mu)^2 P(X) \tag{2-18}$$

方差可以表示一个分布的散度，也就是平均每个可能的结果离平均值的远近。方差值本身是没有任何意义的，只有与其他的方差比较时才有意义。方差值越大，表示某分布离其均值越远，散度越大，某事件越难以预测。反之则结果分布越集中。

标准差是方差的平方根，用 σ 表示。标准差与方差表示的意义是一样的，只是在涉及单位量纲表达时，标准差更方便一些。

协方差是两个随机变量间关系的测量，定义为

$$\begin{aligned}Cov(X,Y)&=E\left[\left(X-E(X)\right)\left(Y-E(Y)\right)\right]\\&=E(XY)-E(X)E(Y)\end{aligned} \tag{2-19}$$

可见 $Cov(X,X)=Var(X)$。

5. 分布

具有概率密度函数 $f(x)$ 的随机变量也称为具有 $f(x)$ 分布，概率密度函数中的任何常数都称为分布的参数。

1）柏努利分布

如果随机变量 X 的概率密度函数满足 $f(x)=\begin{cases}p, & x=1\\1-p, & x=0,\ 0<p<1\\0, & \text{其他}\end{cases}$，则 X 是参数为 p 的柏努利分布。

柏努利实验是只有两种结果的随机实验。在每次进行实验时，成功的概率为 p，

失败的概率为 $1-p$。

进行一次试验时成功的次数称为柏努利随机变量，其值要么为 1，要么为 0。例如，抛一次均匀的硬币就是一次柏努利实验，可以定义有数字的一面（正面）朝上为 1，有花的一面（反面）朝上为 0。

2）二项分布

参数为 n（正整数）和 p、$0 < p < 1$ 的离散随机变量 X 的概率分布函数如果满足 $f(x)=\begin{cases}\binom{n}{x}p^x(1-p)^{n-x}, & x=0,1,2,\cdots,n\\ 0, & 其他\end{cases}$，则 X 为具有参数为 n 和 p 的二项分布。

可以看到，二项分布是 n 个独立柏努利分布的和，其中 $\binom{n}{x}=\dfrac{n!}{(n-x)!x!}$。

也就是说柏努利试验本身是随机实验，而二项分布是 n 次独立的重复柏努利试验。

二项分布描述的是 n 次独立柏努利试验中成功的次数，成功事件的概率为 p，其中 n 是正整数。柏努利分布是 $n = 1$ 时的二项分布。

以抛硬币为例，二项分布相当于连续抛 n 次硬币，其中成功（正面朝上）的次数就是二项随机变量 X。如果抛了 20 次硬币，其中成功的次数为 8 次，则 $n = 20$，$X = 8$。

二项分布的均值为 $E(X) = np = \mu$，方差为 $\sigma^2 = np(1-p)$。

与二项分布关系密切的分布还有几何分布、负二项分布（包含几何分布）、多项式分布。

3）泊松分布

离散随机变量 X 为具有参数为正数 μ 的泊松分布，如果它的概率分布函数 $f(x)$ 满足

$$f(x)=\begin{cases}\dfrac{\mu^x e^{-\mu}}{x!}, & x=0,1,2,\cdots\\ 0, & 其他\end{cases} \tag{2-20}$$

泊松首先研究将该分布作为 n 很大、p 很小、$np = \mu$、μ 为定值时二项分布的近似。现在在实用中很多时候用泊松分布代替二项分布（n 很大、p 很小时）。

泊松分布最初是从数学抽象过程推导出来的，不是通过任何对现实世界的考虑得到的。泊松随机变量通常适合于描述固定时间段或（空间内）独立事件的发生数，如电话呼叫次数、交通事故数、马踢伤人的次数、一篇文章中打错的字的个数等。常在生物统计学中作为疾病发生率模型使用。

泊松分布反映的是一定时间内随机事件的发生情况，即单位时间内期望发生的事件数（μ 个事件），泊松分布的均值和方差均为 μ。

4）几何分布

每次试验成功概率为 p、失败概率为 $1-p$ 的系列试验，令 X 代表直到首次成功（包含）时的试验次数，则 X 具有几何分布 $f_X(x)=p(1-p)^{x-1}, x=1, 2, 3,\cdots$。

5）正态分布

也称为高斯（Gaussian）分布，是最重要的连续分布。连续随机变量 X 是具有参数为 μ、$\sigma>0$ 的正态分布，其概率密度函数满足

$$f(x)=\frac{1}{\sqrt{2\pi}\sigma}e^{\left[-\frac{1}{2}\left(\frac{x-\mu}{\sigma}\right)^2\right]},-\infty<x<\infty \quad (2\text{-}21)$$

一般将该随机变量表示为 $X\sim N(\mu,\sigma^2)$。

正态分布是单峰、对称的钟形曲线，以 μ 为中点，曲线的扩展程度由 σ^2 决定。$\mu=0$、$\sigma^2=1$ 的正态分布称为标准正态分布 $Z\sim N(0,1)$，其概率密度函数为

$$f(z)=\frac{1}{\sqrt{2\pi}}e^{-\frac{z^2}{2}},-\infty<z<\infty \quad (2\text{-}22)$$

标准正态随机变量是关于 $\mu=0$ 对称的，所以 $P(Z\leqslant -z)=P(Z\geqslant z)$，$P(Z\leqslant z)=P(Z\geqslant -z)$。

Z 与 X 的关系是 $Z=\dfrac{X-\mu}{\sigma}$，意味着可以用标准正态分布生成任何其他正态分布。

正态分布的半高全宽值可以表示为 $FWHM\approx 2.36\sigma$。

6. 中心极限定理

中心极限定理将独立随机变量的和与正态分布联系起来。中心极限定理认为当 n 很大时，n 个独立同分布的随机变量的均值 $\bar{X}$ 将近似正态分布。这个定理的奇妙之处在于当 $n\to\infty$ 时，基于它可以用正态分布代表任何具有有限均值 $|\mu|<\infty$、正标准差 $0<\sigma<\infty$ 的分布的随机变量的集合。中心极限定理可定义为 $W_n=\dfrac{\bar{X}-\mu}{\sigma/\sqrt{n}}$，其中，$\mu$ 和 σ^2 分别为随机变量样本集合 $X_i, i=1, 2, \cdots, n$ 的均值和方差，$\bar{X}=\sum\limits_{i=1}^{n}\dfrac{X_i}{n}$。

序列 $\{W_n\}, n=1, 2, \cdots, \infty$ 收敛于标准正态分布。即，对于所有的 $z\in(-\infty,\infty)$ 有 $\lim\limits_{n\to\infty}P\{W_n<z\}=F(z)=\int_{-\infty}^{z}\dfrac{1}{\sqrt{2\pi}}e^{-\frac{y^2}{2}}dy$。

7. 大数定律

对具有有限均值 $|\mu|<\infty$、标准差 $0<\sigma<\infty$ 的独立同分布随机变量序列 X_i，$i=1, 2, \cdots, n$，其均值满足

（1）$\lim_{n\to\infty} E\left(\left|\bar{X}(n)-\mu\right|^2\right)=0$ 或 $E\left(\left|\bar{X}(n)-\mu\right|^2\right)=\frac{\sigma^2}{n}\to 0$。

（2）$P\left\{\lim_{n\to\infty}\left|\bar{X}(n)-\mu\right|=0\right\}=1$ 或 $\lim_{n\to\infty}\bar{X}(n)=\mu$。

8. 随机过程

随机变量给实验的每个结果分配一个数值，随机过程则是给实验的每个结果分配一个函数。所以这里的"过程"就是函数。随机过程是一个与实验结果有关的时间序列，是时间和实验结果的函数，这个函数的值是随机变量。因此，在任意时刻，随机过程的值是一个随机变量。两个随机过程可以相等。

随机过程可以定义为：在给定概率空间（Ω, F, P）上，考虑时间 $t\in T$ 的随机变量族 X_t，如果参数集 T 是实线的一个子集，t 为时间，X_t 就是一个随机过程。所有 X_t 都从一个共同的可测量空间内取值，称为随机过程的状态空间。X_t 就是过程在时间 t 时的状态，即随机过程是以时间索引的随机变量的集合，代表某种现象随时间的演变。t 也可以是空间或时间—空间。

随机过程理论是基于概率理论的。随机过程有 3 个基本属性：状态空间、参数集、各种随机变量间的联合分布。随机过程可由其初值和参数值刻画，可以用于统计推断或预测及决策支持中。随机过程的表示、分析和数值计算解应用的方法和技术与随机变量及其索引是离散的还是连续的有关。

一个随机过程中某个随机变量的所有可能状态称为状态空间。

比较重要的随机过程有马尔可夫过程、泊松过程、高斯过程、布朗过程等。

1）离散时间马尔可夫过程

（1）马尔可夫性：如果当前的某一状态信息包含了所有与之有关的历史信息，只要该状态已知，就不再需要所有的历史信息，也就是说只需要当前状态即可决定未来，那么这个状态具有马尔可夫性。

（2）马尔可夫过程：具有马尔可夫性的随机过程称为马尔可夫过程，也称为马尔可夫链。马尔可夫链是一个无记忆的随机过程。

离散时间空间中的马尔可夫链是一类重要的随机过程，其分析对许多其他复杂过程的研究具有指导意义。考虑离散时间状态空间的马尔可夫链 $\{X_n\}$，定义

$$\begin{aligned}P_{ij}^{(m,n)}&=P\left(X_n=j\mid X_m=i\right)\\&=\sum_{k\in S}P\left(X_n=j\mid X_r=k\right)P\left(X_r=k\mid X_m=i\right)\end{aligned}$$

为该过程在时刻 m 位于 i 时在时刻 n 位于 j 的概率，若 $n=m+1$，可得 $P_{ij}^{(m,m+1)}=P\left(X_{m+1}=j\mid X_m=i\right)$。该式称为一步转移概率。

若 $P_{ij}^{(m,m+1)}$ 与 m 无关，则此过程为静态的，称为时间均匀过程。否则为非时间均匀过程。

规定 $p_{ij}=P\left(X_{m+1}=j \mid X_m=i\right)$，$p_{ij}^n=P\left(X_{m+n}=j \mid X_m=i\right)$，对所有的 m 可得到查普曼－柯尔莫格洛夫（Chapman–Kolmogorov）方程 $p_{ij}^{n+m}=\sum_{k\in S} p_{ik}^n p_{kj}^m, n\geqslant 0, m\geqslant 0$。

将 n 步转移概率矩阵定义为 $\mathrm{P}^{(n)}$，则有 $\mathrm{P}^{(n+m)}=\mathrm{P}^{(n)}\mathrm{P}^{(m)}$，能完整刻画均匀马尔可夫链的转移行为。

（3）马尔可夫决策过程：是针对具有马尔可夫性的随机过程序贯地作出决策。马尔可夫决策过程为强化学习提供了基本的理论框架，本书第 8 章将介绍强化学习相关知识。

2）泊松过程

泊松过程是连续时间、离散空间的过程。设随机过程 $\{X_t\}$ 表示截止到时间 t 时产生的某种事件的次数且满足如下条件：

（1）不重叠的时间间隔内的事件次数相互独立。

（2）存在常数 λ，使在一个“小”的时间间隔 Δt 内有 $P((t, t+\Delta t]$ 内发生 1 次事件 $)=\lambda\Delta t+o(\Delta t)$，$P((t, t+\Delta t]$ 内发生大于 1 次事件 $)=o(\Delta t)$，则称 $\{X_t\}$ 为以 λ 为参数的均匀泊松过程。

泊松过程是许多重要的一般类型过程的一个特例。

3）高斯过程

高斯过程是时间、状态空间连续的过程。对随机过程 $\{X_t\}$，对任意 n 次 $\{t_1, t_2, \cdots, t_n\}$，$X_{t_i}$, $i=1, 2, \cdots, n$ 的联合分布是一个 n 元正态分布，即高斯过程。如果对任何时间常数的有限集 $\{t_i\}$, $i=1, 2, \cdots$ 随机变量相互独立且 X_t 对所有 t 为正态分布，则得到纯随机高斯过程。

4）布朗运动

布朗运动是连续时间和状态空间的随机过程，是最重要的连续时间高斯过程，满足以下条件：

（1）具有独立的、静态增量，对于 $\{t_1, t_2\}\in T$, $t_1 < t_2$ 对任一 $\mathrm{h} > 0$ 有 $X_{t_2}-X_{t_1}$ 与 $X_{t_2+\mathrm{h}}-X_{t_1+\mathrm{h}}$ 是相同的分布；在非重叠时间间隔（t_1, t_2）和（t_3, t_4）内，在 $t_1 < t_2 < t_3 < t_4$ 时随机变量 $X_{t_2}-X_{t_1}$ 和 $X_{t_4}-X_{t_3}$ 相互独立。

（2）对任意时间间隔（t_1, t_2），随机变量 $X_{t_2}-X_{t_1}$ 具有正态分布 $N\left(0,\sigma^2\left(t_2-t_1\right)\right)$。

进入均匀液体中的粒子会受到周围分子的作用力，X_t 是大量独立的小位移的结果，根据中心极限定理，属于高斯过程。布朗是首位观察到该现象的科学家，后来巴舍利耶（Louis Jean-Baptiste Alphonse Bachelier）在 1900 年给出了相应的数学描述，1905

年爱因斯坦从物理的角度解释了参数 σ^2，维纳在 1923 年给出了详细的数学推导。

5）扩散过程

很多情况下，粒子不是在均匀液体中，而是处于非均匀或流动的液体中，其运动可用随机微分方程表示 $dX_t = m(X_t, t)dt + \sigma(X_t, t)dW_t$，其中 W_t 是标准布朗运动过程。X_t 是粒子位置的横坐标，$m(x, t)$ 是小体积液体 v 在时刻 t、位置 x 处的速度，位于 v 内的粒子进行系数为 $\sigma(x, t)$ 的布朗运动。dX_t 是在很短的时间间隔 dt 内粒子位移的横坐标。扩散过程可以通过解上述的微分方程得到。

扩散过程是具有某种连续路径属性的马尔可夫过程。一个连续时间和状态空间的马尔可夫过程 $\{X_t\}$，具有转移密度函数 $p(s, t; x, y)$，存在两个函数 $\mu(t, x)$ 和 $\beta^2(t, x)$ 满足 $\int_{|x-y|\leqslant\varepsilon} p(t,t+\Delta t;x,y)dy = o(\Delta t)$，$\int_{|x-y|\leqslant\varepsilon}(y-x)p(t,t+\Delta t;x,y)dy = \mu(t,x)+o(\Delta t)$，$\int_{|x-y|\leqslant\varepsilon}(y-x)^2 p(t,t+\Delta t;x,y)dy = \beta^2(t,x)+o(\Delta t)$，则该过程为一个扩散过程。$\mu(t, x)$ 称为漂移系数，$\beta^2(t, x)$ 称为扩散系数。

许多物理学、生物学现象可以用扩散过程进行解释。

2.1.5 统计学基础

统计学是一种系统数据分析工具。各领域中的统计学基本涉及数据收集、处理、分类，从对特定现象的深刻认识、结合其发生的可能性及已有知识推断出新的可能的结果。统计学的主要目的是从数据中获取知识以获得对当前形势的更好理解，所以统计学可看作从数据中学习的科学，这是信息时代最重要的挑战之一。

统计学基于概率理论，提供数据分析的技术和方法，助力各种不确定性情况下问题的决策过程。

统计变量可分为多种类型，如数值变量、名义变量、顺序变量等。数值变量又可分为离散变量和连续变量。

总体是具有某种特征的个体的集合，是感兴趣的研究的对象。

样本是总体的子集。实际应用中，对总体中的每个成员都进行某种检验有时是不可能的，因此可以对其中的部分进行检验，这个部分就是样本。恰当选取的样本可以代表总体，所以从样本得到的结论可以推广到总体。有许多类型的样本，如随机样本、分层样本、便利样本等。

如果样本的各成员间无任何关系，则称样本为独立样本。反之则称为配对样本。这在统计推断中特别重要。

统计分析一般是从样本的模型开始。模型具有一定的参数，具有某种分布。人们需要经验与直觉以选择合适的模型。

在描述性统计学中，对样本进行总结，描述所研究数据的重要特征，有助于简化大量数据，形成简单的总结。频率分布是组织和表示频率计数的可视化显示，以使得信息的解释更容易。集中趋势是一个数值量，通过提供数据的中心或典型值描述数据集。集中趋势有时也称为集中量数，两者都属于概括统计或汇总统计。均值、中位数、众数、百分位数、四分位数都是集中趋势的指标。差异量数是描述数据集离开中心值的扩散和散布的值。差异量数越大，表示数据集越分散而不是紧靠在均值附近。表示差异的指标有全距或极差、标准差、方差。

通常会用图表的形式显示、总结所处理的数据。根据数据的类型不同，可以使用不同的显示形式，如饼图、直方图、柱状图、箱形图等。

对于统计方法的应用也有需要注意的问题。大多数主流统计方法基本形成于 19 世纪和 20 世纪初，当时的数据样本是非常小的。在当前大数据时代，对数据的统计分析不能简单套用早期的传统统计方法。在研究界，对统计方法的误用现象也很常见，因此数据科学领域必须不断探索新的分析方法。

1. 假设检验

统计假设是对总体参数的假设，这种假设可能成立也可能不成立。统计学家用于接受或拒绝一个统计假设的标准过程就是假设检验。假设检验也称为显著性检验，其目的是比较总体参数间有无差别或总体的分布是否相同。由于检验总体不现实，也不实用，所以在实际中，一般通过检验样本来推断特定条件是否对总体成立。如果样本数据与统计假设不符，则该假设被拒绝。由于存在抽样误差，不能简单地根据样本统计量数值大小直接比较总体参数。

假设检验的本质是判断观测到的差异是因抽样误所致还是总体的差异所致。因此，首先对需要比较的总体提出一个无差别的假设，再通过样本数据推断是否拒绝该假设。

假设检验有两种假设：零假设和备择假设。

零假设也称为无效假设，通常用 H_0 表示，是需要检验的假设，此假设一般与我们要验证的结论相反。

备择假设用 H_1 表示，是当 H_0 成立证据不足时被接受的假设，此假设可分为单侧、双侧两种情况。

建立假设检验时，还要给出检验的水平，也就是显著性水平，通常用 α 表示，也就是预先设置的用于拒绝的概率，如 $\alpha = 0.001$，$\alpha = 0.05$。α 取值越大，越容易得出有差别的检验结论。必须在收集数据前确定 α 的取值。

假设检验实为一种风险决策，是基于样本信息判断是否可以拒绝零假设。由于是基于概率的决策，不管做出了哪一种结论，都可能发生错误。错误可分为两类：Ⅰ类错误和Ⅱ类错误。

Ⅰ类错误是实际 H_0 成立，但由于抽样误差的原因遭到拒绝，以致得出错误的结论，

用 α 表示。

Ⅱ类错误是 H_0 不成立，但统计量值却未能拒绝，同样得出了错误的结论，用 β 表示。$1-\beta$ 表示检验的效能，即 H_0 不成立时拒绝它的概率。

表 2-3 列出了两类错误及其对应的概率。

表 2-3　两类错误及其对应的概率

实际情况	假设检验结论	
	拒绝 H_0	不拒绝 H_0
H_0 成立	Ⅰ类错误 α	推断正确 $1-\alpha$
H_1 成立	推断正确 $1-\beta$	Ⅱ类错误 β

图 2-1 展示了Ⅰ类错误和Ⅱ类错误的概率分布。

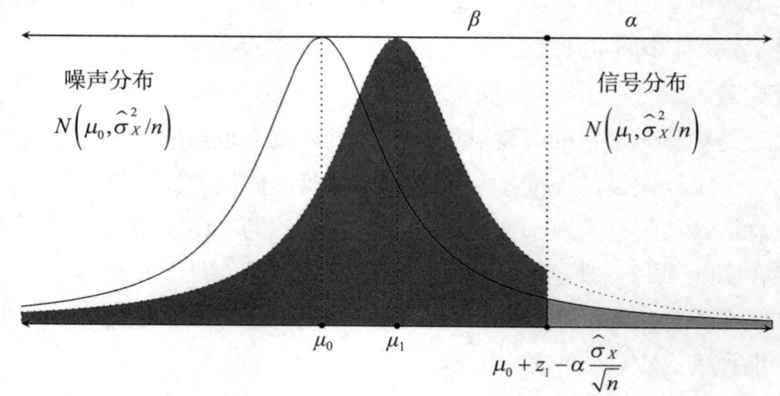

图 2-1　Ⅰ类错误和Ⅱ类错误的概率分布

进行假设检验包括 5 个阶段。

（1）定义零假设和备择假设。

通常检验零假设 H_0，即假设样本无差别，而 H_1 则直接与要检验的结论一致。例如

H_0：男性和女性的吸烟率相同

H_1：男性和女性的吸烟率不同

（2）收集样本数据。

（3）计算零假设的检验统计量。

收集到样本数据后，从样本数据中计算与所检验结论有关的统计量。

（4）将计算的检验统计量值与已知概率分布比较。

将从样本计算的统计量与已知的概率分布比较，得到 P 值。P 值是得到检验结果的概率，即 H_0 是否成立的概率。零假设与所研究的总体相关，而不是与样本相关，因此它要么成立，要么不成立，不能将 P 值解释为 H_0 成立的概率。

（5）结果解释。

通常使用“差异有（无）统计学意义”进行表述。要根据 P 值作出决策，是拒绝还是接受 H_0。P 值越小，拒绝 H_0 的证据越充分。例如，通常可以认为 $P < 0.05$ 时有充分的证据拒绝 H_0，表述为“差异有统计学意义”。要注意 $P < 0.05$ 只代表差异有统计学意义，不代表实际差异的大小。类似地，如果 $P \geqslant 0.05$，则通常认为没有充分的证据拒绝 H_0，不拒绝 H_0，表述为“差异无统计学意义”。不拒绝不意味着 H_0 成立，只是没有足够的证据拒绝它。0.05 的选择是任意的，其意义是表示当 H_0 成立时，有 5% 的可能错误地拒绝了它。当在临床应用中错误地拒绝 H_0 的后果非常严重时，可以选择更加严格的证据要求，如 $P < 0.01$ 或 $P < 0.001$。

如前所述，若当 H_0 成立时我们拒绝了它，得出“差异有统计学意义”的结论，而实际上是没有的，此为Ⅰ类错误。若当 H_0 不成立时我们没有拒绝它，得出“差异无统计学意义”的结论，但实际上是有的，则犯了Ⅱ类错误。尽管希望检验的效能为 100%，但实际上是不可能的，总是有可能犯Ⅱ类错误。但是如果知道哪些因素影响检验效能，则可以通过控制相关因素控制检验的效能。

在研究的开始阶段明确所提出的检验的效能是非常重要的。只有当确信所进行的检验有“很好”的机会检测到重要临床效果的情况下才能开展。这里“很好”的意思是至少有 80% 的检验效能。否则进行效能过低的检验就是浪费时间和资源。

影响检验效能的因素有样本大小、观察变异、感兴趣效应、显著性水平等。

检验效能随样本增加而增加，大样本更有利于检测到临床上重要的效应，可以考虑一个极限情况，即样本数量大到等于总体，那么所计算的统计量就是真实的，检验就是准确的。例如，要检验前述的男性和女性的吸烟率，如果把所有的人群都调查统计了一遍，就可确切地计算出这两个比值相同还是不同。所以随着大数据技术的发展，很多时候已不需要进行抽样来完成某种统计检验，甚至完全不需要统计分析。

观察变异越小检验效能越大。总体的方差越小，越容易得到统计学显著的检验结果。

所检验的效应越大越容易进行检验。

显著性水平越高检验效能越显著。要注意不同的显著性水平对检验结果的影响，在一个水平显著的结果在另一个水平时可能不显著。通常定义 0.01 是比 0.05 高的显著性水平，所以在 0.01 时显著的结果在 0.05 时一定显著，反之则不一定。为了得到更可信的检验结论，应当选用更高的显著性水平。

2. 回归分析

回归分析已成为数据分析的重要工具。在涉及描述自变量和因变量间关系的数据分析中，回归方法已成为重要的组成部分。回归分析可以分为线性回归和逻辑回归。回归是高尔顿（Francis Galton）命名的。

1）线性回归

假设输入变量 X 只影响输出变量 Y 的均值，Y 的均值由 X 的线性函数确定，可表示为

$$Y = \alpha + \beta X + \varepsilon \tag{2-23}$$

其中 $\mu = \alpha + \beta X$ 为均值。α 是截距，β 是斜率。通常假设 ε 为均值为 0 的正态分布的随机变量，表示观测的偏差。回归分析就是要确定合适的 α 和 β，可通过下面的公式计算

$$\alpha = \bar{Y} - b\bar{X} \tag{2-24}$$

$$\beta = \frac{\sum\left(X - \bar{X}\right)\left(Y - \bar{Y}\right)}{\sum\left(X - \bar{X}\right)^2} \tag{2-25}$$

线性回归的输出变量一般是连续的。

只有一个预测变量的线性回归属于简单线性回归。如果有多个预测变量则可利用多元线性回归模型

$$Y = \alpha + \beta_1 X_1 + \beta_2 X_2 + \cdots + \beta_n X_n + \varepsilon \tag{2-26}$$

2）逻辑回归

与线性回归不同，逻辑回归的输出变量是二值的或者是二分类的，此类变量不满足正态分布的条件，不适用于线性回归分析。此时可采用逻辑回归分析，它属于概率型非线性回归，它与线性回归在参数模型选择和问题假设方面也不相同，但是线性回归和逻辑回归的一般原则基本是一致的。其观测偏差一般是二项分布的。

逻辑回归用于二元数据，独立变量的取值可以为 1，相应的概率为 p，取值为 0（概率为 $1-p$）。逻辑回归估计某独立变量取某值的概率而不是预测独立变量的值。如估计患者患某病的概率而不是估计患者是不是患某病。如果估计的概率值大于 0.5，则患者患病的可能性大于不患病的可能性。将概率与独立变量关联的函数不是线性的，通常表示为

$$p\left(y\right) = \frac{1}{1 + e^{-(a+bx)}} \tag{2-27}$$

其中，$p(y)$ 是独立变量 y 在属性或独立变量 x 时的发生概率，a 是常数，b 是独立变量的系数。

二分类分类器可以根据用户定义的阈值输出 0 或 1。例如当 $p(y) > 0.5$ 时输出为 1，当 $p(y) < 0.5$ 时输出 0。

3. 统计推断

统计推断是对总体做出结论或从数据中获得科学真理的过程。分为估计理论和决

策理论。进行统计推断需要知道概率密度函数，也就是样本的分布是可以估计的。常用的概率密度函数有前面所述的正态（高斯）分布、二项分布等。

置信度、似然和概率是描述不确定度的常用词汇，是统计科学的核心词汇。人们用数学概率模型创建似然函数，通过似然函数得到置信区间。概率模型大多与某些未知参数有关，统计推断则试图去推断这些未知参数以创建能更好地描述所观察现象的模型。所观察的现象可称为实验，观察到的结果为实验的输出结果。所有结果构成样本空间。样本空间的子集称为实验的事件。参数估计的方法有点估计和区间估计两种。点估计使用单一的数值作为总体参数的估计值，区间估计则按预先给定的概率计算得到一个区间，该区间能够包含未知的总体的参数。

1）置信度

置信度是以测量值为中心，在一定的范围内真值位于该范围内的概率，也称为置信水平、可靠度、置信系数。置信度其实是用概率的方法描述估计值与真值处于一定的误差范围内的概率大小。理论上可以取任何的置信水平，可用 1–α 表示置信度。在统计实践中常用的置信水平为 90%、95%、99%。

2）置信区间

置信区间是在一定的置信度下，以测量值为中心真值出现的范围。置信区间仅估计由抽样导致的错误，不允许样本有任何偏差。置信区间能给出关于总体一个估计，对于这个总体，我们的数据可看作随机抽样。

3）似然函数

“似然（likelihood）”概念是费希尔在 1921 年提出来的。似然函数是观测值的概率密度或概率质量函数，是基于似然的统计推断的基础。似然与概率是两个比较容易混淆的概念。概率是对某一事件发生的可能性的度量，此时事件可能尚未发生，是对未来的预测。而似然则是在数据可用（事件已经发生）、结果已经出现的情况下，去估计相关的参数。

对大小为 n 的随机样本 $x_1, x_2, \cdots, x_n$，有以 θ 为参数的随机对象 X 的某种分布 $f(x|\theta)$，该样本的似然函数可表示为

$$L(\theta | x_1, \cdots, x_n) = \prod_{i=1}^{n} f(x_i | \theta) \tag{2-28}$$

其中 $x_1, x_2, \cdots, x_n$ 是观测到的关于 θ 的数据，θ 是未知的。进行一次实验，得到一个 x。通过实验我们知道关于 θ 的一个事件发生了，其概率为 $f(x|\theta)$。函数 $f(x|\theta)$ 描述的是对固定的参数 θ 随机变量 X 的分布。似然函数不具有唯一性。

4）最大似然估计

似然最大时对应的就是希望的 θ，因为推断得到的 θ 越接近真正的参数值，其似

然就越大。可以通过多种方法求取似然函数的最大值，应用最多的就是最大似然（ML）估计。

参数 θ 的最大似然估计可以表示为

$$\hat{\theta}_{ML} = \arg\max L(\theta \mid x) \tag{2-29}$$

$\hat{\theta}_{ML}$ 可看成是似然最大时的 θ 值，此时可以认为在一定的范围内 $\hat{\theta}_{ML}$ 是比其他值更好的 θ 的估计，是最可能的估计值，称为最大似然估计。

最大似然的原理是认为测量数据很大可能是来自一个特定参数集的结果，所以不再把测量数据看作随机、把参数看作固定的，而是将测量数据看作固定的，去寻找最可能产生这些数据的参数值。因此，参数成为随机变量。最大化是针对参数 θ 而不是针对测量数据 x。所以，最大似然是要从观测值 x 去推断参数 θ。后面要介绍的统计推断的目标就是从观测到的 $X=x$ 去推断 θ。对特定的概率密度或概率质量函数，将观测数据的联合概率看成待推断参数的函数，就是似然函数。似然函数的最大化是以待推断参数为参照、而不是参照观测数据。使似然函数取最大值的 $\hat{\theta}_{ML}$ 就是最可能产生观测数据的参数。

公式 2-29 最大化似然函数，因为涉及大量的乘法运算，在实际应用中并不好求。由于对数是严格的单调函数，对数似然函数和似然函数具有相同的变化趋势、具有相同的最大值位置。所以，在实际计算中通常可以先取似然函数的对数，再求对数似然函数的最大值，由此定义最大化对数似然的方法

$$\hat{\theta}_{ML} = \arg\max\log\left(L(\theta \mid x)\right) \tag{2-30}$$

即对数似然取最大值时似然函数也取最大值，两者对应相同的 $\hat{\theta}_{ML}$，但两者的值并不相同。在计算时我们并不关心这个具体的函数取值，我们关心的是使似然或对数似然函数达到最大值的 θ 的值。

另外，如果对参数 θ 进行某种一对一的变换，似然函数的值与变换前的似然函数值相同。

要注意的是，对数最大似然的解可能不唯一，甚至可能不存在。

对数似然函数的一阶导数称为评分函数，二阶导数的负值称为费希尔信息。

最大似然方法不是简单的统计模型或估计过程，而是一个统一的模型构建、估计、评估方法。深刻理解最大似然的原理和性质是开展一些高级研究的基础。

5）期望最大算法

期望最大（expectation-maximization，EM）算法是由丹姆斯特（A. P. Dempster）、莱亚德（N. M. Laird）和鲁滨（D. B. Rubin）在 1976 年提出的，在 1977 年的论文中他们给出了算法的一般形式、基本性质。在数据不完备，需要迭代地计算最

大似然的情况下，EM 算法是一种理想的选择。用期望最大算法计算最大似然的迭代算法，称为 ML-EM 算法。

要使用 EM 算法，首先要有观测数据 y 及其关于参数 θ 的概率密度 $p(y \mid \theta)$，关于完备数据 x 的概率密度 $p(x \mid \theta)$，令随机变量 X 表示完备数据（无法直接观测到），我们能观测到的 y 是与 X 相关的随机变量 Y 的一个取值。由于只有观测值，则对参数 θ 的估计可采用最大似然估计（公式 2-29），表示为 $\hat{\theta}_{ML}=\arg\max p(y|\theta)$，也可以计算对数似然（公式 2-30）。但是很多情况下最大似然或对数最大似然并不好求解。此时，EM 算法就有很大的应用价值。首先假设完备数据 X，然后求解使其对数似然最大的 θ，得到 $\hat{\theta}_{ML}$，基于 $\hat{\theta}_{ML}$ 可以修正假设的完备数据 X（更接近真实的完备数据），进而得到更好的 $\hat{\theta}_{ML}$，这一过程可以迭代进行。

EM 算法的每次迭代都包括 E- 步和 M- 步两步计算。E- 步即期望步，M- 步即最大化步。2011 年顾皮塔（Maya R. Gupta）等将其细分成 5 步。

第 1 步给定初始估计 $\theta^{(m=0)}$；第 2 步利用观测数据 y 及当前估计 $\theta^{(m=0)}$（假设其是正确的）构造关于完备数据 x 的条件概率分布 $p(x \mid y, \theta^{(m)})$；第 3 步构造条件期望对数似然（$Q$- 函数）

$$Q\left(\theta \mid \theta^{(m)}\right)=\int \log p(x \mid \theta) p\left(x \mid y, \theta^{(m)}\right) dx \tag{2-31}$$

第 4 步寻找使 Q- 函数最大的 θ 并将其作为新的估计 $\theta^{(m+1)}$，令 $m = m+1$，回到第 2 步继续进行。EM 算法并没有规定迭代停止的标准，通常可以在估计值或对数似然改变量小于某个值时停止迭代。

上述的第 2 步、第 3 步可以合并即 E- 步，第 4 步则为 M- 步。即 E- 步从上一次迭代的估计值结果 $\theta^{(m)}$ 计算 $Q(\theta \mid \theta^{(m)})$，M- 步更新估计值 $\theta^{(m+1)} = \arg\max Q(\theta \mid \theta^{(m)})$。

1983 年伯利斯（Russell A. Boyles）针对丹姆斯特等的算法修正了一些问题，讨论了其收敛性。EM 算法能收敛到对数似然函数的局部或全局最大值，至少是鞍点，但是其收敛速度也可能很慢。EM 算法仅能找到似然函数的静态点，其所需的计算有时是难以实现的，最大似然解也可能不是所希望的输出，这些都是 EM 算法的一些不足。

EM 算法可能会由于对数似然函数的奇点而失败。为解决此问题，可以在求解的过程中引入一些约束，即所谓的先验信息（prior information），将 EM 算法由最大化似然变为最大化后验（maximum a posteriori，MAP）算法

$$\hat{\theta}_{MAP}=\arg\max\left(\log p(y \mid \theta)+\log p(\theta)\right) \tag{2-32}$$

其中 $p(\theta)$ 称为先验。

除了 MAP 算法，还有一些方法可以弥补前述的 EM 算法的一些不足之处，如点估计 EM 算法、一般化 EM（generalized EM，GEM）算法、伪 EM 算法、蒙特卡罗 EM 算法等。

6）统计推断学派

统计推断是分析和解释数据的科学，它为信息处理提供了重要工具，汇总获得的知识，对不确定性进行量化。通过统计推断，人们可以估计统计模型的未知参数，选择合适的统计模型，基于现有的观测结果预测未来的可能观测。这几个问题分别称为估计问题、模型选择问题和预测问题。统计推断的理论基础是概率论和数理统计学。

统计推断有多个主要的学派：频率学派、贝叶斯学派和似然学派。

频率学派假设样本是无穷次精确重复实验的结果，事件以一定的概率发生，假设这样的概率存在并是固定的。

贝叶斯统计是另一种假设检验和置信区间估计的方法。贝叶斯统计学不需假定重复实验和特定的概率，它仅将概率作为对特定事件发生确信度的不确定性的度量，不再将概率作为原因和结果的定理。无须进行重复实验以确定概率，概率仅是一个位于 0 ~ 1 的数，代表人们对某事件的确信程度。

根据贝叶斯公式，后验概率、似然函数和先验概率的关系可以写作

$$P(B|A) \propto P(A|B)P(B) \tag{2-33}$$

其中 $P(A|B)$ 是似然函数，所以贝叶斯推断结合了似然和先验信息。这里省略了贝叶斯公式中的分母项 $P(A)$，因为可以将它看成一个常数，以保证后验概率分布是一个合法的概率，但如何得到它却比较难，尤其是在参数多时非常难以计算。利用贝叶斯公式，可以将最大似然转换为最大后验概率，即 MAP 算法，最大似然和最大后验概率在逻辑上是有紧密联系的，很多情况下两者可产生非常接近的结果。

先验是对总体的认识，似然是对样本的认识，通过贝叶斯公式可将先验转换为后验，其中利用了从样本中获得的新的信息。利用贝叶斯公式进行的推断过程就是贝叶斯推断，贝叶斯推断利用后验概率做出推断。先验的形式、如何得到先验也是贝叶斯统计需要考虑的问题。而且当数据量足够大时，似然将成为主要因素，先验就变得不重要了。

在费希尔以后，一些学者进一步发展了似然方法，但仍然属于小众方法。1997 年罗亚勒（Richard Royall）对似然推断给出了一个清晰的特例，解释和推动了似然推断的发展。似然学派用似然比作为相对的证据就可以提供对于证据的一种一致的相对性测度，也就是说似然比具有唯一性，似然仅依赖已有数据。在统计推断中，若令 $H_0: \theta = \theta_0$、$H_1: \theta = \theta_1$，对应的似然分别为 $L(\theta_0)$、$L(\theta_1)$，则似然比定义为

$$\Lambda = \frac{L(\theta_1)}{L(\theta_0)} \tag{2-34}$$

似然比表示在给定 x 时，θ_1 相对于 θ_0 的可信度。如果该比值很大，则我们对于 θ_1 的确信度要大于对 θ_0 的确信度，反之亦然。但是如何界定大和小，这个阈值并不容易确定。关于这些学派的更深入讨论可以参考统计学相关书籍。

对于疾病诊断检查，似然比反映了基于检查结果的患病概率的改变。我们可以用似然比刻画临床发现或检查结果。对于只有两种可能结果的医学检查，可以分别定义阳性和阴性似然比。贝叶斯公式可以用似然比形式表示并进行快速计算。所以似然比是刻画某种检查的操作特性的有力工具。

参数统计推断是基于模型假设的，模型描述了数据的随机特性。所以如何选择模型是非常重要的问题。通常会根据具体的环境选择模型，但是在很多情况下并不容易，如不容易看出应当选择什么模型，可以利用似然函数帮助进行模型选择。

在 $\hat{\theta}_{ML}$ 时的似然函数值可以表示模型拟合的质量，作为模型复杂度的一个指标用作模型选择的标准。也可使用贝叶斯信息标准进行模型选择。相对于基于似然的模型选择，贝叶斯模型选择综合了先验分布和边缘似然，得到后验概率。

2.1.6　ROC 分析

1. 信号检测理论

在对已知的过程或随机事件产生的刺激进行分类的任务中，信号检测理论用于分析实验数据。来自已知过程的刺激称为信号，来自随机事件的刺激称为噪声。信号检测理论的目的是从实验数据中估计两个主要的参数，一个是表示信号强度的参数 d'，一个是反映被试者反应策略的参数 C。信号检测理论在很多领域都有应用，如心理学、感知科学、记忆研究、医学诊断、统计决策等。

在信号检测理论中，通常假设噪声服从标准正态分布。信号与噪声具有相同的分布，其上叠加着噪声（因此，它更靠右）。d' 就是两个分布间的距离（图 2-2）。

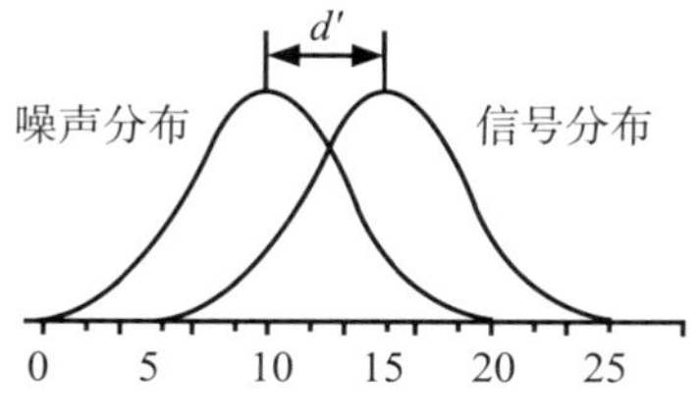

图 2-2　信号检测模型

d' 的大小与噪声分布、信号分布的扩展程度有关，还与两者的分离程度有关，因此

$$d' = \frac{\text{分离程度}}{\text{扩展程度}} \tag{2-35}$$

$$C = B - \frac{d'}{2} \tag{2-36}$$

其中 B 是判断阈值。B 值是与受试者有关的数值，不同的受试者可能会有不同的判断阈值。$C=0$ 表示理想的受试者，$C<0$ 称受试者为自由派，$C>0$ 则称受试者为保守派。

信号分布与噪声分布的似然比定义为

$$l_x = \frac{P(x|s)}{P(x|n)} \tag{2-37}$$

受试者的判断阈值还可用

$$\beta = \frac{\text{信号分布在}B\text{的高度}}{\text{噪声分布在}B\text{的高度}} = e^{(d'\times C)} \tag{2-38}$$

表示。β 是似然比的一个实例。在计算对数似然比的时候可以写成

$$\ln\beta = d'\times C \tag{2-39}$$

β 是受试者的决策标准，若设受试者将自己的判断标准设置在 $\beta=1$，似然比小于 1 时决策为噪声，似然比大于或等于 1 时决策为信号。

信号检测理论相当于统计中的假设检验，受试者也会犯 Ⅰ 类错误和 Ⅱ 类错误。据此可得到表 2-4 的决策判断矩阵。

表 2-4　2 × 2 判断矩阵

实际情况	受试者决策	
	有信号	无信号
有信号	击中	漏报（Ⅰ类错误）
无信号	假警报（Ⅱ类错误）	正确拒绝

2. ROC 曲线

受试者操作特性（receiver operating characteristic curve，ROC）曲线是一种统计学分析工具，源自统计决策理论。

20 世纪 40 年代，人们将检测有噪声情况下的电磁信号看作一个统计假设检验问题，噪声被看作零假设 H_0，叠加了噪声的信号看作 H_1。

在第二次世界大战期间假设检验被用于雷达信号分析。在对雷达信号的分析中，不同的判断标准和决策规则的概率的重要性就显现出来。如表 2-4 所示，Ⅰ类错误和 Ⅱ类错误对防务的负面影响非常大，直接影响防务的代价和安全。

20 世纪 50 年代早期，ROC 曲线主要应用于心理学研究，在似然比的概念下，

许多决策规则被统一起来，奠定了 ROC 分析的一般理论基础。1968 年，拉斯特德（Lee B. Lusted）首先将 ROC 分析应用于医学决策。1971 年，拉斯特德又给出了利用 ROC 曲线评价医学检验精度的方法。在 20 世纪八九十年代，出现了大量的关于 ROC 分析在医学中尤其是医学影像中应用的研究。

在 ROC 分析中，通常假设噪声和信号的分布是正态分布，其中噪声为均值为 0、方差为 1 的标准正态分布，叠加了噪声的信号为均值为 μ、方差为 1 的正态分布。

在医学决策应用中，ROC 可用于评价预测的精度，比较不同医学诊断实验的性能、评价不同诊断医生的水平等，比单纯测量灵敏度和特异度有更多的优点，如 ROC 曲线可以显示所有的可能的判断界值、可以直接对多个检验进行视觉对比、曲线与检验结果的变换无关等。

以下以二分类医学诊断为例进行说明。

在二分类医学诊断中，可以将人群分为两类：一类是未患病的，一类是患病的。诊断分类的任务是对随机出现的个体进行判断，将个体分入患病或未患病的群体中。不同的诊断方法或不同的诊断医生会有不同的判断阈值（图 2-3），从而会得到与表 2-4 类似的判断结果（表 2-5），借助于 ROC 分析即可对诊断的性能进行评价。

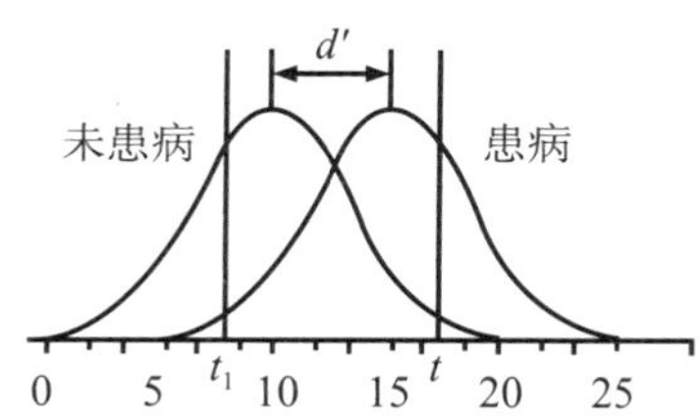

图 2-3　医学诊断分类

表 2-5 是在二分类医学诊断中诊断医生的决策矩阵。其中假阴性对应于 I 类错误，假阳性对应于 II 类错误。

表 2-5　决策矩阵

诊断结果	真实情况		合计
	患病	未患病	
患病	真阳性（TP）	假阳性（FP）	T+
未患病	假阴性（FN）	真阴性（TN）	T−
合计	D+	D−	

利用表 2-5，可作如下定义

$$真阳性率 = 灵敏度 = \frac{TP}{TP + FN} = \frac{TP}{D+}$$

$$真阴性率 = 特异度 = \frac{TN}{TN+FP} = \frac{TN}{D-}$$

$$假阳性率 = 1- 特异度 = \frac{FP}{TN+FP} = \frac{FP}{D-}$$

$$假阴性率 = 1- 灵敏度 = \frac{FN}{TP+FN} = \frac{FN}{D+}$$

还可以定义阳性预测值和阴性预测值，两者合称预测值。

$$阳性预测值 = \frac{TP}{TP+FP} = \frac{TP}{T+}$$

$$阴性预测值 = \frac{TN}{TN+FN} = \frac{TN}{T-}$$

要注意预测值与灵敏度和特异度的区别。灵敏度和特异度给出的是在患者具有某种疾病状态的情况下一个特定检查结果的概率，而预测值反映的是患者的检查结果已知时真正的疾病状态的概率。某种检查的预测值与所研究的整体的疾病流行度有关，因此不能直接推广到新的研究整体中，因为两个研究群体的某种疾病的流行度可能不同。所以要计算检查后概率（后验概率），应用贝叶斯公式更好。

ROC 曲线是以真阳性率为纵坐标，以假阳性率为横坐标绘制的在不同判断阈值时的图形。可将 ROC 曲线看作对随判断阈值变化的分类性能的完整表示。利用 ROC 曲线可以分析多种统计学指标，如曲线下的面积等。

在许多复杂的诊断实验中，二分类法既困难亦不实用。因此，提出了多个诊断确信度的多分类法，如较常用的五分类法。实际上在多分类法中，在每个确信度分类时仍是二分类法。

在 ROC 分析中，当对表 2-5 中的结果进行分析时，假设我们已确切知道某患者是患病的还是健康的，因此才可能判断某种检查手段或某位医生的诊断水平，即在 ROC 分析中需要有一种标准供对照，这个标准通常称为金标准。金标准能反映患者真实的患病状态，金标准由实验的设计者掌握，参与实验的被试者并不知道（例如期末考试时的试题标准答案）。也有学者研究过没有金标准的 ROC 分析。

从上面的分析可以看到，对连续值的检验，灵敏度和特异度与所选择的分类界值相关（图 2-3）。分类界值右移（增大），则假阳性将减少，但同时假阴性将增加，因此检验变得更特异、更不灵敏。同样，界值左移（减小），将增加假阳性，减小假阴性，因此会增大灵敏度而减小特异度。因此，无论何时以何种界值作出决策，均需要一个内在的心理过程以决定是容忍假阴性更好还是容忍假阳性更好。

决策界值的确定与所研究的疾病和检验的目的有关。如果疾病比较严重，且有可延续生命的治疗技术，则应尽量使假阴性最小。如果疾病并不危急，但治疗存在危险，则应尽量使假阳性小些。这也说明灵敏度和特异度并不是某种检验本身的特性，而是检验和判断标准共同决定的。改变判断界值并不影响某种检验本身，但却是灵敏度和特异度间的折中。判断界值的确定是被试者的主观行为，是需要被试者进行决策的心理过程。

ROC 曲线能提供不同判断界值时灵敏度、特异度的变化。通常以灵敏度（真阳性率）为纵坐标、以 1– 特异度或假阳性率为横坐标绘制 ROC 曲线（图 2-4）。

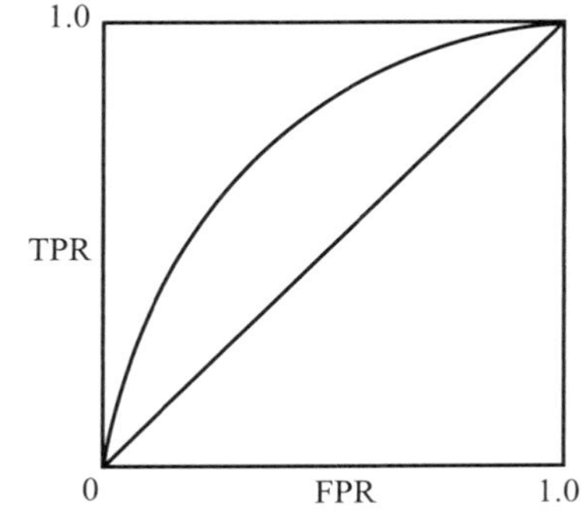

图 2-4　ROC 曲线示例

ROC 曲线分析在医学影像实验研究中广泛应用。但是决不能仅根据 ROC 曲线的区别选择某种检查，实际应用中尚需考虑成本、危险性、患者的舒适度等。当必须在具有相同的成本等因素的多种检查方式中进行选择时，则应当首选具有高的灵敏度和特异度的检查方式。

灵敏度和特异度越高，检查结果的可信度越高，减少疾病诊断不确定性的能力越强。如果目的是确定某种诊断，则应选择具有高特异性的检查，如果目的是排除某种疾病，则应选择具有高灵敏度的检查方法。

2.1.7　线性系统理论

1. 信号

信号常用于工程中。信号是利用传感器获得的，所以信号是携带有一定信息或数据的物理现象。信号通常会输入到信号处理系统中进行处理。按照不同的分类方法，信号可以分为很多种类，如离散信号、连续信号、周期信号、非周期信号等。

2. 系统

系统是互相连接的具有明确关系和属性的组件构成的整体，提供特定的功能。系统将输入信号转换为某种输出信号（图 2-5），实现特定的功能。

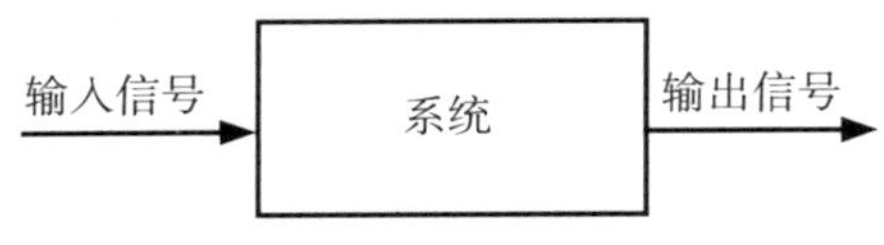

图 2-5　信号与系统

系统也可以分为多种类型，如连续系统、离散系统；时变系统、非时变系统；线性系统、非线性系统；因果系统、非因果系统；静态系统、动态系统；稳定系统、不稳定系统；可逆系统、不可逆系统等。

3. δ 函数

狄拉克 δ 函数是一个特殊的函数。$\delta(t)$ 在信号和系统研究中是最重要的工具之一，不仅可以用于表示图像的量化，还可以用于数字系统的分析。该函数首先由狄拉克（P. A. M. Dirac）定义为 $\delta(t)=\begin{cases}0 & t\neq 0\\ \infty & t=0\end{cases}$，$\int_{-\infty}^{\infty}\delta(t)dt=1$。

$\delta(t)$ 函数的一个重要性质称为“筛选性”，写作

$$\int_{-\infty}^{\infty}f(x)\delta(x-x_0)dx=f(x_0) \tag{2-40}$$

其中，$\delta(x-x_0)$ 表示在位置 x_0 处的冲击，在所有 $x\neq x_0$ 处，其值为 0，在 $x=x_0$ 处无定义，且有 $\int_{-\infty}^{\infty}\delta(x-x_0)dx=1$。筛选性提供了在位置 $x=x_0$ 处评估抽样过程的机制，即有 $f(x)\delta(x-x_0)=f(x_0)\delta(x-x_0)$。

若以小的矩形脉冲信号近似 $\delta(t)$ 函数，则有

$$\delta(x)=\lim_{X_0\to 0}\frac{1}{X_0}rect\left(\frac{x}{X_0}\right) \tag{2-41}$$

其中 $rect(x)$ 为矩形函数，表示为

$$rect(x)=\begin{cases}1 & |x|\leqslant\frac{1}{2}\\ 0 & \text{其他}\end{cases} \tag{2-42}$$

还可以其他方式近似 $\delta(t)$ 函数，如

$$\delta(x)=\lim_{\varepsilon\to\infty}\frac{\sin(\pi\varepsilon x)}{\pi x}=\lim_{\varepsilon\to\infty}\varepsilon\sin c(\pi\varepsilon x) \tag{2-43}$$

其中，$\sin c(x)=\dfrac{\sin(\pi x)}{\pi x}$。

对二维情况有

$$\delta(x,y)=\begin{cases}\text{未定义} & x=0,y=0\\ 0 & \text{其他}\end{cases},\quad \int_{x=-\infty}^{\infty}\int_{y=-\infty}^{\infty}\delta(x,y)dxdy=1 \tag{2-44}$$

4. 线性系统

线性系统研究物理系统的动态变化，此类系统通常可用一系列的线性方程表示。线性系统满足齐次性和叠加性，也就是输入必须与输出成比例。对离散线性系统，若输入信号 $x_1[n]$ 产生输出信号 $y_1[n]$、输入信号 $x_2[n]$ 产生输出信号 $y_2[n]$，则同时输入 $x_1[n]$、$x_2[n]$，输出信号将是 $y_1[n]$ 和 $y_2[n]$ 的和

$$x_1[n]+x_2[n]=y_1[n]+y_2[n] \tag{2-45}$$

若输入信号为 $a_1x_1[n]$，则输出信号将为 $a_1y_1[n]$，可得

$$a_1x_1[n] + a_2x_2[n] = a_1y_1[n] + a_2y_2[n] \tag{2-46}$$

5. 卷积

对于线性系统，其输入信号和输出信号的关系可以写成

$$s(x)=\int_{-\infty}^{\infty} s(\xi)\delta(x-\xi)d\xi \tag{2-47}$$

称为卷积。

卷积公式表明，对于线性系统，系统的输出信号等于输入信号与系统的脉冲响应函数的卷积。

对于二维的图像，当输入信号为理想的点信号或脉冲信号时，系统的输出称为冲击响应，即系统的点扩散函数。若系统为线性移不变系统，则物体 $f(x, y)$ 的像 $g(x, y)$ 可用二维卷积的形式表示

$$g(x,y)=\int_{m=-\infty}^{\infty}\int_{n=-\infty}^{\infty} f(m,n)h(x-m,y-n)dmdn \tag{2-48}$$

其中 $h(x, y)$ 就是系统的点扩散函数。

2.2　常用数学工具概述

2.2.1　最优化概述

最优化理论和算法是重要的数学分支，研究在众多方案中寻找最优方案的问题，是在给定环境下寻求最好结果的活动，是求解数学问题的最优解的科学。

优化问题通常是在计算机上通过软件完成。实践中应用优化方法需要有数学建模、计算机程序设计、优化技术方面的知识。最优化问题研究兴起于 20 世纪 40 年代，1940—1950 年形成了线性规划分支。为了解决不同的最优化问题，科学家们已提出了大量的优化算法。

优化可以应用于任何学科，在医学成像和医学影像信息学领域也有重要应用，很多与决策有关的实践问题都可以用数学最优化问题表示，数学最优化成为人类决策的帮手。

最优化问题的一般形式可以表示为

$$\min f(x),\ s.t.\quad x\in X \tag{2-49}$$

其中 $f(x)$ 称为目标函数，x 为决策变量。

最优化问题可分为有约束优化和非约束优化算法。

若约束集 X 为 n 维实矩阵，则成为非约束优化问题，写作

$$\min_{x\in R^n} f(x) \tag{2-50}$$

所有使函数 $f(x)$ 取最小值的 x 构成问题的解。可有两种解：局部最小和全局最小。

有约束优化问题是拉格朗日命名的。库奇（Augustin Louis Cauchy）首次应用最速下降法求解非约束最小化问题。当约束函数、目标函数都是线性函数时，问题就变成线性规划问题。否则，就是非线性规划问题。

现代优化算法也称为非传统优化算法，已成为解决复杂工程问题的利器。包括遗传算法、模拟退火、粒子群优化、蚁群算法、神经网络优化、模糊优化等。

遗传算法是 1975 年霍兰德（John Holland）提出的。模拟退火是模拟金属冷却过程的算法，由科帕特里克（S. Kirkpatrick）、格莱特（C. D. Gelatt）和维奇（M. P. Vecchi）最早提出。粒子群优化算法模仿蜜蜂（昆虫）的社会组织行为，是 1995 年肯尼迪（James Kennedy）和埃博哈特（Russell Eberhart）提出的。蚁群算法基于蚁群的互相协作寻找蚁穴到食物间最短路径的行为，是 1992 年道尔格（Marco Dorigo）提出的。

人工神经网络中权重的选择过程就是网络的训练（学习）过程，反传算法就是一种非约束优化问题。图 2-6 是单个神经元的线性模型。

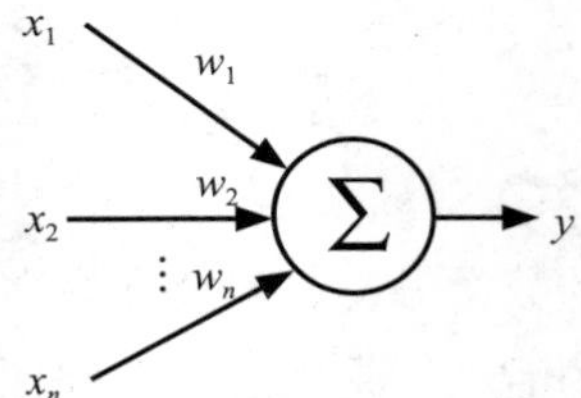

图 2-6　单个神经元的线性模型

神经元的输入和输出的关系可表示为

$$y=\sum_{i=1}^{n} x_i w_i = x^T w \tag{2-51}$$

神经元的训练问题可以表示成

$$\min \frac{1}{2}\sum_{i=1}^{p}\left(y_{d,i}-x_{d,i}^T w\right)^2 \tag{2-52}$$

其中，p 是训练集中样本的配对数。用矩阵形式表示就是

$$\min \frac{1}{2}\left\|y_d - x_d^T w\right\|^2 \tag{2-53}$$

在优化问题中还有一类带有非线性约束的问题，形如

$$\min f(x), s.t. h_i(x)=0, g_j(x) \leqslant 0, i=1,\cdots,m; j=1,\cdots,p \tag{2-54}$$

这类问题通常比较难求解。困难既可能来自目标函数也可能来自约束项。可以通过将可信区域限制在凸可信区域消除某些求解困难，从而将优化转换为凸优化问题。通常凸优化问题是指目标函数和约束函数都是凸函数的情形。

凸优化是一类特殊的数学优化问题，包括最小二乘法和线性规划问题。从 20 世纪 40 年代晚期开始，人们花了大量的努力研究求解各类优化问题的方法。20 世纪 80 年代内点法出现，该方法既可用于求解线性规划问题，也可用于解凸优化问题。自 1990 年以来，凸优化问题在自动化控制、信号处理、网络通信、电路设计、数据分析与建模、统计学等领域都得到应用。在组合优化与全局优化中也有广泛应用。关于优化问题的详细内容请参阅相关书籍，这里不再过多介绍。

2.2.2　范数

通常用$\|\bullet\|$表示范数。范数是一个标量，通常用于表示距离、大小、长度等。

1. 向量的范数

满足正定、齐次、三角不等式关系。常用的范数如表 2-6 所示。

表 2-6　常用范数

范数	表达式	说明
0 范数	$\|x\|_0=\sum_{i=1}^{n}\|x_i\|^0$	即向量中非零元素的个数
1 范数	$\|x\|_1=\sum_{i=1}^{n}\|x_i\|$	
2 范数	$\|x\|_2=\left(\sum_{i=1}^{n}\|x_i\|^2\right)^{1/2}$	即欧氏范数
p 范数	$\|x\|_p=\left(\sum_{i=1}^{n}\|x_i\|^p\right)^{1/p}$	
无穷范数	$\|x\|_\infty=\max_{1\leqslant i\leqslant n}\|x_i\|$	

2. 矩阵的范数（表 2-7）

2.2.3　矩阵运算

矩阵经常用于存储数据，实现各种应用。

表 2-7　矩阵的范数

范数	表达式	说明
1 范数	$\|A\|_1 = \max\limits_{1\le j\le n}\sum\limits_{i=1}^{m}\|a_{ij}\|$	
2 范数	$\|A\|_2 = \left(\lambda_{\max}\left(A^T A\right)\right)^{1/2}$	即欧氏范数
无穷范数	$\|A\|_\infty = \max\limits_{1\le i\le m}\sum\limits_{j=1}^{n}\|a_{ij}\|$	
p 范数	$\|A\|_p = \sup\limits_{x\ne 0}\dfrac{\|Ax\|_p}{\|x\|_p} = \max\limits_{\|x\|_p=1}\|Ax\|_p$	
弗洛比牛斯（Frobenius）范数	$\|A\|_F = \left(\sum\limits_{i=1}^{m}\sum\limits_{j=1}^{n}\|a_{ij}\|^2\right)^{1/2}$	

1. 行列式

行列式是一种运算。

2×2 行列式可表示为

$$\begin{vmatrix} a & b \\ c & d \end{vmatrix} = ad - bc$$

3×3 行列式可表示为

$$\begin{vmatrix} a_{11} & a_{12} & a_{13} \\ a_{21} & a_{22} & a_{23} \\ a_{31} & a_{32} & a_{33} \end{vmatrix} = a_{11}\begin{vmatrix} a_{22} & a_{23} \\ a_{32} & a_{33} \end{vmatrix} - a_{12}\begin{vmatrix} a_{21} & a_{23} \\ a_{31} & a_{33} \end{vmatrix} + a_{13}\begin{vmatrix} a_{21} & a_{22} \\ a_{31} & a_{32} \end{vmatrix}$$

2. 矩阵

$m\times n$ 矩阵可以表示为

$$A = \begin{bmatrix} a_{11} & a_{12} & \cdots & a_{1n} \\ a_{21} & a_{22} & \cdots & a_{2n} \\ \vdots & \vdots & & \vdots \\ a_{m1} & a_{m2} & \cdots & a_{mn} \end{bmatrix}$$

若 $m = n$，则矩阵 A 为 n 阶方阵。若 A 中的所有元素都为 0，则 A 为 0 矩阵。若其中的绝大多数元素都为 0，仅有少数元素非 0，则矩阵为稀疏矩阵。

若方阵 A 除了主对角线以外的所有元素均为 0

$$A = \begin{bmatrix} a_{11} & 0 & \cdots & 0 \\ 0 & a_{22} & \cdots & 0 \\ \vdots & \vdots & & \vdots \\ 0 & 0 & \cdots & a_{nn} \end{bmatrix}$$

则矩阵 A 为对角矩阵。

若对角矩阵 A 的主对角线元素全为 1

$$A=\begin{bmatrix}1 & 0 & \cdots & 0\\ 0 & 1 & \cdots & 0\\ \vdots & \vdots & & \vdots\\ 0 & 0 & \cdots & 1\end{bmatrix}$$

则矩阵 A 为单位矩阵，一般用 I 表示。

1）矩阵的转置

将矩阵 A 的行、列互换则可得到 A 的转置矩阵 A^T。可知若 A 为 $m\times n$ 矩阵，则 A^T 为 $n\times m$ 矩阵。矩阵转置有如下运算性质。

（1）$(AB)^T=B^TA^T$。

（2）$(ABC)^T=C^TB^TA^T$。

（3）$(A+B)^T=A^T+B^T$。

2）对称矩阵

如果 $A^T=A$，则矩阵 A 为对称矩阵。

3）正交矩阵

如果方阵 $AA^T=A^TA=I$，则矩阵 A 为正交矩阵。

4）矩阵乘法

若矩阵 A 为 $m\times r$、矩阵 B 为 $r\times n$，则可得矩阵 A 和 B 相乘的结果为 $m\times n$ 矩阵 C

$$C=AB=\left[\sum_{k=1}^{r}a_{ik}b_{kj}\right]$$

矩阵乘法不满足交换律。

5）矩阵的逆矩阵

前述的行列式仅针对方阵定义。行列式为 0 的方阵称为奇异矩阵，其逆矩阵不存在。行列式不为 0 的方阵称为非奇异矩阵。

对于方阵 A，若其行列式不为 0，则矩阵 A 为可逆矩阵，其逆矩阵写作 A^{-1}。可逆矩阵和其逆矩阵满足关系 $AA^{-1}=A^{-1}A=I$，其中 I 为单位矩阵。

矩阵的逆运算有如下一些性质。

（1）$(A^{-1})^{-1}=A$。

（2）$(A^T)^{-1}=(A^{-1})^T$。

（3）$(AB)^{-1}=B^{-1}A^{-1}$。

（4）$\left|A^{-1}\right|=\dfrac{1}{|A|}$。

（5）$|P^{-1}AP|=|A|$。

若矩阵 A 不是方阵（或 A 是奇异矩阵），其逆矩阵不存在，可以计算其伪逆矩阵。

若矩阵 A^TA 为非奇异方阵，则矩阵 A 的伪逆定义为

$$A^{+}=(A^TA)^{-1}A^T \tag{2-55}$$

若矩阵 A 可逆，则 $A^{+}=A^{-1}$。

正交矩阵的逆矩阵等于转置矩阵 $A^T=A^{-1}$。

6）内积和外积

（1）内积：两个 n 维向量 $\mathbf{x}$ 和 $\mathbf{w}$ 的内积是一个标量

$$a=\mathbf{x}^T\mathbf{w}=\mathbf{w}^T\mathbf{x}$$

故内积亦称为标量积。若任意两个向量的内积为 0，则称这两个向量正交。

（2）外积：两个 n 维向量 $\mathbf{x}$ 和 $\mathbf{w}$ 的外积是一个矩阵

$$A=\mathbf{x}\mathbf{w}^T=\begin{bmatrix}x_1\\x_2\\\vdots\\x_n\end{bmatrix}\begin{bmatrix}w_1 & w_2 & \cdots & w_n\end{bmatrix}=\begin{bmatrix}x_1w_1 & x_1w_2 & \cdots & x_1w_n\\x_2w_1 & x_2w_2 & \cdots & x_2w_n\\\vdots & \vdots & & \vdots\\x_nw_1 & x_nw_2 & \cdots & x_nw_n\end{bmatrix}$$

7）矩阵的迹

对 $n\times n$ 矩阵 A，迹（trace）定义为其对角线上的元素之和

$$tr(A)=\sum_{i=1}^{n}a_{ii}$$

迹满足以下性质：

（1）$tr\ (A^T)=tr\ (A)$。

（2）$tr\ (A+B)=tr\ (A)+tr\ (B)$。

（3）$tr\ (AB)=tr\ (BA)$。

8）矩阵的秩

矩阵 A 的秩（rank）是其线性无关的行（列）数，其值为小于等于行数和列数中数值较小的数。若矩阵的所有行（列）都是线性无关的，则矩阵满秩。若矩阵的秩远小于矩阵的行（列）数，则矩阵为低秩矩阵。

9）矩阵分解

矩阵分解在数据分析中有重要应用。常用的矩阵分解方法有奇异值分解（singular value decomposition，SVD）、主成分分析（principle component analysis，PCA）、独立成分分析（independent component analysis，ICA）等。

在图像处理应用诸如去噪声、图像复原、图像识别中，通常有概率模型、基于实

例的模型两种比较重要的模型。概率模型描述的是图像中像素间的关系，基于实例的模型则假设图像是由特定成分或对象的局部的简单组合表示的，可以通过适当的学习算法从大量现实世界图像中抽取这些基础成分。

1982 年，欧伽（Erkki Oja）提出主成分分析网络用于统计分析。

主成分分析就是一种典型的统计工具，用于从观测结果中抽取特征，属于基于实例的图像处理方法，它假设数据可由正交成分的线性组合近似。对图像分析而言，主成分分析的条件属于强假设，因此人们又提出了其他的基于实例的方法，如独立成分分析等。1994 年考曼（Pierre Comon）提出独立成分分析，是对主成分分析的一般化，常用于特征提取和盲源分离。

从生物系统视觉处理过程受到启发，人们提出了稀疏表示理论，通过尽可能少的原子的线性组合表示测量值，可通过字典学习等方法得到足够大的字典。相关问题是近 10 多年来的学术研究热点。

矩阵分解技术在信号和图像处理中的应用非常广泛，如去噪和复原、人脸识别、超分辨率、图像压缩、生物信号处理、推荐系统、文本分类等。

矩阵分解可以表示为

$$A = CWF \tag{2-56}$$

其中矩阵 A 为 $m \times n$ 矩阵（通常假设 $m > n$），矩阵 C 为 $m \times r$ 矩阵（通常 $r < n$），W 为 $r \times r$ 矩阵，F 为 $r \times n$ 矩阵。

利用对称性可得

$$A^T = F^T W^T C^T \tag{2-57}$$

（1）奇异值分解：对 $m \times n$ 矩阵 A，其 SVD 可表示为

$$A = USV^T \tag{2-58}$$

若矩阵 A 有 r 个线性无关的列，则矩阵 U 的大小为 $m \times r$，U 称为左奇异向量矩阵。矩阵 S 的大小为 $r \times r$。矩阵 S 为具有非负元素的对角矩阵，主对角线上的元素（奇异值）$\sigma_1, \sigma_2, \cdots, \sigma_r$ 按从大到小的顺序排列 $\sigma_1 \geqslant \sigma_2 \geqslant \cdots \geqslant \sigma_r \geqslant 0$。矩阵 V^T 称为右奇异向量矩阵，大小为 $r \times n$。矩阵 U 和 V 均为正交矩阵。

对 $m \times n$ 矩阵 A，其奇异值的个数为 m, n 中数值较小的数。

矩阵 A 的伪逆可表示为

$$A^+ = V \frac{1}{S} U^T \tag{2-59}$$

其中 $\frac{1}{S}$ 为对角矩阵，其主对角线上的元素为 $\frac{1}{\sigma_i}, i = 1, 2, \cdots, r$。

SVD 可以用于推荐系统、自然语言处理，也可用于数据降维中的特征分解等。

（2）主成分分析：主成分即线性无关的变量，是一个向量，它可以在较低的维度上概括表示原来的维度较高的数据的分布。PCA 通过将数据集投影到平面上对数据进行降维，并最小化数据点与投影向量间的误差距离。PCA 利用线性映射合并平面中的点可实现数据的降维，也就是利用正交变换将由线性相关变量表示的数据转换为由少数线性无关变量表示的数据。

在机器学习中，PCA 属于无监督学习算法，主要用于发现数据中变量间的关系，是数据分析的有力工具。

令 x 为 $m\times 1$ 列向量代表某种测量结果，X 为 n 次测量结果数据集，其大小为 $m\times n$，假设每次测量结果都是 k 个基本元素（原子，大小 $m\times 1$）的线性组合（字典 D，大小为 $m\times k$，后面详述）构成的，相应的权重系数为 z，大小为 $k\times 1$，n 次测量对应的权重矩阵为 Z，大小为 $k\times n$，则 PCA 的目标就是找到好的字典 D 和权重 Z，并用它们逼近 X

$$X \approx DZ \tag{2-60}$$

通常假设 $m \geqslant k$、D 的任意两个列向量为单位向量且正交、Z 的任意两个行向量正交。

可以用 SVD 进行 PCA 求解。令 X 为 $m\times n$ 实矩阵，其每一列表示均值为 0 的实值随机向量的观测值，其 SVD 可由公式 2-58 计算。

得到奇异矩阵后，取前 k 个最大奇异值，对应的矩阵分别为 U_k、$\sum_k$、V_k，可得

$$\mathrm{D} = U_k \tag{2-61}$$

$$Z = \sum\nolimits_k V_k \tag{2-62}$$

（3）独立成分分析：在信号处理中，假设测量信号是源信号的线性混合，则可以用独立成分分析从测量结果中恢复出统计独立的信号。其前提条件与主成分分析类似，但不要求原子的正交。在多数独立成分分析算法中，都假设公式 2-60 中字典 D 可逆，且将目标函数设计成通过 $D^{-1}X$ 估计 Z。Z 的行向量即为独立成分。

独立成分分析在某种意义上是对奇异值分解的一个补充。

在信号处理中，独立成分分析可用于将多元信号分离为加性子分量，是盲源分离的特例。独立成分分析不要求正交，只要求源数据统计独立即可。

独立成分分析可用于医疗信号、生物测量、音频信号等，在机器学习中得到应用，它本质上也是一个优化问题。

（4）稀疏表示和字典学习：使用超完备字典的稀疏表示在许多信号处理应用中都有应用。字典是一个矩阵 D，大小为 $m\times n$，矩阵的列称为原子，多数情况下字典都是超完备的（$m < n$）。字典的典型用途就是稀疏表示。向量 y 如果可由少数原子的线性组合得到，则向量 y 的稀疏表示可写作

$$y = Dx \tag{2-63}$$

其中，x 的多数元素都是 0（图 2-7），非 0 元素的个数即 0 范数。所涉及的字典的原子的数量也称为稀疏水平。

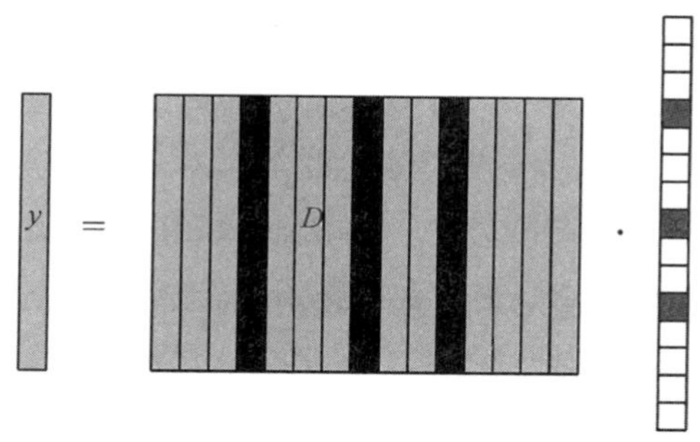

图 2-7　字典学习示例

所以，稀疏表示问题就是：给定字典 D 和信号 y，寻找稀疏向量 x，以求解线性系统。稀疏表示可写成优化问题

$$\min \|x\|_0 , s.t. \quad y = Dx \tag{2-64}$$

如前所述，当 $m < n$ 时，系统可能有无穷多个解，我们需要从中找到最稀疏的一个，这是非常困难的，一般称为 NP- 难问题。

实际应用中，通常要考虑噪声，此时系统可表示为

$$y = Dx + v \tag{2-65}$$

其中 v 代表噪声。

公式 2-65 的近似稀疏表示问题可以用以下方式求解

$$\min \|x\|_0 , s.t. \quad \|y - Dx\| \leqslant \varepsilon \tag{2-66}$$

或

$$\min \|y - Dx\|^2 , s.t. \quad \|x\|_0 \leqslant s \tag{2-67}$$

其中，ε 为误差边界，s 为给定的稀疏水平。

多数情况下需要采用试错法确定 s。当 ε 过小，系统可能没有稀疏解，若 ε 过大，可能解是稀疏的，但却可能与实际的解相去甚远。公式 2-66 和公式 2-67 均为 NP- 难的问题。

字典学习就是关于如何得到字典 D 的问题，也可以表示为优化问题。在许多应用中，我们有相当量的信号或可以通过某种方式生成信号 y，称为训练信号。字典学习就是利用训练信号根据公式 2-65 寻找最优的字典。

设训练信号为 $m \times N$ 矩阵 Y，稀疏水平 s 亦给定，字典学习可表示成优化问题

$$\min_{D,X}\|Y-DX\|_F^2, s.t. \begin{array}{l}\|x_l\|_0 \leqslant s, l=1,2,\cdots,N \\ \|d_j\|=1, j=1,2,\cdots,n\end{array} \tag{2-68}$$

现在已有很多字典学习方法求解字典，同时也有很多关于稀疏表示的理论与应用研究，可参阅相关的书籍和文献进一步学习。

10）线性系统

设有关于个 n 未知量的 m 个方程，形如

$$\begin{array}{l} a_{11}x_1 + a_{12}x_2 + \cdots + a_{1n}x_n = b_1 \\ a_{21}x_1 + a_{22}x_2 + \cdots + a_{2n}x_n = b_2 \\ \vdots \\ a_{m1}x_1 + a_{m2}x_2 + \cdots + a_{mn}x_n = b_m \end{array} \tag{2-69}$$

则称其为线性系统，可用矩阵形式表示为

$$Ax = b \tag{2-70}$$

若 b 为 0 矩阵，则系统为齐次系统。

用矩阵的形式表示线性系统，非常简洁明了，对于理论研究和证明与线性系统有关的一般理论问题非常方便。例如，对于 CT 成像系统，在 CT 图像重建中，我们将矩阵 A 称为系统矩阵，大小为 $m \times n$，x 代表待重建的断层图像，表示成 $n \times 1$ 的向量形式，b 为测量得到的投影数据，表示为 $m \times 1$ 的向量形式，代表围绕被扫描对象测量的 m 个角度的投影数据。

线性系统可能有唯一解、无解、无穷多解。

若矩阵 A 为非奇异矩阵，则公式 2-70 的解为

$$x = A^{-1}b \tag{2-71}$$

当系统规模（n）很大或矩阵 A 为奇异矩阵时线性系统的求解是比较困难的过程，有时几乎是不可完成的任务。对于此种情况，可以用求伪逆的方法（如 SVD、穆尔－彭罗斯伪逆等）求解。

11）穆尔－彭罗斯（Moore-Penrose）伪逆

如果一个线性系统（公式 2-69）的方程数多于未知数的个数（对 $m \times n$ 矩阵 A，$m > n$）则称该系统为过定的。通常这种系统是无解的，利用穆尔－彭罗斯伪逆可提供近似解。

由于矩阵 A 的行数大于列数，因此 A^{-1} 不存在，但矩阵 A^TA 却可能是可逆的，可得矩阵 A 的伪逆（$A^+ = (A^TA)^{-1}A^T$）。由此可得过定系统 $Ax = b$ 的穆尔－彭罗斯伪逆解为

$$x = A^+b \tag{2-72}$$

对 $m \times n$ 矩阵 A，其穆尔－彭罗斯伪逆满足以下性质。

（1）$AA^{+}A = A$。

（2）$A^{+}AA^{+} = A^{+}$。

（3）$(AA^{+})^{T} = AA^{+}$。

（4）$(A^{+}A)^{T} = A^{+}A$。

12）稀疏表示求解线性系统

对于公式 2-69 所示的线性系统，矩阵 A 的大小为 $m \times n$，若 $m < n$，则系统为欠定的，即未知数多于线性方程数。这种系统要么无解，要么有无穷多解。在工程中，经常会遇到欠定系统问题。

对于欠定系统，为了能得到一个定义良好的解，通常需要给定一些额外的条件，称为正则化。设函数 $J(x)$ 表示对解 x 的期望的评估，可得较为一般性的优化问题

$$\min J(x), s.t. \quad b = Ax \tag{2-73}$$

最常用的 $J(x)$ 是欧氏范数平方，可得系统的唯一解（最小范数）$\hat{x}$。利用拉格朗日乘数法，定义拉格朗日函数

$$L(x) = \|x\|_2^2 + \lambda^T (Ax - b) \tag{2-74}$$

其中 λ 为拉格朗日乘子。

公式 2-74 对 x 求导

$$\frac{\partial L(x)}{\partial x} = 2x + A^T \lambda$$

令导数为 0，可得

$$\hat{x} = -\frac{1}{2} A^T \lambda$$

代入公式 2-72 得

$$\lambda = -2\left(AA^T\right)^{-1} b$$

从而可得闭环伪逆解

$$\hat{x} = A^T \left(AA^T\right)^{-1} b \tag{2-75}$$

更多细节问题，可参阅相关的著作或文献。

2.2.4　线性规划基础

线性规划（Linear programming）问题是由丹茨格（George B. Dantzig）在 1947

年命名的，在此之前的主要相关工作是 1939 年康托洛维奇（Leonid V. Kantorovich）和“二战”期间库普曼斯（Tjalling C. Koopmans）在生产和交通运输方面进行的相关研究。线性规划是人们熟知且应用广泛的数学工具之一，促进了很多其他分支的出现，如非线性规划、动态规划、网络流和组合优化、随机规划、整数规划、互补理论等。

线性规划问题最大化或最小化由有限个线性不等式或线性等式定义的线性函数，以得到一个最优解。这个线性函数通常称为目标函数。线性不等式定义的是半闭合空间，线性等式定义的是一个平面。

线性规划的目标是确定决策变量的值，使线性目标函数的值最大化或最小化，同时决策变量服从线性约束。线性规划是有约束优化问题的一个特例。在线性规划中目标函数是线性的。

线性规划的一般形式可表示为

$$\min\left(c^T x\right), s.t., Ax \geqslant b, x \geqslant 0 \tag{2-76}$$

其中 x 是 n 维列向量，c^T 是 n 维行向量，A 是 $m \times n$ 矩阵，b 是 m 维列向量。$x \geqslant 0$ 表示 x 中的每个元素都是非负的。当约束条件为 $Ax = b$ 时就是线性规划的标准形。

线性规划问题的求解可以使用图解法，应用最广的是 1947 年丹茨格提出的单纯形法（simplex method）。单纯形法有一些不足，1979 年哈奇杨（Leonid Genrikhovich Khachiyan）首先探究了解决方法，1984 年卡尔玛卡（N. Karmarkar）的工作促成了内点法（interior-point method）的诞生，这是一种非单纯形算法，相关求解法仍是研究非常活跃的领域。

在实际计算时，尤其是在单纯形和内点法中，一般取 $Ax = b$。其实约束 $Ax \geqslant b$ 或 $Ax \leqslant b$ 都可以转换为 $Ax = b$ 的形式。

线性规划作为一个优化问题，在数值分配问题和经济现象分析中应用广泛，构成了运筹学的支柱。许多实际研究问题都可以转化为线性规划进行求解，如分类问题、有限角度 / 稀疏角度断层图像重建等。

2.2.5 对偶问题

线性规划问题中普遍存在配对现象，称为对偶。每个线性规划问题都有一个关联的“对偶”线性规划问题。对偶问题是从原始问题的代价函数和约束构造的。通过对偶求解线性规划问题有时会比较简单，通常还可提供对问题本质的深刻认识。对偶问题理论诞生于 1947 年，现在已成为线性规划的重要基础理论之一。

对线性规划问题（公式 2-76），其对偶问题可表示为

$$\max\left(\lambda^T b\right), s.t. \lambda^T A \leqslant c^T, \lambda \geqslant 0 \tag{2-77}$$

可见，若原问题是极小化问题，则对偶问题就是极大化问题；若原问题是极大化问题，对偶问题就是极小化问题。在原问题和对偶问题中，约束右端向量与目标函数中系数向量恰好对换；对于极小化问题中的“≥”型约束，相应的对偶变量有非负限制。

2.2.6　基因算法

基因算法是一种概率搜索技术，是 20 世纪 60 年代末 70 年代初霍兰德（John Holland）提出的。作为一种数值优化算法，基因算法在计算机程序设计、人工智能、优化、神经网络等诸多领域都有广泛的应用。

1. 基本算法

在基因算法中，首先设定初始点集 $P(0)$，称为初始总体 Ω。然后用 $P(0)$ 的点对目标函数进行评估，由此得到新的总体 $P(1)$。产生 $P(1)$ 时涉及对 $P(0)$ 中部分点的操作，称为交叉和突变。重复上述过程，得到一系列总体 $P(2), P(3), \cdots, P(n)$，直到满足停止条件时停止迭代。交叉和突变操作的目的是使新产生的总体的平均目标函数值比先前总体的高。

基因算法并不直接处理 Ω 中的点，而是处理其编码。首先要将 Ω 映射为一个具有相同长度的符号串集合，这些符号串称为染色体（chromosomes）。染色体由来自选定集合的符号组成，这个符号集合称为字母表（alphabet）。令每条染色体的长度为 L，即其中的符号的个数。每条染色体对应一个目标函数值，称为染色体的适应度，染色体 x 的适应度可表示为 $f(x)$。

染色体长度、字母表、编码的选择称为基因算法问题的表示架构，确定合适的表示架构是利用基因算法处理优化问题的第 1 步。合适的表示架构选定后，第 2 步要初始化染色体总体 $P(0)$，通常采用随机选择一个染色体集合的方式进行。第 3 步就可以利用交叉和突变对 $P(0)$ 进行操作。在迭代过程中，每次迭代都要对总体 $P(k)$ 中的每个成员 $x^{(k)}$ 的适应度 $f(x^{(k)})$ 进行评估，所有成员都评估完，就可以构造新的总体 $P(k+1)$。构造新的总体分两步进行。

1）选择

构造与 $P(k)$ 元素个数相同的集合 $M(k)$，称为配对池。被选进配对池的染色体是与其适应度成正比的。适应度最高的染色体保留下来。可以采用轮盘赌机制或锦标赛的机制进行选择。重复进行选择直到配对池中的染色体数量达到设定的数量（总体量）。这一过程与生物系统的自然选择类似，适者生存，不适者被淘汰。

2）进化

进行交叉和突变操作。交叉即选择一对染色体（父母），再给定一对后代染色体，交换父母染色体中的部分符号串。父母染色体的选择可采用随机的方法进行，交叉也有多种可用的方法。交叉完成后用后代替换配对池中的父母，更新配对池。突变操作是以给定的概率（通常很小，如 0.01）随机改变配对池中每条染色体的每个符号，由于概率极低，只有少量符号被改变，故突变操作在基因算法中的作用很小，不如交叉作用强。交叉过程类似于自然界生物的有性生殖。

交叉和突变完成后即得到新一代的总体 $P(k+1)$。重复上述过程，直到达到规定的代数或某种停止标准。基因算法的一般流程如图 2-8 所示。

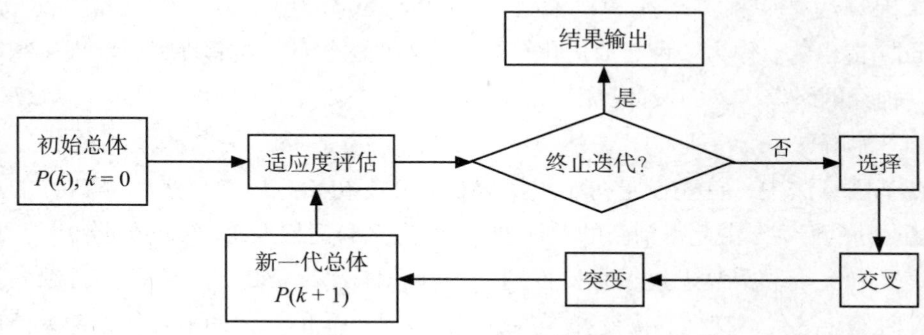

图 2-8 基因算法的一般流程

2. 应用

基因算法在图像处理、蛋白三维结构预测、超大规模集成电路、激光技术、医学、时间序列分析、机器人、建筑设计、人脸识别、人工智能系统、控制领域均有应用。

2.2.7 正常和病态问题

现代科学使用各种实验装置研究物理现象和各种复杂对象，再通过处理得到的数据获取关于所研究的物理现象或对象的信息。很多时候在物理实验中测量得到的并非所期望的数据，测量的往往不直接是想要的参数而是某种效应。这类问题可以表示为线性方程

$$y = Hx \tag{2-78}$$

其中 x 是未知的向量，长度为 N，H 表示测量装置函数矩阵，大小为 $N \times N$，也称为冲激响应函数，y 是测量数据。

由于 y 是利用精度一定的装置测量得到的，如果所知道的信息很少或只有部分，求解 x 的问题就比较困难。如果测量过程中存在噪声，问题就可表示为

$$y = Hx + n \tag{2-79}$$

1. 逆问题

逆问题可分为线性逆问题和非线性逆问题。现在，线性逆问题仍然在逆问题中扮演重要角色。

给定测量数据 y，通过求 H 的逆估算 x 的问题就是公式 2-78 的逆问题。在没有

噪声的情况下，可表示为

$$x = H^{-1}y \tag{2-80}$$

多数情况下，这个问题难以求解。主要的难点在于求 H 的逆。一方面，这个逆矩阵可能不存在；另一方面，即使通过一些方法可以得到逆矩阵，这些方法也可能不稳定。一般也很难得到精确的 y，使问题的解更难。自然科学中逆问题的重要应用促进了应用数学中病态问题的研究。

2. 病态问题

对空间 U 中的初始数据 y，求解空间 F 中的解 x 的问题，如果不满足以下至少一个条件，则在矩阵空间对（F, U）中该问题就是病态问题，这些条件是：

（1）对每个 U 中的元素 y，在空间 F 中存在解 x。

（2）具有唯一解。

（3）在空间（F, U）中问题稳定。

3. 正常问题

满足前述 3 个条件的问题就是正常问题（非病态问题、良态问题）。这个概念源自哈达马（Jacques Hadamard）在 1902 年和 1923 年所发表的一些研究成果。物理和生物科学中的绝大多数逆问题都是病态问题，因为很难直接观测到这些参数或状态。通常观测过程也会导致失真。

4. 正则化

对病态问题进行正则化可追溯到 1963 年提科荷诺夫（A. N. TIKHONOV）的相关工作，正则化的基本思想是想办法平衡近似误差与数据误差的传播。提科荷诺夫正则化方法曾一度是解决病态问题的唯一方法。但是其数值实现运算量很大，尤其是需要计算多个不同的正则化参数时。现在学者们已提出了很多正则化方法，如高斯正则化、贝叶斯正则化、最大熵方法等。并非所有的病态问题都可以正则化，但所有正常问题都可正则化。

2.3　医学成像基础

现代医学成像起源于 1895 年伦琴（Wilhelm Conrad Röntgen）发现 X 线。长期以来，X 线成像一直是医学成像的重要模式，从最初的“增感屏 + 胶片（屏 – 片组合）”、荧光屏透视到计算机 X 线摄影、数字 X 线摄影、计算机 X 线断层等，发展出多种模式。除了 X 线成像，磁共振成像、超声成像、核医学成像、光学成像等也在医学影像中有广泛应用，构成了丰富多彩的医学影像世界。医学图像是医学影像信息学的信息来源，也是当前各种研究的研究对象。必须充分理解各类医学图像的形成及其信号代表的意义，才能科学应用信息学技术尽可能地从图像中挖掘出有价值的信息，以应用于临床。医学影像信息学的主要研究对象是各种数字医学影像。

现代医学成像基本都是通过某种能量与人体相互作用，获取人体的解剖结构或功能代谢信息，再用物理、化学、数学的方法将相关信息转换为影像，进而实现疾病诊断或其他方面的研究。

现代医学成像是一个信息传递的过程，最终的影像诊断是观察者对医学影像中蕴含的信息进行挖掘、分析，再结合临床信息进行综合判断作出决策的过程。

2.3.1 X 线成像

1. X 线产生的统计学

在传统的 X 线管中，通过高速电子撞击阳极靶面产生 X 线。电子撞击靶面的过程可看成是柏努利实验，即电子可能撞上，也可能撞不上阳极靶面，撞击后可能产生 X 线光子、也可能不产生 X 线光子。阴极产生的电子与阳极靶面的撞击过程是相互独立的，因此，一定时间内 N 个电子撞击阳极产生 X 线光子的总个数 n 是二项分布。一定条件下（电子数量 N 很大、撞击成功的概率 p 很小，Np 近似为常数）X 线光子的产生个数可以用泊松分布近似。像 ML-EM 算法、MAP 算法等统计迭代图像重建算法，正是基于这种对 X 线光子的量子统计基础知识的，这些算法可直接将概率密度函数集成进算法模型中，实现优质的图像重建。正是由于撞击成功的概率 p 很小，所以在常规的 X 线管中产生 X 线的效率极低，仅有约 1% 的电子能量转换为了 X 线，其余均变成了阳极的热能，导致阳极温度升高。

2. X 线成像模式

X 线是电磁波，具有极高的能量，因此能穿透很多物体，不同的物质对 X 线具有不同的吸收能力。对于单能窄束 X 线，透过物体的 X 线与入射 X 线间的关系可以表示为

$$I = I_0 e^{-\mu d} \tag{2-81}$$

其中 μ 称为线性衰减系数或线性吸收系数，表示物体对 X 线的衰减特性，d 为射线沿传播方向在物体中的作用距离。

因此，如果以一束均匀的 X 线照射物体，穿过物体后的 X 线强度分布就将随物体中物质的不同而出现差异，这种差异一般称为 X 线对比度。将这种具有差异分布的 X 线信息用二维探测器记录下来，再经过转换处理即可得到 X 线片影像。根据记录所用的媒体不同，可以分为 X 线片（模拟影像）、数字 X 线影像、X 线透视影像（动态影像）等。X 线摄影属于直接投影成像，在临床上常称为 X 线片检查。图 2-9 为典型的数字 X 线摄影机和人体胸部 X 线片影像。

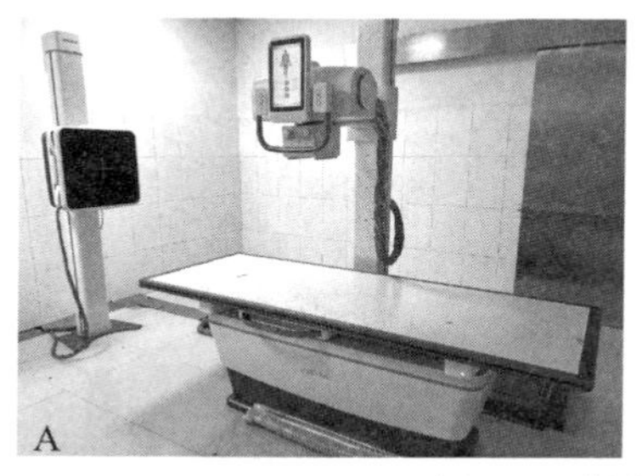
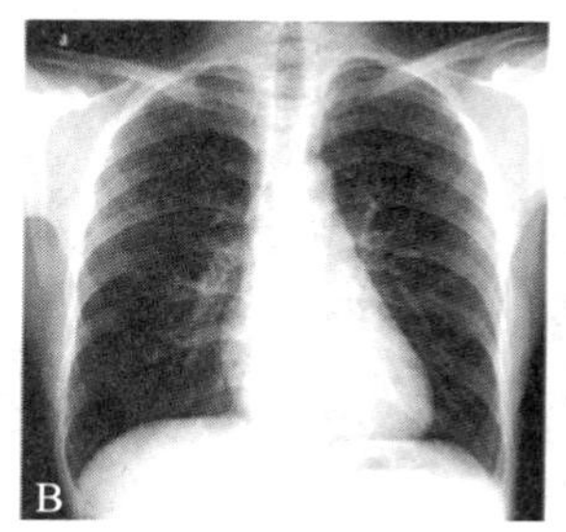
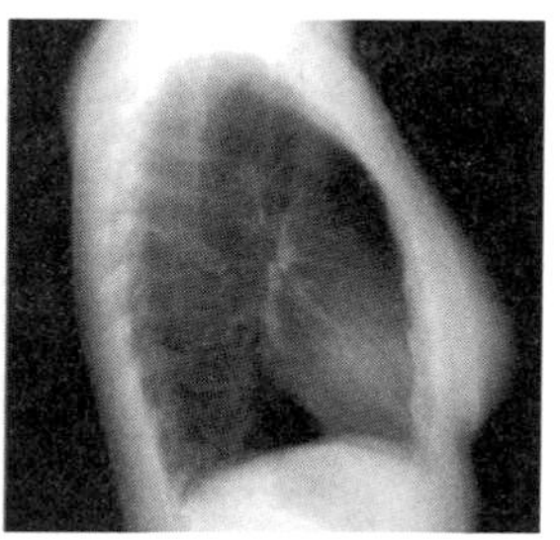

图 2-9　典型的数字 X 线摄影机和人体胸部 X 线片影像

A. 数字 X 线摄影机；B. 胸部正、侧位 X 线片

普通 X 线摄影形成的影像，是透过人体的 X 线量的反映，在屏片影像上一般称为光学密度，计算方法是

$$D = \log_{10} \frac{I_0}{I_t} \tag{2-82}$$

其中，I_0 是入射光强度，I_t 是测量点的透过光强度。X 线片上某点的光学密度可以用光学密度计直接测量得到。为保证诊断质量，照片的光学密度必须满足一定的要求。

由于普通 X 线摄影是投影成像，沿射线路径上所有物质对 X 线的衰减效应叠加在一点，无法从光学密度反推出各点的衰减系数。即 X 线片影像只是通过银颗粒堆积形成的黑白程度模拟人体组织的密度，是对人体组织差异的一种间接反映。

普通 X 线摄影得到的影像是二维的，相当于沿射线方向所有组织结构相互叠加在一起。所以不可避免地存在空间三维结构的重叠问题。为了尽量解决重叠问题，在 X 线摄影时一般会从不同的角度拍摄多张照片，以互相对照，更好地观察兴趣区。

利用 X 线还可以进行实时动态成像，辅助以特殊的物质还可实现胃肠道、病变组织、血管的特殊成像。常用的有 X 线透视、数字减影血管造影（DSA）等（图 2-10 和图 2-11）。

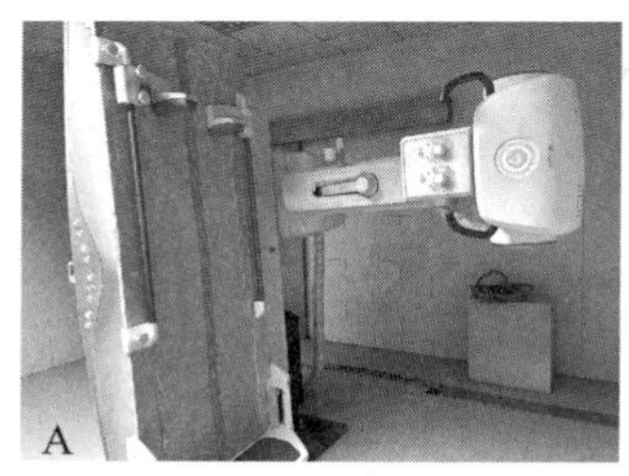
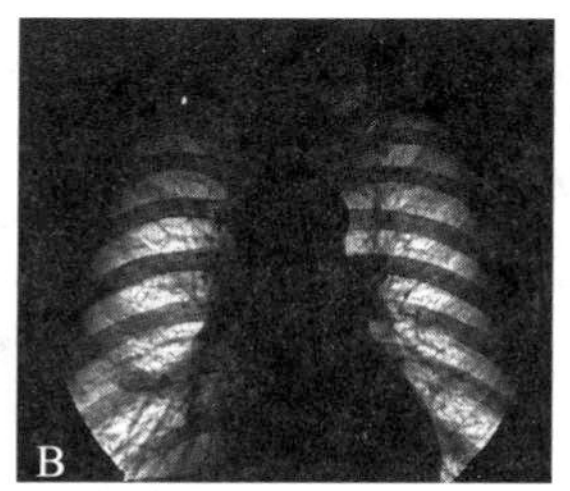
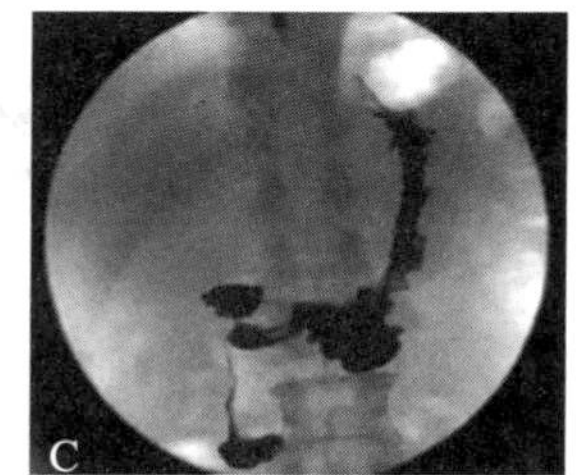

图 2-10　X 线透视检查

A. 数字透视机；B. 胸部透视；C. 胃钡餐透视

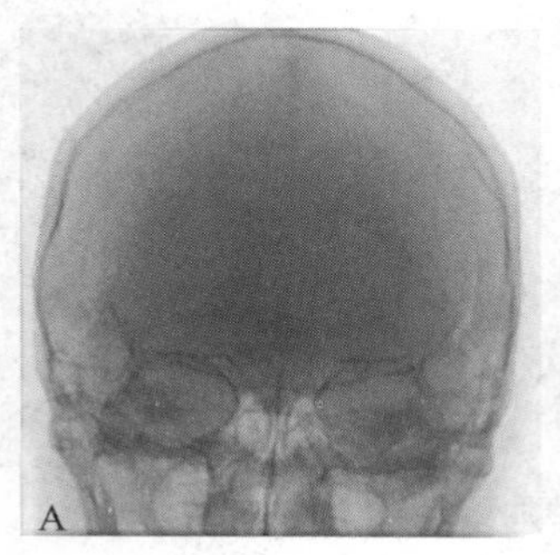
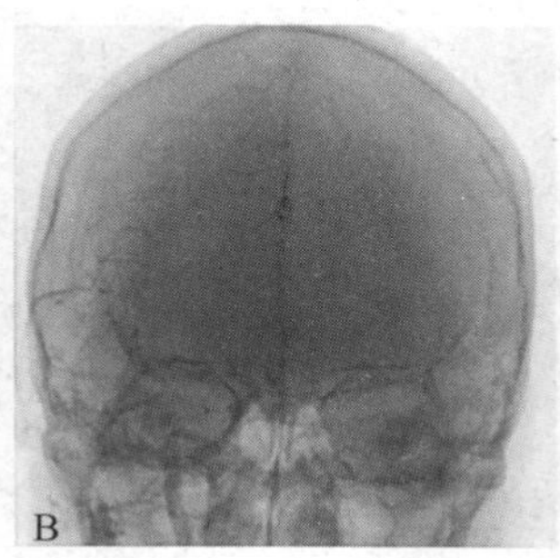
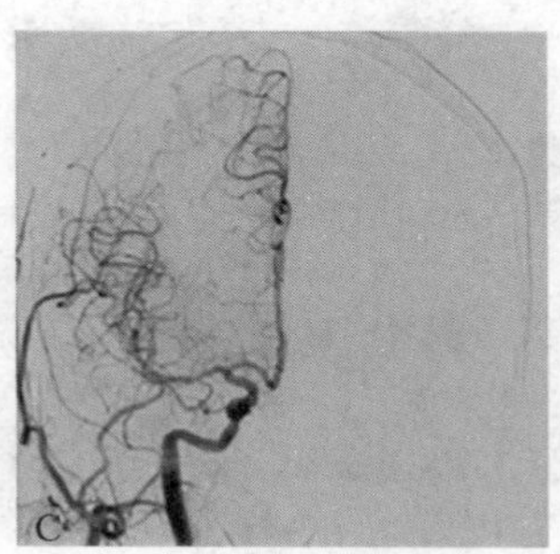

图 2-11 DSA

A. 蒙片；B. 造影像；C. 减影像

X 线计算机断层扫描术，简称 CT。CT 也是利用 X 线成像的（图 2-12A），所得到的是被成像物体的断面影像（图 2-12B）。X 线穿透被照射物体，在对侧利用探测器接收透过的 X 线即可得到一个方向的 X 线的衰减数据。将在围绕物体不同角度处采集的数据按一定形式组织起来，即得到人体中某一层面的所有 X 线衰减信息，这组数据称为投影数据。投影数据一般保存成正弦图（图 2-12C）。正弦图可以以二维图像的形式显示，它的一个方向代表探测器单元的位置，另一个方向代表投影的角度。图 2-12D 和图 2-12E 分别为人体颅脑和肺部的断层图像。

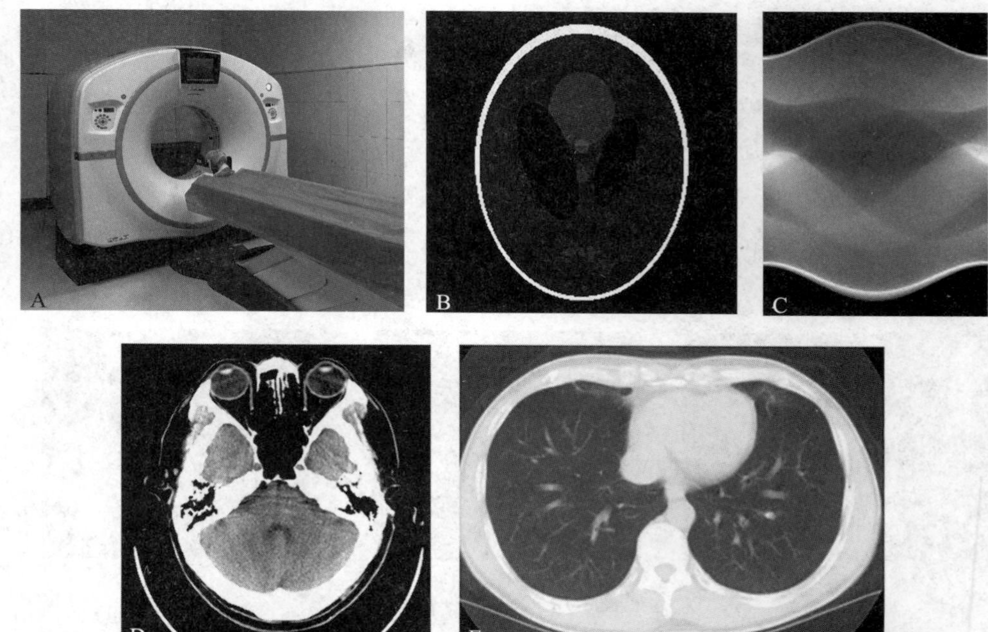

图 2-12 CT 机和模拟物体及真实的人体 CT 图像

A. CT 机；B. 模拟的 CT 图像；C. 投影数据正弦图像；D. 颅脑 CT 图像；E. 肺 CT 图像

采集数据的过程可以用 RADON 变换表示

$$p(\gamma,\xi)=\int_{-\infty}^{\infty}\int_{-\infty}^{\infty}f(x,y)\delta(x\cos\gamma+y\sin\gamma-\xi)dxdy \tag{2-83}$$

得到投影数据后，再利用图像重建算法从投影中恢复出被扫描物体的断面图像，这个过程称为图像重建，所用算法称为重建算法。$p(\gamma,\xi)$ 就相当于公式 2-81 中的 μd。

图像重建可由反 RADON 变换得到

$$g(x,y)=\int_{0}^{\pi}p_{\gamma}(\xi)d\gamma=\int_{0}^{\pi}p_{\gamma}(x\cos\gamma+y\sin\gamma)d\gamma \tag{2-84}$$

目前常用的图像重建算法主要有两大类：一类是解析重建算法；一类是迭代重建算法。解析重建算法以滤波反投影为代表，迭代重建算法主要有 ML-EM、加权最小二乘、代数迭代算法等。

CT 图像重建得到的是被扫描层面的线性衰减系数的分布。由于人体的各种组织的线性衰减系数之间差别非常小，在 CT 图像中为了提升对比度，一般将线性衰减系数转换为 CT 值

$$CT\text{值}_{\text{物质}\,a}=\frac{\mu_{\text{物质}\,a}-\mu_{\text{水}}}{\mu_{\text{水}}}\times 1000 \tag{2-85}$$

普通 X 线成像和 CT 基本都是提供的关于人体的解剖信息，但它们的像素值的意义是不同的。普通 X 线不能进行定量测量，CT 图像可以进行精确的定量测量。CT 利用三维重建等图像后处理技术，可以很好的显示人体的解剖结构（图 2-13）。

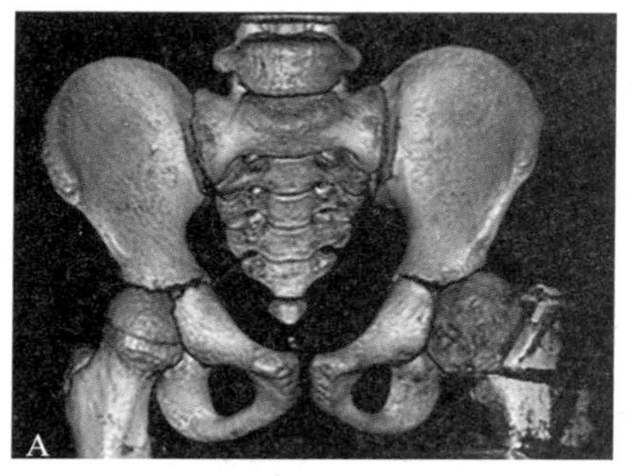

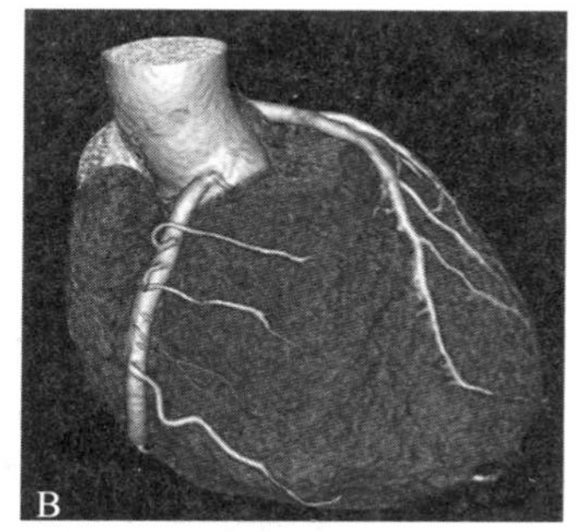

图 2-13　CT 三维重建效果图

A. 骨盆 VR 显示；B. 心脏 VR 显示

2.3.2　磁共振成像

磁共振成像是利用磁性原子核在磁场中的共振现象获取信号成像的。它首先将被

检者置于一个强大的静磁场中，然后从外部施加一定频率的射频脉冲，引起被检体中磁性原子核（如最常用的氢质子）的共振，然后就可以在体外获得感应信号，即通常所说的自由感应衰减信号，此时的信号来自整个被检体，没有空间位置信息。为了重建二维图像，需要有信号对应的空间坐标信息，为此需要使用梯度磁场对磁共振信号进行空间编码，再通过傅里叶变换重建出被检体某一层面的断面图像（图 2-14）。

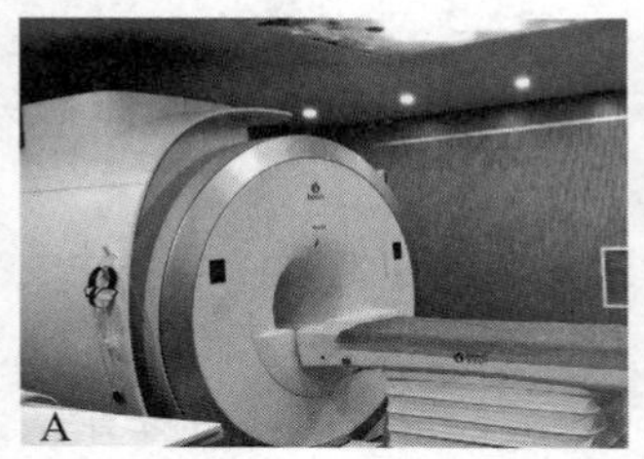
A

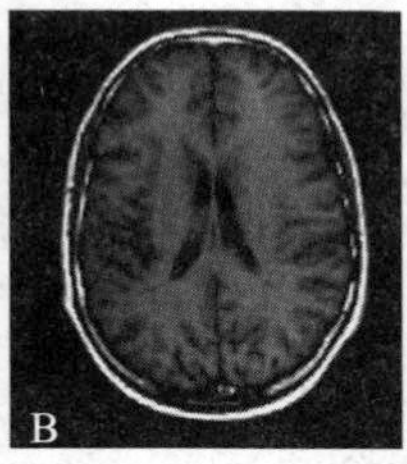
B

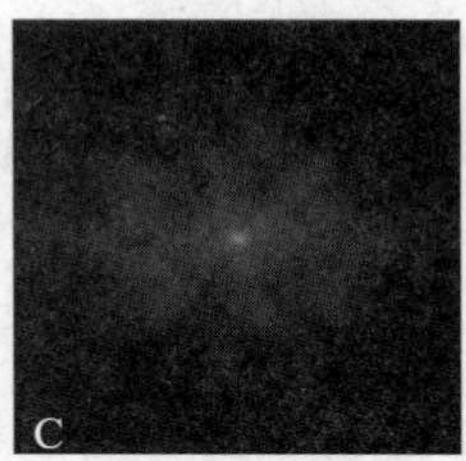
C

图 2-14　磁共振机和颅脑磁共振图像及对应的 K 空间

A. 1.5T 超导磁共振；B. 颅脑 MRI 图像；C. B 图对应的 K 空间数据

磁共振的信号与氢质子密度、TR 时间、TE 时间、TI 时间等序列参数有关。磁化强度 M 的弛豫过程可以用布洛赫方程表示

$$\frac{dM}{dt}=\gamma M\times B+\frac{1}{T_1}\left(M_0-M_Z\right)-\frac{1}{T_2}\left(M_X+M_Y\right) \tag{2-86}$$

某一时刻测量得到的磁共振信号可以表示为

$$s\left(t\right)=\int_x\int_y\int_z M_{xy0}\left(x,y,z\right)e^{-i\gamma\int_0^t\left(G_x(\tau)x+G_y(\tau)y+G_z(\tau)z\right)d\tau} \tag{2-87}$$

通过对序列参数进行调整，可以采集不同对比度的 MRI 图像，常用的有 T_1WI、T_2WI 等（图 2-15）。

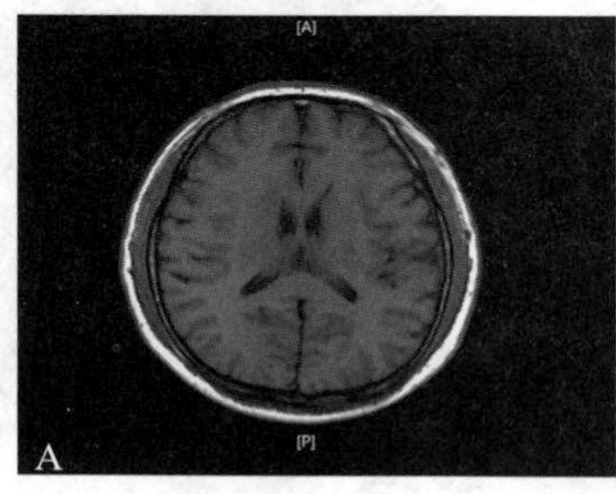

A

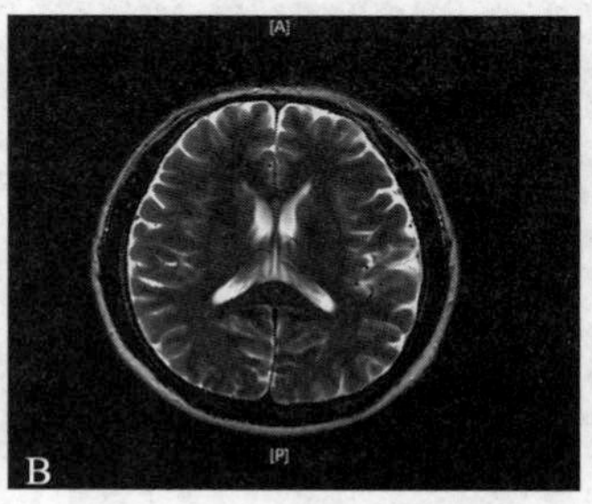

B

图 2-15　颅脑 MRI 图像

A. T_1WI；B. T_2WI

除了常规的解剖成像，磁共振还可以进行弥散（扩散）成像、灌注成像、波谱、功能成像，亦可以在不注射对比剂的情况下进行血管成像。

近年来，功能磁共振应用越来越多，尤其是在脑科学和脑相关疾病研究中优势明显。相关研究涉及的图像处理技术也越来越复杂，其中有很多统计分析、可视化方面的需求。

功能磁共振在神经科学研究中的应用呈爆炸式增长。功能磁共振数据的采集和处理分析涉及多学科知识，包括神经科学、心理学、物理学、统计学等。统计学在其中具有重要作用。

进行功能磁共振研究时，需要在被试者进行某种特定任务的同时采集一系列的脑部图像。不同图像间信号的变化被用于进行推断，以研究所进行的任务与信号的关系。功能磁共振数据分析的目的包括特定任务的激活脑区定位、研究寻找脑功能的神经网络分布、对生理或疾病状态进行预测等。要达到这些目标，需要借助合适的统计学工具，因此掌握足够的统计学知识非常必要，在相关实验中最好有统计学家的参与。

功能磁共振的信号包含有复杂的信息，对其进行分析需要花费大量的时间，也需要专门的分析工具。功能磁共振研究开始于 20 世纪 90 年代早期发现的血氧水平依赖（blood oxygenation level dependent，BOLD）对比机制，那时还没有专门的功能磁共振数据分析工具。后来人们建立了事件相关功能磁共振设计，将血氧水平依赖响应转换为线性时不变系统。血氧水平依赖线性模型化使通用线性模型可以应用，并可以研究不同功能磁共振设计的统计学效用。

进入 21 世纪以来，新的功能磁共振数据分析方法逐渐普及。新方法分析功能磁共振中的脑活动模式所表现的信息而不是分析各个体素的反应，像多体素模式分析、模式信息分析、机器学习等方法。这些方法更专注于对新数据做出预测而不是简单地描述特定数据集中存在的模式。

根据有关资料，一般的功能磁共振分析软件包括以下组件：质量控制、失真校正、运动校正、切片时间校正、空间分辨率标准化、空间平滑、时间滤波、统计建模、统计推断、可视化等。

磁共振成像相对于 X 线成像的一大优势在于它不使用电离辐射，因此对人体相对安全。而且磁共振对软组织的成像效果非常好。20 世纪末以来，脑成像方法快速发展，其中功能磁共振应用得到大量研究；磁共振弥散张量成像可以很好地显示脑白质连接的功能完整性；脑磁图技术和磁源成像为获得神经元间信号活动的极快速交通提供了方法，配合磁共振，就可以显示发生这种信号交通的相应结构。

借助于功能磁共振技术，人们开展了很多对于人脑和心理学及神经科学的研究。在系统神经科学和神经心理学研究中，脑功能成像方法主要用于研究各种行为、心理功能或其构成活动（认知、语言等）的脑过程；可视化与各种行为、心理状态及特征相关的脑活动；可视化与特定的心理学功能结果相关的脑活动模式。

因此，磁共振在认知科学、脑科学研究中具有重要地位。

2.3.3 核医学成像

核医学是利用放射性核素衰变成像的，其探测的信号来自引入被检者体内的放射性核素，放射性核素一般通过放射性药物进入人体。也就是说利用放射性核素标记了某种化合物（放射性药物），这种化合物参与了人体的生理代谢，从而将放射性核素携带到了人体的某处并在那里聚集。在那里放射性核素自发地衰变，产生伽马光子或其他粒子。这些粒子从人体内穿出到达设置在人体外部的探测器，在探测器上产生闪烁事件，通过记录这些闪烁事件就可以形成核医学图像。根据探测的形式和后续处理的不同，可以得到二维投影像（伽玛相机成像，类似于传统的 X 线摄影图像）、三维断层图像（SPECT、PET 等），类似于 CT 和磁共振的图像（图 2-16）。

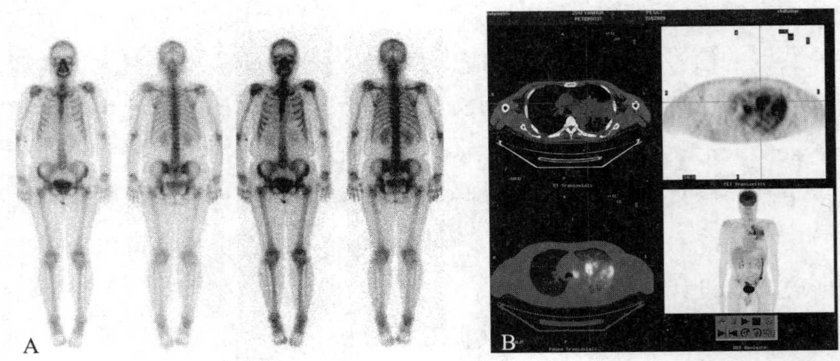

图 2-16 核医学图像示例

A. 全身显像；B. PET/CT 图像

核医学是真正的功能成像，可以在活体状态下反映人体的生化代谢，因此在现代临床疾病研究中也有很多应用。但是由于核医学中需要使用放射性核素，检查的费用较高，检查的步骤也比较复杂，相比于 X 线和磁共振，其应用仍较少。

核医学设备与 CT 或磁共振结合形成的多模态成像设备具有独特的优势。PET/CT 已非常成熟并在临床上得到应用，PET/MRI 目前也已进入临床应用。多模态成像结合两种成像设备的优势，能提供更多的诊断信息。

近年来，核医学成像技术在脑科学研究中的应用呈现上升趋势，是一个新的研究方向。核医学成像设备如 SPECT、PET，可以显示特殊的神经递质的受体分布，可以研究不同脑结构的代谢率、局部的血流速率、神经代谢和相应的信号。

2.3.4 超声成像

超声成像利用了超声波与被检体的相互作用。由于超声波是机械波，不会引起被检体电离，因此在对射线敏感的领域，如妇产科等应用广泛。根据超声波的特性，其在物质中传播时当遇到由不同声阻抗的材料构成的界面时就会发生反射，形成回声。根据回声的时间和超声波的传播速度就可以得到发生反射的界面的位置。这种成像称为脉冲回声成像。后续对回声信号可以进行不同的处理，可形成 A 型超声、B 型超声、M 型超声等多种超声成像类型。超声成像在妇产科应用非常多（图 2-17），对于产前胎儿检测是一种方便快捷安全的检查，近年来兴起的四维超声成像对于检测胎儿出生缺陷、提高出生人口质量非常有益。

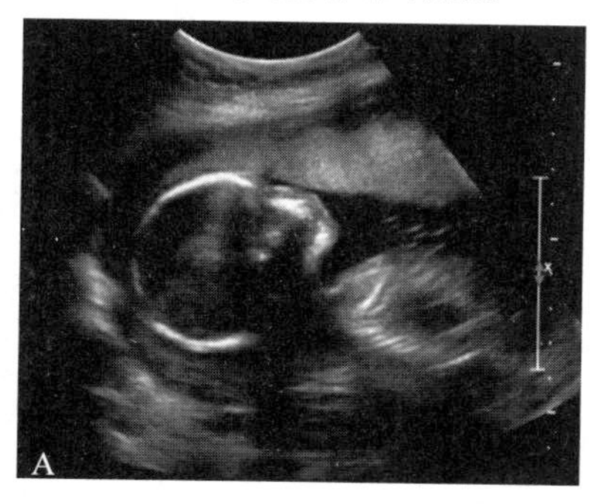
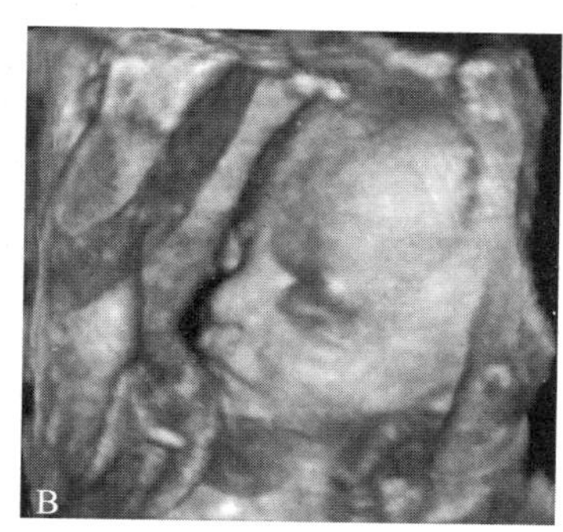

图 2-17　超声图像

A. B 超；B. 三维超声图

近年来，有不少学者研究基于超声图像的人工智能相关应用，也取得了不错的成果。

2.3.5　其他模式成像

除了传统的医学成像主流模式，在工业、农业、安全、空间探测等领域还有一些其他的成像模式，如太赫兹成像、病理光学成像、光声成像、荧光成像、红外成像、电子显微镜成像、军事上的遥感成像等，在各种应用中也都涉及对图像的处理和深层次的信息处理应用，这些图像也是影像信息学的研究对象。本书主要针对传统的医学影像成像模式，对这些成像模式不予详细介绍。

2.3.6　医学图像格式

在医学影像临床中，一般将医学图像分成模拟影像和数字影像。能直接利用计算机存储、处理、显示的是数字影像。将模拟图像转换为数字图像是将连续变化的（模拟）信号变成离散的信号，一般将这一过程分为分割、采样、量化几个环节。采样就是将连续时间信号用等间隔的抽取转换到离散空间的网格上。为保证信号不失真，采样必须满足一定要求，即采样定理（纳奎斯特定理）

$$f_s = 2 f_{\max} \qquad (2\text{-}88)$$

其中 $f_{\max}$ 是模拟信号的最高频率，f_s 为最低采样频率。

采样得到的信号值可能不是整数，而数字图像的像素值均为整数，因此要进行取整操作，称为量化。每个像素的位数越多，图像能提供的灰度级数就越多，图像的灰度层次越丰富。数字影像本质上是一个二维的矩阵，医学数字图像一般为灰度图像，其中的每个元素称为一个像素，其数值称为像素值。在计算机中二维图像其实就是一个二维的数组，数组的元素就是像素。不同的图像格式，对像素数据的存放方式有所不同，文件格式也有差异，需要针对性地进行处理。

图 2-18A 是一幅 32×32 的 8 位灰度位图块，图 2-18B 是其对应的像素数据，这里的像素数据左上角对应于图 2-18A 中的左上角。其中 0 表示全黑，255 表示全白。

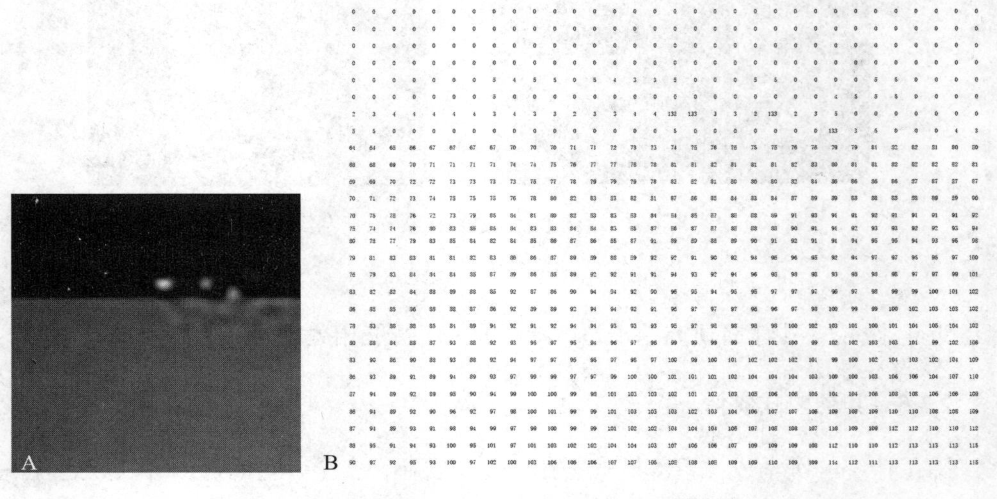

图 2-18　数字图像及其像素矩阵示例（本例中数字图像为每像素 8 位的位图）

A. 32×32 的图像块；B. 32×32 图像的像素矩阵

灰度图像只有一个亮度通道，彩色图像则有 3 个独立的通道，常见的是红、绿、蓝 3 个通道，即 RGB 颜色空间。当然，还有其他的色彩空间，关于彩色图像的显示及光度学、色度学有关问题将在第 6 章进行介绍。

对于 CT、MRI、核医学等断层成像，一幅断层图像实际上代表的是有一定厚度（层厚）的人体切片，因此每个像素相当于一个三维体积块的投影，这个三维体积块称为体素（图 2-19）。如果体素的三个方向大小相同（$x=y=z$）则称为各向同性的体素。对 CT 等断层成像，各向同性的体素对于三维后处理非常有益。

图像质量可以用若干参数进行描述，最常用的有空间分辨力、对比度分辨力等，对动态成像还要考虑时间分辨力。

数字图像的矩阵大小、像素大小、像素的灰度级数直接决定图像的空间分辨力和对比度分辨力。因此，医学数字图像的空间分辨力、灰度分辨力是影响影像诊断结果的重要因素。

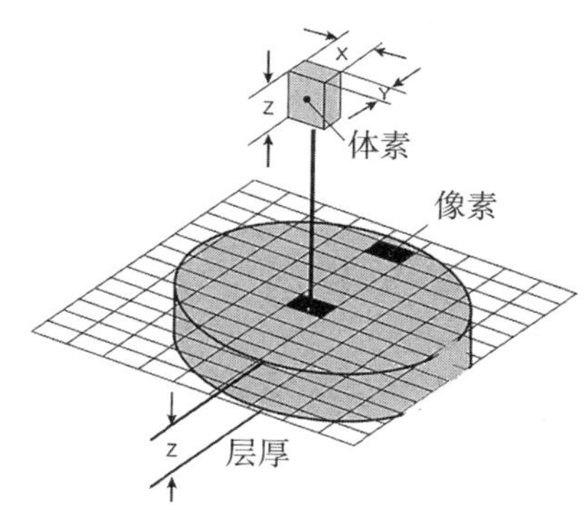

图 2-19 断层数字图像的基本概念

数字图像有很多种格式，现代医学数字图像一般都符合 DICOM 格式。本书第 5 章对 DICOM 相关问题进行详细介绍。其他通用图像格式，读者可参考相关的书籍，不再赘述。

2.4 医学影像数据分析

对健康相关信息的分析和处理可以看作最重要的信息处理应用。其中，医学图像占据重要地位。现在医学图像已被认为是数据。对医学影像数据的分析有助于自动化决策、手术及治疗或其他相关医学研究。

图 2-20 是医学影像数据分析的一般流程。含有医学信息的图像数据由各类医学成像设备生成，由图像处理模块进行各类处理（如分割、去噪声、边缘增强等），由图像分析模块提取特征并选择与应用匹配的特征，得到的结果可以进一步由更高级的图像分析系统处理。

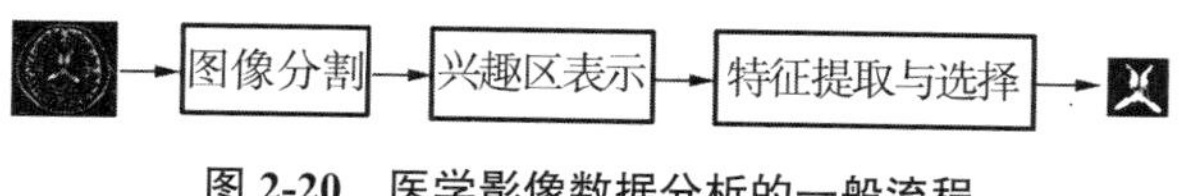

图 2-20 医学影像数据分析的一般流程

医学图像的计算机分析开始于 20 世纪 60 年代。自 20 世纪 70 年代以来计算机辅助检测 / 诊断的研究持续了数十年，人们开发了很多商业化的应用软件，在临床上得到应用。

除了传统的医学数字图像处理技术，近年来人工智能相关技术的应用研究快速增长，包括信息分析、数据检索、决策支持等，可以说人工智能已在医学影像信息学中居于统治地位。机器学习可以学习医学影像数据中的复杂模式，在各类学术会议上，深度学习在病变检测、分割、诊断及预测方面应用的研究论文更是层出不穷。

医学图像分析的研究内容也很丰富。传统的方法主要有兴趣目标的分割、分类等。现在对于视觉特征的选取、处理的理论理解仍然比较匮乏，制约了图像分析的发展。

机器学习方法已在很大的应用范围内取得不错的结果，但在工程上通常较难应用。因为机器学习是从训练样本中学习兴趣特征的，因此对于训练样本中没有的特征，训练好的模型一般无法应用，且其会受训练样本的偏差和虚假特征影响。

利用卷积神经网络技术的深度学习算法已在医学影像诊断中得到应用，用于多种癌症的诊断。相对于机器学习，深度学习对复杂任务的学习效率高。在肿瘤精准治疗策略的确定和优化方面，深度学习有较大的潜力。

医学影像信息学涉及统计学、图像处理、信息科学等多学科知识，对医学影像信息的深层次分析研究和利用仍然需要长期的探索。本书第 4 章将讨论常用的医学影像数据分析方法。

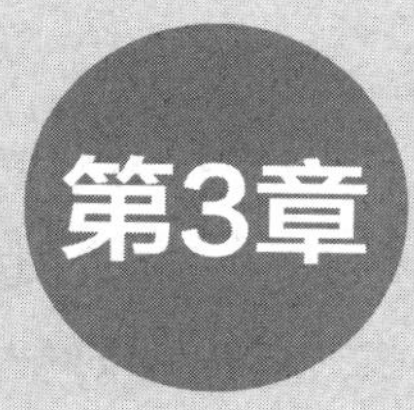
第3章

信息论基础

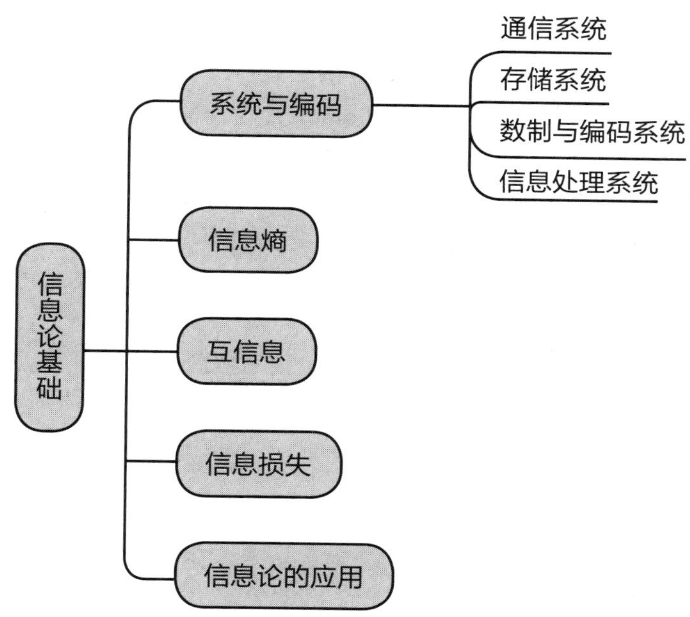
信息论基础
系统与编码
通信系统
存储系统
数制与编码系统
信息处理系统
信息熵
互信息
信息损失
信息论的应用

信息论以 1948 年香农发表 *A Mathematical Theory of Communication* 论文为诞生标志。在此之前，还有纳奎斯特（H. Nyquist）、考特尼科夫（V. A. Kotelnikov）和哈特莱等科学家的相关工作。第二次世界大战后，香农和维纳的工作进一步推进了信息理论的发展。同一时期，我国科学家也开始对国内介绍、研究、应用信息理论解决生产、生活和社会经济发展中的许多实际问题，提出一些独特的见解。

香农的论文主要研究通信问题。在香农通信模型中，信源产生的随机消息被编码，然后通过信道传送出去，信宿接收到消息后先进行解码，然后再利用消息。因此香农的理论可称为统计通信理论。信息熵将世界的不确定性与信息联系起来，使之可以计算，为机器智能研究奠定了基础。

3.1 系统与编码

3.1.1 通信系统

通信系统是将信息从一处发送到另一处的系统。发送端以某种方式对要发送的信号进行编码，然后通过传输通道发送到接收端。接收端再根据解码规则对收到的信号进行解码，恢复出原信号。这个过程受到噪声等各种因素干扰，可能会出错，接收端解码得到的信号可能与发送端不同。这就需要有某种检测纠错机制。因此，通信理论尝试用数学的方法构建通信模型。经典的通信系统构成可参见香农等提出的抽象表示框架（图 3-1）。

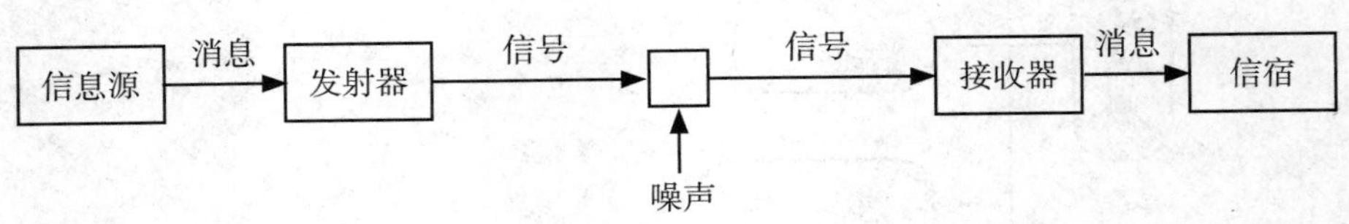

图 3-1 通信系统

3.1.2 存储系统

存储系统是存储信息并供将来检索取回的系统，如磁盘、光盘等。也可将存储系统看成是特殊的通信系统，它存储数据供将来再读取使用。可以将输入信号或消息看作数据，将通信信道看作传输介质（图 3-2）。可以说存储系统是将数据从现在传输到未来。

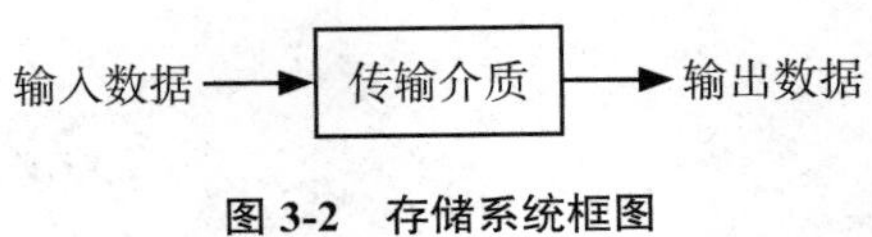

图 3-2 存储系统框图

在各种医学信息系统中均涉及数据存储问题。尤其是 PACS 需要存储海量的医学影像数据并提供快速可靠的读取服务。

3.1.3　数制与编码系统

编码系统主要研究高效可靠的数据传输或存储方法。可分为数据压缩和差错控制技术两方面。数据压缩的目的是在数据源端压缩数据以减小传输或存储所需的空间。差错控制在数据流中加入一些额外的数据位以保证传输的可靠性。逻辑上，编码理论导致了信息理论的出现，信息理论又提供了通过对信息进行适当编码可达到的性能极限，因此，编码理论与信息理论密切相关。编码理论与信息理论是同时诞生的，只是由于专利的要求而推迟发表了。

1. 数制

人们在日常生活中基本采用 10 进制。在主流的数字计算机中，数据都是用二进制表示的，每个二进制位要么是 0，要么是 1。对数据的处理也采用二进制方法。除了二进制，还有 8 进制、16 进制等。二进制表示有诸多的优点，因而在信息编码解码理论中得到广泛应用。

2. 通信中的编码解码系统

编码系统负责对所发送的消息进行编码，以某种方式加入冗余信息；解码系统去除冗余信息和可能的噪声恢复出原消息。

一个二进制位在存储、传输、读取的过程中可能会受到破坏，因此在编码—解码的过程中必须有相应的错误检测和修正机制，以确保信息的可靠传输。现在已有很多错误检测和恢复的方法，如奇偶校验法、重复校验法、汉明码等。

为了能恢复被破坏的数据，一个最简单的方法就是重复发送，如三倍重复编码。通过检测重复的 3 次连续发送的值并进行对比，可以在一定程度上检测数据是否被破坏，但是同时增加了发送的时间。正如生活中人们常说的“重要的事情说 3 遍”。实际应用中，相比于检测到错误，更重要的是要能修复被破坏的数据，因此检测并修正错误才是人们希望的。所以在通信系统中必须开发既可检测错误又能完成纠错的编码解码算法。

3. 图像编码解码系统

编码解码技术在通信、音频、图像、视频等领域均有应用。在成像科学中，图像生成、存储、传输、显示等均涉及编码与解码问题。为了减小图像大小、节省存储空间而进行的图像压缩是其中的一个重要研究点。可将图像压缩视为影像数据与影像信息的函数。一般的图像压缩系统均有编码、解码组件。

图像压缩技术有很多应用，如联合图像专家组制定的 JPEG 图像格式，与普通的位映像（位图）图像相比明显减小了图像文件的大小，更便于存储和处理。JPEG 压缩标准适用于灰度或彩色图像，主要是不太复杂的或来自真实景象的图像的压缩，一般压缩比可达 20：1 或 25：1。还有高压缩率的 JPEG2000 标准。图像的构成也涉及编码，如彩色图像、灰度图像的像素编码技术等。还可以根据图像的类型再细分出更多的压缩算法，比如二值图像、8 位的灰度图像、32 位的彩色图像、12 位以上的医学图像、不同格式的视频图像等。JPEG 是针对静态图像的编码标准，视频图像的编码主要是运动图像专家组（MPEG）标准。JPEG 的基线使用的是基于离散余弦变换的矢量量化行程长度编码和霍夫曼编码。JPEG2000 使用的是离散小波变换和渐近式位面编码。MPEG 系列编码器与国际电信联盟的 H.26x 标准密切相关，目前应用的主要是 MPEG-4 AVC/H.264 标准。

所有压缩算法都是利用了图像中的某种冗余特性，常用的有空间冗余、频谱冗余、时间冗余等。通过图像压缩算法可以去除冗余，从而减小图像所需的编码位数，基于信息理论可以确定压缩能达到的性能极限的基础值。

图像压缩算法可分为无损压缩和有损压缩。无损压缩是指压缩后重新恢复出来的图像与压缩前的原始图像在像素一对一比较的情况下数值上是完全相同的，因此也称为位保持压缩、可逆压缩。无损压缩没有信息的损失，因此是人们所希望的，但是能达到的压缩量有限。有损压缩也称为不可逆压缩，重新恢复的图像相对于原图像质量有所降低，因为可能有信息的损失。但是可以得到比较高的压缩量。有时在视觉上并不能感受到这种信息的损失，因此有了视觉无损的概念，然而视觉无损的判断却是一个比较主观的过程，也与图像的呈现方式、环境等因素有关。关于图像压缩问题第 4 章会进行简要介绍，图像显示的相关问题将在第 6 章介绍。

医学成像普遍采用的医学数字成像与通信（DICOM）标准中也支持 JPEG 压缩算法，第 5 章再进行详细介绍。

3.1.4 信息处理系统

1. 通信中的信息处理

通信和存储系统可以看作信息处理系统，其中有信源、编码器、信道、解码器、信宿。

信源产生信息，可以是各类事物。信源的输出由编码器进行编码，以便于信息的传输或存储。在通信系统中编码器也称为发射器，而在存储系统中常称为记录器。一般地，编码器需进行信源编码、信道编码、调制（modulation）。编码器的输出通过物理的信道进行传送或存储于物理的存储介质上。解码器负责将收到的信息还原为发送时的形式，在通信系统中常称为接收器。在存储系统中称为回放系统。解码器所进行的工作可看成是编码器的反向操作。解码器的输出呈现给最终用户，也就是信宿（information sink）。基本的信息处理系统构成如图 3-3 所示。

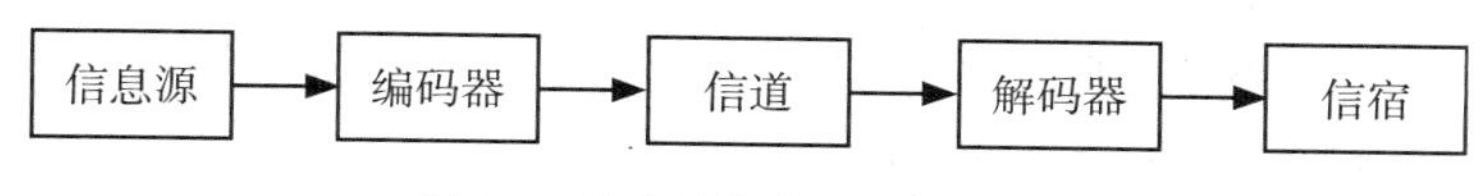

图 3-3　基本的信息处理系统构成

2. 医学影像信息处理

在医学影像应用中，信息源是被检者，编码器主要是各类医学成像设备，编码器主要完成原始数据采集、图像格式设置、存储等的处理，信道可以是移动存储装置或通信网络，解码器可理解为图像浏览显示相关处理，信宿则是影像诊断医生等(图3-4)。现代医学成像几乎均为数字图像，为离散信号表示，对于尚存的少量连续信号表达的模拟图像，可以进行数字化，转换为数字形式。这种转换也是一种信息处理，要满足纳奎斯特采样定理的基本要求。

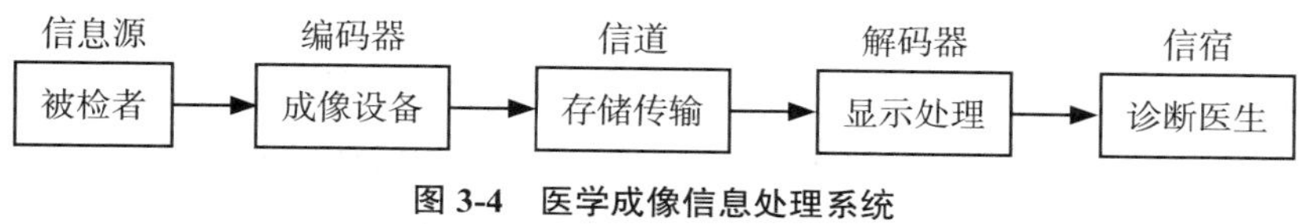

图 3-4　医学成像信息处理系统

3. 视觉信息处理

一切生物都通过多种方式与其所处的环境建立联系，可能有物理、化学途径，也可能包含物质和能量的交换。人类通过感官感知世界。视觉是最重要的感官。在视觉感知中，人眼感受外界光线并从中推断出各种信息。而且人眼还可以感知深度、物体形状、物体表面的颜色、区分不同的物体、从别人的眼神中分辨出情感、态度等。本质上这些都是基于图像的信息处理，是由人类复杂的大脑功能实现的，涉及心理学、计算神经科学、认知科学、语言学等诸多学科。

人的视觉包括物理和生理两方面。生理方面与人类的心智有关，特别是心智基于记忆和经验所感知到的信息。物理方面主要是处理包括人眼、信号通路及大脑视觉皮质在内的视觉系统相关的生理问题。

视觉系统从环境中以光的形式获得信息，然后分析并解释它们，可解释为视觉系统从图像重构环境的特征，这是一个信息处理过程，这个过程涉及复杂的系统和结构。在此过程中，眼睛负责接收光线并将其转换为神经信号，神经信号携带着视觉信息经过复杂的视觉通路到达中枢神经系统，从而形成对环境的精确视图。视觉是一个主动的过程，而不是简单地睁开眼睛并到处转动眼球朝向世界。感知与行为是密切关联的，在计算机视觉和机器人研究中的重要性与日俱增。

4. 信息可视化

可视化是通信的一种形式。数据信息可视化也是当前非常热门的研究领域。在可视化系统中，每个子系统或过程都有自己的输入和输出，多数可视化过程都是含噪声的信道。信息可视化与光度学、色度学、人的视觉感知等密切相关。可视化就是一种信息处理，它将信息从一种形式转换为另一种形式。转换的目的主要是从观测数据中进行发现、判断或决策。在信息可视化过程中人 – 机交互非常重要。利用可视化技术，可以比用语言更好地展示信息和数据。在当前科学技术的众多领域，可视化都扮演着重要角色。第 4 章将继续讨论信息可视化问题。

3.2 信息熵

1）熵的定义

信息理论是应用概率理论的分支之一，其诞生的标志是 1948 年香农发表的论文。香农提出信息理论，主要是针对通信系统的应用，包括信息的传输、存储、处理。信息论是物理学的一部分，描述信息是什么及人们如何处理信息。与物理学的其他理论一样，信息论也是现实世界的一种模型。后来，信息理论学家，包括数学家和工程师，将香农的基本方法推广到了更一般的信源模型、编码结构和性能测度。

现在信息理论已应用于许多领域，如物理学、计算机科学、数学、统计学、经济学、生物学、神经学、图像处理、计算机图形学等。从数学的角度看，信息理论可分为 4 个部分：信源的数学结构、信息量单位熵的理论、信道理论、编码理论。信息论研究主要利用了概率和代数的方法。逻辑上讲，编码理论导致了信息理论的出现，信息理论对信息的适当编码能做什么进行了界定。在信息的测度问题上，香农采用了熵（entropy）和互信息作为信息量的度量指标，在信息论中熵是对不确定性或信息量的度量。

熵的概念最早来自物理学中的热力学，但要注意，热力学所用的熵与通信理论中的熵是不同的。热力学并未给出熵的细节（如分子的速度、位置等）。统计力学给出特定气体中熵的力学含义，即熵增加意味着无序性增加。无序性在统计力学中表示由于知识的缺乏导致的对分子速度和位置的不可预测性。在热力学中，熵代表体系的混乱程度，体系越混乱熵越大。而信息代表有序的程度，信息量越大，体系的结构就越有序，功能越完善复杂。因此，体系的信息量越大，熵越小；信息量越小，熵越大。

从控制论的观点看，生命体是许多动态系统组成的高度复杂的系统，体系内的各级水平的任何信息系统都有一个描述它的多样性与组织性的稳定熵值。当有机体中某个系统发生病变，从而使组织能力、调节机制与支持活动发生故障，就使相应的信息系统及受其影响的信息系统内部组成部分发生变化，熵值增加。熵值的增加反映出生命体内部出现了异常现象或病变，因此熵可用于一些疾病的诊断。

如果我们对一个物理系统了解得越多，我们对该物理系统的不确定性就越小，熵也越小。反之，不确定性越大，熵越大。

物理学中的熵与通信理论中的熵是非常不同的，许多物理学家和数学家试图建立物理学中的熵与通信理论中熵的联系，但这是有难度的。之所以在通信理论中也称为熵，是因为在数学上看起来像统计力学中的熵，也就是某种程度上两者都是对不确定性的描述。

通信理论起源于电子通信的相关研究，而不是起源于统计力学。在通信理论中，信源可能产生许多消息，消息提供的信息量随着对实际可产生的消息可能性的不确定性增加而增加。例如，某消息是 10 个可能消息中的一个时，该消息提供的信息量要小于该消息是 10 000 个可能消息中的一个时提供的信息量。所以，在通信理论中，熵是对不确定性的度量，是对来自信源的消息能提供的信息量的度量。我们对信源产生的消息了解得越多，不确定性越小；熵越小，信息量越少。

哈特莱是第一位研究消息的信息内容量化问题的科学家。他采用对数形式定义信息量

$$I(U)=\log_b r \tag{3-1}$$

其中 r 表示随机信息 U 的所有可能的结果数。底数 b 并不真正影响对信息的测量，仅影响测量结果的单位，也就是说采用不同的底数得到的信息量之间只需乘以一个常数因子即可相互转换。采用以 2 为底的对数时，单位是比特（bit），采用以 e 为底的对数时单位为奈特（nat），采用以 10 为底的对数时单位为哈特（Hartley）。不同底数的对数计算的信息量之间可以进行相互转换，公式为

$$I_d(U)=\frac{I(U)}{\log_2 d} \tag{3-2}$$

但是哈特莱的定义是有缺陷的，因为在测量信息时必须考虑各种可能结果的概率。香农在 1948 年首先提出了这一思想，他称之为熵，表示为

$$H(U)=-\sum_{i=1}^{r} p_i \log p_i \tag{3-3}$$

$H(U)$ 也称为随机变量 U 的不确定度。不确定度在人类生活中扮演着重要角色。U 取 r 个不同取值的对应概率为 p_i, $i=1, 2, \cdots, r$。如果所有 p_i 都相同，则香农的定义就变成哈特莱的定义。所以，香农信息熵可以看成是平均的哈特莱信息，也可以看作 $-\log p(X)$ 的数学期望（本书中只考虑离散随机变量）。

可以看到，随机变量的熵与其具体的取值无关，只与其取这些值对应的概率有关。熵只是表示信息的量，不能体现消息的本质、含义及其对任何任务的重要程度。香农和维纳曾经指出 $H(U)$ 是统计力学中熵的一种形式，因此在信息理论中也称为熵。其中 $-\log p$ 测量的是我们对某事件是否会发生的怀疑，而熵则是对将会发生的事件的不确定度。

可以证明 $H(U)$ 的取值范围为

$$0 \leqslant H(U) \leqslant \log_2 r \tag{3-4}$$

这表明即使无法确切知道 r 个不同取值的对应概率 $p_i, i=1,2,\cdots,r$，我们仍然可以大体估算出随机变量 U 包含的信息量的范围。这里假设随机变量 U 含有某些信息或某些不确定性，所以其下限最低为 0。当 r 个概率都相同（均匀分布）时熵最大，为 $\log_2 r$。

香农的信息熵表达了一个随机变量的不确定度或信息容量，也是所观察事件的概率分布的散度测度，即熵是对随机变量的平均不确定度的测量，是描述一个随机变量所需的平均比特数的下限。

对图像而言，信息熵指出了表示一定量的信息所需的数据的最小量。如果数据量小于熵则无法完整的表达信息，导致信息损失。相反地，如果使用的数据量大于熵，则使用了过多的数据表示信息，就存在着数据的冗余。冗余是图像可以被压缩的原因之一。

熵表示与结果 x 对应的信息量或不确定性，因此，熵给出的是随机变量的平均信息量或不确定性，表示单个随机变量的不确定度或信息量。信息和不确定性是相对的，事件发生前为不确定性，事件发生后为信息，所以信息可以减少不确定性。可以这样理解：只有不确定性才能提供信息，不确定性就是信息，对消息不确定性的度量就是对信息量的度量。熵代表当我们知道某事件已发生后所获得的信息量，或者等价地，是在知道某事件发生前对该事件的不确定度。香农信息熵与热力学公式所代表的方向相反，不是表示系统的无序状态，而是表示系统的有序程度，表示系统获得信息后无序状态的减少或消除。

熵只与概率有关，与随机变量的具体值无关。概率越大，熵越小；概率越小，熵越大。即某事件越罕见，当我们知道该事件已发生后得到的信息越多。信息量可以相等，但信息量相等的信息，其意义却不一定相等，也可能完全不同。而这些不同意义的信息是否能为信息接收者所理解、理解的程度如何等，也会因接收者不同而异，这就涉及信息的意义问题。

熵是概率的连续函数，如对柏努利分布，其信息熵为

$$H(B) = -p\log p - (1-p)\log(1-p) \tag{3-5}$$

当 p 为 0 或 1 时，熵最小，也就是不确定度最小，变量不再随机，p 为 1/2 时熵（不确定度）最大，以 2 为对数底数时，最大值为 1。

对任意底数 $b>0$、任何 $\xi>0$，存在以下不等式

$$\left(1-\frac{1}{\xi}\right)\log_b e \leqslant \log_b \xi \leqslant (\xi-1)\log_b e \tag{3-6}$$

当且仅当 $\xi=1$ 时等号成立。

（1）联合熵：是两个随机变量或两个消息的熵。两个离散随机变量 X 和 Y 的联合分布为 $p(x, y)$，它们的联合熵 $H(X, Y)$ 定义为

$$H(X,Y)=-\sum_{x\in X}\sum_{y\in Y}p(x,y)\log p(x,y) \tag{3-7}$$

如果这两个随机变量或消息完全独立，则它们的联合熵就是它们各自熵的和。联合熵满足交换律：$H(X, Y) = H(Y, X)$。

（2）条件熵：如果一个随机变量与另一个随机变量不是相互独立而是相关，则对于两个联合分布随机变量 X、Y 可定义条件熵

$$H(Y|X)=-\sum_{x\in X}\sum_{y\in Y}p(x,y)\log p(y|x) \tag{3-8}$$

或

$$H(X|Y)=-\sum_{y\in Y}\sum_{x\in X}p(x,y)\log p(x|y) \tag{3-9}$$

条件熵可以看成一个 $X\to Y$ 的信道，其输出 Y 依赖于输入 X。所以 $H(Y|X)$ 表示从发送端的角度看信道输出的不确定度。

若定义给定 y 时的条件熵

$$H(X|y)=-\sum_{x\in X}p(x|y)\log p(x|y) \tag{3-10}$$

则条件熵可看作对所有 Y 的条件熵的平均。

联合熵和条件熵本质上是：一对随机变量的熵是其中一个的熵加上另一个的条件熵。

（3）相对熵：也称为 Kullback-Leibler（KL）距离、KL 散度、信息散度。对两个概率密度函数 $p(x)$ 和 $q(x)$，相对熵可表示为

$$D_{KL}(p\|q)=\sum_{x\in X}p(x)\log\frac{p(x)}{q(x)} \tag{3-11}$$

$D_{KL}(p\|q)\geqslant 0$，当且仅当 $p=q$ 时取 0。若 $p(x)>0$、$q(x)=0$，则令 $D_{KL}(p\|q)=\infty$。

相对熵是广义散度的一个特例。是对一个随机变量的两个单独概率分布间差异的度量，即计算一个概率分布相对于另一个概率分布的散度。在统计学中，相对熵可看作对数似然比的数学期望。相对熵的应用也非常多，在医疗领域也有重要应用，如在医疗领域的机器学习研究中。

如果把 p 看成是随机变量 X 的概率分布，$\widehat{X}$ 是 X 的估计，则可定义 KL 散度为

$$D\left(X \| \widehat{X}\right)=\sum_{x \in X} p_X(x) \log \frac{p_X(x)}{p_{\widehat{X}}(x)} \tag{3-12}$$

KL 散度可看成概率分布 p_X 和 $p_{\widehat{X}}$ 间的距离或不相似度，$D\left(X \| \widehat{X}\right) \geqslant 0$，只有当 $p_X = p_{\widehat{X}}$ 时 $D\left(X \| \widehat{X}\right)=0$。KL 散度在医学成像、密码学中均有应用。通常规定

$$p_X(x) \lim_{p_X \to 0, p_{\widehat{X}} \neq 0} \log \frac{p_X(x)}{p_{\widehat{X}}(x)}=0 \tag{3-13}$$

$$p_X(x) \lim_{p_{\widehat{X}} \to 0, p_X \neq 0} \log \frac{p_X(x)}{p_{\widehat{X}}(x)}=\infty \tag{3-14}$$

简化一下就是

$$0 \times \log \frac{0}{p}=0 \tag{3-15}$$

$$p \times \log \frac{p}{0}=\infty, p>0 \tag{3-16}$$

还可以规定 $0 \times \log \frac{0}{0}=0$。相对熵并非一个真正的距离测度，因为它不对称，但是常常将其看成两个分布间的“距离”。

（4）交叉熵：对分布 p、q 交叉熵定义为

$$S(p,q)=H_p(q)=-\sum_{x \in X} p(x) \log q(x) \tag{3-17}$$

交叉熵与信息熵和相对熵的关系为

$$S(p,q)=H_p(q)=D_{KL}(p \| q)+H(p) \tag{3-18}$$

在人工智能应用中，交叉熵常用于分类问题，用于求解目标与预测值间的距离。交叉熵和相对熵与最大似然方法有较好的数学联系，将两者应用于神经网络有望获得比其他代价函数更好的特性，改善神经网络的训练时间。

2）熵的性质

熵满足以下几个性质。

（1）联合熵的链式法则：

$$H(X, Y)=H(X)+H(Y \mid X)=H(Y)+H(X \mid Y)=H(Y, X) \tag{3-19}$$

条件不增加熵，额外的信息 Y 可减少对 X 的不确定性（减少熵）

$$H(X, Y) \leqslant H(X)+H(Y) \tag{3-20}$$

$$H(X) \geqslant H(X \mid Y) \geqslant 0 \tag{3-21}$$

如果 X 和 Y 相互独立，则熵满足可加性：$H(Y, X) = H(Y)$，$H(X, Y) = H(X)$，$H(X, Y) = H(X) + H(Y) = H(Y, X)$。

（2）条件熵的链式法则：

$$H(X, Y \mid Z) = H(X \mid Z) + H(Y \mid X, Z) \tag{3-22}$$

$$H(X_1, X_2 \mid Y_1, Y_2) \leqslant H(X_1 \mid Y_1) + H(X_2 \mid Y_2) \tag{3-23}$$

香农信息熵概念在通信、图像处理、图像重建、决策支持、数据挖掘、人工智能、密码学、网络安全中都有应用，是本章的一个非常重要的知识点。

3.3　互信息

1. 互信息的定义与性质

由于对一个随机变量的知识带来的另一个随机变量不确定度的减少称为互信息，即互信息是对一个随机变量包含的关于另一个随机变量的信息量的测度，是对两个随机变量相关度的测量。对两个随机变量 X 和 Y，互信息表示关于 X 的知识对 Y 的不确定性的减少量，反之亦然。

两个随机变量 X 和 Y 的互信息定义为

$$\begin{aligned} I(X,Y) &= H(X) - H(X \mid Y) = H(Y) - H(Y \mid X) \\ &= \sum_{x\in X}\sum_{y\in Y} p(x,y)\log\frac{p(x,y)}{p(x)p(y)} \\ &= \sum_{x\in X} p(x)\sum_{y\in Y} p(y \mid x)\log\frac{p(y \mid x)}{p(y)} \end{aligned} \tag{3-24}$$

可见，互信息表示对于 Y 的知识可使关于 X 的不确定度减少的量，也就是说互信息是对于 X 和 Y 间相关性或共享信息的度量，是 X 包含的关于 Y 的信息量，也是 Y 包含的关于 X 的信息量。$I(X, Y) \geqslant 0$，如果 X 和 Y 相互独立，则 $I(X, Y) = 0$，即当两个随机变量完全无关时，引入其中一个并不能为另一个带来任何信息。

互信息是对称的：$I(X, Y) = I(Y, X)$。

互信息表示两个随机变量的相关性。在通信系统中，输出以概率依赖于输入，所以可以用互信息表示信道的输入随机变量包含的关于另一个随机变量（输出随机变量）的信息量。互信息在人工智能、数据挖掘等应用中常用于比较两个随机变量的相似度。

互信息还可以分解为

$$I(X,Y)=\sum_{x\in X}p(x)I(x,Y)$$
$$=\sum_{y\in Y}p(y)I(X,y) \tag{3-25}$$

其中，$I(x, Y)$ 和 $I(X, y)$ 分别表示与（输入）刺激 x 和（输出）响应 y 相关的信息。因此，$I(X, Y)$ 可看成是对来自特定输入或特定输出的各个贡献的加权平均。

互信息与 KL 散度的关系是

$$I(x,y)=D\big(p(x,y)\,\|\,p(x)p(y)\big) \tag{3-26}$$

2. 互信息与熵的关系

利用前述的公式可得到互信息和熵之间满足以下属性。

（1）$I(X, Y) \geqslant 0$，当且仅当 X, Y 相互独立时等号成立；

（2）$I(X, Y) = I(Y, X) = H(Y) - H(Y \mid X) = H(X) - H(X \mid Y)$；

（3）$I(X, Y) = H(X) + H(Y) - H(X, Y)$；

（4）$I(X, Y) \leqslant \min\{\mathrm{H}(X), H(Y)\}$；

（5）$I(X, Y) \leqslant H(X)$；

（6）$I(X, X) = H(X)$。

上述关系可表示为图 3-5。

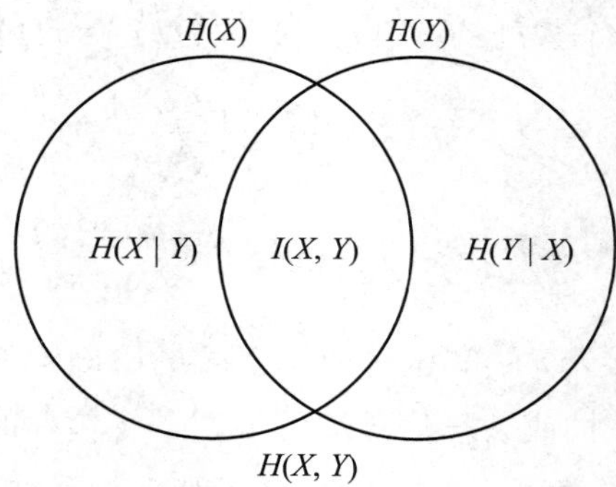

图 3-5 互信息与熵的关系

互信息还可以利用 KL 距离表示为：

$$I(X,Y)=D_{KL}\big(p(X,Y),p(X)p(Y)\big) \tag{3-27}$$

$I(x, Y)$ 和 $I(X, y)$ 可有无数种定义方式，下面是文献中给出的 3 种最基础的定义。

（1）$I_1(x,Y)=\sum_{x\in X}p(y\mid x)\log\frac{p(y\mid x)}{p(y)}$；

（2）$I_2(x,Y)=H(Y)-H(Y|x)$
$$=-\sum_{y\in Y}p(y)\log p(y)+\sum_{y\in Y}p(y|x)\log p(y|x)\text{；}$$

（3）$I_3(x,Y)=\sum_{y\in Y}p(y|x)I_2(X,y)$。

类似地，可定义条件互信息为

$$I(X,Y|Z)=H(X|Z)-H(X|Y,Z) \tag{3-28}$$

表示给定 Z 的情况下，关于 Y 的知识使对 X 的不确定性减少的量。

3.4　信息损失

1. 信息损失的定义

令事件 $A\subset B$，则在已知事件 B 的情况下，与事件 A 有关的信息损失为

$$Loss(A|B)=I(A)-I(B) \tag{3-29}$$

由于 $A\subset B$，故 $A\cap B=A$，可得

$$\begin{aligned}Loss(A|B)&=\log P(B)-\log\mathrm{P}(A)\\&=\log\frac{P(B)}{P(A)}\\&=-\log P(A|B)\end{aligned} \tag{3-30}$$

2. 信息损失的熵定义

由式（3-18）可得

$$D_{KL}(p\|q)=H_p(q)-H(p) \tag{3-31}$$

用实际的分布 p 代替 q，公式 3-31 即可解释为信息损失。

3.5　信息论的应用

信息论的概念和思想在统计学习、统计推断、概率和统计、物理学、热力学、计算机科学、密码学、生物科学中都得到应用，成为许多学科领域的重要理论基石。

信息熵可用于图像特征提取，寻找图像中的局部显著性区域。信息熵最大的区域即为显著性区域。不过这种方法对图像中的噪声和小的变化非常敏感，所提取的特征往往不稳定。

互信息在图像配准、图像分割、图像分类、图像检索、图像（信号）恢复等领域

有广泛应用。

以图像配准为例。配准就是以一幅图像的坐标系统为参考，将另一幅图像与该图像进行对准的过程。图像配准在医学影像诊断、治疗计划制订和实施中具有重要价值。因其重要性，医学图像配准已成为一个独立的研究领域。互信息的应用给图像配准带来了突破性进展。应用联合直方图作为联合概率分布的测量计算联合熵，通过使两幅图像的联合熵最小作为配准完成的标准。互信息比联合熵更好，能解决联合熵的一些缺点。当两幅图像配准后，互信息将达到最大值，也即两幅图像的重合部分非常多，由此解决了联合熵最小时可能存在的误配准问题。基于互信息的图像配准不仅速度快，而且具有较高的精度和鲁棒性，互信息方法已成功地在刚体配准及仿射、弹性、形变配准中得到应用。

在图像编码和压缩中，将数字图像看成是一个数字矩阵，其中像素值是一定范围的整数。在计算机中如何表示这些数就引出了编码冗余（coding redundancy）问题。例如 8 位的灰度图像，其像素值位于 0 ~ 255，每个像素可用一个 8 位的整数表示。如果用同样长度的数字表示所有像素，则称为定长编码。在程序读取文件时就可以 8 位为一个单位读取像素数据。定长编码效率不高。现代数字医学图像基本都采用 12 位位深，像素取值范围为 0 ~ 4095（实际上需要占用 2 个字节，共 16 位）。若实际的像素值是 0 或 1，则采用定长编码就会造成浪费。因此可以用 1 位表示 0 或 1，用 2 位表示 2 或 3，以此类推进行其他像素值的编码。这种编码方式称为变长编码。如果所使用的编码位数超出了所表示信息的实际需要则称为编码冗余。可采用一些特殊的编码技术减少编码冗余。为了量化编码冗余，首先要确定表示一幅图像所需的理论最小位数，即图像中包含的实际信息量，也就是信息熵（比特）。

假设图像大小为 $M \times N$，p_i 代表有 L 种不同取值的像素值 i 在图像中出现的概率，对应的出现次数为 n_i，则

$$p_i = \frac{n_i}{M \bullet N} \tag{3-32}$$

某图像表示中的编码冗余可以表示为

$$R = b - H \tag{3-33}$$

其中 b 是表示该图像所需的平均位数，H 是该图像的信息熵（以比特为单位）。

如果一幅 CT 图像采用 12 位编码，实际计算其信息熵为 6，则其编码冗余为 12−6=6。理论上，采用变长编码时表示此图像只需要每平均像素 6 比特，这是能达到的最好编码效果。由此可以计算压缩该图像时的压缩比

$$C = \frac{b_{实际}}{b_{压缩}} = \frac{12}{6} = 2 \tag{3-34}$$

这种理论上最大的压缩比只能减小编码的冗余，而未考虑其他方面的冗余性。如果再考虑到图像中的空间冗余、变换域中冗余等其他冗余性，这种压缩比还可能会更高。本书将在第 4 章介绍图像压缩的相关问题。

此外，信息论相关理论在医学临床诊断、计算生物学、分子生物学、网络安全、医学图像重建、数据压缩等诸多领域都有重要应用，详细资料请参阅近年来出版的专著和发表的学术论文。

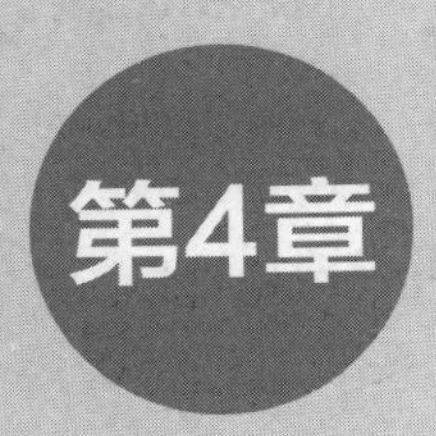
第4章

医学影像数据科学概论

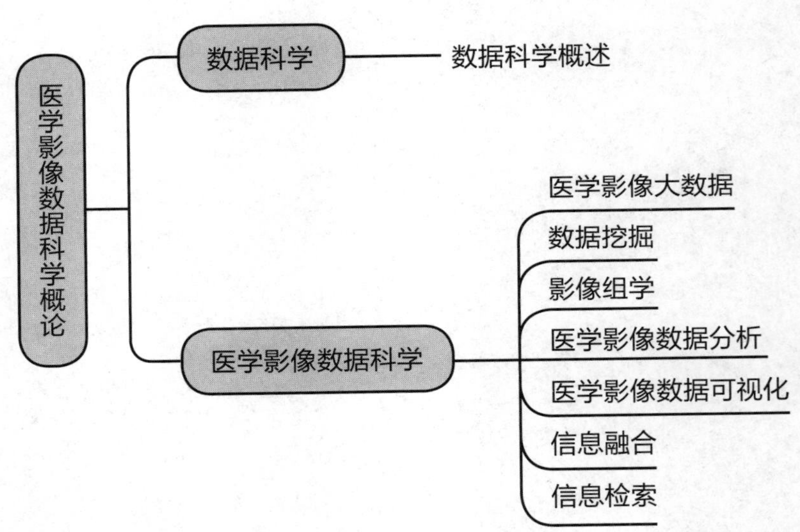
医学影像数据科学概论
数据科学
数据科学概述
医学影像数据科学
医学影像大数据
数据挖掘
影像组学
医学影像数据分析
医学影像数据可视化
信息融合
信息检索

随着数字技术的快速发展，各种传感器的应用，人们收集、存储、处理的数据越来越多。通过处理数据人们获得各种信息，进而利用这些信息作出决策、开展各种活动。数据已成为新的资本，新的战略资源和创新驱动力。随着数据的规模越来越大，内容越来越复杂，形成了大数据概念。大数据和数学科学共同作用，革命性地改变了世界，成为各领域的驱动力量，正如有学者所言，数据科学是本世纪最具吸引力的工作。

本章对医学影像中的数学科学基本问题、临床应用和研究现状进行概括介绍。

4.1　数据科学

4.1.1　数据科学概述

1. 数据科学的定义

2001 年克里夫兰（William S. Cleveland）首次提出“数据科学”这一概念，将其定义为一个新的研究领域。多年来学者们从不同的角度出发对数据科学进行了多种定义，下面列出几个。

· 数据科学是使用科学方法、过程、算法和系统从各种形式的结构化或非结构化数据中获取知识和深刻认识的交叉学科领域，是关于数据的科学。

· 数据科学利用科学的方法、过程、算法和系统从数据中提取信息。

· 数据科学是指分析大量数据以提取知识和获得深刻认识以作出可执行决策的活动。

· 数据科学是一个交叉学科，涉及统计学、信息学、计算、通信、管理、社会学、机器学习、大数据技术、数据挖掘、数据库技术等诸多方面。数据科学的目的是通过可用的数据解释过程和研究对象，这种解释应当是客观、足够精准的，以便能作出预测，其终极目标是基于从潜在的数据中获取知识形成明智的决策。

数据科学是关于数据的科学，是多学科交叉的学科，其核心是数学和统计学及计算机科学。一般公认其涉及的领域主要包括统计学、机器学习、数据挖掘、大数据和数据库技术。数据科学常用的一些工具包括数学优化、概率论、线性代数及其他数学工具等，还需要一定的编程能力。

数据是现实世界的抽象集合，可以是图像或其他形式。多数时候数据被定义为对于现实世界的观测或事实，它们来自某种测量或观测过程，通常是某种测量装置的输出，这些装置将物理变量转化为抽象的符号，然后就可由人或机器进行处理。数据可以通过某种符号反映现实世界对象不同方面的特征。符号可以是数字、也可以是字母、向量、矩阵、文本、信号或图像。

在医学领域，通过各种医学设备的应用，人们可以更加高效精准地获取患者的各种数据，再借助信息化手段从医学大数据中获取信息，用于指导诊断和治疗。通过对医学影像大数据的处理分析，基于人工智能的医学影像自动分析、诊断成为研究热点。数据科学和预测模型对临床决策支持的作用日益受到认可，为医学临床带来诸多收益。病历中蕴含着大量有价值的数据，电子病历为数据的应用提供了便利。医学影像作为医疗数据的一种，在高级医学影像诊断中处于核心地位。掌握数据科学相关技术对于更好地开展医学影像相关研究和临床应用具有重要意义。

数据科学的一般框架包括多方面，主要有描述、预测、规范。其中，描述性数据科学是指关注于结果报告，确定已发生了什么并回答为什么会发生；预测性数据科学则关注对将会发生什么的调查和描述；规范性数据科学关注行动，即通过行动使某事发生，相当于完成规定的任务。

数据科学模型是抽象的，其典型作用是揭示变量和特征间的关系，是面向终端用户的，要有满足需要的精度和处理大规模数据、不同类型数据的能力，同时必须尽可能简单、可解释、具有高可靠性。

2. 数据科学与数据工程

数据科学与数据工程是两个容易混淆的概念。数据科学强调的是通过计算的分析方法从数据中获得有价值的信息，而数据工程则重在通过工程的手段解决制约大规模数据处理、存储的瓶颈问题。

数据科学一般包括所有与数据采集和处理有关的领域：数据清洗、数据仓库、数据结构转换（从非结构化向结构化转换），以及接下来的数据分析与结果输出。

当需要基于数据分析结果做出决策时，严密可靠的数据分析至关重要。数据科学包括机器学习和数据挖掘的相关领域。机器学习是人工智能的子集，使计算机能够基于数据中的模式或推理从数据中得到某种结论。数据挖掘则使用机器学习和统计学方法发现大型数据库中的感兴趣区。数据挖掘的商业价值非常高，许多公司都希望能尽可能将从客户和市场获得的任何信息应用于它们的产品和服务，以提高竞争力。

以最优的方式呈现数据分析的结果相对而言更加重要，尤其是需要显示的数据量非常大时，需要精确表达分析结果的含义和显著性。

3. 数据学家

数据学家是掌握机器学习及其数学基础，以及必要的计算机科学知识、能处理相当规模数据的专家。数据学家不仅要掌握必要的数学、统计学知识，还要具备程序编写能力，最重要的则是关于数据科学的相关专业知识。

数据学家利用计算机从大规模数据中获得深刻认识，并将其应用于产品设计、药物研发、教育教学、影音娱乐、商业贸易、医疗信息学及医学数据处理中。

数据学家的一个重要任务在于从数据中获得新的发现。数据可能来自一个或多个数据源，既可能是同一类数据，也可能是多种多样的数据，甚至可能是不连续或不确定的。完成这个任务需要数学、统计学、机器学习等多方面的知识。由于数据量越来越大、复杂度越来越高、数据中可能包含噪声或不确定性数据等原因，数据分析十分困难。信息可视化技术为数据分析提供了有力工具。

4. 数据分析

建造模型以解释数据并进行精确预测是数据科学中的一大难题。模型是抽象的，用于建立变量和特征间的关系。常见的模型有统计模型、逻辑模型等。

数据科学和预测模型的应用，对于实时临床决策支持的重要越来越被认可。在实际的医学临床环境中，数据科学和相关预测模型的应用越来越多，在临床决策中发挥的作用日益突出。

预测分析从过去的数据中学习，然后对未来进行预测。基于预测分析，在医疗活动中可以作出正确的决策，可以为每位患者定制诊疗方案。实际上现在医生的诊疗就是基于患者以往数据的，是基于已有医学知识和过往的医疗经验的，在信息技术的帮助下，医生可以更高效、更准确地利用以往的数据完成更精确的预测。预测分析可以使用的分析方法有很多，包括统计学方法、机器学习、人工智能等。

数据和数据分析是计算过程的基础。医疗临床是数据密集的行业，对医疗数据、信息、知识新方法的需求随着信息和通信技术的发展不断增长。新技术促进了数据、信息和知识的交换及利用，消除了以往存在的许多时间、空间上的障碍，极大地推动了医学信息学的发展。当今的医疗环境下，电子病历得到普及，移动应用日益普遍，来自不同地点的患者数据不断积累，客观上形成了医疗大数据的事实。但也要注意到，目前各级医疗机构的数据仍然处于较分散存在的状况，仍未能很好地相互连接共享，这就需要一个有组织的方式来进行集成，在确保患者隐私和各医疗机构利益的前提下，实现从更大范围访问这些数据。

5. 数据的隐私和保护

隐私是基本的人权。

现在各种机构收集信息越来越多，使信息隐私和保护成为重要问题。数据隐私研究避免敏感信息泄露的方法和规程，还要平衡隐私和应用价值间的关系。文献中已提出了多种保护数据隐私的模型，如面向数据库的认证和加密算法、微分法、积分法等及基于这些方法产生的变形方法。数据保护和数据隐私是密切交织的概念，隐私一般是指保护个人的私生活，数据保护则是指限制或控制对数据的访问。通常是在数据保护的语境中讨论数据隐私。

据有关资料，隐私概念作为人的一项权利最早是 1890 年提出来的，20 世纪 60 年代后期成为一个哲学议题，有学者将隐私定义为尊严和自由两个相互抵触的权利。有学者认为隐私是一个很广泛的概念，包含完全不同的相关联的事物，不能独立于社会理解，因为离开了社会，隐私就没有存在的必要了。

数据隐私的价值是人们经常争辩的话题，人们决定他们的数据的价值往往是根据所处的场景和被问到的问题及问题是如何表达的。现在，数据隐私的意义更加广泛，尽管人们经常关心他们的隐私和数据保护法规，但他们仍然可能不理解潜在的威胁，除非当涉及他们的个人利益时。收集信息的各种技术手段应用得越来越多，有些甚至非常隐蔽或是强制性的，以致很多人认为个人已无法控制别人收集自己的信息。早期是通过控制数据的泄露保护数据，但在互联网时代，收集数据的需求不断增长，人们有时不得不同意自己的信息被收集，人们更多地希望他们的数据如何被使用或者被重复使用等情况是透明的，因此有必要从法律的角度规定人们可收回自己的数据，保证这些数据不会被收集数据者再次分享给其他使用者，防止数据的二次使用。可以认为数据保护不仅应当是隐私的守护者，而且应当是所有基本权利的守护者。在数字和信息化的世界，隐私保护是至关重要的。

隐私和数据保护的概念不能简单地看成是数据保护，而应该从更广泛的范围理解为是保护人类及个人权利及社会价值的，需要考虑特定类型数据的保护，因为数据处理可能会严重威胁信息的隐私。新的信息技术已可以改变隐私和数据保护中的风险，帮助人们尽量减小或避免隐私和数据保护中的各种风险。

隐私保护已经成为并将继续成为一个长期的研究领域，在各个领域，基于手机等移动终端的信息（数据）收集速度越来越快，给隐私和数据保护带来挑战。在不同的应用场景中，新的隐私保护技术不断快速发展。在大数据领域，与不断增长的隐私保护需求相适应，新技术不断出现。但是不管使用何种技术，隐私和数据保护的关键都是要在隐私保护和数据可用间进行平衡，尤其是对于个人的隐私保护更是如此。

静态的个人隐私数据保护方法使用一个或多个系统变量作为索引，并基于这些变量确定个人隐私保护的层级，这类方法一般是从选取适当的索引开始，然后利用映射函数将索引映射为隐私保护层级，最后在设计时应当考虑隐私保护与数据可用间的平衡。

在动态的隐私保护方法中，数据所有人可以动态调整隐私保护的层级，调整的依据是来自对手的某种反馈，可以使用博弈论等确定最优的隐私保护层级。在隐私保护中涉及的角色见表4-1，对数据的基本操作见表4-2，系统的数据集的可能状态见表4-3。

随着电子病历的应用，在电子病历系统设计中要非常重视隐私和数据保护问题。在设计部署电子病历系统之初就要进行详细分析，明确相关的基础规则和过程，构建可持续的、具备一致性的安全的电子病历系统，从而实现安全保护患者隐私数据又保证临床访问需要的高水平系统。在医疗信息的全生命周期中，包括数据收集、传输和分享及医疗信息的知识管理等，隐私保护方法也有很多，为了达成隐私保护的目标，加密、访问控制和数据匿名化、一般化等不同方法都得到应用。

当前，整体的医疗管理已从以疾病为中心转变为以患者为中心。而在医疗管理中，医疗数据分析扮演着重要角色，同样要注意患者相关记录的隐私。保护医疗数据隐私不仅是伦理问题也是法律要求。

表 4-1 隐私保护中的角色

角色	说明
数据生产者	个人或组织，生产原始数据并以主动或被动的方式向外提供数据
数据拥有者	个人或组织，收集、存储、持有、发布数据
数据使用者	出于各种目的访问发布的数据集的人
数据攻击者	出于良性或恶意目的试图从发布的数据集中获取更多信息的人

表 4-2 隐私保护中的主要数据操作

操作	说明
收集	数据拥有者从各种数据源收集数据的操作
匿名化	数据拥有者为了发布数据对所收集的数据进行匿名化处理
通信	数据使用者对发布的数据集进行信息检索

表 4-3 系统中数据集的可能状态

状态	说明
原始数据	数据的原始格式
收集的数据	数据拥有者收到、处理并存储于存储空间的数据
匿名化的数据	经过匿名化处理后的数据

互联网和数据驱动的数字时代具有固有的危险性。数据成为商业活动的重要资源，是数字化时代的硬通货，是被盗窃和破坏的对象。当所有设备都接入互联网，必须高度防备黑客和来自网络的攻击，以保护敏感数据的安全。相关的技术也很多，如基于物联网隐私的医疗系统、隐私医疗数据的机器学习、维护医疗大数据隐私、隐私保护医疗数据云存储等。

立法和制定相应的法规制度是实现隐私和数据保护的重要保障。世界各国的隐私保护法都要求采用适当的保护措施保护患者信息。美国、欧盟等均已制定了多部相关的法律法规：美国于 2004 年设立国家卫生信息技术协调办公室，2009 年通过了《卫生信息技术促进经济和临床卫生（HITECH）法案》，2018 年 5 月欧盟出台了《通用数据保护条例》等。我国一直非常重视隐私和数据保护，先后制定了一系列的法律法规。从国家互联网信息办公室网站上可以查到颁布的部分相关法律法规和政策文件等（表 4-4）。

表 4-4 部分隐私和数据保护法律法规及相关通告

名称	通过（发布）时间
中华人民共和国计算机信息系统安全保护条例	1994 年 2 月 18 日
中华人民共和国计算机信息网络国际联网管理暂行规定	1996 年 2 月 1 日
计算机信息网络国际联网安全保护管理办法	1997 年 12 月 11 日
互联网信息服务管理办法	2000 年 9 月 25 日

续表

名称	通过（发布）时间
全国人民代表大会常务委员会关于维护互联网安全的决定	2000 年 12 月 28 日
中华人民共和国电子签名法	2004 年 8 月 28 日
全国人民代表大会常务委员会关于加强网络信息保护的决定	2012 年 12 月 28 日
中华人民共和国网络安全法	2016 年 11 月 7 日
中华人民共和国电子商务法	2018 年 8 月 31 日
中华人民共和国密码法	2019 年 10 月 26 日
中华人民共和国数据安全法	2021 年 6 月 10 日
中华人民共和国个人信息保护法	2021 年 8 月 20 日
关于实施个人信息保护认证的公告	2022 年 11 月 4 日
工业和信息化部国家互联网信息办公室关于进一步规范移动智能终端应用软件预置行为的通告	2022 年 11 月 30 日

4.2 医学影像数据科学

医学数据科学可以定义为：为改进健康相关数据的收集、管理、分析所开展的科学工作，它针对个体或群体，目的是改善个体或群体的健康。医疗数据科学涉及的问题既有技术层面的，也有概念层面的，如信息学和计算机科学、生物统计学、生物信息学、流行病学、信息和医学哲学等。研究医疗服务提供、管理、计划中基于信息技术的创新应用的设计、开发等问题。所以，任何在医疗活动中使用信息学工具和方法促进人类健康的应用都属于医疗科学信息学。

医学数据科学的宗旨是集成所有数据、技术，用于医疗信息系统中，收集患者信息、分析医疗需求、建立预测模型、进行数据分析，使医疗流程更畅通、控制医疗风险、避免不必要的医疗处置等。但也面临不少挑战：一是对新技术的应用程度还不够；二是各医疗机构的数据尚未达到共享共用的水平；三是在医疗机构中从事医学信息学专业研究的人员仍然极少，还未受到充分的重视。

4.2.1 医学影像大数据

大数据（big data）这个词汇出现于 1967 年。当时是用于描述超级计算机产生的巨量信息的，现在大数据概念已演变成包含各种来源的所有数据流。现在大数据相关技术正越来越多地应用于生物医学和医疗信息学中。

大数据的定义方式比较多。有的学者直接以数据的量为标准，有的学者则以常规方法不能处理作为标准，还有的学者以数据表现出的一些特征刻画大数据。在文献中往往以“多 V”特征描述大数据，即容量（volume）、多样（variety）、快速（velocity）、价值（value）、真实（veracity）、有效（Validity）、不稳定性（volatility）

等。关于这些特征，不同的学者往往持有不同的观点。

大数据可以分成 3 种类型：结构化数据、半结构化数据、非结构化数据。

结构化数据是指可以用传统的关系型数据库系统存储、处理的数据。非结构化数据通常是由人类的活动所产生的、不能用结构化的数据库格式存储的数据。半结构化数据不适合结构化数据库，但是可以通过结构化的标签组织起来构造某种顺序或层次的数据。

医学图像属于非结构化数据。虽然可以用机器存储、管理医学图像，但却难以直接访问图像的内容，例如识别出图像中的解剖结构、病变等。基于内容的图像检索就是试图解决这种问题的。

在医学中，大数据具有重要地位。

医疗大数据是指收集、分析、利用客户或患者的物理和临床数据，包括但不限于身份证号、性别、姓名、出生日期、工作单位、居住地、信用卡号、医疗保险号、临床检查结果、诊断结果、服药史、疫苗注射情况、过敏史、影像检查、心电图、肌电图、血液检查、血氧、肺活量、指纹、照片等，还有住院史、临床干预、外科手术、ICU 入住时长等。这些数据过于庞大或过于复杂而无法用传统的数据处理方法处理和理解。因此，通常用机器学习算法处理大数据，需要由数据科学家进行。医疗大数据的重要性，不仅体现在其数据规模大，还体现在从其中提取的信息也很重要。医疗大数据的出现是由于医疗信息的数字化和基于价值的医疗，它们鼓励产业界利用数据分析做出战略性的商业决策，面对医疗数据的容量、快速、多样、真实的挑战，医疗系统需要采用能收集、存储、分析这种信息以得到理性认识的新技术。医疗中的主要信息源是监控患者行为的一些应用程序或装置、电子病历、检查和远程发送的在线报告和医疗机构提供的数字文件等。

其应用包括电子病历、远程医疗、流行病监测、高级风险管理、医疗物联网、医院管理、创新医疗方法研究等。

医学大数据包括基因数据、生物信号、医学图像等。医学影像是医学大数据的主要来源，尤其是 CT、MRI 等成像模式的出现，使医学影像数据量急剧增加，影像中包含的特征越来越复杂、数据的维度更高，给传统的阅片方式带来挑战。

基于医学影像大数据，可以提高疾病的早期检测、早诊断、早治疗率，也可以预测患者的疾病进展等，增强医疗数据的互通和互操作，促进移动医疗、远程医疗的发展。

大数据分析则是不同于以往方法的创新方法和过程，可从低价值无法适用传统的数据库系统的数据中发现有价值的信息。自 2008 年以来，关于大数据的学术研究快速增长，大数据在医疗、生物学、政府决策、市场运行等多个领域发挥着重要作用，还有数据驱动的商业应用、风险管理、犯罪预测等。人们可能会认为大数据数量庞大，应该会意味着高的精度，但实际上不然。数据多不一定精度高。实际应用中，并非所有数据都有高质量，再者数据过多可能会导致数据模型的过拟合现象，反而不利于模型的应用。过大的数据意味着高的成本开销。数据本身是没有意义的。如果不能提出正确的问题，数据则不能提供任何有价值的信息，这需要人的介入，要通过人的大脑提出正确的问题并对结果进行解释。

大数据规模大，内容复杂，一般无法用传统的关系型数据库进行存储或处理，必须借助于新型的工具和技术，如网络附加存储（network attached storage，NAS）、存储区域网络（storage area network，SAN）、分布式存储系统等。关于存储的问题，将在第 6 章进行介绍。

大数据应用为医疗提供了发现新知识、创造新方法以改进医疗质量的机会，相关应用呈现快速增长的态势，成为生物信息学、影像信息学、临床信息学、公共卫生信息学的重要组成部分。医疗机构必须保证数据的隐私和安全。信息提供者和使用者间的在线信息交换需要端到端地加密，在公开数据前必须对数据进行匿名化处理，去除可能用于确定患者身份的信息，保留临床信息。所以在医疗中使用大数据必须考虑安全问题。前述的隐私和数据安全问题在医疗环境下尤为重要。

4.2.2 数据挖掘

数据挖掘在一定意义上是伴随着计算机科学和统计学的发展出现的。但数据挖掘与传统的统计学又有不同。当数据无法使用传统的随机抽样获取样本时，传统的统计方法就不能胜任了。这种情况下，数据挖掘方法提供了一种新的数据分析范式。

数据挖掘是用新的、数据拥有者易于理解且有用的方式分析通常较大的观测数据集以发现未知的关系并汇总数据的分析过程。曾有文献将数据挖掘评为改变世界的十大新兴技术之一。对大数据而言，数据挖掘从大数据集中提取模式，是从大数据集中提取有用的、感兴趣的、先前所不知道的信息的过程，也可对趋势或行为进行预测。

早期也有人认为数据挖掘会侵犯隐私，主张禁止一切数据挖掘。但是大多数数据挖掘方法的目的是研究一般性的知识而非针对特定个人的确定性信息。但是也不能否认数据挖掘可能会有隐私方面的风险。实际上问题不在于数据挖掘本身，而在于支撑数据挖掘的基础设施，在于数据挖掘的结果如何被使用。数据挖掘和信息安全专家们也开始应对相关的问题，研发了很多防止潜在的不当使用的技术，例如数据扰动技术、安全的多方计算、联邦学习等。

数据扰动是基于不向数据挖掘者提供真实数据的理念，因为不是真实数据，所以应该不会泄露隐私信息。方法是扰乱原始数据然后提供给数据挖掘算法。单个个体的数据值被改变，因此能够确定单个个体的隐私值不再存在。可以通过加入某种随机分布的噪声来扰动数据，也可以使用更加复杂的扰动算法。

安全的多方计算和联邦学习等则是基于授权的方法，数据分别由不同的参与方控制，不需要交换本地个体或样本数据，仅交换模型参数或中间结果，实现数据不动模型动的计算模式。所以隐私保护的数据挖掘是多方共赢的：用户获得知识，个人隐私得到保护，数据受到保护确保不会被不当使用或泄漏。可以通过加密方法、数字认证和属于电子签名的关键元数据等进行数字签名，创建数据的“指纹”，保证患者数据的真实性，提升数据的隐私级别，提供责任保证和数据的保密性，防止非法篡改。数字签名、加密和身份认证等技术可为医疗机构提供有效的可管理的证书，对数据保护和隐私有重要作用。

图像数据尤其是医学图像挖掘是非常复杂的。对于自然图像，可以用颜色空间、纹理特征、形状特征表示图像的特征。医学图像一般都是灰度的，可以用纹理、形状等特征进行表征。可以在图像域（空间域）提取特征，也可以在变换域（频率域）中提取特征。提取特征后就可以采用各种数据挖掘方法进行图像数据挖掘了。由于医学图像的复杂性，医学图像数据挖掘仍然是需要深入研究的领域。

4.2.3　影像组学

X 线发现 120 多年来，医学影像数据已成为重要的医学数据源。尤其是过去的近 40 年内，随着 CT、MRI 等成像设备的普及，医学影像数据呈指数级增长，其中蕴含的信息量也随之增加，为一些高维度数据处理的应用提供了数据基础，影像组学（radiomics）的兴起就是一个很好的例子。2012 年拉宾（Philippe Lambin）等首次提出影像组学的概念。同年，库马尔（Virendra Kumar）等对影像组学的过程和挑战进行了详细讨论，提出图像采集与重建、图像分割和渲染、特征提取及量化、数据库和数据共享、信息学分析等几个过程并讨论了其中存在的挑战。

近 10 多年，研究人员发表了大量的影像组学相关成果，基本厘清了该技术的优点、缺点、临床应用价值等问题。2014 年库克（Gary J. R. Cook）综述了影像组学在 PET 中的原理与应用。2015 年吉列斯（Robert J. Gillies）发表了影像组学的著名论文，提出医学影像是数据的观点，详细介绍了影像组学的过程、面临的挑战及潜在的临床应用价值。

2019 年李瑞江（Ruijiang Li）等的著作 *Radiomics and Radiogenomics-Technical Basis and Clinical Applications* 对组学的技术基础和临床应用进行了非常详细的介绍。

2019 年田捷教授团队发表综述文章对肿瘤精准诊断和治疗中影像组学的应用进行了总结，类似的还有卡丁（I. Gardin）等关于影像组学放疗应用的综述文章，哈塞尼（Cameron Hassani）等对肺癌病变影像组学的综述等。2020 年尹勇教授团队对影像组学在放射治疗中的应用及未来挑战进行了总结讨论。同年，比布尔特（J. E. Bibault）等则回顾了放射治疗中影像组学的主要步骤，与库马尔的观点基本一致，包括成像与图像分割、数据准备、特征提取、特征筛选、建模。

2019 年河承允（Seunggyun Ha）等综述了 PET/CT 肿瘤学中的影像组学方法学。

2020 年哈特（Mathieu Hatt）等对 PET/CT 中的影像组学现状及基于人工智能的进展进行了综述，指出要实现人工智能的影像组学应用还有许多重要的挑战。类似的还有边可尼（Francesco Bianconi）等对于肺癌的 PET/CT 影像组学的综述、索利尼（Martina Sollini）等对乳腺癌 PET/CT 影像组学的综述及拉荷曼（Philipp Lohmann）对脑转移瘤患者的基于 PET/MRI 的影像组学综述总结等。

李为民教授团队报道了肺癌影像组学中人工智能应用的研究及影像组学在肺癌管理中的应用。李智元（Geewon Lee）等也多次对肺癌的影像组学进行综述。佛纳康伍德（Isabella Fornacon-Wood）等讨论了影像组学作为个性化医疗工具在肺癌中的应用并重点评估了在非小细胞肺癌中的应用。阿凡卓（Michele Avanzo）等的综述总结了影像组学和深度学习在肺癌中的应用并在另一篇文章中讨论了影像组学中的机器学习和深度学习方法。

费兹（Francesco Fiz）等则非常系统地综述了影像组学在肝转移瘤中的应用。田捷教授团队也对肝病的影像组学进展与未来机遇进行了总结讨论。胡文墨等对肝病基于人工智能的影像组学进行了探讨。类似的还有朴亨俊（Hyo Jung Park）等的综述对肝病的影像组学及深度学习的总结。

考特（Allegra Conti）等综述了乳腺癌分类与预测中的影像组学相关问题，认为在个性化医疗中影像组学对于提高诊断、预后、预测、监测及基于图像的介入治疗、治疗效果评价等方面有较大的潜在价值。莱斯特加（S. Rastegar）等提出了基于机器学习的影像组学用于骨矿流失的分类，实验结果表明他们的方法取得了不错的效果。潘婷（Ting Pang）等的综述文章总结了不同模态下乳腺癌的深度学习影像组学，对未来的一些潜在挑战及研究方向进行了思考。

赖斯埃思特巴赫（Zahra Raisi-Estabragh）等总结了心脏磁共振影像组学的一般原理及临床前景，对相关文献进行了整理和分析。

在膀胱癌的影像组学应用方面，可以参阅凯什曼尼（Giovanni E. Cacciamani）等的综述文章。他们认为影像组学对于膀胱癌的检测、分期、分级、治疗效果及个性化医疗支持方面均有应用价值。苏加诺（Dordaneh Sugano）等的综述探讨了影像组学对于前列腺癌检测的效果，肯定了其在前列腺癌检测中应用价值。

拉荷曼（Philipp Lohmann）等则研究了在神经肿瘤学中影像组学的基础问题、工作流程和应用，讨论了人工智能技术的应用，重点介绍了神经肿瘤学中基于特征的影像组学应用。

开普宾柯（Enrico Capobianco）等对基于学习方法的影像组学方法进行了一些分析，报道了它们的价值，并讨论了一些潜在的有待进一步揭示的问题。提姆恩（Janita E. van Timmeren）等则就影像组学的典型工作流程提出了指导性意见，并讨论了当前存在的局限，给出了改进的建议。

2021 年田捷教授等的著作 *Radiomics And Its Clinical Application-Artificial Intelligence And Medical Big Data* 对影像组学的背景、关键技术及软件平台、基于组学的精准诊断、治疗预后评估、未来发展等进行了全面的介绍，具有极高的应用价值和指导价值。

在组学中，医学影像诊断不再是传统的图像阅读方式，也在从单一模态向多模态发展，借助于先进的数字存储技术和信息化技术，可以充分利用影像中蕴含的信息，利用更多的样本进行统计分析，构建更加复杂的机器学习、深度学习模型，在人工智能相关应用的助力下，实现对医学图像的高维度理解，促进医学临床进步。

4.2.4 医学影像数据分析

数据科学是一大类技术的统称，医学信息学从某种意义上看也是数据科学。医学图像也是一种数据，在医学成像向影像组学发展的过程中，数据科学正成为推动精准医学的重要力量。医学图像分析也是一种数据科学，在临床诊断、图像引导的手术的模式识别中扮演重要角色。

现代医学成像正从单一的大体解剖结构成像走向微观的分子水平的成像、功能成像、多模态成像。不同的医学图像反映不同方面的特征，如解剖结构、功能代谢等，需要精准地分析与解释，要么由领域专家进行，要么利用计算机辅助决策支持系统进行。计算机辅助类方法效率更高，随着计算机视觉、机器学习等技术的发展其精度也越来越高。

医学图像的规模迅速增长，医学影像大数据的时代已经到来。对医学图像的分析处理技术也进展迅速。传统的图像分析技术已很难适应当前的大规模影像数据。

1. 传统的医学图像分析

图像分析与信号处理密切相关。在医学图像分析中，通常比较理想化，忽略不重要的、随机的干扰信息。有时要利用一些先验知识。因此可将图像分析看作基于知识的过程。在图像处理中，由于是数字图像，数据是离散的，在成像的过程中可能会受到某些干扰比如噪声的影响。一般假设为加性噪声，则可得

$$I = I_0 + n \tag{4-1}$$

其中 I 为实际图像，I_0 为没有任何噪声的理想图像，n 为加性噪声。

可以通过计算 I 和 I_0 间的某种距离测度使 n 的影响最小，例如计算 L2 范数是比较常用的一种方法

$$R = \|I - I_0\|_2^2 \tag{4-2}$$

这就是熟知的最小二乘法，由此还可以导出加权最小二乘法。最小二乘法也可从

统计的角度进行解释。假设我们对所观测的参数没有任何统计学的先验知识，且噪声为加性、0均值高斯白噪声，与所观测的参数无关，则最小二乘就等价于最大似然估计。

医学图像处理是现代数字图像处理的重要组成部分。图像处理的研究范围非常宽广，包括图像压缩、图像增强、图像复原、图像识别、图像理解、图像配准、图像可视化等。不同的图像处理技术适用于不同的应用场景。在医学领域，图像配准是多模态医学成像的基本功能。

图像分析的主要目的是从图像中提取有用的信息，从而正确地解读图像，在医学中这非常重要。正确的解读有助于医务人员作出正确的临床决策。所以图像分析可以作为临床决策支持系统的一部分。图像检索也是图像分析的研究范畴，可分为基于标注的检索、基于内容的检索等。

1）空间域处理

在二维数据空间，图像可表示为$I(i,j)$，其中i，j表示像素的行和列坐标位置。$I(i,j)$可看作一个函数，其值即为像素值（强度、灰度）。医学图像一般为灰度图像，对于像素位数为N的灰度图像，其像素的灰度范围为0 ~（2^N-1）。

常用的图像处理多数都是针对像素值进行的某种变换，如基于灰度阈值的图像分割、窗口技术、伽马校正、直方图相关的处理等，在数字图像处理相关书籍中均有较详细的介绍，这里不再重复。下面主要介绍二维卷积。

多数医学成像系统可看作线性移不变系统，利用二维卷积可得，当输入图像$f(x,y)$时系统的输出图像为

$$g(m,n)=\sum_{m=0}^{M-1}\sum_{n=0}^{N-1}f(x-m,y-n)h(m,n) \tag{4-3}$$

用矩阵形式可表示为

$$\begin{bmatrix} g(0) \\ g(1) \\ g(2) \\ \vdots \\ g(N) \end{bmatrix}=\begin{bmatrix} h(0) & 0 & \cdots & \cdots & 0 \\ h(1) & h(0) & 0 & \cdots & 0 \\ h(2) & h(1) & h(0) & \cdots & 0 \\ \vdots & \vdots & \vdots & \ddots & \vdots \\ h(N) & h(N-1) & h(N-2) & \cdots & h(0) \end{bmatrix}\begin{bmatrix} f(0) \\ f(1) \\ f(2) \\ \vdots \\ f(N) \end{bmatrix} \tag{4-4}$$

其中$h(m,n)$为卷积核。常用的是3×3卷积核，还有5×5、7×7卷积核等。针对不同的图像处理任务，人们设计了大量的卷积核。在深度学习应用中，卷积是卷积神经网络的重要组成部分。本书第7章介绍卷积神经网络。

2）变换域处理

变换域也称为频率域，常用的变换有傅里叶变换、离散余弦变换、小波变换等。一般在图像域中定义和描述特定的结构比较困难，而在变换域中则较为容易。各种变

换方法各有优缺点，在实际工作中可根据具体的需要进行选择。

3）图像压缩

数据压缩的基本理论是香农的信息论。信源编码理论解决数据压缩的理论极限、数据压缩的基本途径问题。

（1）熵编码：熵编码是指在接近数据的熵时信息的无损压缩。通常包括建模和编码两个步骤。其中建模负责确定并描述图像的冗余，通过对数据的统计分析实现。编码步骤则对信息进行编码，基于建模阶段得到的数据描述分配不同的编码。学者们已提出了很多熵编码算法，如霍夫曼编码、像素差异编码、算术编码、行程长度编码等。

熵编码可以工作在自适应模式和静态模式，区别是前者可随数据变化而改变，后者不可以。自适应熵编码亦称为动态熵编码，常用于由于时间限制无法进行统计数据分析的场合。

（2）图像无损压缩：图像无损压缩最基本的形式等价于熵编码。但是需要注意的是图像是二维的，相邻的像素间往往有很强的相关性。因此，在运用熵编码前，通常会先进行预测编码以进一步提高压缩的性能。有时考虑到压缩性能，近无损压缩编码可以控制图像质量下降的程度，从而提高压缩增益，它是通过在熵编码前进行量化操作实现的。

（3）图像有损压缩：为了追求高的压缩比，必须要容忍一定的信息损失，可以使用基于变换的编码。最常用的是基于频率的变换。频率变换将图像分解成不同的子带图像，因此也称为子带变换。子带变换可根据它们的分解结构和滤波器分类。分解结构决定变换系数的排列，例如基于块的结构、分层结构等。

由于图像是二维的，图像的变换通常也都是二维的。

滤波器是变换的核心。滤波器的设计原理源自傅里叶分析，实用中一般采用离散傅里叶变换。在图像压缩中离散余弦变换更加普遍。

量化过程将变换系数从较大的数据集重新映射到较小的离散数据集中，量化过程会引入量化误差，造成有损压缩中不可恢复的信息损失。

变换编码的最后步骤需要考虑量化的变换数据的熵编码和熵编码数据流的有效排列。对数据流的编码可根据所编码的数据特征组合选用不同的编码技术。

（4）感知图像编码：传统的图像质量评价中一般不考虑观察者因素，但是人们逐渐意识到图像质量也与观察者相关，因此在图像编码器中开始集成人的视觉系统的相关因素。包括对视觉系统的建模和在图像编码器中采用视觉系统模型两方面。

4）医学图像编码

在医学成像中，图像压缩技术的应用日益增加，这很大程度上取决于医学成像的数字化。在医学图像的压缩中，最重要的考虑是信息的完整性。在可能的情况下应避免信息损失。在不可避免的情形下，则应力求信息损失最小化。如果不影响诊断，则信息的损失一般是可接受的。

现在的问题是，在医学成像中什么情形下可以使用有损压缩编码，在保持图像的诊断价值的情况下所能容忍的误差是多少。现在尚无关于医学图像有损压缩的相关标准，部分原因是出于法律方面的考虑，因此，医学图像压缩仍然以无损压缩为主。结合视觉系统感知的有损医学图像压缩具有一定的价值，但是医学图像的压缩还与诊断特性及个体情况等相关，因此在目前的情况下，尽量不压缩比较好，如果一定要压缩则应采用无损压缩编码算法。DICOM 标准中的图像压缩算法在第 5 章介绍。

（1）霍夫曼编码：霍夫曼编码是最常见的变长编码技术之一，是霍夫曼（David A. Huffman）在 1952 年提出的。霍夫曼编码是一种较为简单的算法。它对图像中出现次数最多的像素值采用最短的编码表示，按照出现次数减少逐渐增加编码长度，是逐像素进行操作的。简单地说，就是对高频像素采用短的编码。

变长编码的一个问题是在解码时，表示符号必须唯一，也就是在没有表示每个像素的固定位数和表示像素结束的特殊标志的情况下，解码算法需要知道每个像素的位在哪里结束，下一个像素的位从哪里开始。霍夫曼编码保证解码过程的唯一性，也就是码字间没有重复，因此一套编码只能表示一套像素值。

（2）像素差异编码：一般情况下，一个像素与其邻近的像素间差别不大。因此，一个简单的减少空间冗余的方法就是仅存储像素间的差异。例如，可以用一幅图像中的每个像素分别减去其近邻的像素，得到差异图像可以用于霍夫曼编码，可以进一步提高压缩比。要比较压缩前后图像间的差异，可以采用一些客观的评价指标如最小均方误差（mean squared error，MSE）和峰值信噪比（peak signal to noise ratio，PSNR），定义为

$$MSE=\frac{1}{MN}\sum_{x=0}^{M-1}\sum_{y=0}^{N-1}\left[O(x,y)-C(x,y)\right]^2 \tag{4-5}$$

$$PSNR=10\log_{10}\left(\frac{K^2}{MSE}\right) \tag{4-6}$$

其中，M、N 分别为图像的行和列数，图像中像素值的灰度为 $k=0,1,2,\cdots,K-1$，$O(x,y)$ 为压缩前的图像，$C(x,y)$ 为压缩后的图像。

（3）算术编码：算术编码也是一种变长编码方法，是艾布拉姆森（Norman Abramson）在 1963 年提出的，其本质也是对高频像素进行短编码。它用一个编码替代原图像中的一组像素值，这一点与霍夫曼编码不同。算术编码的整体思想是逐渐压缩编码的区间，直到所有像素都被处理完。相关的计算过程较为烦琐，这里不再详细介绍，请参阅相关文献。

（4）行程长度编码：图像中大片区域中的像素值相同的情况很常见。因此，对

图像的每一行，可以用一个行程长度编码对来表示相邻的相同像素，形式为（像素数量，像素值）。当相邻的相同像素很多时可节约大量的位，达到很高的压缩比。例如，某 X 线图像的一行有 1 000 个连续的像素值为 0 的像素，每个像素用 12 位表示，共需要 1 000 × 12=12 000 位，采用行程长度编码时用（1 000，0）表示，则只需 2 × 12=24 位。

5）模糊医学图像处理

随着模糊集理论的发展，模糊集理论在医学图像处理中得到应用。这与医学图像本身固有的不精确性有关。图像的不精确性可能源自观测过程、采集过程、处理过程等。模糊集理论为表示、处理数值或符号信息及其不精确性提供了一个统一的框架。

原始的医学图像数据往往边缘模糊、结构不清晰，从某种程度上看是“模糊”的。模糊图像处理模型的目的就是减少图像中的模糊成分，以获得边缘清晰的高质量图像。模糊图像处理是一系列不同模糊方法的集合，包括3个主要的阶段，分别是模糊化、成员函数值修改、去模糊，如图 4-1 所示。

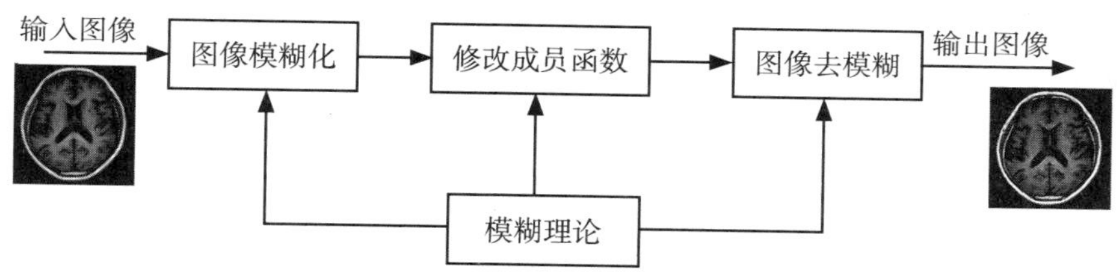

图 4-1　模糊图像处理的一般过程

设 $M \times N$ 图像 A 中包含 L 个灰度级，像素值为 $x(i,j)$，$i = 0, 1, 2, \cdots, M-1$，$j = 0, 1, 2, \cdots, N-1$，其模糊隶属度函数值为 $\mu_A(x_{ij})$。基于模糊集理论，该数字图像可表示为

$$FI = \sum_{i=0}^{M-1}\sum_{j=0}^{N-1}\left[x_{ij}, \mu_A\left(x_{ij}\right)\right] \tag{4-7}$$

模糊图像处理利用模糊逻辑的运算和关系及集合理论。其中，最重要的是模糊几何学处理、模糊度测量、模糊信息测量、模糊相似性测量、模糊聚类、模糊数学形态学等。

（1）模糊几何：主要是图像中的一些几何特征，包括面积、周长、近邻关系等。由于各种原因，图像中的边缘、区域等都存在一定的模糊，可看作图像的一个模糊子集。

（2）模糊信息：有学者提出了对数模糊熵作为图像模糊程度的度量。此外还有模糊熵、模糊散度、模糊相似性、模糊相关等测量图像模糊度的方法。模糊熵是模仿香农信息熵定义的模糊集的模糊信息测度，学者们已提出了很多模糊熵的计算方法。

（3）模糊集的图像处理应用：模糊图像分析在许多计算机视觉系统中都有应用。可以用于图像对比度增强、图像分割、边缘检测、图像检索等。

（4）模糊距离测度：主要有汉明距离和欧氏距离，分别表示为

$$d_H(A,B)=\sum_{i=1}^{n}\left|\mu_A(x_i)-\mu_B(x_i)\right| \tag{4-8}$$

$$d_E(A,B)=\sqrt{\sum_{i=1}^{n}\left(\mu_A(x_i)-\mu_B(x_i)\right)^2} \tag{4-9}$$

其中，A 和 B 为有限集合 $X=\{x_1, x_2, x_3,\cdots, x_n\}$ 中的模糊集，相应的模糊隶属度函数为 $\mu_A(x)$ 和 $\mu_B(x)$。

6）粗糙集图像处理

利用粗糙集进行图像分析开始于 20 世纪 80 年代。30 多年来，学者们提出了很多的变形算法，探索了大量的应用场景，包括图像分割、噪声消除、遥感图像处理、图像压缩、特征降维等应用领域。这方面的文献资料很多，限于篇幅不再详细列举。

2. 新型医学图像数据分析

计算机视觉是研究图像表示的视觉信息的处理、分析、解释的科学领域。现代所指的图像均为数字图像。在计算机视觉中知识的表示和应用具有重要地位，因此可将计算机视觉看作人工智能的一个子集。模式识别也是计算机视觉的重要组成部分，主要解决的是目标的分类问题。

计算机视觉或机器视觉是人工智能中的重要研究领域。其主旨是模拟人类的视觉系统让计算机提取对图像的高层次理解，例如理解图像的脉络结构即图像中对象间的关系及交互的理解。计算机视觉的一般目的是设计实现复杂的信息处理系统，其核心是计算机科学。系统的功能与人类的智能行为相关，因此有时也称为智能系统并与认知科学发生联系。

基于人工智能的方法广泛应用于信息分析、数据检索、决策支持中，也应用于医疗系统的质量提升中以提供更有效的治疗。早期的医疗数据规模较小，现代医学数据，尤其是医学影像数据增长迅速，需要能分析大数据的方法。为了减少人的因素的影响，机器学习技术成为自动图像分析的关键要素。但是传统的人工智能方法仍不足以应对复杂的医学问题。人工智能的常用方法有支持向量机、最近邻法、K- 近邻法、再生神经网络、长短期记忆网络、极限学习模型、生成对抗网络、深度学习方法（卷积神经网络）等。人工智能技术结合高性能计算为医学图像大数据处理提供了有力工具，实现精确高效的影像诊断。

医学图像分析涉及的内容非常广，如图像分割、配准、分类、重建、可视化等，这些任务越来越依赖于机器学习和人工智能算法。智能医学图像处理和分析是未来的发展趋势，基于云计算的人工智能和 5G 应用将改变医学和医疗的未来。

本书第 7 章介绍人工神经网络、机器学习、深度学习相关知识。

3. 医学影像分析中的隐私问题

医学影像数据是医疗数据的重要组成部分。各种医学数字成像系统生成的医学图像越来越多，医学影像数据的隐私保护也非常重要。医学影像数据可能用于诊断、治疗计划制订、术中导航、手术监测等目的，也可能被用于生物医学研究。某种程度上，医学影像数据的隐私比其他的医疗数据更加重要。加密和匿名化是医学图像隐私保护的主要方法。

当前各类医学数字成像设备基本均以 DICOM 格式存储、传输、显示图像。第 5 章将详细介绍 DICOM 相关知识。DICOM 图像中包括非常详细的各类信息，如患者编号、姓名、性别、年龄、检查机构、使用的设备、检查的类型、检查的日期等。通过读取 DICOM 文件头就可以获取到这些信息。如果医学图像单纯用于研究或学习目的，则不必包括像前述的患者姓名、编号等敏感信息，从而不会侵犯患者隐私。

数据的匿名化应当由数据提供者保证。在发布数据前要将敏感信息从 DICOM 文件中移除，还要由相应的伦理委员会进行审查，审查合格后方可发布，供研究使用。现在的成像设备上一般都配有匿名化软件，可以方便地去除敏感信息。

在 DICOM 的加密中，学者们也已提出了多种算法，机器学习、深度学习等也得到应用。

加强医疗机构网络安全也是保证医学图像数据隐私和安全的重要措施，包括加强系统用户管理、防止各种级别的用户的账号、密码、个人资料等信息的泄露，注意本机构内各种社交媒体的信息发布，防止别有用心的人利用公开发布的信息推算出系统用户的账号信息，进而对医学影像网络进行攻击，非法获得医学图像资料。

4.2.5 医学影像数据可视化

大数据不便于理解。数据可视化可以用更便于人类理解的方式显示大数据。辅之以可视化分析工具，有助于决策过程。

数据可视化有助于人们理解抽象数据，利用计算机支持增强人类的认知。常见的数据可视化技术有表格、直方图、饼图、线条图、散点图等。

数据可视化可以根据数据的特征、技术及维度管理进行分类。数据可能是数值、文本、图形或它们的组合。在大数据时代，探索分析大规模数据正变得越来越困难。尤其是数据经常是动态的，而且可能来自各种各样的数据源。进行数据分析的不仅是训练有素的数据科学家，还有不同背景的领域专家和决策者。

视觉分析使对大型数据库更高效地理解和分析成为可能，这一点已被证明。其理论基础是交互式视觉表示可以增强人类检测模式、作出推断的能力。根据文献，正式的视觉分析作为研究领域开始于 2005 年，最初的应用领域是国土安全，后来逐渐应用于公共安全和紧急事件处置。在数据量快速增长的领域，如人类和环境健康、经济、商业活动中，需要复杂的数据分析及分析结果的交流时，视觉分析很快获得了关注和应用。

在计算机的强大分析能力和人类分析专家创造力的共同作用下，视觉分析为新的、意想不到的发现奠定了基础。视觉分析离不开软件开发，以方便人类分析专家利用他们对数据的感知能力、理解能力和推断能力。视觉分析源自信息可视化，也包括分析推断、决策、数据分析及人的因素，因此是一个高度交叉的学科领域，主要在于将不同领域集成起来。视觉分析过程框架的组成也是不断发展的，例如有学者提出其中应包括分析、重点显示、缩放、滤波、深入分析、按需显示细节等。因此，在数据可视化中，单纯收集并显示数据是远远不够的，应该根据感兴趣的值分析数据，将数据中最重要的部分显示出来，同时允许用户在需要时通过交互获得数据的细节信息。

在医学影像领域，随着 CT、MRI、核医学设备的大量应用，医学影像数据量迅速增长，医学影像数据的可视化越来越重要。医学图像本身就是对信息的可视化，用图像的形式展示解剖结构、病变（解剖、功能）信息等。通常所说的可视化一般是基于常规医学图像的某种高级处理、显示技术，如二维、三维重建各类后处理技术等。

医学图像分析的结果需要通过可视化进行呈现，为此人们开发了很多工具，其中比较经典的有 ITK、VTK，还有基于它们开发的一些软件，有的是开源的，有的是商业软件，为医学影像数据的可视化提供了多种选择。这些软件的编译与应用将在第 9 章介绍。

在医学影像数据可视化研究中，显示设备的研究也是重要的组成部分。与之相关的还有人的视觉生理学、认知科学等。

4.2.6 信息融合

1. 信息融合模型

信息融合是自动或半自动地将同类或各种各样的信息组合起来，形成一种适合人类的表示，用于态势感知和决策支持的方法和技术。信息融合研究、利用许多其他领域的方法、技术和算法以定制针对特定问题的解决方案。这些技术包括人工智能、数据挖掘、机器学习、最优化等。信息融合的应用场景包括计算机视觉、法医学、生物学、机器人、网络安全、医学诊断等。通过信息融合，可以将以前获得的信息集中起来以推断出新的信息，可以将多个信息源的信息综合利用提高信息的精度，可以降低不确定性以使决策更准确，可以对重要数据进行降维，以方便人类用户对抽象状况的认知和理解。

实验室主任联席会议（Joint Directory of Laboratories，JDL）定义了一个信息融合模型，在该模型中将信息融合分为 5 个不同的抽象层次（图 4-2）。

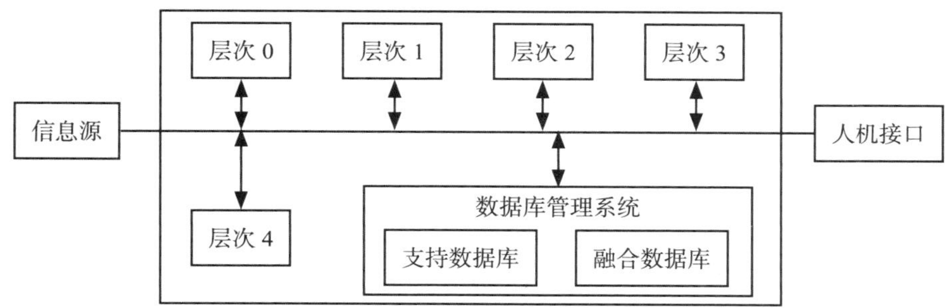

图 4-2　实验室主任联席会议信息融合模型

层次 0 为信号评估；层次 1 为目标评估；层次 2 为态势评估；层次 3 为影响评估；层次 4 为过程评估。由于信息融合过程常用于增强决策中人的力量，也有学者提出了第 6 个层次称为用户细化层。层次 0 和层次 1 合称为底层信息融合，层次 2 和层次 3 称为高级信息融合。当然用户也可以在信息融合的各个层次上施加影响，因此也有学者提出其他的信息融合模型，称为用户融合模型（图 4-3）。

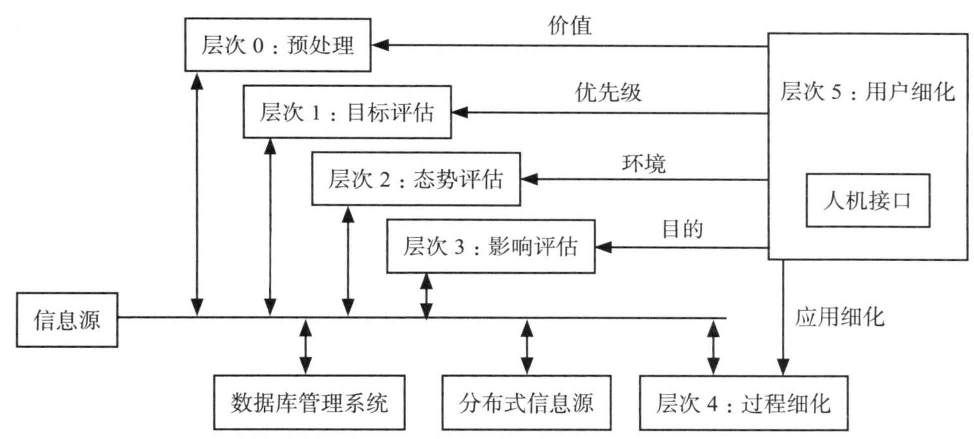

图 4-3　用户融合模型

信息融合包括信息分析、推断新信息、信息的不确定性评估等。不确定性管理在信息融合过程中扮演重要角色。对不确定性的表达，可以用概率理论，也可用香农信息熵等。

2. 信息融合步骤

信息融合不是一个简单的任务。一般包括如下步骤：建模、评估、组合、决策。这些步骤定义了信息融合系统的架构。信息融合的应用场景很多，在医学影像中，像 PET/CT、PET/MRI 等多模态成像设备中均涉及图像融合，其中还涉及一些技术问题，如图像的配准等。

可以利用香农信息熵表达融合后信息量的变化。设已知信息集为 $\{I_1, I_2, \cdots, I_k\}$，

新的信息量 I_{k+1}，利用已知信息和新加入信息的联合概率，计算信息熵

$$H\left(I_1,I_2,\cdots,I_k\right)=-\sum p\left(I_1,I_2,\cdots,I_k\right)\log p\left(I_1,I_2,\cdots,I_k\right) \tag{4-10}$$

第 $k+1$ 个信息源的熵为

$$H\left(I_{k+1}\mid I_1,I_2,\cdots,I_k\right)=H\left(I_1,I_2,\cdots,I_{k+1}\right)-H\left(I_1,I_2,\cdots,I_k\right) \tag{4-11}$$

除了利用概率进行计算，贝叶斯决策理论相关方法应用也较多。例如在一幅图像中，考虑某像素属于特定类的概率。

设有 m 个信息源 $\{S_1, S_2, \cdots, S_m\}$，需要在 n 个可能的决策 $\{d_1, d_2, \cdots, d_n\}$ 中作出选择。每个信息源 S_i 为决策 d_j 提供的信息元素为 M_j^i。理想情况下决策应该是基于所有的 M_j^i 作出的。

在图像融合的贝叶斯模型中 M_j^i 可表示为

$$M_j^i\left(x\right)=p\left(x\in C_j\mid I_i\right) \tag{4-12}$$

从而可以得到以概率表达的形式

$$p\left(x\in C_j\mid I_1,I_2,\cdots,I_k\right)=\frac{p\left(I_1,I_2,\cdots,I_k\mid x\in C_j\right)p\left(x\in C_j\right)}{p\left(I_1,I_2,\cdots,I_k\right)} \tag{4-13}$$

最后依据后验概率最大决定像素所属的类 C_j。

3. 信息融合的应用场景

信息融合的应用场景非常多，常应用在决策支持系统中，很多融合的方法源自机器学习。所以有学者将信息融合定义为将来自多个来源的信息进行组合以改进决策；也有的定义为收集源自不同来源的信息并使用它们回答问题、作出决策等。

信息融合不同于数据挖掘，它可以根据需要融合的信息使用不同的技术。信息融合与数据挖掘有一定的相似之处，但不是完全相同，可以说两者是互补的。主要的区别在于数据挖掘的输入是数据，输出是模型或模式，这个模式或模型描述了所挖掘的数据。信息融合则结合了数据 / 信息以评估或预测实体的状态。通常数据挖掘是离线的过程，对大规模数据通常采用批处理方式。这种过程是推理，结果以模型或模式的形式描述数据。信息融合通常是在线的和实时的过程，所处理的数据规模一般较小，以顺序处理的方式工作以获得相关状况的推理、瞬时的检测、评估或分类。信息融合可作为数据挖掘前的数据预处理，也可在数据挖掘后使用以融合不同的模型。数据挖掘可用于抽取信息并作为信息融合的输入，这可以在信息融合过程的不同的层次上进行，更多内容可以参阅相关的文献资料。

4.2.7　信息检索

1. 信息检索

英语中信息检索这个词是摩尔斯（Calvin N. Mooers）在 1951 年创造的。信息检索的含义非常广，一般可认为信息检索是按照查询标准从信息源中检索信息的过程。2008 年，曼宁（Christopher D. Manning）在其著作中将信息检索定义为：从大型的收集物（通常存储于计算机中）中寻找满足信息需求的关于非结构化基本特征（通常是文本）的材料（通常是文档）。现在信息检索的含义更加宽泛，也可以包含超出曼宁定义的其他数据或信息问题。

与信息检索关系密切的学科以前主要是图书馆和情报科学，后来是计算机科学。现在信息科学的范畴更广，科学家的学科背景不仅包括信息科学本身，还有系统科学、决策科学等众多其他学科和专业领域。普通人利用网络等工具进行信息检索已成为日常生活的常态。

信息检索可以分成基于概率的检索、基于知识的检索和基于学习系统的检索。

基于知识的检索模仿专家，使用领域知识设计搜索策略和反馈，比较适用于一些特定的领域。对领域知识的组织通常会借助于本体。基于学习系统的检索方法基于算法从数据中提取知识，可分为符号学习、人工神经网络和基于进化的策略。

现在信息检索基本指的是基于计算机的检索，因此与计算机科学关系密切。传统的信息检索一般指的是文本检索。文本检索已在网页检索、图像检索、视频检索中广泛应用，经典的检索模型有布尔模型、向量模型等。在文本检索中，可以通过计算相对概率实现检索，如 BM25 分级算法，可将文档和检索词权重包含到计算公式中

$$BM25=\sum_{t_i\in Q}\log(\alpha\times\beta\times\gamma) \tag{4-14}$$

其中，$\alpha=\dfrac{(r_i+0.5)/(R-r_i+0.5)}{(n_i-r_i+0.5)/(N-n_i-R+r_i+0.5)}$，$\beta=\dfrac{(k_1+1)f_i}{K+f_i}$，$\gamma=\dfrac{(k_2+1)qf_i}{k_2+qf_i}$。$f_i$ 是文档中词汇 t_i 的出现频率，qf_i 是检索词中词汇 t_i 的出现频率，n_i 是含有词汇 t_i 的文档数，r_i 是含有词汇 t_i 的重要文档数，N 是集合中的所有文档数，R 是集合中的重要文档数，k_1、k_2、K 是自由参数。

此外，还有基于相关性的语言模型也比较常用。

2. 图像检索

1）图像检索概述

图像检索出现于 20 世纪 70 年代末。1979 年，关于数据库技术的图像应用的会议首次召开，此后图像数据库管理技术领域的研究受到研究者关注。

早期的多数图像检索是基于文本标注的检索。这类方法首先需要人工对图像进行文本标注，可以采用元数据描述图像，标注的过程可以是自动的，也可是人工标注。元数据可以是标签、关键词等，标注信息与图像的对应关系可以由数据库存储，然后再利用基于文本的检索方法进行检索，传统的数据库技术均可以利用。利用文本描述，可以将图像按照主题或语义分层次组织，以便于浏览查询。检索时系统按照用户输入的关键词或描述，与数据库中的相似数据进行比对，返回具有相同或相近标注的图像。

随着图像的数量越来越多，对所有图像都进行精确的文本标注既困难亦不现实。一个原因是图像数量庞大，另一个原因是不同的观察者对同一幅图像的认识可能会截然不同，从而给出迥然不同的标注。而且有些图像中的内容像人物的表情、感情、所展示的心理状态等是无法轻易用文字描述的。因此，分析图像内容而不依赖关于图像的文本标注信息是理想的图像检索方法。

2）基于内容的图像检索

基于内容的图像检索开始于20世纪90年代，是以图像的视觉内容作为检索项，通过检索返回与该图像相似的图像。此类方法使用图像的视觉内容描述图像的底层特征，如颜色、纹理、形状、空间位置等，用这些特征表示检索内容在数据库中搜索与其相似的图像。也可以用一幅或多幅图像代替关键词作为例子去进行查询，检索与示例图像相似的图像。1997年后基于内容的图像检索开始提速，2003年第二波新技术开始诞生，2014年后，深度学习的进展为基于内容的图像检索提供了一种新的范式，并在医学成像中得到应用。

基于内容的图像检索的一般方法是计算待检索图像的特征与数据库中其他图像的特征间的距离，距离最小的图像将被检索出来。可以利用多种距离测度进行计算（如前述的KL距离），最后再用某种索引机制对结果进行索引。检索使用的信息来自图像本身，不依赖文本标注等图像外部的信息。所以，评估两幅图像的相似性是基于内容的图像检索的核心任务。相似性是一个比较主观且模糊的概念，不同的应用目的、不同的检索者对同一对图像都可能有不同的观点。因此，在基于内容的图像检索中，对相似性的定义应当分成不同的级别，可以从狭义和广义两个维度进行定义。

依据检索的目的，可以分为3种主要的检索任务。一是重复检索（duplicate retrieval），检索的是与示例图像有相同的语义内容的图像；二是实例检索，即检索与示例图像包含某一物体的相同实例的图像，例如检索含有肺结节或脑肿瘤的图像；三是类别检索，范围包括除前两种检索外的所有检索。这里的类别也与用户相关，同一幅图像可能属于很多不同的类别，因此无法仅用示例图像表示用户的精确检索意图，往往需要用户的交互以调整相似性，满足用户的检索需要。

实现基于内容的图像检索，首先要有描述图像内容的方法。一般地，图像内容包括视觉信息和语义信息。常用的视觉信息包括颜色、纹理、形状等一般性视觉信息，还有领域相关视觉信息，如人脸、特定解剖部位或疾病的影像等。语义信息则是通过文本标注得到，或者是通过复杂的推断过程获得。良好的视觉内容描述应当能够不随图像处理过程中的偶然性因素变化。视觉内容描述器可以是全局性的，也可以是局部的。全局性描述器利用整幅图像的视觉特征，局部描述器则使用局部区域的视觉特征。为了使用局部描述器，一般需要对图像进行分割。

人们更倾向于使用比较高阶的特征如关键词、文字描述等解释图像、测量相似性。计算机自动提取的特征往往是低阶的，如颜色、纹理、形态、空间分布等，这些低阶特征与人类使用的高阶特征间一般没有直接的对应联系。有学者提出基于内容图像检索的 3 个层次学说：第 1 层次即通过基本特征（颜色、纹理、形态）进行检索，典型的应用是通过示例进行检索，给出一张要检索的图片，让系统寻找与之类似的图片；第 2 层次是通过导出特征，利用一定的逻辑推断进行检索；第 3 层次是通过抽象属性进行检索，检索的内容包括命名的事件、图像中感情或宗教特征等，需要使用大量的高阶推理完成。第 2、3 层次也称为语义检索。

由于医学图像多数为灰度图像，颜色特征较少用于医学图像检索中。纹理是另一个重要的图像属性。不同的纹理在模式识别和计算机视觉中都有大量的研究。纹理表示可以分为结构性纹理表示和统计性纹理表示。结构性纹理对于比较规则的纹理效果好。统计性纹理描述通过图像像素强度的统计分布描述图像纹理，在基于内容的图像检索中比较有效。形状特征也常用于基于内容的图像检索，一般用于已分割好的图像中，其效果受制于图像分割算法的精度。

图像中区域或物体的空间信息也可以作为约束项用于纹理特征中，对于图像搜索非常有用。

除了精确匹配外，还可计算要查询的图像和数据库中图像间的相似性，作为基于内容检索的标准。已有许多计算相似性的方法可以使用，如 KL 距离等，计算方法的性能将显著影响图像检索的结果。

在图像数据库查询中，基于颜色、形状、纹理、空间位置的查询称为原语查询。基于用户语言描述的特征属性进行的查询称为逻辑查询。基于相似性概念的查询称为抽象查询。逻辑查询和抽象查询有时合称为语义查询。

基于内容的图像检索不仅有利于大量图像的管理，也有利于医疗临床、科研和教育等。苏甘亚（R. Suganya）等学者提出了比较分类基于内容的图像检索系统的 4 条标准：内容、特征、性能、可用性。虽然基于内容的图像检索有很多优势，但要注意的是在医学图像中同病异像、异病同像的现象是较常见的。因此，相似度高的图像未必在语义上相似。

基于内容的医学图像检索是当前医学影像领域的重要研究内容，机器学习、深度学习、人工智能相关技术的应用研究层出不穷，但在真正的临床应用方面还有许多关键问题有待解决。在过去的近 30 年中，基于内容的图像检索已成为计算机视觉领域最为耀眼的研究领域。近年来又进入了大数据时代，海量的影像数据可提供丰富的信息用于比较和分析，从而有利于新算法和新技术的产生。大规模图像检索可以分为两个阶段，一是特征提取，二是特征索引。深度学习是最常用的特征表示方法，尤其适用于海量数据的情况。特征索引中关键问题是计算效率，词汇树、哈希网络等都是比较高效的方法。

（3）医学图像检索

在医学影像领域，基于内容的图像检索是一个重要的研究方向。就是以图像的视觉内容为标准从大量的图像数据库中查找图像。基于内容的图像检索是计算机辅助的现代医学图像分析中的重要任务之一。

医学图像中的大规模与其他领域有所不同。一个患者可能进行多种医学影像检查，每种检查方式又可能有多种不同的协议，从而产生大量的二维或三维图像，医学图像通常都是 DICOM 格式（相关知识在第 5 章介绍），一般是一个切片对应一个图像文件。有的图像特别大，往往需要分成小块分别进行处理。医学图像成像参数复杂，不同疾病可能有相互影响，人体解剖结构复杂等都导致医学图像分析难度增大。对医学图像直接应用传统的基于内容的图像检索很可能不合适。

医学图像涉及大量的医学专业知识，在医学图像检索应用中，医生和计算机工程师的良好沟通合作对于推动信息化技术的医学临床应用至关重要，需要多方密切合作才能很好地实现各种研究应用目标，推动医学影像信息化进程。

医学影像信息学相关标准

- 医学影像信息学相关标准
  - HL7
    - HL7 概述
    - HL7 消息
    - HL7 V3.0 参考模型
  - DICOM
    - DICOM 3.0 基本概念
    - VR
    - DICOM 数据字典
    - 命令字典
    - DICOM 对象
    - DICOM 元素编码
    - 唯一标识符
    - DICOM 信息层次体系
    - DICOM 信息对象定义
    - DICOM 图像格式
    - DICOM 图像压缩算法和传输语法
    - DICOM 网络传输
    - DICOM 图像显示
    - DICOM 结构化报告
    - DICOM 与远程放射学
  - IHE
    - IHE 起源
    - IHE 跨企业文档共享
    - IHE 工作程序
    - IHE 侧写
  - 其他标准

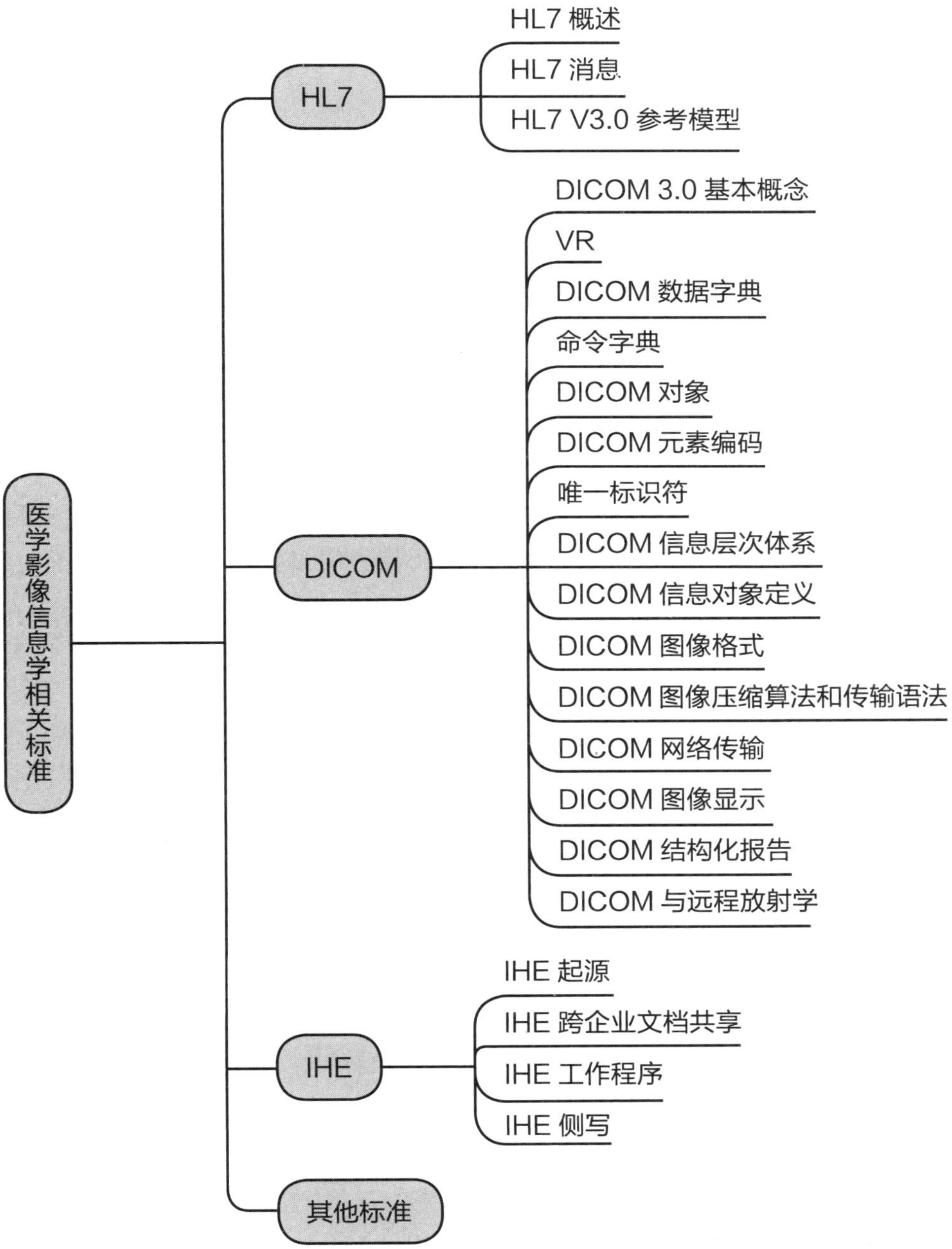

医学数据的互操作是实现信息无障碍准确交流、构建复杂信息系统的关键。而标准化又是实现数据互操作的关键。在医学领域，人们提出了多种标准和协议，以追求医学数据信息的互操作。本章介绍几个重要的标准和协议，其中较为重要的有 HL7、DICOM、IHE，另外简单介绍医学系统命名法 – 临床名词（systematized nomenclature of medicine，clinical terms，SNOMED-CT）、国际疾病分类（international classification of diseases，ICD）、逻辑观察标识符名称代码（logical observation identifier names and codes，LOINC）等，为各类信息系统的设计应用奠定基础。

5.1 HL7

5.1.1 HL7 概述

1. HL7 的历史简介

HL7 是广泛应用的医疗信息交换标准，其中文名称可根据其用途译为医学信息交换标准。考虑到中译名尚不统一，在本书中直接使用其英文缩写，以便于读者查看相关领域的书籍或文献（后文对 DICOM、IHE 等的处理也采用此方式）。

HL7 标准诞生于 1987 年，最初的目的是用于医院中患者入院、收费等信息的交换，其主要目的在于规定信息交换的格式和结构，但未具体描述消息如何从一个系统传递到另一个系统的技术细节。1988 年发布 2.0 版，加入了交换预约、检验报告和治疗信息的消息。1991 年发布了第一个得到广泛应用的版本 2.1 版，1994 年成为 ANSI 认证标准。

30 多年来，HL7 标准不断发展，2019 年第 2.9 版成为 ANSI 标准。

HL7 是商业标准，由 HL7 国际负责维护，直到 2013 年非该组织付费会员仍不能从网上完整查看该标准。虽然现在可以下载，但只能供个人使用。

名称中的数字 7 是指 OSI 模型的第 7 层——应用层，即 HL7 相当于工作在 OSI 模型应用层上的协议。但是要避免一种认识，就是 HL7 与 OSI 模型完全对应，认为它也分 7 层是完全错误的，7 只是表示 HL7 协议相当于应用层协议。

OSI 模型即国际标准化组织（International Organization for Standardization，ISO）制定的开放系统互联（Open System Interconnection，OSI）模型，这是一种理论模型。当前互联网运行的是 TCP/IP 协议。TCP/IP 是一个协议族，包括很多子协议，本书将在第 6 章详细介绍网络参考模型。

HL7 传输的是基于文本的信息，它规定了在不同环境下应用程序交换数据时采用的消息的格式和内容。HL7 V2.X 的设计满足向后兼容，因此随着版本的更新，标准中不得不采用很多可定制的属性，使得 HL7 V2.X 成为“不标准的标准”。为解决这一问题，1992 年开始开发 HL7 V3.0，并于 2005 年发布。此后版本名称不再变化，但每年仍会进行内容的修订更新。HL7 V3.0 不兼容 HL7 V2.X。由于这一点，要从 HL7 2.X 转换为 HL7 V3.0 比较麻烦。

2. HL7 V2.X 的数据类型

数据类型是 HL7 的基本构成单元。可分为简单数据类型和复杂数据类型。在 HL7 第 2 版中定义了 89 个数据类型。简单数据类型中只包含单个值，复杂数据类型可以包含多个子元素，每个子元素都有自己的数据类型。复杂数据类型反映了聚在一起的数据间的关系。表 5-1 列出了一些常用的简单数据类型。

表 5-1　部分 HL7 数据类型

类型	含义及格式
DT（date）	日期，格式为 YYYYMMDD。
DTM（date/time）	日期时间，格式为 YYYYMMDDHHMMSS.SSSS+/–ZZZZ
NM（numeric）	数值，可以有符号或小数点
ST（string）	字符串，最多 200 个字符
TX（text）	文本，最长 64K 字符
ID	表示 HL7 定义表中的一个值，不允许用户自己添加

3. HL7 V2.X 编码和标识符

编码和标识符对于 HL7 的互操作非常重要。复杂数据类型用于处理诸如编码值、标识符、姓名、地址等。表 5-2 列出了几个重要的编码和标识符包括的复杂数据类型。

表 5-2　部分 HL7 2.X 编码标识符

类型	含义及格式
CE（coded element）	编码元素，用于表示外部编码集或非编码文本
CX（extended composite ID with check digit）	扩展的复合 ID，带有“. 和数字”，用于标识符
EI（entity identifier）	用于定义标识符

5.1.2　HL7 消息

HL7 通过消息传递数据。大部分 HL7 消息都是自发的（unsolicited），有助于节省计算资源，维持系统性能。这意味着只有需要时才产生消息。HL7 使用消息类型对消息进行分类管理。消息类型是采用 3 个大写字母表示的编码。HL7 的文档就是按照消息类型组织的。

在 2.X 版中定义了很多消息，聚焦于语用层面的消息交换。HL7 V3.0 采用了面向对象的设计技术，提出了消息封装的概念，试图从对象和过程角度考虑语义互操作性。

HL7 V3.0 采用基于可扩展标记语言（extensible markup language，XML）的传输格式，定义了临床文档架构（clinical document architecture，CDA）。HL7 将新开发的下一代标准称为快速医疗互操作资源（fast healthcare interoperability resources，

FHIR）。FHIR 比之前的 HL7 版本更容易实施。

HL7 消息是由触发事件（trigger event）驱动的，即只有当现实世界中有某事件发生时才会产生某种对应的消息，但并非所有现实活动都会触发消息。因此，HL7 定义了触发事件。触发事件也有自己的编码，由一个大写字母和两个数字组成。消息类型和触发事件一起唯一的定义一个 HL7 消息，只需将两者连起来即可，如 ADT^A01。触发事件可以存在于不同的粒度层次上，也可能与多个实体相关。

HL7 消息也可以用于表示一个系统向另一个系统的查询请求，以便检索所需的信息。

在 HL7 中当一个应用收到消息后需要向消息的发送者作出反馈，以表明消息已收到或是消息损坏、丢失等，这就是应答消息。应答消息可分为原始消息和增强消息，两者加起来有 6 种应答类型：AA、AE、AR、CA、CR、CE。请参阅相关文档，此处不详细介绍。

1. HL7 V2.X 消息

消息是 HL7 2.X 传递信息的基本单位。HL7 2.X 版中消息有两种基本类型：与事件有关的类型和与查询有关的类型。消息的发送由触发事件引起。触发事件表明导致消息产生的事件，所以触发事件与特定的消息有关。

每类消息都有相应的结构。消息由若干个段（segment）构成。每个段表示一个封装的逻辑数据单元，表示特定类型的信息，用唯一的 3 字符名称标识。每个段包含若干个域或字段（field），每个字段是一个简单的字符串。段中的字段间用定界符隔开。域包含组件（component），组件又包含子组件（sub-component），这些结构之间也由分界符隔开。表 5-3 列出了主要的分界符。

表 5-3 消息分界符

符号	用途	表示的符号
<CR>	回车，段分割符，在每个段的末尾	
|	域分界符	
^	组件分界符	
&	子组件分界符	
~	重复分界符	
\	转义字符，主要用于文本元素中表示特殊含义	
	\F\	|
	\S\	^
	\T\	&
	\R\	~
	\E\	\

每个消息的第一个段都是消息头段（message header，MSH），其余的还有事件

类型段 EVN、患者标识段 PID、患者访问段 PV1 等。

在消息头段中定义消息的类型。HL7 支持 13 个不同的功能，其中几个比较常用的分别介绍如下。

1）患者管理

患者管理处理患者收治、访视、收费、状态改变、信息更新、查询等事件的消息。这些消息用于通知或查询患者状态的变化，包括 ADT 和 ACK。

2）预约入口

请求、更新、查询医生发出的预约信息，预约信息包括处方、临床观测、实验室检查、诊断影像等。这些消息包括通用预约消息和响应（messages for general order and response，ORM/ORR）、预约查询响应状态（order query response status，OSQ/OSR）、通用临床预约和应答（general clinical order and acknowledgement，OMG/ORG）、实验室预约和响应（laboratory order and response，OML/ORL）、影像预约和响应（imaging order and response，OMI/ORI）。

3）观察报告

搜索、查询、报告实验室检查结果或临床观测的消息，包括自发观测和实验室（unsolicited observation and laboratory，ORU/OUL）、观测结果查询（query for observation results，ORY/ORF）。

HL7 消息看起来就是一堆符号和字符的组合，似乎不容易理解。但是如前所述其构成是有规则的。下面是一个消息的实例（图 5-1）。

```
MSH|^~\&|REG_WINDOW|REG_W01|INP_WINDOW|INP_
W01|202210201500||ADT^A04|MSG_ID001|P|2.5|||AL<CR>
EVN|A04|202210201500|||ID321^some@Terminal<CR>
PID|1||PAT123^^^HEALTH_ID||ZHANG^SAN||196501150800|M|||169G
REATWALL^^TAIAN^ON^A1A2B2^CHINA||(0538)1234567||CHINE
SE |M||PAT_AC_56789<CR>
NK1|1|ZHANG^ROSE|SPOUSE|||(0538)7654321||H|20221020<CR>
PV1|1|O|ROOM20^BED02^OUTPATIENT|ELECTIVE|||S20295^WAN
G^ZHUREN^^^DR^MD||C90010^ZHAO^YISHENG^^^SELF||||||||||||||||||||
||||202210201500<CR>
PV2|||DAY SURGERY<CR>
AL1|1|FA^PEANUT||PRODUCES MILD RASH<CR>
```

图 5-1　HL7 消息实例

HL7 V2.X 的目的是对数据交换的标准化而非应用程序的标准化。它只需要部分数据字段。这为不同的机构提供了灵活性。一个消息中必须的数据字段只有那些支撑消息的逻辑结构和消息间关系的字段。许多字段虽有定义，实际上多为可选的。随着电子病历技术功能的成熟，HL7 V2.X 协议也进行了更新，增加了一些新功能。

2. HL7 V3.0 消息

1）参考信息模型

HL7 V3.0 采用了面向对象的设计技术，提出了消息封装的概念。其消息定义利用了 XML。定义了参考信息模型（reference information model，RIM），描述了 6 个主要的类，分别是活动（act）、实体（entity）、角色（role）、参与（participation）、角色关联（role link）、活动关系（act relationship），如表 5-4 所示。RIM 是 HL7 V3 消息定义的基础，与消息相关的方法学称为消息开发框架。每个方法学都有专门的委员会负责。

表 5-4　RIM 的 6 个核心类

类名称	定义	实例
实体	物理事物或组织	人、组织、材料、地点
角色	实体在具体行为中的资格	医生、患者、护士、样品
活动	实体进行的某些行为	转诊、观测
参与	特定角色的实体在行为中的作用	医生可以接诊患者
活动关系	将两个行为联系起来	预约事件与事件发生间的联系
角色关联	任何实体角色间的联系	医生与组织、患者、患者与组织的关系

2）临床文档架构

1997 年 XML 成为官方标准，这一年，对 HL7 和 XML 感兴趣的人们制订了在医学文档和 HL 7 V3 RIM 中应用 XML 的路线图，设定了 3 种文档结构层次，即 CDA（表 5-5）。

表 5-5　CDA 的三种结构层次

层次	结构
1	由文档头和人能读取的文档体构成。文档头包含基本的元数据，主要用于支持信息检索。文档体是人能读取的叙述或图像
2	也有文档头和文档体。但允许文档体是非结构化的块或任何数量的段落的组合，每个段落包含一个叙述块，具有便于人读或显示的格式
3	除了叙述块，还允许每个段落包含结构化的可由机器处理的数据

CDA 是 HL7 V3.0 最多采用的应用，发起于 1998 年，作为下一代临床数据交换的标准表示而提出。最初称为患者参考架构（patient reference architecture，PRA）。HL7 CDA 是一种文档标记标准，规定了文档的结构和语义学。与 RIM 一样，CDA 也是 HL7 V3.0 研发的关键问题，为临床过程中产生的自由文本报告的结构化提供标准。

CDA 第 1 版于 2000 年发布并成为 ANSI 标准。第 1 版是一个简单的标准，文档头基于 HL7 V3.0 RIM，体部支持多种非 XML 格式的人能读取的文本或图像，所以第 1 版就是层次 1 和层次 2，称为 ANSI/HL7 CDA R1-2000。

第 2 版于 2005 年发布。文档头和文档体都基于 HL7 V3 RIM，但允许更精细的结构化数据粒度。文档体可能是非 XML 的，也可组合成一个或多个段落，具有结构化的入口，发布名称为 ANSI/HL7 CDA R2-2005。

CDA 标准的关键方面包括使用扩展标记语言编码文本，文档中的部分从 HL7 RIM 取得自己的含义并使用 HL7 V3.0 的数据类型，CDA 规定具有高的表达力和自由度。CDA 文档可嵌入到 HL7 消息中，也可单独以 XML 文件的形式存在。CDA 文档具备如下特质：持续性、管理性、有授权潜力、环境（上下文）、整体性、人类可读性。

基于 XML 的 CDA 文档一般包括头和体两部分。头部提供文档创建相关的环境（上下文）信息，体部包含文档的实际内容。头部可以方便机构间的临床文档交换、支持文档管理与索引、将个体的临床文档编入电子病历。头部包含的文档元数据和相关数据有助于提供关于文档的起源与目的的信息。体部由节（section）、段落（paragraph）、列表（list）和表（table）组成。这些部分每个都可以包含标题（caption）、文本、多媒体组件及标准编码，而且可以嵌套。每个段落又可以与编码法相关联。

在引用 CDA 应用时要说明所使用的版本和层次。CDA 第 3 层次包括完整的 DICOM 结构化报告兼容模型，以便与非 DICOM 装置交换信息（下文介绍）。这些工作由 DICOM 的第 20 工作组（成像和信息系统集成工作组）和 HL7 的成像集成特别兴趣组共同完成。

DICOM 中有关于 CDA 的相关补充文档，请参阅 DICOM 相关文档。

5.1.3　HL7 V3.0 参考模型

HL7 V2.X 提供了很大的灵活性，但也使得对任何厂商的具体实现进行可靠的一致性测试变得几乎不可能。也迫使厂商不得不花费大量时间分析设计产品界面。为解决这些问题，1996 年 HL7 V3.0 提出了参考信息模型，目的就是提供一个明确稳定的标准，可以提供验证厂商一致性的能力。HL7 V3.0 采用面向对象的开发方法，用 RIM 建立消息。RIM 是 HL7 V3.0 开发方法的重要部分，它显式提供了 HL7 消息域中携带的信息间存在的语义和词汇的联系。可以说 RIM 是范围明晰、细节完整、可根据需求扩展、保持最新、基于模型、一致性可测、与技术无关的。RIM 可看作医疗卫生互操作性的一个万能参考模型，涵盖了医疗卫生的所有领域。

RIM 的开发分两个阶段。第一阶段 1992—1999 年，一系列复杂的类模型的开发，包括 100 多个类和数百个属性、关系。1996 年 4 月正式开始开发 RIM。1998—1999 年，又提出了统一服务行动模型（unified service action model，USAM）以简化问题。从 2000 年 1 月，HL7 开始采用 USAM。USAM 基于两个关键概念直接促成了今天我们所熟知的 RIM 的结构设计。第一个概念是多数医疗文档与"发生的事情（happenings）"和以各种方式参与到这些发生的事情中的事物（人或其他）相关。

而且，这些发生的事情具有自然的生命周期。第二个概念是认识到同样的人和事物在参与不同类型的“发生的事情”时可以扮演不同的角色。

RIM规定了HL7 V3.0的消息，特别是基础的构建单元、允许的关系、数据类型等。RIM不是医疗模型，也不是任何消息的模型。RIM的支柱是5个核心类和这些类间允许的一些关系，共6个类。

对每个类，RIM定义了一个预定义属性的集合，每个属性都有一个特定的数据类型。这些属性和数据类型在HL7 XML消息中作为标签存在。消息定义说明完成一个特定的任务、使用可用的RIM属性的子集、列举每个用到的元素及允许它们重复几次，这称为精炼（refinement）。每个数据类型都被限制在能满足任务需求的最简单结构。

HL7 V3.0使用图形化的框图表示来显示消息的结构。这种表示称为精炼的消息信息模型（refined message information model，RMIM）。RMIM框图用于设计消息及解释每个HL7消息是由什么构成的。

RIM基于相当简单的支柱结构，涉及3个主要的类：行为（act）、角色（role）和实体（entity）。由3个联系类连接：行为关系（act relationship）、参与（participation）和角色连接（role link）。

每个“发生的事情”都是一个行为，每个行为中可以有任何数量的参与，即角色，由实体扮演。每个行为还可以通过行为关系与其他行为关联。行为是对已经发生或可能发生的某种事情的记录。行为的完整表示包括行为的类型（发生了什么）、进行本行为的行为者、本行为影响的对象或主体。还可能有其他的信息以表明地点、时间、方式、原因、动机等。

实体是任何有生命或无生命事物，也可代表一组事物。实体可以直接扮演一个角色，也可为角色提供活动范围。一个实体可以扮演任何数量的角色，但每个角色的实例只能由一个实体扮演。

角色是一个实体扮演该角色的资格。角色可以由人（如患者、雇员等）、地点（家、医院、籍贯等）、组织（医疗服务提供者、供应商等）、事物（如药品、装置等）、责任实体（雇主、制造商等）扮演。

总之，RIM可以用于任何可感知的医疗系统信息交换场景，是一个静态的健康和医疗信息模型，是由6个核心类构成的。RIM在概念上可应用于任何涉及实体扮演角色并参与行为的信息域。其风格使得RIM特别稳定，这对于HL7也是非常重要的特性。

5.2 DICOM

5.2.1 DICOM 3.0 的基本概念

在医学数字成像中，DICOM 3.0 标准是一个最显著的进步。DICOM 的主要目标是建立网络环境下医学图像传输的标准、实现不同厂商设备间的互操作性。所以 DICOM 包括图像格式定义、网络通信协议规定等，是医学成像中图像存储、打印、传输的标准。DICOM 的网络协议工作在 TCP/IP 协议之上。

DICOM 并非仅仅是一种图像或文件格式，它包含影像数据本身、数据传输、存储、显示的所有规定和包含现代医学成像所有功能方面的设计，所以是事实的医学数字成像工业标准。DICOM 与 PACS 密切相关。

在 DICOM 中，所有现实世界中的人和事物都被看作具有属性的对象。这些对象和属性都根据 DICOM 信息对象定义（information object definition，IOD）实现了标准化。IOD 相关内容在 DICOM 标准的第 3 部分。IOD 可以看成是一个属性集合。DICOM 定义了数据字典，其中有所有标准化的属性，以保证属性名称、格式和相应处理的一致性。这些属性都按照 27 种值表示（value representation，VR）类型进行格式化。

DICOM 数据模型的核心是实体－关系模型和面向对象的概念，主要在标准的第 5、6 部分规定。结构化报告（structured report）和图像呈现状态（presentation state）模型是最新加入的对象数据模型。

以 DICOM 数据属性采集的医学数据可以在不同的 DICOM 设备和应用程序间传输、处理。这些 DICOM 设备或软件都称为应用程序实体（application entity，AE）。任何 DICOM AE 的核心都是由 DICOM 标准的第 3、4、5、6 部分定义的。

DICOM 服务类在标准的第 4 部分定义。概念上看，分为两种：一种是 DICOM 消息服务元素（DICOM message service element，DIMSE）；另一种是更复杂地组合了不同 DIMSE 的操作。

AE 互相提供服务。由于每种服务几乎都涉及某些数据交换，因此将服务与数据相结合，定义了服务－对象对（service-object pair，SOP），并将所有 SOP 分组，称为 SOP 类。根据操作的对象，DICOM 服务类又可分为标准服务和复合服务。共有 6 个标准的 DIMSE 和 5 个复合的 DIMSE。

有的 AE 提供某种服务，有的 AE 请求某种服务，因此 DICOM 定义了服务类提供者（service class provider，SCP）和服务类使用者（service class user，SCU）。每个 SCU 和 SCP 对等点间的数据交换称为连接（association）。DICOM 服务类定义在 DICOM 标准的第 4 部分。

5.2.2 VR

临床医学数据有多种多样的类型和格式。在 DICOM 3.0 的第 5 部分定义了 27 个基本的数据类型，称为 VR。DICOM 中任何数据都要属于 27 个 VR 中的一种。每个 VR 都有 2 个字母的简称、所表示内容的定义、允许使用字符的说明和设定的数据长度。VR 是 DICOM 软件开发中要十分注意的部分。表 5-6 列出了部分 VR。

表 5-6 部分选取的 VR

VR	含义	格式
CS	编码字符串	大写字母、0 ~ 9、空格、下划线
LO	长字符串	字符串，开头和末尾可有空格
PN	人名	人名，可用 ^ 作分割符，FamilyName^GivenName^MiddleName^NamePrefi x^NameSuffi x
DA	日期	YYYYMMDD
TM	时间	HHMMSS.FFFFFF
US	无符号短型	16 位无符号二进制整数
OB	其他字节串	未以其他 VR 定义的字节字符串
OW	其他字串	未以其他 VR 定义的字（2 字节）字符串
OF	其他浮点字符串	32 位浮点字（4 字节）字符串
SQ	序列	编码序列数据集，每个序列可包含多个数据属性
UT	无限长文本	可包含一或多个段落的字符串
UN	未知类型	不符合其余 26 种 VR 的 VR，通常为制造商保留
UI	唯一标识符	表示特定的 DICOM 数据实例

5.2.3 DICOM 数据字典

DICOM3.0 标准的第 6 部分是数据字典。

数据字典用于编码所有 DICOM 标准属性，除了标准的数据字典，DICOM 厂商也可以定义自己的数据字典，但必须遵循与标准字典定义一致的规则。

目前标准中，标准数据字典有 2000 多个项目，按照（组号，元素号）的形式组织起来，称为 DICOM 标签（tag）。有标签的元素也称为属性、DICOM 数据元素或 DICOM 元素。

DICOM 标准中，标签可以分为几个大类，详见表 5-7。

所有标签都先分组，按组号从小到大排列，每个组中再按照元素号从小到大组织各个元素。组号和元素号都用 16 进制数表示。每个标签都有一个唯一的属性名，可以通过标签或属性名指定某一个标签。在编程中，16 进制的标签长度固定，对计算机处理非常友好，因此基本所有的 DICOM 应用程序都采用标签指定数据元素。表 5-8 列出了几个比较重要的 DICOM 标签。

表 5-7　DICOM 标签大类

类别	标签
DICOM 数据元素	组号 0008 ~ 组号 FFFE，偶数组号
DICOM 文件元元素	组号 0002
DICOM 目录结构元素	组号 0004
DICOM 动态实时传输有效载荷元素	组号 0006，元素号 0001
DICOM UID	—
DICOM 命令元素	组号 0000

表 5-8　部分 DICOM 标签

标签	属性名	VR	VM	关键字
(0010,0010)	患者姓名	PN	1	PatientName
(0010,0020)	患者编号	LO	1	PatientID
(0010,0030)	患者生日	DA	1	PatientBirthDate
(0010,0040)	患者性别	CS	1	PatientSex
(0018,0050)	层厚	DS	1	SliceThickness
(0028,0010)	图像行	US	1	Rows
(0028,0011)	图像列	US	1	Columns
(7FE0,0010)	像素数据	OW/OB	1	PixelData

关键字一栏是新标准中增加的，可以用关键字取代（组号，元素号）形式的标签访问 DICOM 数据元素，这种访问方式在 XML 和基于文本的标准中越来越常用。

VR 规定了每个数据元素的格式。值多重性（value multiplicity，VM）定义数据元素中是包含 1 个与其 VR 类型对应的值还是包含多个这种类型的值。对于二进制值，DICOM 直接将它们连接在一起，每个二进制 VR 的长度是固定的，比较容易读取。如果是文本型值，DICOM 使用反斜杠（\）作为定界分割符，为防止混淆，在 DICOM 应用中不可再使用反斜杠表示别的意义。

如果某个标签后面有 RET 标志，且在数据字典中以斜体字表示，则说明这些标签属于已淘汰的属性，在未来的新版本中不再被支持。但是出于向后兼容的考虑，淘汰的项目仍然存在于数据字典中，只是被使用得越来越少。在开发 DICOM 应用程序时要妥善处理这类标签。

在 DICOM 标签中，DICOM 定义的标准标签都是偶数组号，所有奇数组的标签都作为私有标签使用。因此，可以通过组号奇偶判断是标准标签还是私有标签。由于私有标签可以随意定义，在解读时不可避免地会遇到不可识别的标签。

根据 DICOM 标准，无法识别的标签就直接忽略，当不可识别的私有标签中的值在后续会使用时就会造成问题。也完全有可能 2 个 DICOM 应用程序恰巧定义了具有不同含义的相同私有标签，以至于造成其中的值的误用。由于自定义标签导致标签不兼容，在现实中会造成麻烦。

5.2.4 命令字典

DICOM数据字典定义的是数据元素，命令元素不在其中。DICOM命令元素格式与数据元素相同，组号为0000。DICOM标准的第7部分中对命令元素进行了介绍。目前DICOM协议不支持自定义命令标签。

5.2.5 DICOM对象

DICOM对象是DICOM标准结构中最为重要的部分。所有DICOM数据都要封装在DICOM对象中。所以，DICOM对象其实就是DICOM数据元素的集合。DICOM对象也可以包含序列数据类型，每个序列中又可以包含DICOM对象，即DICOM对象中可以包含其他的DICOM对象。DICOM对象一般分层次设计，患者对象是最高层次，其他数据都围绕患者对象进行组织。

5.2.6 DICOM元素编码

1. VR编码

DICOM标准的第5部分定义了两种编码方式：隐式VR和显式VR。隐式VR较简单，是DICOM的默认编码。显式VR有两种类型，一种用于除了OB、OW、OF、SQ、UT或UN以外的所有VR，另一种则针对OB、OW、OF、SQ、UT或UN型的VR。图5-2给出隐式VR、显式VR的DICOM数据集编码格式。图5-3是两种编码格式的图像数据实例。

在使用时不能混合使用隐式VR和显式VR，也就是同一个DICOM对象中只能有一种VR编码形式。显式VR的优点是给出VR名称利于避免解码错误；在DICOM标准演变中有些VR的含义可能会改变，显式VR可保留原始VR的含义，提供向后兼容性；显式VR对于编码非标准VR有益。

2. 字节顺序

在计算机中表示存储多字节数据时，就会面临低位字节和高位字节的存放顺序问题。大端（big endian）是指将高位字节存放在低地址中、将低位字节存放在高地址中。小端（little endian）则相反。大端、小端只影响多字节数据，不影响单字节数据。

DICOM默认使用隐式VR、小端字节顺序。

3. 组长度

在DICOM对象中，DICOM数据元素严格地按照（组号，元素号）从低向高排列。每组标签的第0号元素（组号，0000）保留，用于保存给定DICOM对象中所有本组元素的总长度L字节，L为偶数。如果编程处理DICOM图像时不需要读取某组的具体的数据元素，则可只读取（组号，0000）标签中存储的本组标签的总长度L，然后向前跳过 L 字节即可。利用（组号，0000）标签保存本组标签的总长度既有优点也有不足，甚至未来也有可能被废弃，但是如果有这个标签，DICOM 软件仍然必须能够读取本标签。

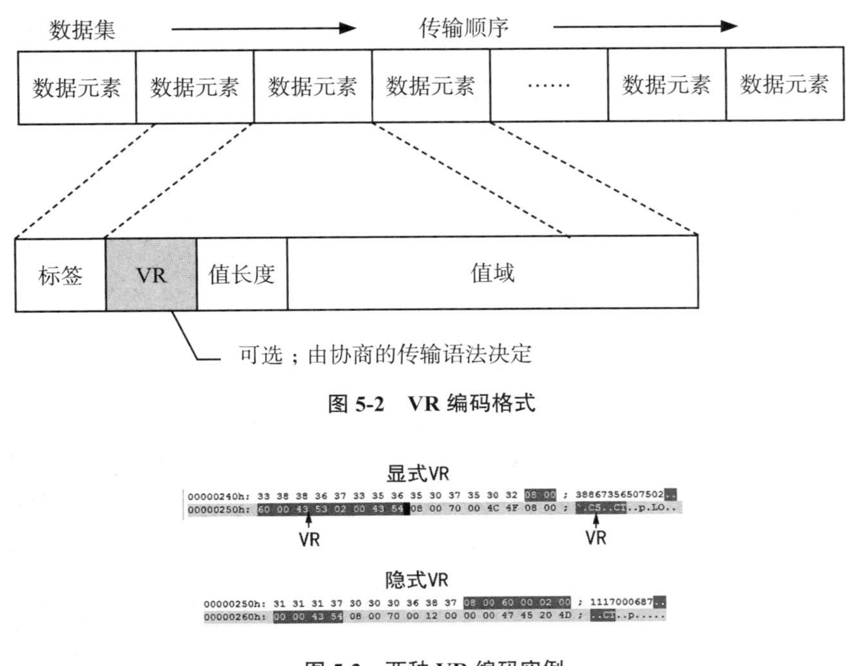

图 5-2　VR 编码格式

图 5-3　两种 VR 编码实例

5.2.7　唯一标识符

DICOM 唯一标识符（unique identifier，UID）是一个以“1.2.840.10008”开头的字符串，每个 DICOM UID 都应是全球唯一的，确保在不同国家、地区、制造商和设备间不重复。为此，DICOM 采用“<组织根编码>.<后缀>”的形式规定 UID，如图 5-4 所示。

UID=< 组织根 >. < 后缀 >

图 5-4　UID 格式

<组织根编码>唯一地代表一个组织，原则上每个组织都应申请并获得自己的根编号以保证编号的唯一性。前述的“1.2.840.10008”为最高根编码，只能用于 DICOM 定义的项目，不能用于私有定义的项目。后缀部分在同一个“<组织根编码>”内部也应当是唯一的，后缀的唯一性由<组织根>负责。

UID 的确定规则遵循 OSI 对象定义标准，在 ISO/IEC 8824 标准中定义。所有 DICOM 环境下使用的 UID 均在 ISO/IEC 9834-1 中注册以确保其全球唯一性。永远不

应给 UID 赋予语义性质，不能通过解读 UID 查找特定的值或组件。

DICOM UID 可以通过两种途径定义和注册：一种是 DICOM 定义并注册的 UID；另一种是私有定义并注册的 UID。两种方式的 UID 都采用相同的编码规则。DICOM 定义的 UID 用于 DICOM 标准内部，由 NEMA 负责定义和注册。

私有定义的 UID 通用于 DICOM 内部，但是这类 UID 不会被 NEMA 注册，定义私有 UID 的组织要对正确注册自己的 UID 负责，至少得到一个注册的组织根，而且有义务保证其定义的 UID 的唯一性。私有 UID 定义不受 DICOM 标准约束，只要求定义者保证其唯一性即可。由于这种灵活性，在实际应用中不可对 UID 的解读作任何假设或赋予语义方面的意义。

5.2.8 DICOM 信息层次体系

在 DICOM 应用中，通常按照“患者—检查—序列—图像”的层次体系组织数据。患者为第一等级，一个患者可以有多个检查，同样每个检查中可以有多个不同的序列，每个序列中可以有数量不等的图像。这与现实也非常符合，医院里可以将一个患者的所有检查集中在一起进行管理。对每个层次，DICOM 都分配相应的“键 - 值”编号。患者用患者编号（Patient ID）表示，所有患者都应有编号以保证他能被唯一确定。患者编号的 DICOM 标签是（0010,0020）。相应的其他 3 个层次也有自己的唯一编号。每个检查都应有唯一的检查实例编号（Study Instance UID），DICOM 标签为（0020,000D）。每个序列也要有自己的唯一序列实例编号（Series Instance UID），DICOM 标签为（0020,000E）。每幅图像也要有自己的服务对象对编码（SOP Instance UID），DICOM 标签为（0008,0018）。UID 的 VR 类型为 UI，为 64 字符长的唯一字符串。

这种层次体系在同一个组织内部可以非常方便地管理患者数据，如果两个检查的检查实例 UID 相同，则它们可能是同一个检查，如果两个患者有相同的患者编号，则他们应当是同一个患者。如果各个组织都采用同样的体系，同样的患者编号，则这种体系也可很好地管理来自不同组织的患者数据。但是目前各医院一般都有自己的患者编号方式，因此当处理来自不同医疗机构的同一患者的影像数据时就需要进一步进行必要的处理。也不能仅依靠患者编号来辨识患者的影像资料，要结合患者姓名、性别、年龄、检查日期，甚至身高、体重等信息进行综合判定。这种影像归属判定通常是 PACS 的功能，且这种功能不能是自动的。随着 PACS 的去中心化和区域性乃至全国性的系统的部署，对患者标识一致性的要求一定会不断增加，未来使用患者身份证号、电话号码，甚至是生物信息等方法（在不侵犯患者隐私的情况下）进行患者标识可能是一种比较好的解决方案。

5.2.9　DICOM 信息对象定义

信息对象定义（information object definition，IOD）是一个面向对象的抽象数据模型，用于规定关于现实世界对象的信息。一个 IOD 为通信应用程序实体提供了一个对于要交换信息的共同视图。

DICOM IOD 可分为标准 IOD 和复合 IOD。

IOD 不代表现实世界对象的特定实例，而是一类具有相同属性的现实世界对象，表示单个类的现实世界对象的 IOD 称为标准化信息对象，还包括其他相关现实世界对象的 IOD 称为复合信息对象。

DICOM 有 2000 多个标签，在组织 DICOM 对象时可以将数据元素进行组合，形成更大的单位，以便于操作，这种更大的单位一般是：DICOM 信息模块、DICOM 信息实体、DICOM 信息对象定义（IOD）。

信息模块组成信息实体，信息实体构成信息对象定义。信息模块、信息实体、信息对象定义与具体的成像模态相关。

标准 IOD 中只有一个现实世界实体，代表现实世界的 DICOM 模型中的一个实体。当标准 IOD 的一个实例被传输时，不会交换该实例的上下文，而是通过一个指向相关标准 IOD 实例的指针提供上下文。

复合 IOD 则混合了多个现实世界的实体或其一部分，这种 IOD 中包括的属性不是其代表的现实世界对象的固有属性，而是相关的现实世界对象们的属性。这些相关的现实世界对象为交换的信息提供了完整的上下文，当一个复合 IOD 被传输时，整个的上下文都会在 AE 间进行交换。复合 IOD 实例间的关系应当在这个上下文信息中有表达。

DICOM 标准的第 3 部分详细介绍 IOD 相关内容。

5.2.10　DICOM 图像格式

DICOM 图像是 DICOM 数据对象在介质中的存储形式。典型的 DICOM 图像文件格式如图 5-5 所示。

导言	DICM	文件元元素	DICOM 对象

图 5-5　典型的 DICOM 图像文件格式

导言是 128 字节的字符串，DICOM 标准并未规定导言的具体结构或内容，因此 DICOM 应用程序通常不处理导言部分，默认的导言部分都是 0。曾经有在导言部分设置加密信息、植入木马程序的报道，因此在非内部网络安全环境下（手机社交软件等）处理 DICOM 图像时要注意这种安全问题。

导言后面紧跟着 4 个大写字母 DICM，表明这是 DICOM 文件格式，占据第 129 ~ 132 字节。导言和 DICM 都不使用 DICOM VR 编码。

接下来是 DICOM 文件元信息。文件元信息采用 DICOM 显式 VR 编码，均属于 0002 组，表 5-9 列出了部分文件元信息元素。其中最重要的应当是（0002,0010）标签，是所使用的传输语法的 UID，定义了后续的 DICOM 数据对象的编码格式。

表 5-9 DICOM 文件元信息元素

标签	VR	描述
(0002,0000)	UL	0002 组的总长度，字节数
(0002,0001)	OB	2 字节，代表文件头元信息版本，第一个字节为 00H, 第二字节为 01H
(0002,0002)	UI	数据对象关联的 SOP 类的唯一标识符
(0002,0003)	UI	文件中的数据对象关联的 SOP 类实例的唯一标识符
(0002,0010)	UI	文件元信息之后数据对象编码使用的传输语法唯一标识符

图 5-6 是一幅 DICOM 图像文件的头部数据的 16 进制显示。

```
00000000h: 00 00 00 00 00 00 00 00 00 00 00 00 00 00 00 00 ; ................
00000010h: 00 00 00 00 00 00 00 00 00 00 00 00 00 00 00 00 ; ................
00000020h: 00 00 00 00 00 00 00 00 00 00 00 00 00 00 00 00 ; ................
00000030h: 00 00 00 00 00 00 00 00 00 00 00 00 00 00 00 00 ; ................
00000040h: 00 00 00 00 00 00 00 00 00 00 00 00 00 00 00 00 ; ................
00000050h: 00 00 00 00 00 00 00 00 00 00 00 00 00 00 00 00 ; ................
00000060h: 00 00 00 00 00 00 00 00 00 00 00 00 00 00 00 00 ; ................
00000070h: 00 00 00 00 00 00 00 00 00 00 00 00 00 00 00 00 ; ................
00000080h: 44 49 43 4D 02 00 00 00 55 4C 04 00 AE 00 00 00 ; DICM....UL..?..
00000090h: 02 00 01 00 4F 42 00 00 02 00 00 00 00 01 02 00 ; ....OB..........
000000a0h: 02 00 55 49 1A 00 31 2E 32 2E 38 34 30 2E 31 30 ; ..UI..1.2.840.10
000000b0h: 30 30 38 2E 35 2E 31 2E 34 2E 31 2E 31 2E 32 00 ; 008.5.1.4.1.1.2.
000000c0h: 02 00 03 00 55 49 2A 00 31 2E 32 2E 38 34 30 2E ; ....UI*.1.2.840.
000000d0h: 31 31 33 37 30 34 2E 31 2E 31 31 31 2E 37 31 31 ; 113704.1.111.711
000000e0h: 32 2E 31 31 36 37 38 37 34 30 35 30 2E 33 33 30 ; 2.1167874050.330
000000f0h: 33 30 02 00 10 00 55 49 14 00 31 2E 32 2E 38 34 ; 30....UI..1.2.84
00000100h: 30 2E 31 30 30 30 38 2E 31 2E 32 2E 31 00 02 00 ; 0.10008.1.2.1...
00000110h: 12 00 55 49 12 00 31 2E 32 2E 34 30 2E 30 2E 31 ; ..UI..1.2.40.0.1
00000120h: 33 2E 31 2E 31 2E 31 00 02 00 13 00 53 48 0E 00 ; 3.1.1.1.....SH..
```

图 5-6 DICOM 图像文件的头部数据的 16 进制显示示例

还有一个特殊的 DICOM 文件 -DICOMDIR。其中存储的是给定目录下 DICOM 文件的信息。DICOMDIR 中也是按照“患者—检查—序列—图像”的层次组织目录中的文件的，即目录中的每个文件都存储有患者、检查、序列、图像信息的 4 个入口。DICOMDIR 的作用就像是一个小数据库，DICOM 应用程序可以利用 DICOMDIR 将同一目录下不同患者、不同检查、不同序列的图像区分开，其组织原则是某个目录下的 DICM 图像可能是来自（1 ~ n）个患者的，一个患者可以有（1 ~ n）个检查，每个检查中可以有（1 ~ n）个序列，一个序列中可以有（1 ~ n）幅图像。

与图像参数有关的标签大多在 0028 组中，DICOM 图像的像素数据存储于标签

（7FE0,0010）中，数据类型可以是 OB 或 OW（表 5-10）。

表 5-10　重要的 DICOM 图像属性标签

标签	名称	VR	VM
(0028,0002)	每像素采样	US	1
(0028,0004)	光度学插值	CS	1
(0028,0008)	帧数	IS	1
(0028,0010)	行	US	1
(0028,0011)	列	US	1
(0028,0100)	位分配	US	1
(0028,0101)	位存储	US	1
(0028,0102)	最高位	US	1
(0028,0103)	像素表示	US	1
(7FE0,0010)	像素数据	OB/OW	1

5.2.11　DICOM 图像压缩算法和传输语法

1. 图像压缩

DICOM 并没有发明自己的图像压缩标准，而是采用主流的通用图像压缩算法。前已述及，图像压缩算法可分为有损压缩和无损压缩两大类。有损压缩压缩比大，压缩后的文件更小，但可能会形成压缩伪影。无损压缩相对而言压缩比要小一些，但不会损失图像信息。

在医学图像中采用有损压缩可能会导致法律纠纷。如果拟在专业的环境下使用有损压缩，则一定要请专业的影像诊断医生进行评估。PACS 的图像显示应当将有损压缩作为一个选项提供给用户，是否使用的权利在用户手中。在显示有损压缩的图像时应当显著地标明其采用了有损压缩，若用户对图像质量不满意，必须允许用户能重新载入未压缩的原始图像，因此在开发或购买 PACS 时请务必向工程师说明或向 PACS 厂商确认。另外，反复进行有损压缩会严重降低图像质量，如果在传输图像的链条上环节较多，则只能在最后一个环节上使用有损压缩。

在压缩算法的选择上，首先要确定是使用有损压缩还是无损压缩。如果是用于诊断和短期存储，则应当总是使用无损压缩。如果用于远程放射学应用而网络带宽很小，以及长期存储图像而存储空间又有限时可以使用有损压缩。

2. 传输语法

DICOM 传输语法包括抽象语法和传输语法。抽象语法定义需要实现的功能，传输语法决定实际传输时使用的格式。传输语法其实是一系列编码规则，能精确的表示由一个或多个抽象语法定义的数据元素，传输语法协商可以使参与通信的 AE 间采用它们均支持的一致的编码技术。所以简而言之就是传输语法决定了数据和消息的编码方式。

NEMA 负责定义和注册 DICOM 传输语法并保证 DICOM 传输语法命名的唯一性。私有定义的传输语法不会得到 NEMA 注册。

DICOM 在发送图像时，可以采用压缩格式或不压缩的原始像素格式。表 5-11 列出了重要的典型传输语法。表 5-12 列出了 DICOM 图像压缩格式定义。

表 5-11　重要的典型传输语法

传输语法名称	传输语法 UID	说明
Implicit VR Little Endian	1.2.840.10008.1.2	DICOM 默认传输语法
Explicit VR Little Endian	1.2.840.10008.1.2.1	压缩像素数据的图像采用
Explicit VR Big Endian	1.2.840.10008.1.2.2	

表 5-12　DICOM 图像压缩格式定义

名称	UID	说明
DICOM Explicit JPEG baseline8-bit Lossy compression	1.2.840.10008.1.2.4.50	均需采用 Explicit VR Little Endian 传输语法
DICOM Explicit JPEG baseline12-bit Lossy compression	1.2.840.10008.1.2.4.51	
DICOM Explicit JPEG baseline Lossless compression	1.2.840.10008.1.2.4.57	
DICOM JPEG-LS Losslesscompression	1.2.840.10008.1.2.4.80	
DICOM JPEG-LS Near-Losslesscompression	1.2.840.10008.1.2.4.81	
DICOM JPEG-2000 Losslesscompression	1.2.840.10008.1.2.4.90	
DICOM JPEG-2000 Lossycompression	1.2.840.10008.1.2.4.91	

隐式 VR 小端传输语法为 DICOM 默认传输语法，本传输语法适用于编码整个 DICOM 数据集，所有 DICOM 设备均需支持本传输语法。如果 DICOM 数据集使用这种编码方式，需满足以下要求。

（1）数据集中包含的所有数据元素均应采用无 VR 编码；

（2）所有数据集结构（数据元素标签、值长度、值）的编码均应为小端格式；

（3）数据元素的编码则需依据它们的值表示进行相应的编码，此部分涉及较为细节的内容，请参阅 DICOM 标准的第 5 部分相关内容，此处不再详细列举。

显式 VR 小端传输语法适用于编码整个 DICOM 数据集。所有采用压缩像素数据的 DICOM 对象都采用显式 VR 小端字节编码。若使用本传输语法，需要满足以下条件。

（1）数据集结构中的所有数据元素均应为显式 VR 编码；

（2）全部数据集结构（数据元素标签、值长度、值）均应为小端格式；

（3）数据元素的编码则需依据它们的值表示进行相应的编码，本部分同样涉及比较复杂的规定，请参阅 DICOM 标准的第 5 部分相关内容，此处不再详细介绍。

5.2.12　DICOM 网络传输

DICOM 标准的第 3 部分介绍了 DICOM 标准的一般通信模型，其中包括在线（利用网络）、离线（利用存储介质）的图像交换模式。第 7 部分重点介绍 DICOM 消息服务，第 8 部分介绍 DICOM 上层服务等与网络和数据传输有关的内容。

1. DICOM 网络

DICOM 协议通过网络将各类医学成像系统连接起来。DICOM 网络是建立在 TCP/IP 之上的。在 TCP/IP 网络中每个设备都要有自己的 IP 地址。一般地，所有 DICOM 网络设备中的应用程序都可以称为 DICOM AE，如 DICOM 存储服务器、显示工作站、成像设备等。除了 IP 地址，每个 DICOM AE 还要有一个名字称为 AE- 头衔（AE-Title），还要指定通信用的端口。DICOM 在应用层面增加了自己的网络功能，高层服务和底层的 DICOM 连接原语，扩展了 TCP/IP。图 5-7 给出了 DICOM 消息交换的网络通信模型。

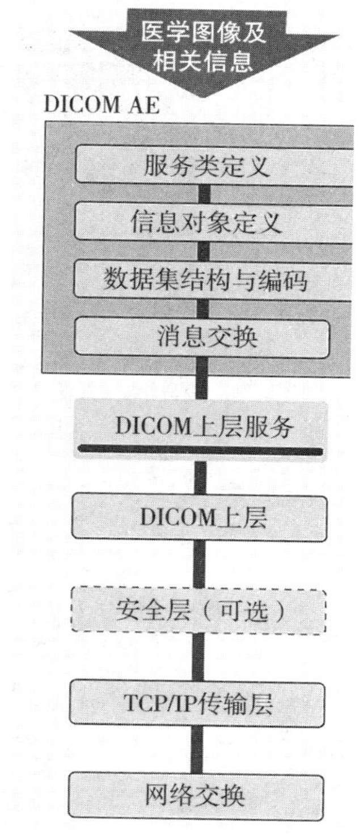

图 5-7　DICOM 消息交换的网络通信模型

其中 DICOM 应用层部分的定义和包含的内容如图 5-8 所示。

DICOM AE 使用第 8 部分定义的 OSI 上层服务中的连接和表示数据服务。连接控制服务元素（association control service element，ACSE）用建立连接和终止服务扩展了表示层服务。在 TCP/IP 情况下，ACSE 的完全等效由 DICOM 上层服务提供。DICOM AE 使用 DICOM 消息服务元素提供的服务。DIMSE 定义了两类服务集：一是 DIMSE-C, 支持与复合 SOP 类相关的操作，提供与早期版本 DICOM 标准的有效兼容性；二是 DIMSE-N，支持与标准 SOP 类相关的操作，提供面向对象操作和通知的扩展集，它基于 OSI 系统管理模型，尤其是 OSI 通用管理信息服务类定义。表 5-13 列出 DIMSE 服务及分组和类型。限于篇幅，不再详细介绍，请参阅 DICOM 标准文档。

2. DICOM 上层协议

DICOM 网络部分包括底层的 DICOM 连接原语，即 DICOM 上层协议（DICOM upper layer protocol，DICOM UL）和高层的 DIMSE。DICOM 连接规则是建立在 TCP/IP 之上的，因此将 DICOM 连接机制称为 DICOM 上层以表明其是对 TCP/IP 的扩展。

DICOM 上层将两个 AE 连接起来形成一对，使之彼此知道对方的功能，包括数据格式和对 SOP 的支持。连接建立后就可通过 DIMSE 和 SOP 实现 DICOM 的网络功能。DIMSE 服务的用户可分为 DIMSE 服务发起用户和 DIMSE 服务执行用户。DIMSE 服务用户使用由 DIMSE 服务提供者提供的服务原语。DIMSE 服务提供者是

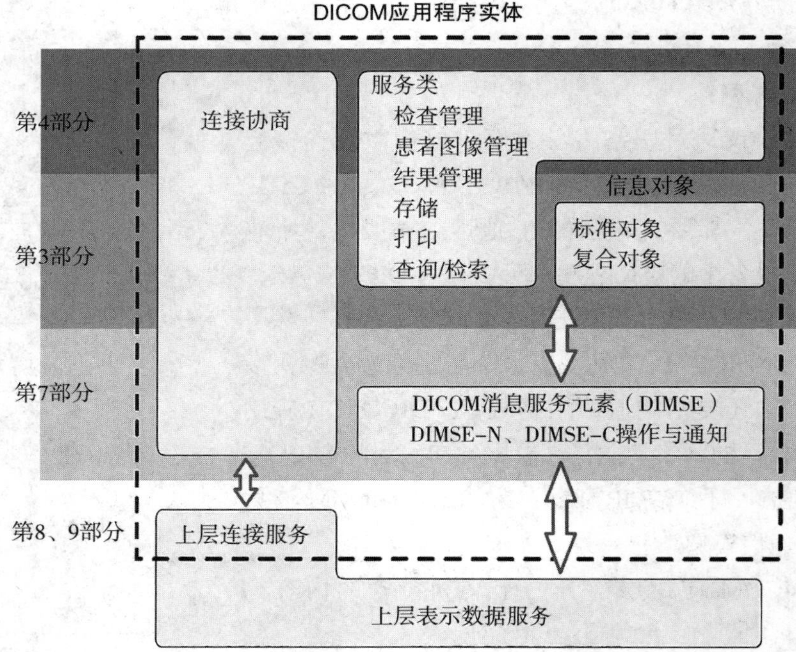

图 5-8 DICOM 应用层结构

表 5-13 DIMSE 服务及分组和类型

名称	组别	类型
C-STORE	DIMSE-C	操作
C-GET	DIMSE-C	操作
C-MOVE	DIMSE-C	操作
C-FIND	DIMSE-C	操作
C-ECHO	DIMSE-C	操作
N-EVENT-REPORT	DIMSE-N	通知
N-GET	DIMSE-N	操作
N-SET	DIMSE-N	操作
N-ACTION	DIMSE-N	操作
N-CREATE	DIMSE-N	操作
N-DELETE	DIMSE-N	操作

对所有向对等 DIMSE 服务用户提供 DIMSE 服务的实体的抽象。服务原语有 4 种类型（表 5-14）。

这些服务原语的使用如图 5-9 所示。

DIMSE 提供两类信息传递服务：通知服务和操作服务。通知服务用于 DICOM AE 通知其他 AE 某事件的现状或状态的改变，通知和 AE 的后续行为的定义独立于服务类和信息对象定义。操作服务允许一个 DICOM AE 请求某种操作作用于另一个 DICOM AE 管理的 SOP 实例。

表 5-14 DIMSE 服务原语

原语类型	作用
请求原语	用于 DIMSE 服务用户向 DIMSE 服务提供者发起 DIMSE 服务请求
指示原语	用于 DIMSE 服务提供者收到请求原语后向 DIMSE 服务执行者发出指示
响应原语	用于 DIMSE 服务执行者实施要求的服务后向 DIMSE 服务提供者作出响应
确认原语	用于 DIMSE 服务提供者收到 DIMSE 服务执行者响应后向 DIMSE 服务发起者发出确认

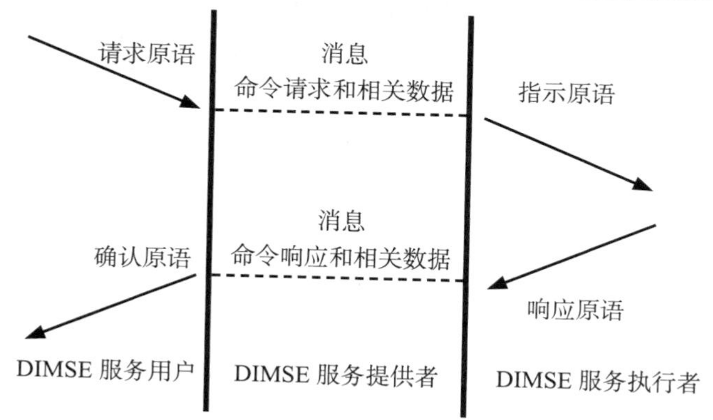

图 5-9 服务原语的使用

操作和通知有两种工作方式：同步模式和异步模式。在同步模式中，DIMSE 服务用户在发起另外的操作或通知前需要 DIMSE 服务执行者的一个响应。而在异步模式中，DIMSE 服务用户可能会向 DIMSE 服务执行者连续发出多个操作或通知而不等待响应。DIMSE 服务执行者对操作或通知返回的响应可能与收到时的顺序不同。采用哪种工作模式是在建立连接时确定的，同步模式作为默认模式应当被所有 DIMSE 服务用户支持。

3. DICOM 连接

DICOM 连接建立是最先进行的过程，称为 DICOM 握手。在握手过程中两个 DICOM AE 交换彼此的信息并就使用的通信参数进行协商并取得一致。

DICOM 连接规则定义 DICOM 网络连接的底层协议。所有 DIMSE 高层网络都建立在其基础之上。DIMSE 连接协议的主要目的是确保两个通信的 DICOM AE 间的兼容性和以良好定义的格式及顺序传递数据。

从 TCP/IP 的角度，DICOM 连接提供更加增强的和复杂的网络机制，专为 DICOM 消息量身定制。基础的 TCP/IP 处理从一个网络设备到另一个网络设备的字节流发送，既不作出决策也不了解数据格式。有了 DICOM 连接规则，TCP/IP 就可以正确地处理 DICOM 对象和命令。

建立 DICOM 连接的关键在于表示上下文概念。当一个 AE 想发起一个网络连接，它首先将所有自己的信息打包到一个表示上下文消息中并发送到拟连接的 AE。当对方 AE 收到消息后，它要么接受，要么拒绝连接。拒绝意味着连接失败。表示消息可以分为两部分：一部分是核心信息；另一部分是协商信息。核心部分即 DICOM 抽象语法，表示每个 DICOM 设备的核心功能，因此不能被改变。协商部分即 DICOM 传输语法，代表数据编码格式，是可以改变的，使 DICOM 连接更加灵活。

DICOM 上层服务及服务类型见表 5-15。

表 5-15　DICOM 上层服务及服务类型

服务	名称	类型
A-ASSOCIATE	建立连接	确认型
A-RELEASE	释放连接	确认型
A-ABORT	放弃	非确认型
A-P-ABORT	放弃	由服务提供者发起
P-DATA	传输数据	非确认型

4. DICOM 消息结构

DICOM 消息包括命令集和数据集两部分。信息以 DICOM 消息通过 DICOM 网络接口进行传输。消息由命令集和后接的数据集构成（图 5-10）。命令集指示将要对数据集实施的操作 / 通知。命令集由命令元素组成。每个命令元素都由显式的标签、值长度和值域构成。

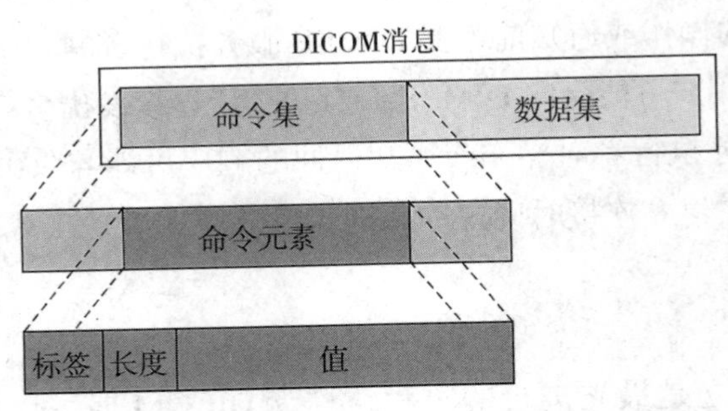

图 5-10　DICOM 消息结构

5. DICOM 图像的网络传输

DICOM 标准的第 8 部分定义了一般性的通信服务，支持 DICOM AE 间的通信，相当于 OSI 模型表示层和连接控制服务元素的一个子集，属于上层服务。上层服务由 TCP/IP 的上层提供（图 5-11）。

DICOM 协议数据单元（protocol data unit，PDU）是处于同一层中的对等实体间交换消息的格式。一个 PDU 应当包括协议控制信息和用户数据。DICOM 标准中定义了 7 个 PDU，关于 PDU 的详细资料请参阅 DICOM 标准的第 8 部分。

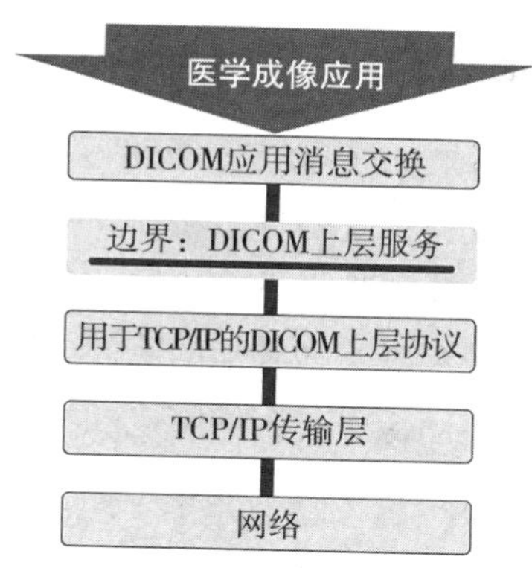

图 5-11　DICOM 网络协议架构

当 DICOM 上层实体要建立连接时，需要向 TCP/IP 的传输服务发送 TRANSPORT CONNECT 原语。一旦收到 TCP 传输连接确认，就需要在刚建立的连接上发送 A-ASSOCIATE-RQ PDU。

DICOM 上层实体被激活后，将以“监听”的被动模式等待 TCP 传输连接。当收到来自网络的 TCP 传输连接指示时，它接受连接并设置一个连接请求 / 拒绝 / 释放计时器(association request/reject/release timer，ARTIM)。任何后续的 PDU 交换(读或写) 均应按照上层状态机的规定执行。

P-Data-TF PDU 是实际传输数据的 PDU，它在传输时将 DICOM 对象切分成协议数据值（protocol data value，PDV）再分批传输。一个 P-Data-TF 可以有多个 PDV。从 P-Data-TF 可以精确知道收到的数据的类型、格式及需要怎样处理。因此，对 P-Data-TF 的实现是任何 DICOM 软件中非常重要的部分，必须仔细阅读 DICOM 标准的第 8 部分并仔细地进行程序设计。

当 DICOM 连接完成数据传输任务后就需要终止连接。终止连接有两种可能的方式：一种方式是通过协议终止，成功完成任务的使用 A-Release-RQ，对不正确的连接通过 A-Abort 终止；另一种方式是超时终止，每个 AE 通常都配置为等待数秒，如果没有事件发生则简单地关闭连接。

更多网络传输的知识将在实践部分详细介绍。

5.2.13　DICOM 图像显示

显示是医学成像的最后环节，将医学图像呈现给诊断医生完成诊断。为了保证医学图像显示的一致性，DICOM 标准的第 14 部分专门规定了灰阶显示相关的标准函数，不同的应用目的对所使用的显示设备也有不同要求。本书第 6 章详细介绍医学图像显示有关的问题。

5.2.14 DICOM 结构化报告

DICOM 结构化报告类在附录 23 中规定，定义了用于存储结构化信息和自由文本报告的对象类。结构化报告支持传统的自由文本和结构化信息，可以增强临床文档的精准度、清晰度和价值。结构化报告提供了连接文本或其他数据与图像或波形数据的功能，实例中也可以包含外部参考，如其他的图像或报告，以方便信息集成。也就是说，结构化报告文档不仅描述图像中包含的特定的特征，还可以关联到其他的图像或波形数据。因此，结构化报告弥合了医学成像系统与信息系统间的缺口。在医学信息系统的集成中，结构化报告扮演着重要角色。

DICOM 结构化报告是一个文档架构，使用 DICOM 分层结构交换信息。一个 DICOM 结构化报告由一系列的节点组成，这些节点称为“内容项（content item）”，内容项通过关系连成树形，如图 5-12 所示。

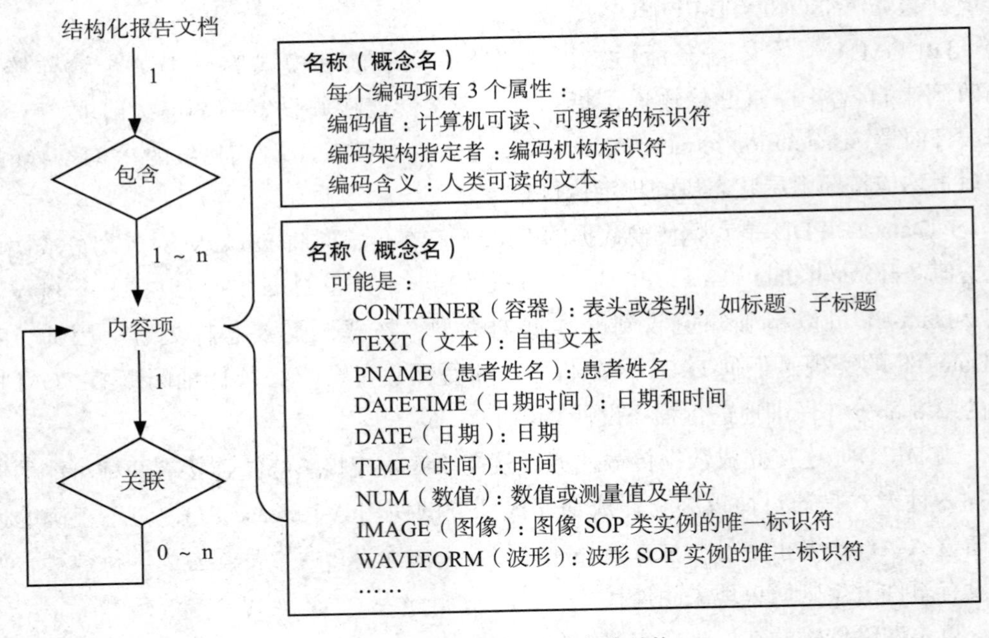

图 5-12 DICOM 结构化报告结构

每个内容项都用“名称 / 值”对表示。名称表示一个单独的概念名，是一个精确的代码而非自由文本，便于索引和搜索。每个概念名都用有 3 个编码属性的编码表示。父内容项可以与子内容项通过关系相连。

DICOM 结构化报告标准规定了 3 个通用 DICOM 结构化报告 SOP 类（表 5-16）。

DICOM 结构化报告提供了管理规则以控制报告文档的存储及有需要时的可用性。为简化检索，结构化报告的管理规则存储于结构化报告之外，是一个单独的模块，称为结构化报告通用模块。

表 5-16　通用 DICOM 结构化报告 SOP 类

名称	说明
基本文本结构化报告 IOD	表示使用最少编码项的简单报告
增强型结构化报告 IOD	是基本型的子集，包含空间和时间的感兴趣区域
综合型结构化报告 IOD	基本型和增强型的子集，表示复杂的报告，对引用无任何限制

结构化报告实例与每个成像系列相关联。在 DICOM 标准中，允许不同的结构化报告模板，每种模板表示不同的结构化报告应用模式。结构化报告模板在“DICOM 内容映射资源”部分定义。

不同的 DICOM 工作组定义了不同的结构化报告模板，并在单独的 DICOM 附录文件中提供，截至 2023 年 8 月，共有 241 个附录，其中有 14 个已被取消。例如，第 15 工作组在附录 50 中提供了计算机辅助检测（computer-aided detection，CAD）模板，用于乳腺成像；在附录 65 中提供了胸部 CAD 模板；在附录 75 中提供了患者病史模板。第 8 工作组在附录 79 中提供了乳腺报告模板。第 1 工作组在附录 66 中提供了导管室结构化报告模板；在附录 76 中提供了心室造影结构化报告模板；在附录 77 中提供了血管内超声的结构化报告模板。第 12 工作组在附录 26 中提供了妇产科超声检查结构化报告模板；在附录 71 中提供了血管超声检查报告模板；在附录 72 中提供了成人超声心动图检查报告模板；在附录 78 中提供了胎儿和儿科超声心动图结构化报告模板。

表 5-17 是部分 DICOM 结构化报告模板。

表 5-17　部分 DICOM 结构化报告模板

附录名	结构化报告模板	工作组
附录 26	妇产科超声	DICOM 第 12 工作组
附录 50	乳腺 CAD	DICOM 第 15 工作组
附录 65	胸部 CAD	DICOM 第 15 工作组
附录 66	导管室	DICOM 第 1 工作组
附录 71	血管超声	DICOM 第 12 工作组
附录 72	成人超声心动图	DICOM 第 12 工作组
附录 76	定量动脉造影及心室造影	DICOM 第 1 工作组
附录 77	血管内超声	DICOM 第 1 工作组
附录 78	胎儿和儿科先心病超声心动图	DICOM 第 12 工作组
附录 79	乳腺影像报告和数据系统 BI-RADS	DICOM 第 8 工作组

DICOM 第 8 工作组提供了可利用扩展标记语言（extensible markup language，XML）的概要，可提供足够的自由度表示 DICOM 结构化报告中包含的任何数据。

DICOM 标准只规定了结构化报告的信息模型和文档管理而未考虑其表示问题，因此在实现其表示时有很多可以自定义的地方。最大的问题是要考虑这些可自定义的因素如何组合，以为终端用户提供最终极的用户友好结构化报告工具，同时保持复杂DICOM结构化报告对象的透明度。

5.2.15 DICOM与远程放射学

在一个地点获得图像、将其传输到一定距离之外并完成阅读已有60多年的历史了。医学影像的分享有利于患者的疾病诊治和医学科学的发展。医学成像刚诞生时影像是保存在玻璃底板上的，后来采用了胶片存储，这些存储分发影像方式的缺点是容易损坏、丢失，一般只有一份，一旦损坏便无法恢复。数字成像出现并广泛应用后，借助于计算机网络和移动电子存储介质可以方便地分享医学图像。目前可采用的方案有如下几种：①通过第3方软件或平台进行电子文件分享；②通过区域化医疗平台进行共享；③利用离线存储介质进行分享；④将DICOM图像导出为常用图像格式（如JPEG）后通过电子邮件发送；⑤通过打印的照片进行分享。此外还有一些其他渠道。

在医学影像领域，探索数字影像远程共享的研究和应用统称为远程放射学，可看成是远程医学的一个重要组成部分。远程医学按功能大体可分为3种类型，分别是远程医学教育、远程会诊和远程诊断。远程医学在医学的众多领域都有应用，形成了远程放射学、远程病理学、远程皮肤病学、远程心血管病学、远程内镜诊断学和远程精神病学等。远程放射学是远程医学的主角，其基础是医学影像的数字化。理论上，远程放射学借助于计算机网络和PACS软件，可以轻易地将DICOM图像分享到任何连网的地方，实现异地阅片。

远程放射学商业产品约出现于20世纪80年代，受制于当时的技术，直到20世纪90年代初，远程放射学的发展仍然很慢。20世纪90年代，我国的一些放射学专家开始推动远程放射学相关研究，基本与国际同步。

进入新世纪，随着设备价格的不断下降和性能的不断提升，各种制约远程放射学发展的困难不断被克服，为实用的远程放射学平台建设扫清了障碍。

早期，远程医学包括远程放射学均不太受到有关部门关注，几乎没有标准和监管。1994年ACR发布了远程放射学标准，其中规定在远程放射学系统中提供正式阅片服务的医生应当拥有发起服务的单位和自己所在单位的执照，如果进行检查的发起单位是医院，还要拥有该医院的职工身份。1996年国外又开发了用于远程医学的相关模型，参加远程医学的医生可以向主管部门申请特别执照，且只有在这种远程诊疗活动是经常的有规律的情况下才需要执照。若远程医学的比例不足医生日常诊疗活动的1%，每个月仅1 ~ 2次，每年不多于10位患者，则不必申请任何执照。

2001年1月3日，国家卫生部颁布了《互联网医疗卫生信息服务管理办法》，要求医疗信息网站在申请办理经营许可证前，必须经卫生行政部门审核同意。2009年该办法废止。

2009 年 3 月 25 日，国家卫生部初步审议通过《互联网医疗保健信息服务管理办法》并于当年 7 月 1 日起施行，对通过开办医疗卫生机构网站、预防保健知识网站或在综合网站设立预防保健类频道对上网用户提供医疗保健信息的服务活动进行规范。2016 年 12 月 23 日《远程医疗信息系统基本功能规范》发布。2018 年 7 月 17 日国家卫生健康委员会和国家中医药管理局组织联合制定发布《互联网诊疗管理办法（试行）》《互联网医院管理办法（试行）》和《远程医疗服务管理规范（试行）》3 个文件。2022 年 11 月国家卫生健康委员会发布《“十四五”全民健康信息化规划》，将深化“互联网 + 医疗健康”服务体系作为“十四五”期间八大主要任务之一。

2016 年国家卫生计生委关于医学影像诊断中心基本标准和管理规范（试行）通知发布（国卫医发〔2016〕36 号），对开展医学影像诊断中心设置工作提出具体要求，为国内第三方医学影像诊断中心的发展奠定了基础。此后各省相继出台转发本通知，推动医学影像诊断中心建设工作。

作为远程医学的重要组成部分，远程放射学仍然面临很多困难，例如不同医疗机构可能会使用不同的图像管理系统，各系统的安全设置也不相同，因此制约了其在不同机构间传递数据。医学数字图像基本都是 DICOM 格式，而其他患者信息基本是文本信息，在远程阅片诊断时有时也需要患者的其他资料，需要在发送端有专人从 HIS、RIS 中抽取相关信息再单独发送给远程的影像医生，因为远程终端一般没有主动调取这些数据的权限。

在运用远程放射学系统时，要注意保护患者隐私。在电子医学信息的传输、存储和检索中，有很多环节可能导致患者信息泄漏，除技术层面需要不断改进，还必须寻求法律的保护。在常规的以胶片为载体的医学成像中，摄影相关的参数是直接印在胶片上的，一经成像后一般无法更改。而数字化图像则可能会受到编辑修改，在远程放射学应用中可能会出现欺骗行为。现在的一些人工智能大模型甚至可以自动生成医学图像，更是给远程放射学的应用带来挑战。

遵循 DICOM 标准建立区域级的 PACS 或通过互联网、卫星通信等构建更大规模的 PACS 或基于云的 PACS 将可为远程放射学应用提供更加便捷高效安全的应用环境。

关于 DICOM 的更多详细内容及编程实践，将在第 9 章进行深入介绍。

5.3　IHE

5.3.1　IHE 起源

IHE 是由卫生专业人士和医疗开发商发起的，是北美放射学会（Radiological Society of North America，RSNA）和医疗信息与管理系统协会（Healthcare Information and Management Systems Society，HIMSS）在 1998 年联合建立的，其任务是推动制造商使用DICOM和HL7兼容的设备和信息系统，用于改善设备和医院IT系统的集成，确保所有医学决策及患者护理所需的信息在需要时都能得到。

IHE 目前尚未有统一的中文译名，根据字面意思直译就是“集成医疗企业”。IHE 既不是通信标准也不是协议，其目的是要集成现有标准以方便各种信息标准间的互联互通。IHE 用精心组织的技术框架为联合应用信息标准提供了详细的指南。

DICOM 和 HL7 标准已用于医院信息系统。然而，对这些标准的解释各厂商往往不尽相同。因此，要将不同厂商的医疗设备整合可能有不少困难。IHE 通过首先确定管理、临床工作流、信息访问、底层基础设施整合中的共同问题，解决这些不一致。然后，IHE 选择标准声明整合的需求，使用这些标准的应用细节随后在 IHE 技术构架中介绍。如果医疗厂商在开发产品时遵循该标准构架，则他们的系统在医院中的集成将变得简单。

1999 年的 RSNA 年会上举行了关于 IHE 的大型会议，RSNA 和 HIMSS 组建了 IHE 组织，负责开发 IHE 构架。后来又在 RSNA 2000、2001 和 HIMSS 2001、2002 年会上举行，RSNA 和 HIMSS 相信成功的应用 IHE，将使医疗卫生系统的集成变得容易。

HL7 协议不像 DICOM 那样有严格的信息模型规定，其在通信中要灵活得多，这种灵活性使得即使都使用 HL7 协议，两个系统也可能无法正常协同工作。HL7 和 DICOM 都没有提供实现可互操作的 PACS 的细节。

IHE 的任务并不是开发新的标准或协议，而是利用现有标准和协议作为基本元素定义应用指南，这种指南称为“侧写（profiles）”，这是 IHE 的核心。IHE 开发了一系列“侧写”，规定了特定用例（use case）下如何实现互操作，以协调 HL7、DICOM 等协议完成在医疗机构间的信息传递工作。解决的问题包括数据访问、临床流程、基础设施和企业内部的总体管理挑战。一个集成侧写代表一个真实世界的医疗场景，其中涉及行动者（actor）和事务（transaction）。行动者是任何产生、管理、操作信息的实体。事务则是行动者间利用消息交换信息，由使用特定的现有数据标准定义。按照侧写开发的医疗信息系统互相之间可以很好地通信，也更容易部署。开发商可以根据集成侧写开发软件解决方案，实现不同系统间的互操作。

IHE 每年都会召开年度会议称为“connectathons”，在会议上开发商、志愿者等聚集在一起测试产品的互操作性，尤其是关注 HL7 和 DICOM 兼容性。

5.3.2 IHE 跨企业文档共享

IHE 的第 2 个任务是开发 IT 基础设施标准，用于跨部门、跨机构的互联。如果患者的医疗数据碎片化地分散在不同的服务提供者，任何一方都难以看到事情的全貌。数据的碎片化容易导致错误、工作重复或资源浪费，因此跨组织的资料共享需求是很大的。IHE 跨企业文档共享（cross-enterprise document sharing，XDS）侧写可以实现这一需求。

IHE XDS 是 IHE 信息技术基础设施技术框架集成侧写（ITI-TF-1）的一部分。与在数据中心设置一个大的数据库不同，IHE XDS 使用分布式、多方合作的方式以标准化元数据的形式共享不同医疗机构持有的临床文档。前文已述及，元数据是关于数据的数据，在这里元数据描述对任何信息项目何时、何人、何地、何内容可用。临床医生和患者都依赖于通用的元数据去寻找需要的信息。所有的信息源系统都应以相同的方式提供元数据，否则就可能有无法从某些源中找到所需信息的风险。

5.3.3　IHE 工作程序

IHE 建立了 4 步工作程序。

1）明确待解决的互操作问题

临床医生和 IT 专家合作确定信息访问、临床流程、管理及底层基础设施中互操作性的共同问题。

2）明确集成侧写

经验丰富的 IT 专家负责确定重要的标准并定义如何应用这些标准解决问题，以 IHE 侧写格式撰写文档。

3）提交到 Connectathon 测试系统

厂商在自己的系统中实现集成侧写并将开发的系统提交到 Connectathon 进行互操作性测试。

4）发布 IHE 集成侧写

厂商在自己的产品支持文档中说明对 IHE 集成侧写的支持。用户在选购产品时可以参考这些声明。

5.3.4　IHE 侧写

IHE 集成侧写（integration profile）是在 IHE 技术框架中定义的、描述特定集成问题的解决方案，是分成独立单元的功能组织，描述临床信息管理用例及规定如何使用已有的标准（HL7、DICOM 等）解决这些用例。

IHE 集成侧写为医学信息系统用户和制造商讨论集成需求和产品的集成能力提供了一种通用的语言、词汇和平台，为购买者提供了减少复杂性、成本和应用互操作系统的某些顾虑的工具，也为开发者提供了清晰的应用已有行业标准的路径。

对侧写有下列要求。

（1）侧写是 IHE 的基本概念，如果用户在所有的系统中实现了一个侧写，该侧写的主要特性应当能正常工作。

（2）侧写需解决一个可描述的用户需求或问题。

（3）侧写需使用灵活的机制以适应不同的应用环境。

（4）侧写要避免对做同一件事使用两种不同的机制。

（5）侧写应有标准值。

（6）侧写是厂商可声明、Connectathon 可测试、用户可请求的。

（7）侧写是“销售单位（unit of marketing）”，解答与用户相关的问题并为用户命名问题。

（8）侧写是多因素折衷的。

（9）侧写的开发有多个阶段。

IHE 的侧写文件是一个不断更新的进程。随着技术的发展一些侧写逐渐淘汰，新的侧写逐渐加入。不同阶段的文档具有不同的标记。

IHE 侧写的细节问题由 IHE 技术框架（technical framework）说明。每个 IHE 领域（domain）都发布一个技术框架。技术框架以卷发布，一般第一卷定义每个侧写、用例、参与者（actor）。后续的卷说明如何实现侧写中的事务（transaction）。最后一卷通常保留为国家或地区扩展用。

IHE 最初是为放射学设计的，开发了如何协同使用 DICOM 和 HL7 的侧写，现在 IHE 已扩展到许多其他领域。IHE 领域负责 IHE 技术框架的开发维护。每个领域管理医疗卫生中特定部分的集成侧写。

IHE 放射学侧写解决放射科包括乳腺片和核医学的信息共享、工作流程和患者照顾的协调问题。IHE 放射学是由北美放射学会发起的，由其管理放射学侧写和放射学技术框架。IHE 放射学领域中有两个委员会：放射学计划委员会和放射学技术委员会。

放射学侧写可分为 4 部分，分别表示工作流程、内容、表示、基础设施。表 5-18 是 IHE 中部分与放射学工作流程相关的侧写。详细内容请参考 IHE 网站。

IHE 放射肿瘤学（radiation oncology）说明放射肿瘤学中的信息共享、工作流程和患者照顾等。由美国医学物理师学会（American Association of Physicists in Medicine，AAPM）发起并由其管理放射肿瘤学侧写和放射肿瘤学技术框架。

在 IHE 集成侧写中应用 DICOM 结构化报告增强了 IHE 技术框架。在放射学信息集成侧写中，提供了良好定义的途径向 RIS 外的系统和用户分发放射学检查信息（图像及其报告）；简单图像和数值报告集成侧写用于交换图像连接的简单报告；关键图像标注集成侧写用于标记重要图像。

关键图像标注模式是 IHE 发明的，用于标记感兴趣的检查中的特定图像。可以将检查中的一幅或多幅图像标记为重要图像用于多种目的，如供申请医生查看、用于教学、其他科室的咨询、图像质量问题等。因此，标注与图像关联并与检查一起进行管理。典型的标注可能包括标题以表明标注图像的目的、参考图像、用户备注、可选的观测环境。

表 5-18　放射学工作流程相关部分侧写

类别	缩写	全称	说明
工作流程	SWF	Scheduled Workflow	预约、计划、图像采集、存储、查看
	SWF.b	Scheduled Workflow.b	SWF 的升级版
	PIR	Patient Information Reconciliation	患者信息协调，为图像补录患者信息、原来录错信息的更正等
	PWF	Post-Processing Workflow	采集后的工作列表，状态和结果追踪，计算机辅助诊断等后处理
	RWF	Reporting Workflow	报告工作列表，状态和结果追踪
	IRWF	Import Reconciliation Workflow	从 CD、硬拷贝、XDS-I 等导入图像并与本地图像匹配
表示	BIR	Basic Image Review	定义查看简单 DICOM 图像的基线特征和用户界面
基础设施	PDI	Portable Data for Imaging	将图像数据和诊断报告存储到 CD、DVD 或 USB 以便于浏览器导入，打印
	TCE	Teaching File and Clinical Trial Export	允许用户标记图像和相关信息自动路由到教学文件授权或临床试验管理系统
	ARI	Access to Radiology Information	在同一网络中共享图像、诊断报告及相关信息

5.4　其他标准

1. SNOMED-CT

SNOMED-CT 是多语言的词汇体系，描述、关联医疗中的相关概念，辅助临床医疗信息的电子交换。在 HL7、DICOM 中 SNOMED-CT 用于解剖、临床发现、流程、药物或生物制品及其他临床词汇。

SNOMED CT 有三个主要组件类型：概念、描述和关系。

2. LOINC

LOINC 是标识医疗测量、观察、文档的通用语言，包括标识符、名称、编码，在 HL7、DICOM 中它作为外部词汇表广泛应用于数值集合和结构化报告模板中。主要是为实验室检查建立统一的编码系统。现在 LOINC 已成为 LIS 的标准编码系统。

LOINC 的所有者是瑞根斯特利夫协会（Regenstrief Institute）。LOINC 的开发始于 1994 年。LOINC 是识别健康检查、观测、文档的通用语言（标识符、名称、代码的集合）。我们可以把观测看作问题，把观测的结果作为问题的答案，来自其他编码标准（如 SNOMED-CT）的代码表示答案。

目前多数的实验室和临床信息系统都是以 HL7 2.X 消息标准发送数据的，其中可以包含 LOINC 代码（表明问题）和 SNOMED-CT 代码（给出答案）。

LOINC 的目标是为每个在临床上具有不同含义的检验、测量或观测创建不同的编码。为此，LOINC 代码从 6 个维度区分一个给定的观测。这 6 个维度称为 6 个主轴，分别是成分（component）、测量的属性（property measured）、时间（time）、系统（system）、标度（scale）和方法（method），如图 5-13 所示。

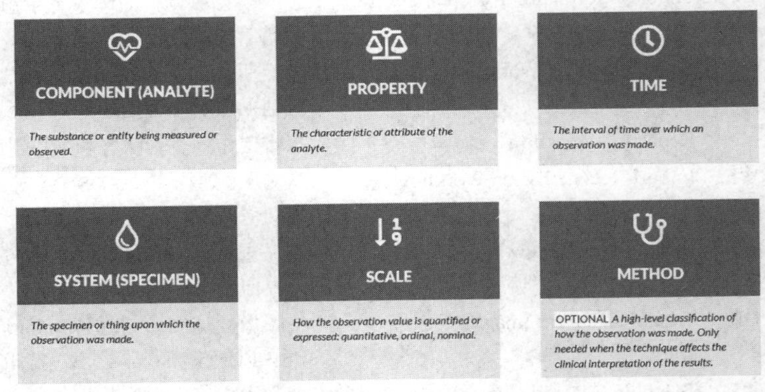

图 5-13 LOINC 组成

LOINC 还为每个概念创建了许多不同的文本标记（名称）。上述的 6 个部分称为 fully-specified name（FSN），还有便于临床显示用的 long common name（LCN）和便于作数据表表头用的 short name。

LOINC 的全部范围就是我们对一个患者能做的任何检验、测量或观测。其中主要是实验室和临床。这里临床是指实验室检查以外的所有其他检查，如影像学检查。

3. ICD

ICD 发布于 1893 年，每 10 年更新一次。早期由国际统计委员会（Statistical International Institute，SII）负责维护。1948 年世界卫生组织（World Health Organization，WHO）对其增加了表示发病率（morbidity）的编码，正式命名为国际疾病分类。ICD 描述患者就医的原因，供全世界的医疗机构用于制作标准化的统计或收费。

ICD 有关资料可以从 WHO 的网站上在线查看或下载。

我国国家卫生计生委统计信息中心自 20 世纪 80 年代以来承担 ICD 标准的应用培训和推广工作，并指导北京协和医院世界卫生组织疾病分类合作中心开展 ICD 翻译、培训和咨询工作。1993 年统计中心首次引入了 ICD-9，2001 年等效采用 ICD-10 定义了我国的疾病编码国家标准（《GB/T 14396-1993》），2011 年我国的疾病分类编码在 ICD-10 框架下扩展为 6 位。2016 年 10 月《GB/T 14396-2016 疾病分类与代码》发布，于 2017 年 2 月正式实施。2022 年 1 月，ICD-11 正式生效。

4. UMLS

统一医学语言系统（unified medical language system，UMLS）是一系列文件和软件的集合，将许多卫生及生物医学的词汇收集在一起实现在计算机系统间的互操作性。可以使用 UMLS 开发或增强计算机应用程序，如电子病历（electronic health records，EHR）、分类工具、字典和语言翻译等，方便用计算机理解生物医学及医疗卫生语言。

NLM 提供了 UMLS 知识源及相关的软件工具。开发者可以使用源知识和工具构造自己的系统，进行生物医学和卫生数据、信息的创建、处理、检索、集成等。知识源包括患者记录、科学文献、指南、公共卫生数据，相关的软件工具可辅助开发者定制或使用 UMLS 的知识源进行特定目的的开发。

UMLS 有四个知识源：元词表（metathesaurus）、语义网络（semantic network）、专家词典（SPECIALIST Lexicon）和词汇工具（Lexical tools）。

5. RadLex

RadLex 是由 RSNA 提出的，是一个完备的放射学名词集，可用于影像报告、决策支持、数据挖掘、数据配准、教学和科研等，其目的是充分利用影像和影像报告作为电子化医学记录的优势，使影像医生能用统一的语言通知、组织、查询及分析这些数据。

RadLex 可以免费使用。

6. ACR-AC

ACR 影像检查适当性标准（appropriateness criteria，AC）是用于评估影像检查适当性的标准，是循证性的指南，可帮助临床医生及其他的医疗保健提供者在特定的临床情况下作出最适当的成像或治疗决策。该指南每年都要由影像诊断和介入放射学专家组成的专家组进行开发和审查。每个专家组都有放射学和其他的专家领导。

2018 年，ACR-AC 中新增了 3 个、修订了 9 个主题，共有 178 个诊断成像和介入放射学主题，包括 912 个临床变量和超过 1 550 个临床场景。

ACR 允许个人使用 ACR-AC 进行科学和（或）信息目的的研究，如果想用于其他目的，则需在线填写 ACR 允许请求表。

第6章

医学影像网络信息系统

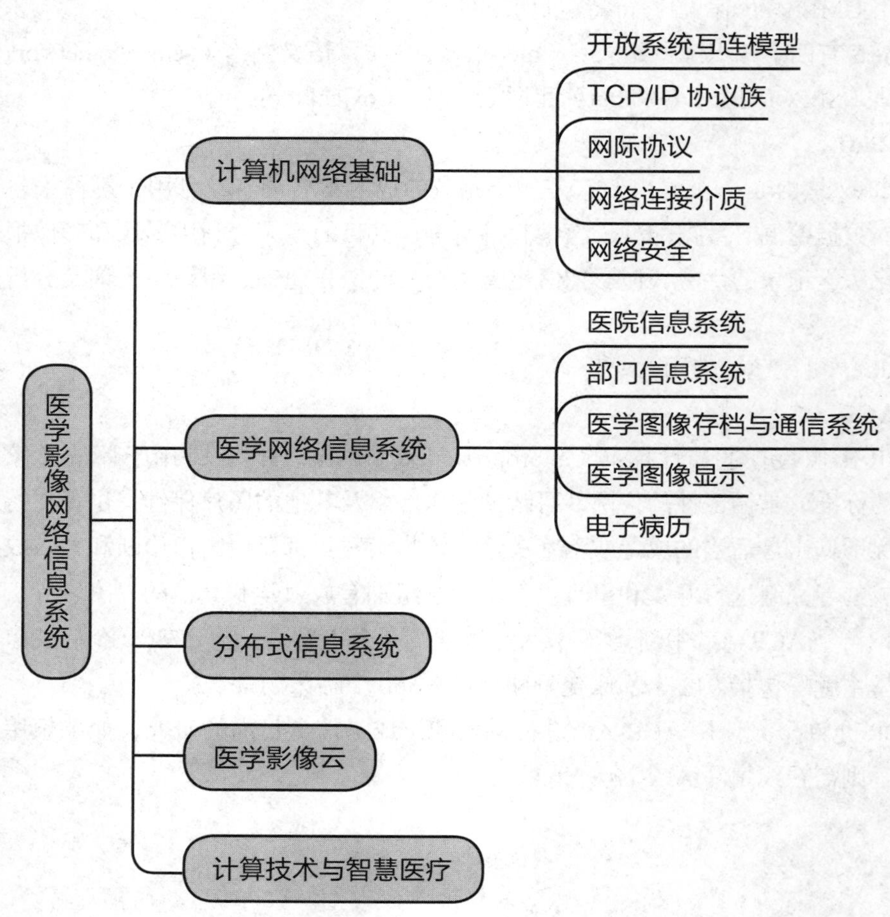
医学影像网络信息系统
计算机网络基础
开放系统互连模型
TCP/IP 协议族
网际协议
网络连接介质
网络安全
医学网络信息系统
医院信息系统
部门信息系统
医学图像存档与通信系统
医学图像显示
电子病历
分布式信息系统
医学影像云
计算技术与智慧医疗

计算机网络在信息分享中扮演重要角色，互联网已成为人类社会生活方方面面不可缺少的工具。在医学领域，各类网络信息系统的应用极大地方便了医学临床实践。学习掌握必要的计算机网络基础知识对于熟练应用各类医学网络信息系统非常重要。本章对计算机网络基础及常用的医学网络信息系统进行介绍。

6.1　计算机网络基础

6.1.1　开放系统互连模型

在 20 世纪 80 年代早期，国际标准化组织（ISO）即开始致力于制定一套普遍适用的规范集合，使得全球范围的计算机平台可进行开放式通信，创建了开放系统互连（OSI）模型。

OSI 模型将网络结构划分为 7 层：物理层、数据链路层、网络层、传输层、会话层、表示层和应用层。OSI 模型是对发生在网络中两节点之间过程的理论化描述（图 6-1）。

7：应用层
6：表示层
5：会话层
4：传输层
3：网络层
2：数据链路层
1：物理层

图 6-1　OSI 网络模型

物理层设备传输、接收信号，可有模拟信号和数字信号两种形式。

数据链路层构造帧，格式化数据。每一帧均以特定的方式格式化，使数据传输可以同步，以可靠地在结点间传送数据。

网络层控制包的通路。所有的网络都由物理路由（电缆路径）和逻辑路由（软件路径）组成，允许包通过路由器从一个网络发送到另一个网络。

传输层保证数据可靠地从发送结点发送到目标结点。

会话层负责建立并维护两个结点间的通信链接，也为结点间通信确定正确的顺序。该层使每个给定的结点与唯一的地址对应。一旦通信会话结束，这一层就与结点断开了。

由于不同的软件应用程序经常使用不同的数据格式化方案，所以数据格式化是必须的，由表示层负责完成。

应用层是 OSI 模型的最高层，控制着计算机用户对绝大多数应用程序和网络服务的直接访问。

6.1.2　TCP/IP 协议族

协议是管理网络如何通信的规则，为网络设备间的通信指定标准。TCP/IP 协议是传输控制协议（transmission control protocol，TCP）和网际协议（internet protocol，IP）等子协议的合称，其他的还有互联网包交换 / 顺序包交换协议（internetwork packet exchange/sequenced packet exchange，IPX/SPX）、网络基本输入/输出系统（network basic input/output system，NetBIOS）和 AppleTalk。

TCP/IP 是一组小的、专业化协议，包括 TCP、IP、UDP、ARP、ICMP 及其他一些子协议，将整组协议称为 TCP/IP，简称为 IP。

TCP/IP 最大的优势之一是其可路由性。TCP/IP 还可在多个网络操作系统或网络介质的联合系统中运行。对应于 OSI 模型的 7 层结构，TCP/IP 协议组可大致分为以下 4 层（图 6-2）。

应用层
传输层
网络层
网络接口层

图 6-2　TCP/IP 模型

应用层大致对应 OSI 模型的应用层、表示层和会话层。包含多种协议，如 Winsock 应用程序接口（application programming interface，API）、文件传输协议（file transfer protocol，FTP）、超文本传输协议（hyperText transfer protocol，HTTP）、简单邮件传输协议（simple mail transfer protocol，SMTP）以及动态主机配置协议（dynamic host configuration protocol，DHCP）、网络文件系统（network file system，NFS）。应用程序通过该层利用网络。

传输层大致对应 OSI 模型的传输层，包括 TCP 及用户数据报协议（user datagram protocol，UDP），这些协议负责提供流控制、错误校验和排序服务。所有的服务请求都使用这些协议。TCP 提供可靠的数据传输服务，是面向连接的子协议，在该协议准备发送数据时，通信节点之间必须建立起一个连接。TCP 协议位于 IP 子协议的上层，通过提供校验、流控制及序列信息弥补 IP 协议的可靠性缺陷。不同于 TCP 的是，UDP 是一种无连接的传输服务，不保证以正确的序列接收数据包。

网络层对应于 OSI 模型的网络层，包括 IP、网际控制报文协议（internet control message protocol，ICMP）、网际组管理协议（internet group management protocol，IGMP），以及地址解析协议（address resolution protocol，ARP）。这些协议处理信息的路由及主机地址解析。IP 提供关于数据如何传输及传输到何处的信息。数据帧的 IP 部分称为 IP 数据报，包括报头和数据，总长度不能超过 65 535 字节。IP 数据报如同数据的封面，包含了路由器在子网中传输数据所必须的信息。

IP 协议是不可靠的、无连接的协议，它不保证数据的可靠传输。然而，TCP/IP 协议群中更高层协议可使用 IP 信息确保数据包按正确的地址进行传输。

网络接口层大致对应于 OSI 模型的数据链路层和物理层。该层处理数据的格式化将数据传输到网络电缆。

虽然 IP 能确保数据包到达正确的目标点，但当发送过程出了某些问题时，ICMP 将通知发送方且数据不再被传送。ICMP 位于 IP 协议和 TCP 协议之间，但不提供错误控制服务。

ARP 获取主机或节点的物理（medium access control，MAC）地址并创建一个本地数据库以将 MAC 地址映射到主机的逻辑（IP）地址上。ARP 协议与 IP 协议紧密协作，以广播的形式完成 MAC 地址获取问题。

除核心的传输层和互联网层协议之外，TCP/IP 协议群还包括几个应用层协议。这些协议工作于 TCP 或 UDP 及 IP 协议之上，将用户的请求翻译成网络可阅读的格式。因特网运行 TCP/IP 协议。

6.1.3　网际协议

1. 网络地址

网络可以识别两类地址：物理（MAC）和逻辑地址。

MAC 地址嵌入网络接口卡中，不可变。逻辑地址依赖于协议标准所制定的规则。在 TCP/IP 协议群中，IP 协议是负责逻辑编址的核心。因此，在 TCP/IP 网络中地址有时也被称为"IP 地址"。

一个 IP 地址包含两类信息：网络和主机。在 1993 年前，根据地址所提供的网络数与主机数的大小，IPv4 地址分成 A、B、C、D、E 五类，也称为类型地址，图 6-3 给出了各类地址的详细信息。

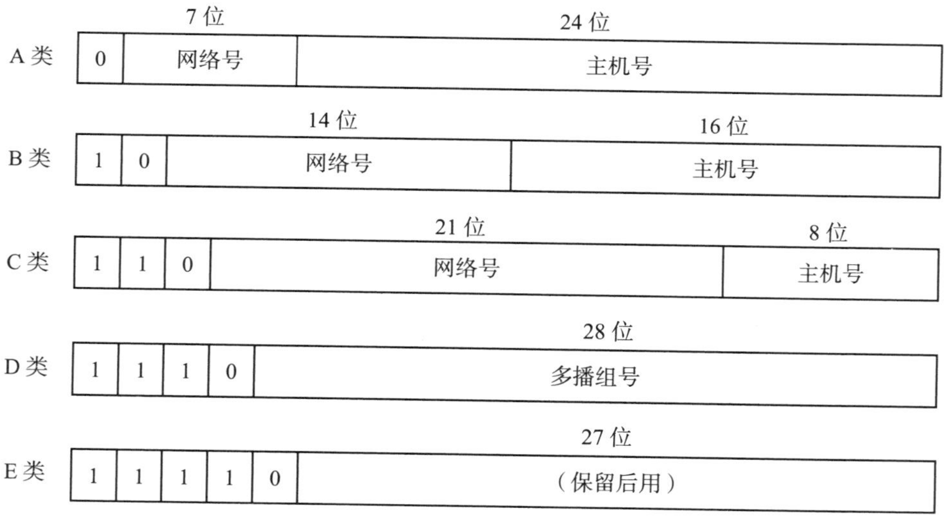

A 类：| 0 | 网络号（7 位） | 主机号（24 位） |

B 类：| 1 | 0 | 网络号（14 位） | 主机号（16 位） |

C 类：| 1 | 1 | 0 | 网络号（21 位） | 主机号（8 位） |

D 类：| 1 | 1 | 1 | 0 | 多播组号（28 位） |

E 类：| 1 | 1 | 1 | 1 | 0 | （保留后用）（27 位） |

图 6-3　IPv4 互联网地址分类

IP 的原始版本 IPv4，在 1981 年 9 月实现标准化（RFC 791）。IPv4 中每个 IP 地址是一个唯一的 32 位数，分割成 4 组 Octet（8 位字节，取值为 0 ~ 255），每组用"."分开，称为点分十进制（dotted decimal notation），如 IP 地址 202.194.234.242。

还有一种表示方法，即无类表示法，取消了原来的分类 IP 思想，采用按地址块划分的方案，表示形式为：128.208.0.0/24，"/"后的 24 表示网络号的位数为 24 位。IPv6 是新一代的 IP 地址，使用 128 位的长度。

2. 子网

分类的 IP 地址可能造成 IP 地址的浪费，比如一个公司可能需要 5 000 个地址，则必须分配给它一个 B 类地址，有 65 534–5 000 = 60 534 个地址不能再分配给其他公司了。为解决这个问题，人们提出了子网的概念。

子网地址由原先 IP 地址的主机地址部分分割成两部分得到。用户分子网的能力依赖于被子网化的 IP 地址类型。IP 地址中主机地址位数越多，就能分得更多的子网和主机。然而，子网减少了能被寻址主机的数量（图 6-4）。

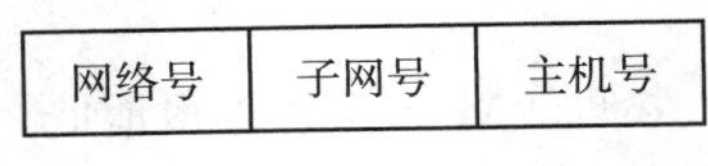

图 6-4　子网模型

3. 子网掩码

子网掩码是可用点分十进制格式表示的 32 位二进制数，掩码表明 IP 地址的多少位用于识别网络和子网。掩码中标识网络号的位置为 1，主机位置为 0（图 6-5）。

例如对 C 类地址，掩码 11111111.11111111.11111111.11000000（255.255.255.192）能在子网产生 64 个（256–192 = 64）可能的主机地址，因此可以在子网内唯一地标识 64 个设备。

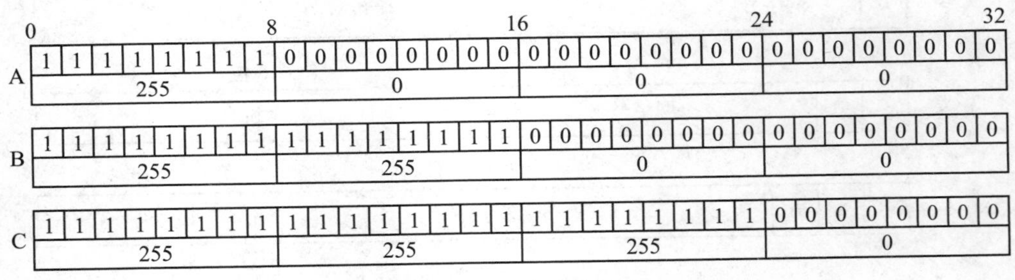

图 6-5　默认子网掩码

4. 可变长子网掩码

虽然分子网方法是对 IP 地址结构有价值的扩充，但是它还要受到一个基本的限制：整个网络只能有一个子网掩码。因此，当用户选择了一个子网掩码（也就意味着每个子网内的主机数已确定）之后，就不能支持不同尺寸的子网了。任何对更大尺寸子网的要求意味着必须改变整个网络的子网掩码，毫无疑问，这将是复杂和耗时的工作。1987 年针对这一问题提出了解决方法，互联网工程任务组（internet engineering task force，IETF）发布了 RFC1009，这个文档规范了如何使用多个子网掩码分子网，即可变长子网掩码（variable length subnet masking，VLSM）技术。

VLSM 使网络管理员能按子网的特殊需要定制子网掩码。假设一个 IP 基地址为 172.16.9.0，这是一个 B 类地址。使用 16 位的网络号。使用 6 位扩展网络前缀会得到 22 位的扩展网络前缀。从数学上讲，有 62 个可用的子网地址（2^6–2），每个子网内有 1 022（2^{10}–2）个可用的主机地址。这种子网化策略对需要超过 30 个子网和每个子网内超过 500 个主机的组织是合适的。但是，如果这个组织由一个超过 500 个主机的稍大分部和许多小的只有 40 ~ 50 个主机设备的分部组成，那么地址的大部分就被浪费了。因此，使用固定长度的子网掩码会导致子网内 IP 主机地址的浪费。解决这个矛盾的方法是允许使用不同大小的子网掩码，对 IP 地址空间进行灵活的子网化。网络管理员能把基地址切分成不同的子网掩码。少数的大组织可以继续使用 22 位的扩展网络前缀。小的组织可以分给 25 或 26 位的扩展网络前缀，25 位的前缀能包含 126（2^7–2）个主机，26 位的前缀允许每个子网有 62 个主机，这种方法就是 VLSM。VLSM 方法相当于子网 – 子网的划分方法，先将一个地址分成较大的子网，再对每个子网进一步划分更小的子网。

与划分子网不同，人们将小的网络前缀组成一个大的网络前缀，这个过程称为路由聚合（route aggregation），由此形成的较大的网络前缀也称为超网（supernet）。

通过路由聚合，IP 地址被包含在不同大小的网络前缀中。同一个 IP 地址可能被不同的路由器认为属于不同大小的网络，这些完全由路由器判定。

5. 无类域间路由

上述的 IP 块分配和子网化方法看起来有效地利用了 IP 地址，但也有问题即路由表的爆炸式增长。

无类域间路由（classless inter-domain routing，CIDR）是对 IP 地址结构最新的扩充。它是随着 20 世纪 90 年代初 Internet 的飞速发展带来的危机而产生的。1992 年，无类域间路由取代了按类分配地址的方案，在 RFC 1338 和 RFC 1519 中说明。网络地址可以按任意长度的掩码分配。

6. 网络地址转换

在 RFC 1918 中规定了 3 个私有 IPv4 地址段（表 6-1）。

表 6-1　IPv4 保留地址

地址段	无类表示方法
10.0.0.0 ~ 10.255.255.255	10.0.0.0/8
172.16.0.0 ~ 172.31.255.255	172.16.0.0/12
192.168.0.0 ~ 192.168.255.255	192.168.0.0/16

私有地址可以分配给私有网络中的主机使用，但不会被公共互联网路由，要访问公共互联网必须先将其转换为公网 IP 地址。网络地址转换（network address translation，NAT）最初在 RFC 1631 中说明，它允许内部网络中使用私有地址的主机通过一个或多个公网 IP 地址访问互联网。图 6-6 示例了 NAT 的作用。

尽管采用了各种方法，IPv4 的地址最终会耗尽。事实上，到了 2011 年 6 月，

IPv4 的所有地址均已被占用。

图 6-6 NAT 的作用

7. IPv6

为了避免因特网的崩溃，互联网工程任务组制订了短期和长期的解决方案。1993 年，互联网工程任务组开启 IPv4 替代进程，在 RFC 1550 中声明。这个方案被称为 IPng（IP 协议：下一代）或 IP 版本 6（IPv6）。1995 年，互联网工程任务组发布 RFC 1883，规定了 IPv6 标准，1998 年被 RFC 2460 取代。尽管早就提出了 IPv6，但人们对于使用 IPv6 并不积极，因而进展缓慢。

IPv6 地址长度为 128 位，其格式在 RFC 2373 中规定。RFC 2373 不仅解释了这些地址的表现方式，同时还介绍了不同的地址类型及其结构。由于位数多，IPv6 地址比 IPv4 拥有更大的地址空间。RFC 2373 已被 RFC 4291 取代。

IPv6 地址的基本表达方式是用 16 进制数表示，128 位分为 8 组，每组 16 位，中间以：隔开，形如 XXXX:XXXX:XXXX:XXXX:XXXX:XXXX:XXXX:XXXX，其中 X 是一个 16 进制整数，每组包含 4 个数字，每个数字包含 4 位（共 16 位），共计 128 位（4 × 4 × 8 = 128）。单个 16 进制整数范围为 0 ~ F，其中 A ~ F 表示 10 ~ 15。地址中的每个整数都必须表示出来，但起始的 0 可以不必表示。

某些 IPv6 地址中可能包含一长串的 0，当出现这种情况时，标准中允许用“空隙”来表示这一长串的 0。如地址 3000:0000:0000:0000:0000:0000:0000:0001 可以表示为 3000::1。这两个冒号表示该地址可以扩展到一个完整的 128 位地址。在这种方法中，只有当 16 位组全部为 0 时才会被两个冒号取代，且两个冒号在地址中只能出现一次。如 3124:0CA1::1234，写成完整的形式为 3124:0CA1:0000:0000:0000:0000:0000:1234。

在 IPv4 和 IPv6 的混合环境中还可有第三种方法。用 IPv6 地址中的最低 32 位表示 IPv4 地址，该地址可以按照一种混合方式表达，即 XXXX:XXXX:XXXX:XXXX:XXXX:XXXX:XXXX:d.d.d.d，d 表示一个 8 位十进制整数。如地址 0000:0000:0000:0000:0000:0000:10.0.0.1, 把两种可能的表达方式组合在一起，该地址也可以表示为 ::10.0.0.1。

IPv6 地址被分成两个部分：子网前缀和接口标识符，因此人们期待一个 IP 节点地址可以按照类似 CIDR 地址的方式表示为一个携带额外数值的地址，指出地址中有多少位是掩码，即 IPv6 节点地址中指出了网络前缀长度，该长度与 IPv6 地址间以斜杠区分，例如：1030:0000:0000::/48，表示网络前缀有 48 位，即前 12 个数字 1030:0000:0000 用于表示网络，地址中其余的数字用于表示网络中的节点，如图 6-7 所示。

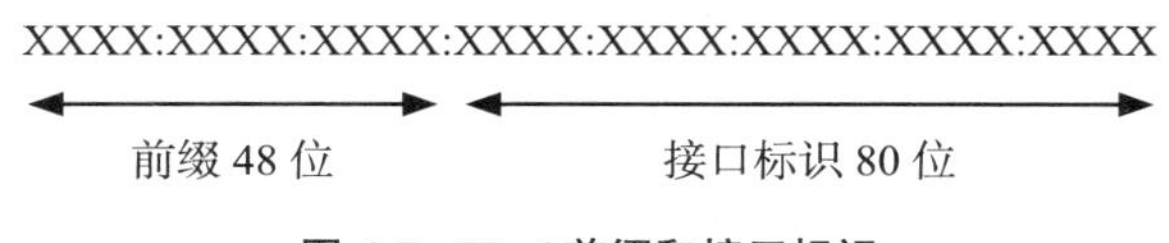

图 6-7　IPv6 前缀和接口标识

常用的网络前缀的位数可以是 /32、/48、/52、/56、/60、/64。

RFC2373 中定义了 3 种 IPv6 地址类型。

（1）单播：一个单接口的标识符。送往一个单播地址的包将被传送至该地址标识的接口上。

（2）泛播：一组接口（一般属于不同节点）的标识符。送往一个泛播地址的包将被传送至该地址标识的接口之一（根据选路协议对于距离的计算方法选择"最近"的一个）。

（3）组播：一组接口（一般属于不同节点）的标识符。送往一个组播地址的包将被传送至有该地址标识的所有接口上。

还有几个特殊的 IPv6 地址，见表 6-2。

表 6-2　特殊的 IPV6 地址

地址	意义及对应的 IPV4 地址
::1	环回虚拟地址，在 IPv4 中为 127.0.0.1
::	未定义地址，不能分配给任何节点，128 位全是 0
::d.d.d.d	兼容 IPv6 的 IPv4 地址，允许在 IPv4 网络中发送 IPv6 数据包
::FFFF.d.d.d.d	允许只有 IPv4 的节点在 IPv6 网络中也能工作

在 RFC 4291 中定义了 IPv6 的寻址结构，各种类型 IPv6 的基本格式。

8. 域名系统

域名系统（domain name system，DNS）是互联网络的重要组成部分。

在网络中，除使用 IP 地址外，TCP/IP 网络还使用网络名字和主机名字，以易于识别。每个主机（在 TCP/IP 网络中的计算机）都需要一个主机名。每个网络都必须有一个网络名，称为域名。Internet 网络信息中心（InterNIC），负责对域名进行所有权管理和分发。其中的一部分工作是提供基本的根域名服务器，其他的 DNS 服务器会查找此服务器得到所需要的信息。DNS 从顶级 DNS 根服务器向下延伸，并把名字和 IP 地址传播到遍布世界的各个服务器上。

1）国家顶级域名和二级域名

采用 ISO 3166 的规定进行定义。如 cn 表示中国，us 表示美国，uk 表示英国，等等。

在国家顶级域名下注册的二级域名均由各国家自行确定。我国把二级域名划分为“类别域名”和“行政区域名”两大类。“类别域名”共 9 个，分别为：ac（科研机构）、com（工、商、金融等企业）、edu（教育机构）、gov（政府机构）、mil（国防机构）、net（提供互联网络服务的机构）、org（非营利性的组织）、政务（党政群机关等各级政府部门）、公益（非营利性机构）。“行政区域名”共 34 个，适用于我国的各省、自治区、直辖市、特别行政区。

2）通用顶级域名

最先确定的通用顶级域名有 7 个，即：com、net、org、int（国际组织）、edu、gov、mil。

以后又陆续增加了新的通用顶级域名：aero（航空运输企业）、arts（突出文化、娱乐活动的单位）、asia（亚太地区）、biz（商业公司和企业）、cat（使用加泰隆语言和文化团体）、coop（商业合作团体）、firm（公司企业）、info（提供信息服务的企业）、jobs（人力资源管理者）、mobi（移动产品与服务的用户和提供者）、museum（博物馆）、name（个人用户）、post（邮政机构）、pro（研究专业人员和团体）、rec（突出消遣、娱乐活动的单位）、store（销售公司或企业）、tel（Telnic 股份有限公司）、travel（旅游业）、Web（突出 WWW 活动的单位）等。

3）基础设施域名（infrastructure domain）

这种顶级域名只有一个，即 arpa，用于反向域名解析，因此又称为反向域名。由美国保留。

6.1.4 网络连接介质

1. 线缆连接

目前网络连接常用介质有光纤、双绞线等。

双绞线与 RJ-45 接头的连接，目前有两种标准，EIA/TIA 568A 和 EIA/TIA568B（图 6-8）。

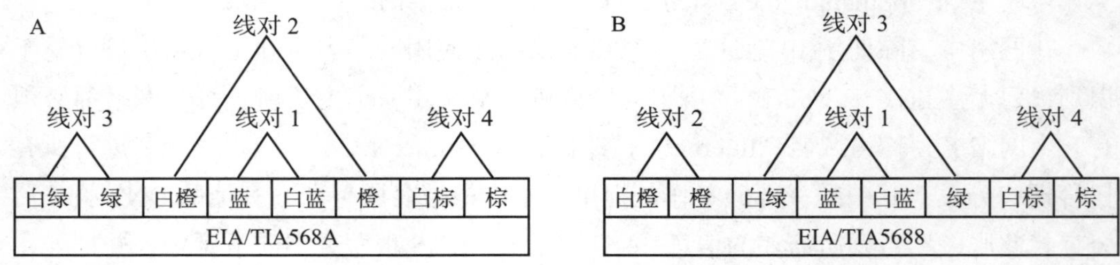

图 6-8 RJ-45 接线标准

A. EIA/TIA568A；B. EIA/TIA568B

无论是采用 568A 还是采用 568B，均在一个模块中实现，但它们的线对分布不一样。在一个系统中只能选择一种，即要么是 568A，要么是 568B，不可混用。

2. 无线网络及其发展历程

为了建立统一的无线网络标准，1990 年 IEEE 委员会中原来制定有线网络标准的委员会接受了新的任务：制定无线 LAN 的标准。因为原来的标准都是按照 802.x 编号的，恰好已编到了 802.10，所以新的无线 LAN 标准被编号为 802.11，于 1997 年实现标准化，在选择所用的无线电波频率时，出于成本考虑，选择了无须许可证的频率段。这个标准后来更新为 IEEE 802.11-1999。802.11g 于 2003 年实现标准化，提出了一个新的架构，即正交频分多路复用（orthogonal frequency division multiplexing，OFDM），将 802.11a/g 的带宽提升到 54Mbps。2009 年新版本 802.11n 出现，使用了更宽的频率带宽，达到 450Mbps 甚至 600Mbps。

表 6-3 列出了目前常用的无线 LAN 标准。

表 6-3　常用的无线 LAN 标准

名称	频率	最大带宽
802.11a	5GHz	54Mbps
802.11b	2.4GHz	11Mbps
802.11g	2.4GHz	54Mbps
802.11n	2.4GHz	450 Mbps

1）802.11 的技术问题

802.11 网络中有客户和接入点两个组成部分，客户端可以是笔记本电脑、智能手机、有无线网络适配器的其他移动终端等，接入点一般是安装在房间里的，有时也称为基站。

由于 802.11 使用无线电波，当有多个传输信号同时传播时可能会相互干扰，影响接收端。为避免这个问题，802.11 使用了载波监听多路访问（carrier sense multiple access，CSMA）技术。当移动终端远离接入点时，必须及时关闭其网络连接，802.11 采用了蜂窝技术。所谓蜂窝，就是将通信的区域按照蜂窝形状分成若干区域，两个小区间只要相隔一定的距离，无线载频就可重复利用。蜂窝移动通信的主要技术有频分多路复用（frequency division multiple access，FDMA）、时分多路复用（time division multiple access，TDMA）、码分多路复用（code division multiple access，CDMA）和空分多路复用（space division multiple access，SDMA）。因为无线网络是广播式的，安全问题必须考虑。802.11 提出了有线等效加密（wired equivalent privacy，WEP）算法。后来被一个新的加密算法取代，即无线 LAN 保护访问（WiFi protected access，WPA），现在为 WPA2。常用的安全措施还有 MAC 过滤。

2）无线 WAN

无线 WAN 的覆盖范围更大，常用的技术有 GSM、GPRS、UMTS、WCDMA 等。

近年来，5G 技术在医疗中的应用已成为信息科学、计算机科学、移动通信、数字医疗和医疗信息学的新兴研究领域。

随着社会发展和技术的进步，无线网络必将有更大的发展，在医学信息系统中的应用也必将越来越多。

6.1.5 网络安全

计算机网络通信面临两大类威胁：被动攻击和主动攻击。

1. 被动攻击

被动攻击是指攻击者从网络上窃听他人的通信内容。通常把这类攻击称为截获。在被动攻击中，攻击者只是观察和分析某一个协议数据单元（PDU）而不干扰信息流。即使这些数据对攻击者来说是不易理解的，他也可通过观察 PDU 的协议控制信息部分，了解正在通信的协议实体的地址和身份，研究 PDU 的长度和传输的频度，以便了解所交换的数据的某种性质。这种被动攻击又称为流量分析（traffic analysis）。

2. 主动攻击

主动攻击的方式很多，最常见的有：篡改、恶意程序、计算机病毒和拒绝服务。

3. 系统安全

恶意用户或软件通过网络对计算机系统的入侵或攻击已成为当今计算机安全最严重的威胁之一。用户入侵包括利用系统漏洞进行未授权登录或授权用户非法获取更高级别权限。软件入侵方式包括通过网络传播病毒、蠕虫和特洛伊木马。此外还包括阻止合法用户使用服务的拒绝服务攻击等。防火墙（firewall）作为一种访问控制技术，通过严格控制进出网络边界的分组，禁止任何不必要的通信，从而减少潜在入侵的发生，尽可能降低这类安全威胁所带来的安全风险。由于防火墙不可能阻止所有入侵行为，作为系统防御的第二道防线，入侵检测系统（intrusion detection system，IDS）可通过对进入网络的分组进行深度分析与检测发现疑似入侵行为的网络活动，并进行报警以便进一步采取相应措施。防火墙是种特殊编程的路由器，安装在一个网点和网络的其余部分之间，目的是实施访问控制策略。这个访问控制策略是由使用防火墙的单位自行制订的。这种安全策略应当最适合本单位的需要。防火墙技术一般分为两类。

1）分组过滤路由器

分组过滤路由器是一种具有分组过滤功能的路由器，它根据过滤规则对进出内部网络的分组执行转发或者丢弃（过滤）。过滤规则基于分组的网络层或传输层首部的信息，如源 / 目的 IP 地址、源 / 目的端口、协议类型（TCP 或 UDP）等。分组过滤可以是无状态的，即独立地处理每一个分组。也可以是有状态的，即要跟踪每个连接或会话的通信状态，并根据这些状态信息来决定是否转发分组。分组过滤路由器的优点是简单高效，且对于用户是透明的，但不能对高层数据进行过滤。例如，不能禁止某个用户对某个特定应用进行某个特定的操作，不能支持应用层用户鉴别等。这些功能需要使用应用网关技术来实现。

2）应用网关

应用网关也称为代理服务器（proxy server），它在应用层通信中扮演报文中继的角色。在应用网关中，可以实现基于应用层数据的过滤和高层用户鉴别。所有进出网络的应用程序报文都必须通过应用网关。当某应用客户进程向服务器发送一份请求报文时，先发送给应用网关，应用网关在应用层打开该报文，查看该请求是否合法（可根据应用层用户标识 ID 或其他应用层信息）。如果请求合法，应用网关以客户进程的身份将请求报文转发给原始服务器。如果不合法，报文则被丢弃。应用网关也有一些缺点。首先，每种应用都需要不同的应用网关（可以运行在同一台主机上）。其次，在应用层转发和处理报文，处理负担较重。另外，对应用程序不透明，需要在应用程序客户端配置应用网关地址。

通常可将这两种技术结合使用。

4. 入侵检测系统

入侵检测的目的是通过观测各种网络活动和属性发现对计算机或网络系统的入侵。入侵是指任何威胁网络资源的可用性、可信度等的行为。随着互联网的爆炸式应用，各种网络攻击工具也越来越多，入侵检测必须作为网络安全的重要环节。

防火墙试图在入侵行为发生之前阻止所有可疑的通信。但事实是不可能阻止所有的入侵行为，有必要采取措施在入侵已经开始但还没有造成危害或在造成更大危害前，及时检测到入侵，以便尽快阻止入侵，把危害降到最低。IDS 正是这样一种技术。IDS 对进入网络的分组执行深度分组检查，当观察到可疑分组时，向网络管理员发出告警或执行阻断操作（由于 IDS 的“误报”率通常较高，多数情况不执行自动阻断）。IDS 能用于检测多种网络攻击，包括网络映射、端口扫描、DoS 攻击、蠕虫和病毒、系统漏洞攻击等。入侵检测方法可以分为基于特征的入侵检测和基于异常的入侵检测。

基于特征的 IDS 维护一个所有已知攻击标志性特征的数据库，当发现有与某种攻击特征匹配的分组或分组序列时，则认为可能检测到某种入侵行为。这些特征和规则通常由网络安全专家生成，机构的网络管理员定制并将其加入到数据库中。基于特征的 IDS 只能检测已知攻击，对未知攻击则束手无策。

基于异常的 IDS 通过观察正常运行的网络流量，学习正常流量的统计特性和规律，当检测到网络中流量的某种统计规律不符合正常情况时，则认为可能发生了入侵行为。但区分正常流和统计异常流是非常困难的事情。迄今为止，尽管某些 IDS 包括了一些基于异常的特性，大多数部署的 IDS 仍主要是基于特征的。

不论采用哪种检测技术都存在“漏报”和“误报”情况。如果“漏报”率比较高，则只能检测到少量的入侵，给人以安全的假象。对于特定IDS，可以通过调整某些阈值来降低“漏报”率，但同时会增大“误报”率。“误报”率太大会导致大量虚假警报。网络管理员需要花费大量时间分析报警信息，甚至会因为虚假警报太多而对报警“视而不见”，使IDS形同虚设。

6.2 医学网络信息系统

6.2.1 医院信息系统

医院信息系统是计算机技术、通信技术、数据库技术和管理科学等在医院信息管理中的应用，主要由硬件和软件两大部分组成。硬件主要是高性能服务器计算机、用户终端、网络设备，软件包括应用程序和数据库管理程序等。HIS的功能主要有医院管理、医疗管理和综合信息服务，有些还兼具科研、教学、医保、社保等功能。

从广义的角度看，医院从开始存在起就已经有了自己的医院信息系统。只不过，在重点关注计算机应用的情况下，其含义被缩窄了，人们一般认为医院信息系统只是一个利用计算机、网络技术等开发部署的一套应用软件系统。其实在计算机大行其道的情况下，现在所说的信息系统通常都局限于此种情况。

研究者已开展很多研究，以建立医院信息系统的参考模型和描述框架。其中，维恩特（Alfred Winter）在2003年提出的3LGM^{2}元模型架构将医院信息系统分成了3个相互联系的抽象层：一是处理高层的用户和企业中感兴趣实体间关系的域；二是逻辑工具层，应用程序和其他资源相互呼应共同作用于域中定义的实体；三是物理层，描述应用程序运行所需使用的硬件和构建。

医院信息系统是一个比较复杂的系统，其核心是围绕医疗服务的服务对象，将医疗资源和各种服务集成在一起，融合为系统，提高医疗服务的效率，降低运行成本，保障数据管理的精确性和及时性、可用性。图6-9是医院信息系统的架构示例。整个架构可分为内核和周边系统。

医院信息系统的内核包括各种与具体科室相关的系统，如医学成像系统，还有相应的数据存储和知识系统。内核不一定是整个系统的开发商开发的，一般也不会只有一个数据库存储所有信息。各临床科室和专业差别很大，最好分别给他们设置专用的数据库和信息系统，在整个的系统中对各个科室的信息进行集成，确保它们能协同工作。因此，内核管理各专业科室，其重要组件之一是临床数据管理系统（clinical data management system，CDMS）。

临床数据管理系统负责存档、管理、作为数据仓库。可为决策支持提供支持，从内部或外部获得输入。

端口有 3 种，分别是医生端口、护理端口、患者端口。每个端口看到不同的患者信息视图，能进行不同的操作。

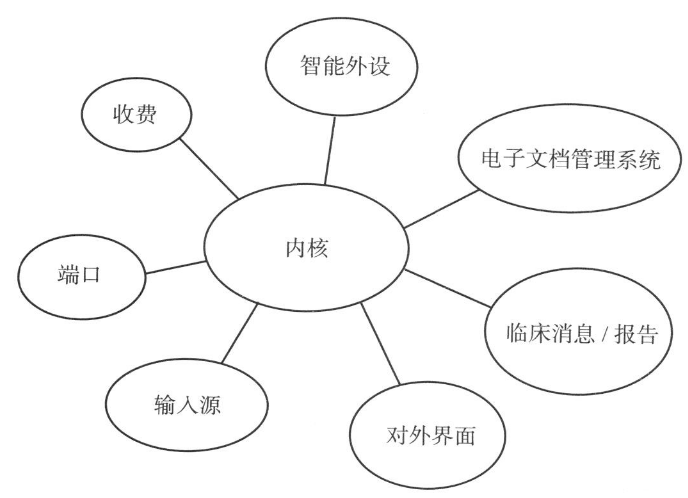

图 6-9　医院信息系统的架构示例

输入源是主要的数据来源，如患者收入院、收费、转移（admission，discharge，and transfer，ADT）等，允许患者信息的录入和在医院内的管理。相关消息交换在 HL7 中都有相关定义。

电子文档管理系统（electronic document management system，EDMS）管理各种文档、表单、问卷等，是一个事务组件，其目的是使所有来源的文档最终都数字化并集成在一起。

智能外设直接接入医院信息系统。这些设备可能在患者家中，也可能在医院的重症监护室或是床边监护仪、移动式测量设备等。供应管理一般也通过智能外设接入医院信息系统。这些外设构成医疗物联网的终端组件。

临床信息 / 报告用于医院信息系统和其他医疗服务提供者间的临床信息交换，特别是医生与患者间、医生与医生间的信息交换等。

对外界面（接口）负责与其他信息系统的通信。

在我国，医院信息系统是随着计算机的不断普及逐步发展起来的，目前各级医院基本建立了自己的系统。要做好医院信息系统的系统设计和应用，除了要掌握相当水平的计算机程序设计和数据库技术知识，还应熟练掌握医院临床工作的各种场景、处理流程等。

医院信息系统通过消息传递各种信息。目前一般采用的是 HL7 协议，以事件驱动的方式进行通信。

医院信息系统的管理员应当具有信息专业技能的良好训练，具有系统管理的知识和技能，尤其是计算机和数据库方面的能力，安全防范意识和能力也非常重要。

6.2.2 部门信息系统

1. 放射科信息系统

放射科信息系统最早是在 20 世纪 60 年代提出的，负责管理放射科中的多数管理和文字性信息。世界上第一个放射科信息系统只是用来代替纸质的日志文件。随着影像检查的数量越来越多，传统的纸质登记方式已不适应。由于只处理简单的文本信息，放射科信息系统的硬件要求通常比较低。

放射科信息系统要能够从医院信息系统、电子病历系统等接收预约信息，允许本地输入预约信息、编辑、更新预约和检查信息，向 PACS 发送包括临床医生的影像检查申请单管理、检查费用管理、检查日程管理、工作流程管理、历史检查管理、影像诊断报告管理等检查相关信息。因此，可以将放射科信息系统看作一个小型的医院信息系统，加入了与 PACS 的接口功能和放射科工作流相关功能。

放射科信息系统的功能包括预约、登记、工作日程安排、患者和影像检查管理、报告管理、费用管理等，还要有一些分析管理工具。RIS 与后面要介绍的 PACS 的区别在于放射科信息系统中没有图像，只包含非图像数据。而 PACS 主要是针对图像的存储、管理。放射科信息系统和 PACS 中的信息关系密切。放射科信息系统中的患者检查日程信息可以用于驱动影像检查及预匹配患者的先前影像检查，以备阅片时作对照之用。一旦新的影像检查完成了图像采集并进入 PACS，诊断医生的工作列表就会被更新，诊断医生就可以为新的影像检查书写报告。

随着技术的发展，各种信息集成系统不断出现，如放射科信息系统和医院信息系统的集成，以方便影像诊断医生查看患者的临床资料及将影像检查资料快速分发到临床医生面前。随着高度集成的医学信息系统的发展，传统的放射科信息系统的功能逐渐被一些其他系统的相应功能取代。已经有厂商将放射科信息系统融入电子病历系统中，未来是否还会有单独的 RIS 存在就值得怀疑了。

放射科信息系统通信使用 HL7 协议。

2. 实验室信息系统

与放射科信息系统类似，实验室信息系统也是一种部门级的信息系统。

实验室信息系统主要处理与实验室检查有关的问题，为各种生化检验设备提供接口，可以进行样品追踪、结果校验及与电子病历的集成等。检验报告中通常会给出各项生化指标的正常参考值，并标示检验异常的指标，以引起临床医生和患者的注意。

6.2.3　医学图像存档与通信系统

放射科信息系统可提供放射科影像检查所需的大部分信息，但它有一个重要的不足之处，就是缺少对图像的管理功能。早期的影像基本都是以胶片为载体的照片，现在一般称为模拟图像，必须通过扫描才能输入计算机。那时的计算机的内存和磁盘空间都非常小，显示终端通常都只能显示文本，且显示终端的分辨力都比较低，主要是阴极射线显像管显示器。即使是电子格式的影像，也由于文件一般较大，难以用计算机存储、显示。

20 世纪 70 年代 CT、MRI 诞生后，真正的数字图像得以实现，20 世纪 80—90 年代，计算机 X 线摄影、数字 X 线摄影等数字 X 线成像设备相继研制成功，使数字图像的数量快速增长。

CT 刚进入临床时，阅读图像仍然是使用打印的照片。由于 CT 图像的灰阶范围非常宽，通常包含 2000 个 CT 值的动态范围，而且在阅读图像的过程中，还经常需要对图像进行缩放、测量、对比等操作，以打印的照片作为阅片诊断的介质就慢慢不能适应临床需要了。计算机和网络技术的发展为医学图像的电子化管理提供了条件。

20 世纪 80 年代，人们开发了 PACS 专门处理医学数字图像的存储、显示、处理、传输等任务。

据资料，PACS 的概念最早可追溯到 1972 年斯特开尔（Richard Steckel）的相关工作。1982 年第一个大规模 PACS 正式部署。1982 年 1 月 18—21 日第 1 届国际 PACS 会议召开，在这次会议后，PACS 这一概念正式诞生。

由于当时的网络速度很慢，为了快速传输图像，有两种 PACS 设计形式：一种是中心型 PACS，另一种是分布式 PACS。

中心型 PACS 将所有图像存储在一个中心服务器上，借助于特殊设计的专用硬件向工作站传输图像。

分布式 PACS 中，图像存储在各成像设备中，根据需要被传送到诊断工作站上，再送往 PACS 存储服务器进行存储。

现在 PACS 的架构已不是问题，高性能的硬件、高速网络和流式传输协议使中心型 PACS 成为标准架构。为了实现不同设备模态、不同厂商设备的图像都能在 PACS 中存储并可被任何图像工作站处理，DICOM 协议得到开发和广泛应用。

PACS 与其他临床信息系统集成进一步增强了 PACS 的功能。

1. PACS 的工作流程

早期医院放射科以 X 线摄影（增感屏 + 胶片）、X 线透视（影像增强器 + 电视摄像机）为主。后来一些经济条件较好的医院开始配备 CT 和 MRI，但诊断用的影像基本是以胶片为载体，诊断医生需要利用观片灯完成诊断，手写诊断报告。

其中 CT 或 MRI 的打印照片一般会交给患者，X 线摄影的照片则会由放射科保留。为此放射科通常都有比较大的房间用于存储这些照片。如果医院的影像检查数量很大，保存管理这些照片资料需要占用很大的空间，尤其是对于检查时间较长的影像资料的检索非常不便，而在临床上又常常需要调阅患者以前检查的影像，因此给放射科管理带来不少麻烦。

除了影像资料保存检索的问题，传统放射科运行的工作流程也非常复杂。无论对于临床医生、放射科医生、放射科技师，还是患者来说都是如此。在医学影像网络信息系统应用前，工作流程一般为：患者持临床医生（手写）开具的纸质检查申请单到放射科进行预约检查 → 放射科手工登记患者的检查相关的各种信息、对检查进行确认 → 划价 → 患者去收费窗口缴费 → 安排患者进行检查 → 得到影像照片后由技师送到放射医生阅片室 → 放射医生完成诊断后将纸质报告单交给报告分发处或直接交给患者 → 患者拿着诊断报告回到临床医生处 → 临床医生决定下一步的诊断或治疗。如果临床医生需要亲自阅读检查影像（X 线片），就需要让患者到放射科借阅，放射科一般会有专人负责借阅的管理（通常会向患者收取押金）。上述活动包括管理收费票据、影像资料和诊断报告等，借阅记录等都是手工纸质记录。这种情况下患者需要在放射科和临床医生门诊（病房）办公室间往返多次，非常不方便。PACS 的应用大大减少了这种反复，简化了工作流程，提高了工作效率。

在 IHE 框架下，借助于放射学侧写，可以建立无缝连接的信息流，提供高效的患者服务流程。其中的计划工作流版本 b（Scheduled Workflow.b，SWF.b）采用了 HL7 v2.5、集成了患者信息协调（patient information reconciliation，PIR）及企业级的患者身份识别支持，不仅可以减少手工管理中的各种潜在错误，增强患者就医的体验感，而且可以提高工作效率，减少部署及时间成本。

2. PACS 的主要组件

不同厂家的 PACS 组件和构成形式多有不同，定义这些组件所用的术语也有差异。

可以从 PACS 环境下完成的不同功能进行分析。其中患者信息管理和工作流程管理、图像管理是两个主要功能组件，也就是 RIS 和 PACS 本身。阅片工作站是另一个重要组件，由于都是数字图像，必须借助于阅片工作站在专用的显示器上呈现。数据库和图像服务器也是 PACS 的重要组成部分，一般会有一台以上的服务器。数据库服务器负责存储各种与影像检查有关的信息，图像存储服务器则负责存储从成像设备收到的图像，并可根据检查日期将图像进行在线、近线、离线存储，定期进行图像备份等。

1）存储组件

图像存储是 PACS 的核心功能之一。为了经济效益和操作效率，PACS 的存储可以分成不同的等级。早期通常用 CD 或 DVD 光盘进行图像离线存储，但有研究表明在 8 ～ 11 年后这些光盘的读取会有问题，比如现在有的计算机根本不安装光盘驱动器了。而且时间长了光盘数量过多，管理与检索也是一件困难的事情，正如当初管理X 线片一样。现在各种大容量存储技术不断出现，如基于云的存储等，在一定程度上似乎解决了存储问题，但是图像数据总是在增长的，未来的某个时间存储仍然会成为问题，仍然需要深入研究存储技术。

随着数字医学成像装备越来越多，成像也越来越精细，医学影像数据量呈爆炸式增长，巨大的数据量管理和数据流量对 PACS 和大容量存储设备的需求越来越高，需要不断扩容，以适应新的形势。

为了控制数据库的规模、优化信息系统的运行，一般对医学图像按照时间或重要性进行分级管理，形成标准的在线（on line）、近线（near line）、离线（off line）的三级存储架构，也有学者提出建立热线（hotline）、在线、近线、离线的分级存储方案。

在标准的三级存储架构中，一级在线存储的是短期的医疗图像数据，容量相对较小，具有高性能、高可靠性等特点；二级近线存储用于不常使用的历史数据和较大容量的数据存储，保证数据共享并能快速访问；三级存储常采用离线归档的方式，对全院的所有历史图像数据进行归档，因此，要求设备容量足够大，成本相对低、可靠性安全性高。

按照分级存储的思想，建立多级存储架构，对每种类型的医学数字图像设置不同的存储级别。针对医院的实际，按照时间先后组织医学影像数据的存储级别是比较实用的方式。因为医学影像数据在临床应用的不同阶段被用到的可能性不同，故可以按照其产生的时间先后分级。

最新的数据使用最频繁，随着时间推移，被使用的概率越来越小。例如一般患者的住院周期为 1 ~ 3 个月，此时期内图像的使用率较高，在一些大型综合医院，1 年以内的图像数据的访问也比较频繁，而有的慢性病患者的图像数据可能在长达 3 ~ 4 年的时间内都经常要访问，而 3 ~ 4 年以上的数据访问频率就非常低了。所以，根据时间将影像数据逐渐从在线存储转为近线存储，最终转为离线存储是最常用的管理方法。

PACS 的存档应当在结构上有冗余设计，在物理存储上至少存储于两个不同的地点，以保证业务的连续性和容灾恢复。

2）DICOM 设备工作列表服务器

DICOM 设备工作列表服务器是早期应用 DICOM 标准实现放射科流程自动化的方法。在此之前，需要影像技师从 RIS 中预先读取待检查患者信息，然后手动在设备上输入这些信息。有了 DICOM 设备工作列表服务器，就可以自动接收 RIS 中以 HL7格式传输的消息，将其自动转换为成像设备能识别的 DICOM 工作列表，技师可以直接从成像设备的控制台上选取待检患者完成检查，其中还可以对患者的检查状态进行管理，包括查看预约情况、患者缴费情况、检查完成状态的标记等。通过 DICOM 设备工作列表服务器可以将 HL7 消息中的信息自动转换保存到 DICOM 文件头中，从而减少了信息输入过程中可能存在的输入错误之类的问题。

3）成像设备

能接入 PACS 的主要是具备 DICOM 通信能力的数字成像设备，典型的有数字 X 线摄影设备（CR、DR）、CT、MRI、DSA、超声设备（较早一些的超声没有 DICOM 功能，只能采用视频采集方式抓取图像）、核医学设备（PET、SPECT、PET/CT、PET/MRI）等。现在的成像设备基本都具备完全的 DICOM 功能。在选购成像设备时查看其 DICOM 一致性报告，了解详细的配备是非常必要的，这种资料一般可以从设备厂商的官方网站获得或是咨询销售商索要。

4）影像工作站

影像工作站负责终端的图像显示、处理等，其角色非常重要。根据用途，工作站可分为多种类型，出于经济成本考虑，PACS 中可能会为不同的科室或应用场景配置不同性能的工作站，大体上可分为诊断阅片工作站、一般图像浏览工作站、教学工作站等。

PACS 影像工作站应当可以方便地检索历史图像，为诊断阅片时与之前的检查进行对照提供了方便。工作站的硬件、软件对诊断的精度、阅片的效率均有影响。因此，通常将人的视觉系统和工作站设备共同考虑，进行系统的优化。

5）报告工作站

一般医院影像科均设有专门的报告间，配备高精度诊断级显示器和高性能计算机，供放射医生阅片、写报告。

在利用计算机书写诊断报告中，有的系统会提供听写功能，为了保证报告的质量，一般会使用一些受控的词汇。结构化报告是提高报告质量的另一种方法，能根据检查类型给出相应的报告模板，其中使用标准化的术语，如 RadLex，以减少人类语言可能存在的模糊性。影像报告一般会经过多级审核才能最终发出。审核也多使用在线审核、电子签名认证的形式进行。

6）数据库

PACS 的数据资料都由数据库进行统一管理。常用的一般都是关系型数据库（database）。

在计算机领域，数据不仅指用来描述事物数量的数值型数据，也指非数值数据。数据可有不同的表示方法。根据技术不同，对数据的管理可以大致分为三个阶段：人工管理、文件系统和数据库管理。

数据库可以定义为长期存储在计算机内、有组织、可共享的数据集合。数据库系统本质上是一种用来管理信息列表的手段。它主要研究如何科学地组织和存储数据及如何高效地获取和管理数据。数据库就是数据的仓库，位于用户和操作系统间的数据库管理软件就是数据库管理系统（database management system，DBMS）。

现有的数据库都是基于某种数据模型的。常用的模型有层次模型、网状模型、关系模型和面向对象的模型。

基于关系模型的数据库称为关系数据库。一个关系对应一个二维表，每个表必须有一个表名，称为关系名。表中的每一列称为属性（字段），每个属性必须有一个名字。

SQL 是一门 ANSI 和 ISO 认定的标准计算机关系型数据库语言，用来访问和操作数据库系统。SQL 语句用于取回和更新数据库中的数据。SQL 可与数据库程序协同工作。SQL 是用于执行查询的语法，但是 SQL 语言也包含用于更新、插入和删除记录的语法。

SQL 语言运用在关系型数据库中。一个关系型数据库把数据存储在表（也称关系）中。每个数据库的主要组成就是一组表。每个表又由一组记录组成，每条记录在表中有相同的结构，包含固定数量的具有一定类型的字段。

由于所有主要的关系数据库管理系统都支持 SQL 语言，用户可以将用标准的 SQL 编写的应用程序从一个关系数据库管理系统移植到另一个关系数据库管理系统。

PACS 中一般均有专门的数据库网关服务器，负责对系统的数据库进行管理和提供数据服务。数据库中存储的有患者个人资料、影像报告、检查相关描述、图像相关信息等。很多 PACS 的数据库中都具有按照 DICOM 标准设置的患者、检查、序列、图像四个层次的数据表。

7）网络设备

网络设计在 PACS 架构中扮演重要角色，属于 PACS 的基础设施。主要考虑硬件的可靠性、网络带宽、速度等。目前一般主干线路采用光纤连接。对速度要求不高的科室，可以用普通的双绞线连接。已有很多医疗机构采用了光纤到桌面的网络连接方式。通常会有专门的网关，负责从成像设备接收图像，并向存档服务器或医生阅片工作站推送图像。

8）应用软件

应用软件提供各种操作功能和用户界面，实现人机交互。好的系统软件应当是简洁、易用、用户友好的。应用软件越丰富、功能越完善越有利于提高 PACS 的使用效果，方便医务人员工作，提升患者的就医体验。

3. PACS 的管理

PACS 的管理是一项复杂工作，需要熟练的专业人员。需要有资质的影像信息学专业人才。需要掌握医学成像、医学影像检查技术、人体解剖（包括断层解剖）学、医学影像诊断、计算机（硬件、软件、网络）知识、医学图像处理等多方面的知识。

PACS 的管理者至少要具备信息技术知识、临床医学知识、法律法规知识、公共关系知识和分析能力，还要经过专门的信息学培训。

6.2.4 医学图像显示

1. 光度学

只含单一波长成分的光称为单色光；包含两种或两种以上波长成分的光称为复合光。

自然界中的景物，在太阳光照射下，反射（或透射）了可见光谱中的不同成分而吸收了其余部分，从而引起人眼的不同彩色感觉。例如，当一块布受到白光照射后，如果主要反射了蓝色光谱成分而吸收了白光中其余的光谱成分，被反射的蓝光射入人眼并引起蓝色视觉效果，我们就感觉到这是一块蓝色的布。另外，彩色感觉既决定于人眼对可见光谱中的不同成分有不同视觉效果的功能，同时又决定于光源所含有的光谱成分及物体反射（或透射）和吸收其中某些成分的特性。所以，同一物体在不同光源照射下人眼感觉到的颜色也有所不同。由此可见，人眼的彩色感觉是主观（人眼的视觉功能）和客观（物体属性与照明条件的综合效果）相结合的系统中所发生的生理物理过程，两者缺一不可。

从科学技术的意义上来讲，要定量地描述某一彩色，必须同时说明产生这一颜色所用的光源的光谱特性。

1）光度学常用单位及重要概念

（1）光通量：光源在单位时间内发出的光量称为光通量。单位是流明（lm）。

（2）发光强度：光源在给定方向的单位立体角中辐射的光通量称为发光强度，单位是坎德拉（cd）。

（3）流明：发光强度为 1 坎德拉的点光源在 1 球面度立体角内发射的光通量为 1 流明。

（4）照度：单位受光面积上所接收的光通量数称为照度。单位是勒克斯（lx），其定义为：1 流明的光通量均匀分布在 1 平方米面积上的光照度，可表示成：1 lx = 1 lm/m^2。

（5）亮度：光源在某方向的单位投影面积上、在单位立体角中辐射的光通量称为亮度。光源在给定方向的亮度也就是它在该方向的单位投影面上的发光强度。亮度的单位是坎德拉每平方米，用符号表示为 cd/m^2。亮度的单位还有其他几种表示，例如尼特（nt）、熙提（sb）、英尺－朗伯（fL）等，现在已不使用。

2）光谱效率

国际照明委员会（CIE）根据对许多正常视觉观察者的测试，获得了一组最佳数据，由此画出光谱光效率函数曲线（图 6-10）。

由图 6-10 可见，在良好的暗适应（暗视觉）的情况下，不同波长的光在波长为 500 nm 时相对亮度达到最大；在明视觉情况下，相对亮度的最大值出现在波长为 555 nm 时，是一种黄绿色的光。这里的相对亮度就是光谱的亮度效率函数，是国际照明委员会在 1924 年定义的。

2. 色度学

颜色有三大特性，即亮度、色调和饱和度，也称为彩色参量。这三个参量在视觉中组成一个统一的总效果，并严格地描述了彩色光。

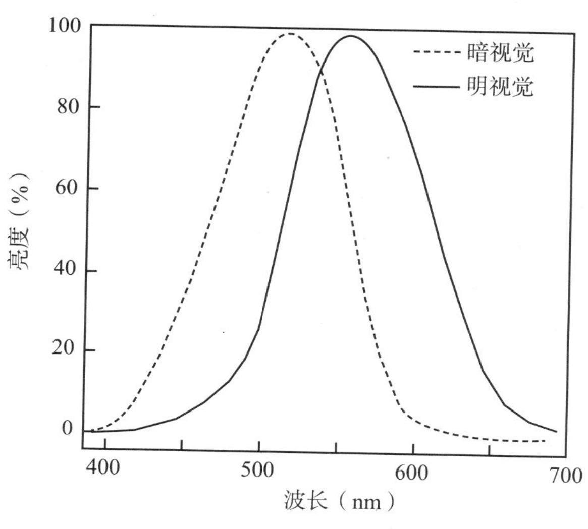

图 6-10 光谱光效率函数曲线

亮度是光作用于人眼时所引起的明亮程度的感觉。一般说来，彩色光的光功率越大，则感觉越亮；反之，则越暗。就物体而言，其亮度决定于该物体反射（或透射）光功率的大小。若照射物体的光功率为定值，则物体反射（或透射）系数越大，物体越明亮；反之，则越暗。对同一物体来说，照射光越强（光功率越大），感觉越明亮；反之，则越暗。色调是颜色彼此区分的特性，通常所说的红色、绿色、蓝色等就是指的色调。光源的色调决定于光源的光谱成分。物体的色调则取决于投射到物体表面的光源光谱成分和该物体表面反射（或透射）的各波长辐射的比例对人眼所产生的感觉。

饱和度是指彩色光所呈现的颜色的深浅程度（或浓度）。饱和度反映了某种颜色的纯度。对同一色调的彩色光，其饱和度越高，则颜色越深；饱和度越低，呈现的颜色越浅。可见光谱中的各种单色光，例如激光具有最高的饱和度。高饱和度的彩色光可以因掺入白光而被冲淡，变成低饱和度的彩色光；掺入的白光成分越多，饱和度就越低；当掺入的白光达到很大比例时，眼睛所看到的就不再是彩色光而是白光了。可见饱和度的下降程度反映了彩色光被白光冲淡的程度。因此，饱和度也是指颜色的纯洁性，有时又叫作色纯度。色调与饱和度又合称为色度，它既说明彩色光的颜色类别，又说明颜色的深浅程度。

不同的颜色可以互相混合而得到新的颜色。有两种得到混合色的方法，即相加混色法和相减混色法。在相加混色中以红、绿、蓝作为三种基色，等量的三种颜色混合得到白色。

减色合成法用于印刷绘画行业，其使用的典型三基色是青（蓝绿色，cyan）、品红（magenta）、黄。其中，青吸收红光而反射绿光和蓝光，所以可以由等量的绿和蓝混合得到；品红是绿光被吸收的结果，可由等量的红和蓝混合得到；黄是蓝光被吸收的结果，可由等量的红和绿混合得到。所以，在减色合成法中，混合青和品红得到蓝色，混合青和黄得到绿色，混合黄和品红得到红色。黄、青、品红混合得到黑色，因为只吸收而不反射光。

3. 视觉感知

视觉感知是视觉的最后阶段，是大脑皮质对视网膜的视觉刺激响应的处理和重新解释。但是很难严格区分视网膜事件和皮层事件的先后，因此不宜将感知单纯地看作感觉信息处理的最终产物，而是看成是“行为－感知环”的一部分。感知修改行为，行为的变化造成感知的变化，这是一个连续的过程，无法明确区分两者间的界线，如图 6-11 所示。

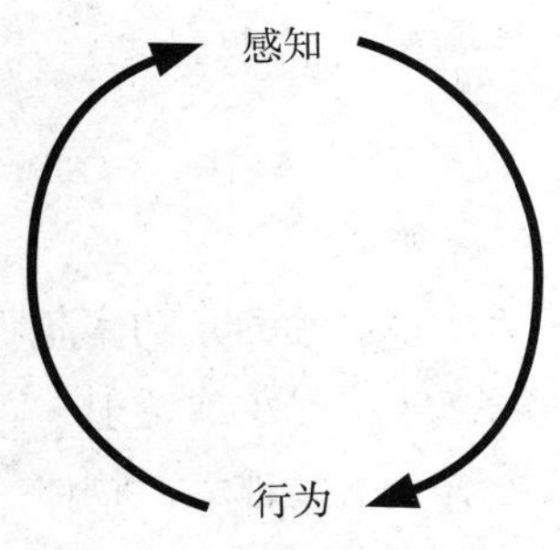

图 6-11　视觉感知

目前，人们对人类视觉系统的生理和功能机制仍然知之甚少，尤其是大脑的高级功能区是如何获取并处理信息的仍不清楚。影像诊断医生如何观察图像中的有关特征并解释图像是当前很多研究者关注的问题。

人的视觉有 3 个主要方面：空间分辨力、对比度分辨力和颜色视觉。在视觉感知过程中，眼睛是重要的器官。

眼睛的构造非常精巧复杂，在视觉过程中其主要作用是作为光感受器。外界环境的光线照射到视网膜上的感光细胞，由感光细胞转换为电信号。主要的感光细胞是视杆细胞和视锥细胞。在视网膜上约有 1.15 亿个视杆细胞和约 650 万个视锥细胞。

视杆细胞负责感受对比度、亮度、运动，是暗视觉器官，主要位于视网膜外围。在黑暗的环境下主要是视杆细胞起作用。

视锥细胞主要位于中央凹，负责细节分辨和空间分辨力及颜色视觉，是明视觉器官。人的视力也称为视觉锐度，可以利用视力测试图进行检验。视力也与对比度有关。视锥细胞有 3 种，分别感受短波、中波、长波，对应于蓝色、绿色、红色。因为视锥细胞主要在明亮的环境下起作用，所以在黑暗的环境下人眼几乎无法区分颜色。

4. 图像显示器

1）显示器一般原理

阴极射线管（cathode ray tube，CRT）显示器由电子枪、锥体和荧光屏三部分组成。电子枪产生电子，聚焦电路对电子束进行聚焦，偏转电路负责按要求改变电子束的偏转角度，实现对荧光屏上点的扫描，形成图案。对电子束的聚焦有静电聚焦和磁聚焦两种方法。近年来，随着平板显示器件的快速发展，CRT 显示器已逐渐退出市场。

平板类器件种类很多，用于医学图像显示的目前主要是液晶显示器（liquid crystal display，LCD）。液晶是液态晶体的简称，它在一定温度范围内既有各向异性的晶体双折射性，又有液体的流动性，是一种不同于固体（晶体）、液体（各向同性物质）和气体的特殊物质态。

1888 年，奥地利植物学家雷尼兹尔（F. Reinitzer）首先发现了液晶。1963 年，威廉姆斯（R. Williams）发现在向列型液晶层上施加电压时会使其变混浊。1968 年，海尔梅耶（G. H. Heilmeier）进一步研究了这一现象，并利用这种现象研制了一系列应用产品，开创了液晶在显示领域应用的新纪元。几十年来，一批当代科学家十分关注液晶技术，并为此作出了杰出的贡献，使液晶从理论到实践不断发展、不断完善，形成为一门独立的学科。

采用液晶显示有许多优点：低压微功耗；平板型结构，使用方便，便于大规模生产；被动显示型，更适合人的视觉习惯（人类视觉感受的外部信息中，90% 以上为外部物体对光的反射）；无荫罩的限制，显示信息量大；易于彩色化（有多种彩色化的方法）；无电磁辐射，对人体安全和信息保密都是理想的；几乎无器件劣化问题，寿命长。液晶显示方式可分为透射式、反射式、投射式三大类。

光的矢量方向和大小有规则变化的光为偏振光。光一般可以分为偏振光、自然光和部分偏振光。在传播过程中，光矢量的方向不变，大小随相位变化的光是线偏振光，这时在垂直于传播方向的平面上，光矢量的端点轨迹是一条直线；在传播过程中，光矢量的大小不变，方向规则变化，光矢量端点的轨迹是一个圆，则是圆偏振光。在传播过程中，光矢量端点沿椭圆轨迹转动，则为椭圆偏振光。在液晶显示器中，通过偏振片对自然光进行调制，再通过液晶分子在电光效应下的排列相变化对光的传播和偏振方向进行调制，从而实现光的“通”“断”，达到显示特定图案的目的。

2）医用显示器性能要求

随着数字成像和 PACS 的发展，软拷贝显示器（soft-copy display）应用越来越多。由于显示环节对影像诊断的重要性，保证图像显示装置的质量非常重要。有研究表明使用显示器阅读 CT、MRI 图像要比利用打印照片阅读的精度高。如第 1 章所提到的，应用 PACS 也有一些不足，因为观看数字医学图像需要有专用的显示器，离开放射科后一般很难能有符合阅片标准的显示器，因此会降低图像呈现的质量。但仍然有诊断医生认为，工作站显示器显示的图像质量属于差到很差的范围。

PACS 显示器的矩阵大小要满足场景要求。常用的有 1MP、2MP、3MP、4MP、5MP、6MP 的显示器，MP 代表兆像素，即显示器包含的像素数。其中，1MP、2MP 的称为小矩阵显示器，可用于显示 CT、MRI、超声图像，用于临床非诊断的图像浏览等；3MP 以上的为大矩阵显示器，可用于显示数字 X 线影像，此类显示器价格更高，其应用应当局限于非绝对必要不安装，以减少投资成本，判断的标准之一是可以在不经缩放的情况下直接显示整幅高分辨率图像。

显示器的像素大小也很重要。研究表明 2.5 LP/mm 或 200 μm 的像素就可以满足一般要求。

医用显示器一般都是灰阶显示器，很少用到彩色显示器，尤其是对 X 线图像仍然推荐使用大矩阵灰阶显示器。CT、MRI、超声图像显示可以使用小矩阵彩色显示器。若需要进行伪彩显示、3 维重建等图像后处理，则需配置彩色显示器。显示的亮度至少要达到 250 cd/m^2，最大亮度与最小亮度的比要在 50 以上。显示灰阶的位深至少在 10 位，不过也有资料报道认为 8 位也可以的。灰阶对比度偏差不超过 10%。

除了硬件性能，与显示有关的应用软件的性能也要考虑。必须有相应的调节功能，如窗口调节、图像缩放和漫游功能、常用的图像后处理算法等。常用的图像标注、测量、图像压缩算法等亦需考虑。

显示器的刷新率会影响人眼的闪烁感，刷新率至少要在 60 Hz 或更高。

3）显示质量相关标准

AAPM 在 1994 年制定了一个指南，说明在医疗环境下电子显示装置的专业评价应当由医学物理师完成。2005 年，AAPM 第 18 工作组影像信息学二级委员会发布的在线工作报告 3 专门规定了医学成像系统中的显示质量评价。在此前，已有一些显示性能评价的标准（表 6-4）。

表 6-4 常用显示质量标准

标准名称	说明
SMPTE RP 133-1991	运动图像和电视工程师协会（Society of Motion and Television Engineers，SMPTE）在 20 世纪 80 年代提供了显示器件性能测量的标准 SMPTE RP 133-1991。全称是医学影像诊断用电视监视器及硬拷贝记录相机的测试模板规程（SMPTE 1991）
NEMA-DICOM	ACR 和 NEMA 于 1984 年制定（DICOM3.0 的第一版），其中的 GDSF 规定了用于灰度图像显示的转换函数，以确保 DICOM 标准所传递的图像在所有的 DICOM 兼容显示设备上显示的灰阶的一致性
DIN V 6868-57	德国标准委员会 DIN6868 标准的第 57 部分是 X 线诊断中的图像质量保证、图像显示装置的验收测试。规定了观察条件及环境照明、灰阶重现、空间分辨力、对比度分辨力、线性、颜色、伪影及图像稳定性等参数及参考数值
ISO 9241 及 13406 系列	ISO 9241-3：1992 标准，即可视显示终端下的办公室工作相关环境要求第三部分可视显示要求，旨在建立设计、评估视频显示终端的图像标准要求，用于文本显示、文本处理等应用。提供了几何线性、最低亮度、最低对比度等的测试方法。其中并未规定平板显示器件的测试。相关的测试在 ISO 13406-2:2001 中，包括显示器的亮度、对比度、反射、颜色、亮度均匀性、颜色均匀性等指标
VESA 平板显示器测量标准	1998 年 5 月，视频电子标准协会（Video Electronics Standards Association，VESA）发布平板显示装置测量标准第 1 版。规定了重现能力、模糊度及有意义的电子计量学。后来，VESA 又建立了显示计量学委员会（Display Metrology Committee，DMC）

4）灰阶标准显示函数

医用显示器及显示卡必须采用 DICOM 灰阶标准显示函数进行校正。灰阶标准显示函数是基于 Barten 模型的。使用的测试体模是正弦波测试体。将测试体置于均匀的背景上，Barten 模型预测对比度阈值 $\Delta L/2L$，刚好可看见。阈值对比度定义为

$$\frac{\Delta L}{2L}=\frac{L_{高}-L_{低}}{L_{高}+L_{低}} \tag{6-1}$$

GSDF 是一个预定的查找表，其中的峰值–峰值亮度差称为“刚好可见差别”（just noticeable difference，JND）指标，连续形式的 GSDF 可以写成

$$\mathrm{LogL}_j=\frac{a+c(\mathrm{lnj})+e(\mathrm{lnj})^2+g(\mathrm{lnj})^3+m(\mathrm{lnj})^4}{1+b(\mathrm{lnj})+d(\mathrm{lnj})^2+f(\mathrm{lnj})^3+h(\mathrm{lnj})^4+k(\mathrm{lnj})^5} \tag{6-2}$$

其中，L_j 是亮度，$j=1,\cdots,1023$，$a=-1.3011877$，$b=-2.5840149\times10^{-2}$，$c=8.0242636\times10^{-2}$，$d=-1.0320229\times10^{-1}$，$e=1.3646699\times10^{-1}$，$f=2.8745620\times10^{-2}$，$g=-2.5468104\times10^{-2}$，$h=-3.1978977\times10^{-3}$，$k=1.2992634\times10^{-4}$，$m=1.3635334\times10^{-3}$。

5）显示系统的验收测试

验收测试（acceptance testing）是用户按照合同对显示系统进行测试，确保其符合合同约定的技术指标。检测项目及标准可参见相应的国际或国内标准。

（1）测试人员：进行验收测试的应当是具有相应资质的个人。用户应当独立完成测试。可由受过显示性能评价训练的医学物理师完成测试，其他人员可包括生物医学工程工程师、本单位的电工或受过训练的影像科技师，但应当由医学物理师总负责。

（2）与制造商交流：与制造商交流，了解设备系统的操作、测试图像如何载入、自带的质量控制程序如何使用等。

（3）组件检验：查看包装箱中的各组件是否与购买合同相符。如尺寸、显示类型、制造商、模型、序列号、制造日期、配套组件等是否齐全。

（4）前期准备：前期准备包括阅读制造商提供的说明书文档，尤其是在出厂时进行的质量检测部分；检查需要使用的工具；检查显示器安放情况；开启设备；测量记录环境照度；校准 L_{max} 和 L_{min}；如果可行，进行 DICOM 亮度校正。

（5）医学图像显示的技术要求：数字影像时代，显示医学图像是许多医学诊断任务的核心。可以从两个维度考察图像显示有关问题：一是所用的图像显示技术，包括诸如亮度、噪声等影响显示质量的因素；二是人（观察者）的视觉感知系统的因素。作为医学影像信息学专业人士，理解掌握与图像呈现过程有关的各种关键因素，能进行阅片环境优化是非常重要的能力。

在各种医学图像中，乳腺图像有其特殊性。下面对其显示有关问题进一步说明。

目前乳腺图像显示仍然是用灰阶显示器，但随着超声、磁共振图像的应用，彩色

显示器也开始得到应用。在分辨力方面，根据信息论，只要显示器的像素尺寸小于或等于图像中最小的像素尺寸（由成像探测器像素尺寸决定），就不会有信息的损失，故显示器的空间分辨力应当与图像源的空间分辨力相匹配，至少为 5M，这并非法律规定，而是由于早期 CRT 显示器的技术因素及当时的技术条件所限。现在在经济条件允许的情况下，建议尽可能选择更大矩阵的平板显示器。另外显示器的亮度也越高越好。选择显示器是非常难的一项工作，市面上产品众多，广告宣传又都比较夸张，在选择时要充分研究论证，根据需要合理选择。

6）阅片环境

环境也是 PACS 应用中的重要环节。阅片室的温度、湿度、通风、光照、显示设备的观察角度、噪声、桌椅及其他周边设施等都需进行专门的优化设计，以适合人机工程学原理，保证阅片者能长时间舒适地工作。所以在阅片室环境设计中，要充分考虑人机工效学相关因素。

国际人类工效学协会将人类工效学分成物理、认知、组织 3 个领域，人类工效学研究房间设计、环境因素、特定工作任务相关的人，以努力提高绩效、提升工作环境安全。

物理的工效学主要是研究人对物理、生理负荷的反应；认知的工效学主要是研究诸如感知、注意力、认知等精神过程；组织的工效学则是关注组织结构、政策、过程等因素。

（1）阅片室设计的影响：影像链的各个环节均对影像质量有重要影响。从图像采集、图像处理、存储、传输到最终的图像显示的相关因素都需要考虑。影像诊断医生需要在优良的环境条件下工作，具有合适的舒适度，同时避免造成视觉或身体疲劳的各种因素。高水平的诊断报告要求阅片环境必须是非常优化的，否则可能导致诊断医生信心和诊断精度的下降。

（2）阅片室配置与优化：现代数字医院构架下，可能会在许多不同的地点阅读诊断图像，包括远程站点，每个站点都有相应的挑战。在标准的影像科阅片室之外的地点查看医学图像，需要特别注意患者隐私信息保护。急诊科、重症监护室等场所一般比较嘈杂，人员流动量大，安全性不高，不适宜做阅片室地点。医生办公室也存在类似的情况，而且可能会存在网络带宽不足等问题。大型的公用房间则可能不便于调节灯光和温度，大型的办公桌也不方便按个人习惯调节。手术室则对无菌要求很高，不方便使用。居家或个人办公室则可能会有许多导致分心的因素。因此，阅片室的选址应当使各种物理的、精神的影响最小，没有额外的分散注意力的因素，且能容易地控制光照、温度和声音等。

阅片室光照是环境设计中最重要的部分。推荐阅片室环境照度维持在 50 lx 以下，阅片者在开始阅片前要有大约 5 min 的暗适应时间。每个阅片工位的光照要能单独调节，要保证显示器亮度与环境照度间的平衡，最好使用 LED 灯或白炽灯、卤素灯，不使用荧光灯。研究数据表明，3500 K 左右的黄光（暖色）是最使人放松的，易使睡意增加。色温升高或颜色变蓝（冷色）会使人更清醒，使交感神经、副交感神经系统活动增强，蓝色非直射光有助于减轻精神压力增加视觉锐度。照明要有固定照明和补充照明。固定照明提供环境照度，是低照度的均匀光照，覆盖范围大，也可以调节变亮。灯光最好是经过一些表面反射而不直射，如经过天花板反射。补充光源可以是有单独开关的台灯，也可以是安装在工位上的灯，光束的覆盖面小，以方便观看纸张、键盘等。

根据以往的资料，显示器的亮度至少要达到 350 cd/m^2，乳腺阅片用显示器亮度至少要有 450 cd/m^2，现在已有更高亮度的显示器，可以根据预算尽可能选择更高亮度、更大矩阵、更小像素尺寸的显示器。显示器的眩光会降低显示的图像质量，要控制。要避免显示器屏幕直接相对，相对的各工位间要错开，如果能使所有的显示器屏幕都朝向同一方向将非常好。屏幕对着的方向不应有高亮度的发光体或玻璃门窗等。

诊断医生观察时距屏幕的距离也很重要，距离过近易导致眼睛疲劳、视觉重影、流泪、眼睛灼伤等，因此要保持合适的观察距离，最好保持在 80 ~ 110 cm。有资料建议最好每 20 min 观察 20 英尺（6.09 m）以外的目标 20 s 以上，即“3 个 20 原则”，以避免眼睛疲劳。

早期的许多阅片室是针对胶片载体的阅读设计的，与当前的数字阅片多有不同，必须进行改造。在设计过程中要有环境工程专家、信息技术专家、影像信息学专家、影像科管理人员、影像医生、临床医生的参与。通过多轮迭代的专家讨论、设计、实施的过程进行持续的优化。尤其是真正使用阅片室的诊断医生，在设计过程中必须充分听取他们的意见。

阅片的空间要足够，以便诊断医生间、与临床医生间的交流协作。阅片工位间还要有足够的隔离，以防协作时对相邻工位的干扰。建议分割成大小适当的多个单元，每个单元都能满足一定数量人员的协作交流。比如能容纳 1 ~ 3 人坐、4 ~ 6 人站立的空间大小是比较适宜的。最好有能满足影像医生和临床医生或培训人员召开小型会议的空间。建议配置壁挂或可移动的高分辨大型显示器，并与工作站或专用的会议用计算机相连。各类桌椅、橱柜等都要是能移动的，避免装修时固定打造，无法搬动。各类线缆的布局也非常重要，水电等要科学设计，网络连接最好采用无线。

阅片室离放射技师和成像设备越近越好，以方便诊断医生与影像技师的交流，随时对成像过程进行控制。在一些科室，可以设计“嵌入式”阅片室，如在外科、乳腺科等内部设置阅片室，可以更好地进行互动和协作。

阅片室的声音控制也很重要。如果使用了听写系统（语音识别），那么对环境声音的要求就更高。声音来源一是工作站计算机，一是人员对话。阅片室各类设备的噪声会使人烦躁，使语音识别系统的性能下降，不易听清的其他人员间的对话会引起注意力分散，使诊断医生难以集中精力阅读图像。在阅片室外的临床对话要避免被其他人听到，以免违反相关隐私法律法规。如果不是单人使用的私有阅片室，就很难完全控制声音。但可以采取一定措施降低其影响。比如房间的形状可以影响声音的传播。也可以采用声音掩蔽系统，采用特制材质的天花板、主动消音耳机等。

阅片室的环境温度要适宜。如果可能，最好每个工位都能单独控制自己的环境温度，具备单独的通风设施，以满足不同人员的舒适度要求，提高工作效率。疲劳是影响阅片精度的重要因素，有资料表明在一项多中心研究中，50% 的参与者承认在阅片时有睡着的情况，17% 的漏诊是由于缺少睡眠。因此，阅片室的环境必须尽可能减少诊断医生的疲劳。人们对工作环境的通风越来越重视，室内空气质量改善成为新的研究热点。阅片室的空气系统设计可以参考手术室的通风系统。参考计算机机房的地板设计采用悬空的地板，既便于通风又便于布线。要本着节能的原则设计新风系统。

阅片是一项重复性的工作，影像检查数量极大时，阅片工作就是一种高强度的脑力劳动。如果阅片环境的人机工程学不好，将会给诊断医生造成压力或其他不适，甚至影响诊断结果。工作站的各个部分应当有充分的可调节范围，以适应不同身材、年龄的使用者，便于在使用中随时调节，以保持使用的舒适度。显示器要高度适宜，键盘等输入设备便于操作，坐姿舒适，手腕有适宜的支撑。使用语音、脚踏开关控制装置等便捷输入设备。常用的设备要在操作者触手可及的位置。

整个阅片室的家具和配置都要是可调节、可搬动的，以适应未来业务发展的需要。能容纳新装备、新工位的增加，如一些虚拟现实设备、非显示器的影像呈现设备的安装使用等。

6.2.5 电子病历

1. 病历

病历是重要的临床资料。全面记录患者的所有临床资料及治疗方案等。雷赛尔（Stanley Reiser）曾将病历的作用定义为回顾观测、通知他人、指导学生、获得知识、性能监测及验证干预措施。尽管定义中的作用种类很多，但最终目的只有一个，就是要以提高患者福利的方式深化医疗科学应用，包括进行科研和公共卫生活动以解决公众健康问题。

对临床医生使用纸质病历记录的观测研究发现，逻辑的、组织的及其他的实际问题限制，减弱了传统病历在存储、组织不断增长的各种数据方面的效能。

2. 电子病历

1）概述

电子病历（electronic health record，EHR）是医疗机构管理患者医疗信息的系统。

电子病历是与每位患者相关的数据的集合，可以与多家医疗机构有关联。

电子病历被认为是解决传统纸质病历问题的有效方法，同时还可提供静态的纸质病历记录不具备的新特性、新功能。其核心目的是提供对患者医疗信息的计算机化存取管理。

传统意义上，病历是当患者生病后获得的治疗的记录，电子病历就是以电子化形式维护的患者生命健康状况及健康的信息仓库，这种电子存储形式可以满足多种合法用户的使用。因此，与传统的纸质病历相比，电子病历非常灵活且便于采用。电子病历中还可以集成多媒体信息，如 X 线图像、超声心动图视频等传统病历无法包含的信息。其核心的功能有患者信息和医疗结果管理、电子预约、决策支持、电子通信、患者宣教、管理功能、公共卫生报告等。所以使用电子病历可以提升医疗质量、工作效率、减少差错。电子病历相关资料可以伴随患者一生，提供长期的健康记录。

但是，电子病历也有不足，主要是投资远大于纸质，购买硬件、软件，人员培训，后期的运行维护支持等费用很多。因此，其普及使用率仍然不够高，医疗机构仍然需要打印纸质病历进行存档。另外还要考虑复杂的安全问题。

电子病历不仅可存储数据，还可以为临床决策支持提供支持。比如在门诊，医生开电子处方时，可能会得到潜在的药物间相互作用、药物与所选择的实验室检查间的潜在相互作用等警告，有助于杜绝处方中的配伍错误。

多数电子病历系统具有提供关于患者的健康状况、用药、检验及处理信息的功能，这些信息方便了医生与患者间的交流，也利于对患者的宣教。电子病历是与医院信息系统密不可分的。电子病历所需的数据都是存储在医院信息系统中的。

电子病历的临床价值主要体现在：信息获取；临床决策支持，包括警告和提醒、检查预约、用药；工作流程支持包括临床交流、检查通知及转诊支持等。由于纸质病历只有一份，难以在多个用户间分享，且不易查询、维护。纸质病历的信息管理和检索能力非常有限，医生可能难以发现重要的信息，甚至无法接触到病历。在电子病历中这些信息成为在线的电子信息，有利于检索和利用。经济价值主要是有利于检查项目尤其是昂贵的检查项目的管理使用。组织方面的价值主要是质量和患者安全、组织效率和机构文化等。

电子病历系统还有助于日常的患者处理，比如患者从一位医生处转到另一位医生处，通过电子病历系统，患者的数据可以方便地在医生间传递。以电子的形式存储，多方相关单位联合开发，将有助于患者数据在合法的用户间进行分享，更有利于患者的治疗。

互联网的发展，使得获取信息变得愈加容易。患者在就诊前很可能已通过搜索引擎查阅了相当的资料，这些资料的真实性和科学性有些还有待商榷，但患者可能无法辨别。使用不当甚至会误导患者，造成患者与医务人员间的误解。医务人员必须时刻准备好应对这种状况，对患者从网上看到的信息加以解释、引导，为其提供正确的资料。医务人员也要以开放的心态对待、善于利用互联网提供的便利，对互联网上的错误信息进行批判。

近年来，一些远程问诊网站十分火爆，患者只需注册并付费即可足不出户咨询医生，一些医生也纷纷注册加入类似的网站。尽管一定程度上确实方便了远程交流，但其问题也是显而易见的。极少数人员可能为了经济利益，对各种问题来者不拒，有些根本不在自己的专业范围内，其回答的可靠性难以保证。另外，医患双方不见面，对患者的病情的判断几乎完全依赖问诊者的口述，在没有相当的医学知识和足够的检查数据的情况下，医生得到的信息不一定可信，所以诊断的结果正确与否非常值得关注。因此，有些平台具有视频功能，有的还允许患者利用手机、远程监控仪等终端设备自行或自动采集上传相关的图像或其他数据，以辅助诊断。

如果建立了地区或国家层面的数据中心，这些电子数据就可以用来进行医学生教育、人群健康教育等，提供权威的参考资料。

在电子病历系统中，患者数据是核心，具有高度的敏感性。任何疏忽都可能导致信息泄露，进而引起法律诉讼或经济赔偿。

电子病历系统的一个固有问题是其建设是基于一个假设前提的，即患者数据集中并被用于广泛的、综合性的访问，可给患者带来更好的预后，可用更低的成本，造就更高效的医疗系统。但是这种对于数据访问的假设常常与实际处理的数据不一致。

2）我国电子病历的发展

近年来，国家非常重视电子病历的发展，先后制定发布了多项法律法规，对电子病历的应用进行规范。

早在 2002 年 10 月，国家卫生部就制定了《全国卫生信息化发展规划纲要（2003—2010）》，提出“三级医院在全面应用管理信息系统的基础上，要创造条件，重点加强临床信息系统的建设应用，如电子病历、数字化医学影像、医生和护士工作站等应用”。2006 年，在国家卫生部信息化工作小组办公室领导下，由医疗机构、医疗信息研究机构、政府机构和信息技术提供商共同发起成立了卫生部电子病历研究委员会。2009 年 12 月 31 日，国家卫生部、国家中医药管理局下发了《电子病历基本架构与数据标准（试行）》的通知，对加强医疗机构 EHR 管理，保证医患双方合法利益进行了规定，国内的 EHR 有了统一的规范。为贯彻落实《中共中央国务院关于深化医药卫生体制改革的意见》《国务院关于印发医药卫生体制改革近期重点实施方案（2009—2011 年）的通知》和《国务院办公厅关于印发医药卫生体制五项重点改革 2010 年度主要工作安排的通知》等文件精神，国家卫生部又在 2010 年和 2011 年先后发布了关于电子病历系统的若干规范和通知文件，主要有：2010 年 3 月 4 日卫生部印发的《电子病历基本规范（试行）》的通知、2010 年 10 月 14 日卫生部关于开展电子病历试点工作的通知、2011 年 1 月 4 日卫生部印发《电子病历系统功能规范（试行）》的通知、2011 年 1 月 4 日发布的《三级综合医院医疗质量管理与控制指标》、2011 年 3 月 23 日发布的《基于电子病历的医院信息平台建设技术解决方案 1.0 版》、2011 年 5 月 24 日卫生部办公厅关于推进以电子病历为核心医院信息化建设试点工作的通知、2011 年 11 月 3 日发布的《电子病历系统功能应用水平分级评价方法及标准》。2012 年 5 月，《电子病历基本数据集》通过卫生部卫生标准委员会会审。2014 年 10 月 1 日《电子病历基本数据集》等 20 项卫生行业标准正式施行。2016 年 7 月 19 日，《卫生信息共享文档》等 22 项卫生行业标准正式发布。2016 年 9 月 12 日，《电子病历共享文档规范第 1 部分：病历概要》等 57 项卫生行业标准发布。2016 年 12 月 23 日，《远程医疗信息系统基本功能规范》等 7 项卫生行业标准发布。2017 年 2 月 15 日，国家卫生和计划生育委员会同国家中医药管理局联合下发了最新的《电子病历应用管理规范（试行）》，自 2017 年 4 月 1 日起正式施行。2017 年 7 月 27 日，《居民健康卡数据集》等 18 项卫生行业标准发布。

在 2017 版《电子病历应用管理规范（试行）》中对电子病历做了如下的定义：电子病历是医务人员在医疗活动过程中，使用信息系统生成的文字、符号、图表、图形、数字、影像等数字化信息，并能实现存储、管理、传输和重现的医疗记录，是病历的一种形式，包括门（急）诊病历和住院病历。

在 2017 版《电子病历应用管理规范（试行）》第 2 章中规定了电子病历的基本要求。其中第六条规定了医疗机构应用电子病历应当具备的条件。这些条件是：①具有专门的技术支持部门和人员，负责电子病历相关信息系统建设、运行和维护等工作；具有专门的管理部门和人员，负责电子病历的业务监管等工作。②建立、健全电子病历使用的相关制度和规程。③具备电子病历的安全管理体系和安全保障机制。④具备对电子病历创建、修改、归档等操作的追溯能力。⑤其他有关法律、法规、规范性文件及省级卫生计生行政部门规定的条件。

第八条规定了编码问题：电子病历使用的术语、编码、模板和数据应当符合相关行业标准和规范的要求，在保障信息安全的前提下，促进电子病历信息有效共享。

2017 版《电子病历应用管理规范（试行）》第 3 章规定了电子病历的书写与存储，其中第十二条规定医疗机构使用电子病历系统进行病历书写，应当遵循客观、真实、准确、及时、完整、规范的原则。门（急）诊病历书写内容包括门（急）诊病历首页、病历记录、化验报告、医学影像检查资料等。住院病历书写内容包括住院病案首页、入院记录、病程记录、手术同意书、麻醉同意书、输血治疗知情同意书、特殊检查（特殊治疗）同意书、病危（重）通知单、医嘱单、辅助检查报告单、体温单、医学影像检查报告、病理报告单等。

第 4 章规定了电子病历的使用，第二十条规定了对电子病历的使用权限：电子病历系统应当设置病历查阅权限，并保证医务人员查阅病历的需要，能够及时提供并完整呈现该患者的电子病历资料。呈现的电子病历应当显示患者个人信息、诊疗记录、记录时间及记录人员、上级审核人员的姓名等。

第 5 章规定了电子病历的封存。第二十三条：依法需要封存电子病历时，应当在医疗机构或者其委托代理人、患者或者其代理人双方共同在场的情况下，对电子病历共同进行确认，并进行复制后封存。封存的电子病历复制件可以是电子版；也可以对打印的纸质版进行复印，并加盖病案管理章后进行封存。

第二十四条：封存的电子病历复制件应当满足以下技术条件及要求：①储存于独立可靠的存储介质，并由医患双方或双方代理人共同签封；②可在原系统内读取，但不可修改；③操作痕迹、操作时间、操作人员信息可查询、可追溯；④其他有关法律、法规、规范性文件和省级卫生计生行政部门规定的条件及要求。

其他法律法规的具体内容可从国家卫健委网站上查询，此处不再介绍。

3）电子病历在远程放射学应用

第 5 章已介绍了远程放射学的相关知识。电子病历可以方便在远程放射学应用中分享患者的各种检查数据，有利于提升远程放射学的诊断效果和准确度。

6.3 分布式信息系统

1. 对等体系结构

对等体系结构（peer-to-peer architectures，P2P）于 1984 年最早见于文献，属于比较老的网络协议。在这种网络中没有固定的服务器和客户机，而是一些对等的网络节点。这些节点既是服务器又是客户机。P2P 网络的发展可以分为 3 代，分别是中心型、去中心结构化型、去中心非结构化型，主要区别是资源的分布方式。

对等体系结构的特点有资源共享、网络互联、去中心化、对等性、自治性、自组织、扩展性、稳定性。区块链（blockchain）就是一个对等网络，是随着对等网络、非对称加密技术、共识协议、去中心存储、去中心计算等发展起来的。

区块链的发展与虚拟货币发展有关，是一种去中心化、分布式的信息分享与计算平台。区块链技术对物联网和医疗信息系统有很大的潜在价值，在其中主要起数据管理操作的作用，尤其是在提升数据安全性方面有价值。在医疗领域，区块链在药物供应链管理和数据管理中应用有助于避免数据伪造等问题。安全性是区块链在医疗和物联网中应用的一大优势，包括多个方面，如数据保护、系统保护、网络保护等。设计开发医疗区块链也面临不小的挑战。

2. 网格计算

网格计算（grid computing）这个词出现于 20 世纪 90 年代，与 P2P 网络共享资源不同，网格计算是分布式计算。在网格环境中，很多联网的计算机共同处理重型计算任务。应用场景包括航空航天、生物信息学等很多领域。

网格计算不同于并行计算。并行计算一般是一台机器中多个 CPU 的并行使用，对网络的依赖很小，网格计算则依赖于网络连接使不同的计算机协同工作。网格计算通过建立互联的计算机集群解决大型的计算任务。

根据其应用目的，网格可分为计算网格和数据网格。

在国家重点研发计划和科技部“863”计划的支持下，我国建立了中国国家网格（China National Grid，CNGrid）。该网格立足于已有的高性能计算环境基础，重点研究高性能计算环境的应用服务优化关键技术，进一步完善资源建设机制，建立具有新型运行机制和丰富应用资源的、实用型高性能计算应用服务环境和应用领域社区，降低高性能计算应用成本，全面提升高性能计算应用服务水平。该网格的主要结点有中国科学院超级计算中心、上海超级计算中心、8 个国家级超算中心、12 个普通结点。用户可以在网格的主页上申请账户、获得使用权限。

中国教育科研网格（China Education and Scientific Research Grid，ChinaGrid）是教育部“十五”期间“211 工程”公共服务体系建设的重大专项，得到国家科技部“863”高性能计算重大专项支持。该项目旨在基于中国教育和科研计算机网 CERNET，通过有序管理和协同计算，消除信息孤岛，实现资源的广泛共享和有效聚合，提供高效的计算服务、数据服务和信息服务形成服务于教育的大平台。该项目由华中科技大学、清华大学、北京大学、北京航空航天大学等 12 所大学联合研发，于 2006 年通过成果鉴定验收。

中国教育和科研计算机网始建于 1994 年，是中国第一个互联网主干网。CERNET 是由国家投资建设、教育部负责管理，清华大学等承担建设和运行的全国性学术计算机互联网络，是全国最大的公益性计算机互联网网络，也是世界上最大的国家学术互联网。

6.4 医学影像云

1. 云技术概述

云技术是基于云计算的系列技术的总称。10 余年来，业务外包已成为广泛应用的新形态。未来的云技术必将能提供更多的功能，实现基于移动设备的随时随地访问。云可以分为私有云、社区云、公共云、混合云等。

2. 云计算

云计算是一种软件、数据存储和处理的业务外包，是一种通过因特网提供服务的形态。用户利用连接因特网的终端装置登录系统访问应用程序或文件。信息和应用程序由外部合作方托管，居留在安全的数据中心里，不再存储于用户自己的硬盘驱动器中。这种形态释放了用户的处理资源，方便了共享和协作，且不管用户在何处、使用何种设备均可保证安全地移动访问。用户不必再购买建设维护自己的计算基础设施，而是通过付费使用云服务商提供的计算资源或存储服务，这种服务是按需分发的，用多少服务就付多少费用即可。

基于云计算，可以方便地分发计算资源，软件和服务成为可订阅的，用户只需付费即可使用，不必再购买相应的许可证。软件和平台均由运营商负责维护和定期更新。不同地域的多位用户可以共同访问共享的文件或程序并展开实时合作。

云计算可分为不同的层次，主要的 3 种类型是基础设施即服务（IaaS）、平台即服务（PaaS）和软件即服务（SaaS），如图 6-12 所示。

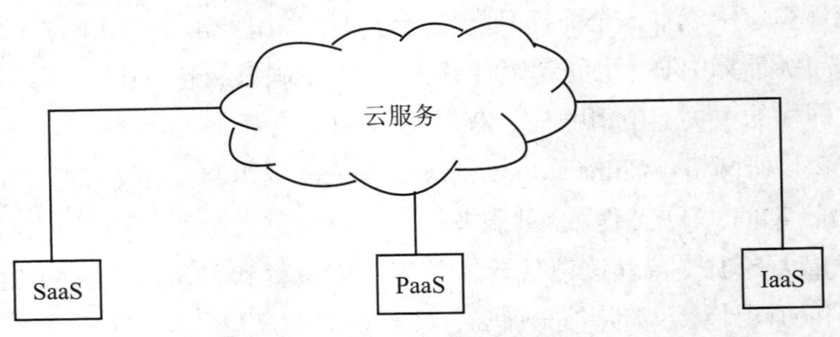

图 6-12　云服务模型

SaaS 提供基于云的软件解决方案。PaaS 扩展核心基础设施，在更高水平的集成环境中设计、建设、部署并测试在线服务。IaaS 也称为云基础设施服务，通过虚拟化机制允许多个虚拟主机运行于一套物理硬件基础设施上并相互隔离。虚拟化的目的主要是网络虚拟化、服务器虚拟化、存储虚拟化。

虚拟化是一种技术，将物理资源抽象成逻辑资源。虚拟化可以形成物理资源池并提供物理资源容量的汇总，可以从物理资源池中创建并提供虚拟资源。云计算使个人或机构可以通过网络使用信息技术资源服务，这种服务具有高度的自由度和弹性，可以按需提供资源。

人们还提出了许多基特定应用的云发布模型。如数据库即服务（DaaS）、通信即服务（CaaS）、集成平台即服务（IPaaS）和测试即服务（TaaS）等。

移动云计算是一种性价比高的云概念，能显著提升用户的体验。除了具有常规的云的特点，移动云计算还有其他的优点。在医疗领域，移动医疗应用可方便地提供对医疗资源的访问、克服传统医疗服务的诸多不便。由于网络带宽有限，尤其是在大容量数据传输时，网络带宽成为云技术的主要瓶颈。

移动云计算是移动计算、云计算和无线技术的结合，在 5G 时代，移动云计算已成为进一步消除资源、场所限制，推动网络服务进步的理想选择。

3. 云存储

信息存储是信息技术的核心支柱。现在每时每刻都在产生大量的数字信息。这些信息需要保存、保护、优化、管理。常用的方式有经典的管理方法、虚拟化方法、基于云的方法。

传统的数字存储一般是服务器为中心的存储架构，每台服务器上安装有一定数量的存储装置，任何管理任务或服务器维护或扩容等都可能导致服务器不可用。为克服这一问题，以信息为中心的存储开始出现。在这种架构中，存储装置被集中管理并独立于服务器，这些存储装置可在多个服务器间共享。当新的服务器部署后，就从这些存储装置中给新的服务器分配存储空间。共享的存储空间可以动态增加而不影响信息的可用性。

在数字数据爆炸式增长的形势下，数据密集型应用越来越多，如果仅通过本地部署存储装置存储海量数据成本将十分高昂。而借助于云技术，用户可以用较少的费用通过网络使用云平台提供的灵活、高效的存储服务。现在很多大型医院都采用了云平台存储各种医学影像数据。

4. 云与数据仓库

数据仓库（data warehouse）是一个从不同的数据源周期性地检索并合并数据的系统，形成一个多维的或标准化的数据存储形式。数据仓库系统有两种主要的架构：数据流架构和系统架构。数据流架构是关于数据存储如何在数据仓库中安排及数据如何从源系统通过数据存储流向用户的。系统架构则是关于服务器、网络、软件、存储及客户端的物理配置的。

数据仓库的未来发展趋势是非结构化数据、面向服务的架构及实时数据仓库。

5. 安全问题

在云技术应用中，数据暴露、隐私泄露、恶意攻击等问题仍需研究解决。由于无线通信的不安全性，移动云计算的安全和隐私问题更加严重。隐私增强技术、隐私保护数据挖掘、基于统计的泄漏控制等技术都是保护隐私的常用方法，都是为了避免敏感私有信息的泄露。

在使用云的过程中，有许多安全挑战需要理解并研究对策。其中主要的安全挑战是云计算的基础设施资源，这是由服务商通过因特网提供的，云计算的全部数据都在网络资源中以便能通过虚拟机访问。加强对虚拟机的监测，增强安全减少开销是非常重要的。云计算建立在 WEB 服务基础上，WEB 服务又以因特网为基础，而因特网本身是有许多固有缺陷的。所以，云计算面临着不少的安全问题。

尽管云计算的应用越来越多，但由于缺乏透明度及信任，在客户中仍然存在着对失去控制和缺少监督的忧虑。因此，需要监管审计并保证达到所要求的安全性，以保证各方利益和数据安全，取得客户的信任，维护行业的正常运行和客户的数据安全。

传统的网络攻击一般是窃取患者信息。现在研究人员越来越关注对患者本身进行攻击的威胁。攻击者有可能通过网络启动医疗装置、修改设定的参数，也可能修改相关记录、改变放疗剂量、破坏远程控制系统、中止运行中的设备，误导医务人员等。这些攻击会直接影响患者安危，比传统的窃取信息的攻击危害更大。

6. 医学影像中的云应用

现在的医疗卫生机构必须关注更多的单纯医疗之外的信息。开展临床服务所需的基础设施需要不断扩展，对信息技术的需求越来越高，利用云技术可以很好地解决基础设施建设和维护的高成本。随着高端医学成像设备的装机和应用，各类医学影像数据量呈爆炸式增长，给医疗机构的数据存储与管理带来巨大挑战。云计算已受到公众、科学界和医疗卫生界的高度关注。在医疗机构采用云计算解决方案，可以为缺少信息技术资源或硬件基础设施的医疗服务者提供访问所需信息服务的机会。

对个性化医疗的需求推动了对各种检查信息的无缝集成需求，这就需要不同的医院或健康中心间合作共享患者的数据和影像信息。基于云计算实现这一需求具有可伸缩、高可靠性、节约成本等特点。但是，与数据隐私和安全相关的挑战是医疗领域云计算应用面临的主要问题，是任何服务提供商确定正确的解决方案的基础。医疗领域数据的所有权也是一个挑战，需要建立相应的政策或指南以明确数据的归属权并解决数据共享的相关问题。

所有医学成像设备都应当采用DICOM格式存储分发图像。前面已述及，DICOM格式图像不同于常用的数字图像，其中存储了丰富的患者和图像相关的信息，需要利用专门的工具进行处理。利用云技术可以显著地增强医学影像相关服务，已有文献报道设计了针对DICOM图像存档的云系统原型，对于离线医学影像的长期归档非常便宜。近几年，移动医疗发展迅速。基于云应用的预防医学也在快速地应用，对于许多慢性疾病的预测管理及非医学的应用非常有价值。基于5G技术的云技术可以实现医学数据和医学图像的高效率分享。

医学图像处理和分析需要巨大的计算能力。云计算通过因特网分享算力，可随时随地访问，特别适用于移动设备、居家监测及智能救护等。基于云的医学图像存储可以存储巨大的医学影像数据库，实现无缝集成；基于云的医学图像检索可方便医学图像的分享和远程诊断；基于云的影像诊断使得访问多模态医学图像更加便捷；基于云的医学图像处理可以共享高端的计算资源，降低医学图像处理的成本；基于云的影像分析则适合于机器学习、深度学习等，方便进行并行或分布式处理，促进人工智能技术在医学影像中的应用。

人工智能算法是数据和算力密集型应用，尤其在深度学习应用中更是如此。因深度学习需要大量的数据和高端的算力，非常适合采用云存储和云GPU。在云技术的支持下，集成医学影像数据挖掘、电子病历，甚至来自穿戴式设备的数据有助于深度学习得到更好的结果和获得新的发现。

6.5　计算技术与智慧医疗

1. 物联网

资料显示，物联网（internet of things，IoT）词汇首次出现于 1999 年，由阿斯通（Kevin Ashton）首创。可以定义为一系列通过互联网互相连接在一起的事物，具有测量、传输、执行的能力。

物联网的发展使现实世界中的“物体”具备了感知能力，使智能手机等移动终端、医疗设备都成为互联网的一部分，并能够协同工作。随之诞生了一些新计算概念，如雾计算（fog computing）、边缘计算（edge computing）等，并在医疗中得到应用。近年来，有学者又提出了万物互联（internet of everything，IoE）的概念，将物联网的概念进一步扩大。

物联网借助于不同的技术将各种“物”联入互联网。在医学成像、医学信息领域应用物联网，有利于保证医疗质量、降低成本、优化资源。利用各种无线传感器可以构建移动医疗网络（mobile health，mHealth）或称为基于 WEB 的医疗（Web-based healthcare，eHealth）。

将云计算与物联网集成可构成云联网（cloud of things，CloudIoT），利用云计算解决物联网的一些局限。相关的概念有传感器即服务（sensor as a service，SenaaS/Se-aaS）、传感即服务（sensing as a service，S^2aaS）、传感器数据即服务（sensor data as a service，SDaaS）、基于云的传感即服务（cloud-based sensing as a service，CSaaS）等。

基于云的移动医疗架构可以分为 3 层。最底层（第 1 层）是各种医疗数据源，包括穿戴式传感器、非穿戴式传感器、医疗文件等；这些数据可能以各种不同的形式表达，需要由第 2 层作为中间网关进行转换；然后传递给第 3 层（云）进行处理和存储。存储于云中的医疗数据可以由医生进行分析给出医疗意见或用于经授权的其他医学研究。

2. 边缘计算

云计算将计算、存储、网络管理等在中心服务器端完成。随着移动互联网和移动物联网的发展，这种中心化的方案面临一些挑战。如果远方的移动装置需要从云服务器获取复杂的应用，将会增加移动网络负荷，造成网络延迟。物联网的发展，使越来越多的设备接入网络，对云的各方面性能都提出了更高要求。中心型的云架构无法完全解决这些问题。边缘计算研究如何有效利用网络边缘的能力，即将不同的物联网装置产生的大量数据在网络边缘进行处理而不是直接传入中心服务器。由于计算在本地进行，边缘计算能提供更快的速度、更好的质量，特别适合与物联网集成。

中国工程院院士邬贺铨院士是推进边缘计算技术与产业发展的倡议专家之一，对边缘计算有更深入的思考。他认为边缘计算应当是一个体系，目前仍然有许多问题需要深入研究。

3. 雾计算

雾计算和边缘计算概念是同时出现的，可以认为两者是等同的。

雾计算架构包括各种设备和网络。雾计算是一种概念模型，为将云扩展为边缘网络，从地理分布的数据中心、中间网络节点向物联网装置所在的极远边缘扩展。图 6-13 是边缘计算、雾计算和云计算的架构层次。

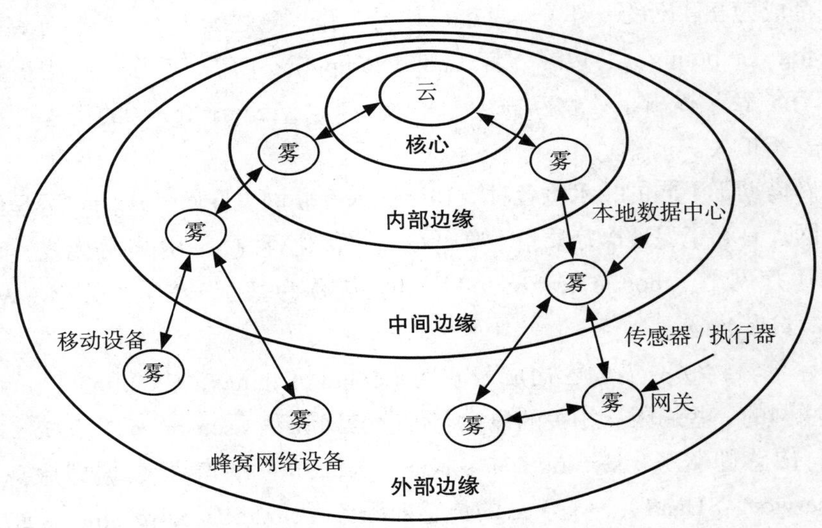

图 6-13 边缘计算、雾计算和云计算的架构层次

雾计算使计算、网络、存储服务更接近物联网的终端节点。与云计算相比，其计算是高度分布式的并具有一些额外的服务，所以有时也称为边缘计算、微云（micro-cloud）、云朵（cloudlet）。总体上看，雾计算或边缘计算是介于云计算与物联网间的中间层。

4. 基于 5G/6G 物联网的智慧医疗

智慧医疗是集成了人工智能、机器学习、物联网和区块链技术的信息－物理系统，能满足用户的远程医疗需求，应对人口变化带来的世界性的医疗服务问题。

1998 年 12 月，第三代合作伙伴计划（3rd Generation Partnership Project，3GPP）成立。其工作目标是制定第三代移动通信的技术规范和技术报告。2020 年 6 月 3GPP 完成了第 16 版标准即完全的第 5 代（5G）通信系统。并且也已开始讨论第 17 版、计划第 18 版。目前一些组织、公司、大学等已开始研发第 6 代（6G）技术，有望在 2030 左右年实现。

5G/6G 的应用将改变医疗行业、医疗服务及治疗方式，为医疗提供新的机遇，包括远程医疗、大型医疗文件的传输、实时监护、医学创新。在智慧医疗发展中，电信运营商是重要的参与方，越来越多的医院选择采用云数据中心存储各种运行数据，不再建设自己的本地服务器。图 6-14 是一种基于 5G 的移动医疗架构。

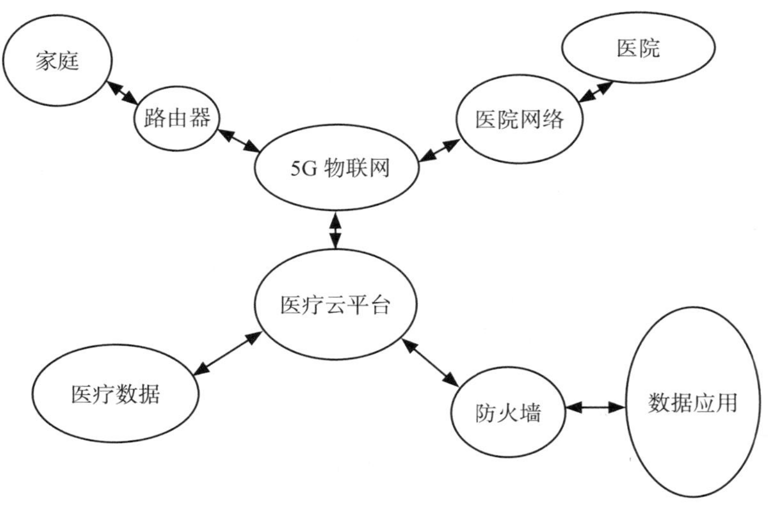

图 6-14　一种基于 5G 的移动医疗架构

5G/6G 技术的高数据传输速度、低延迟、高带宽，对物理资源的智能应用及在边缘网络的智能化为其在智慧医疗中的应用提供了条件。存在的问题主要是网络的覆盖面、费用、信息安全等。另外就是各类物联网设备性能各异、使用的通信协议不同，应用领域也多有差异，因此要使它们能按需要协同工作，保证能及时获取所需的信息仍然是十分困难的。相信随着经济发展和通信技术的进步，5G/6G 网络覆盖面进一步增大，费用大幅降低，将会给智慧医疗带来更多的新进展。

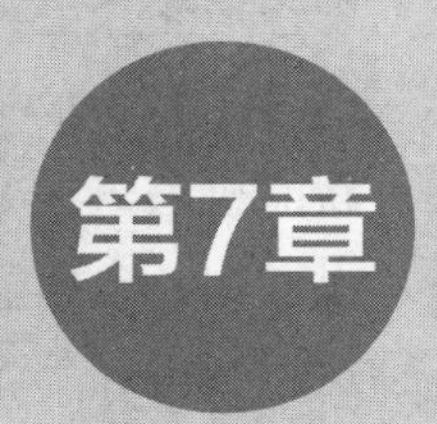

医学影像人工智能概论

- 医学影像人工智能概论
  - 人脑解剖与生理
    - 人脑解剖简述
    - 人脑生理简述
    - 人脑的功能
  - 人脑研究
  - 心智
  - 认知科学
    - 认知科学的概念
    - 记忆的认知模型
  - 人工智能
    - 人工智能简介
    - 人工神经网络
    - 机器学习
    - 深度学习
    - 表示学习
    - 指令学习
  - 人工智能在医学中的应用
    - 人工智能在医疗中的应用
    - 人工智能在医学决策中的应用
    - 人工智能在医学影像中的应用

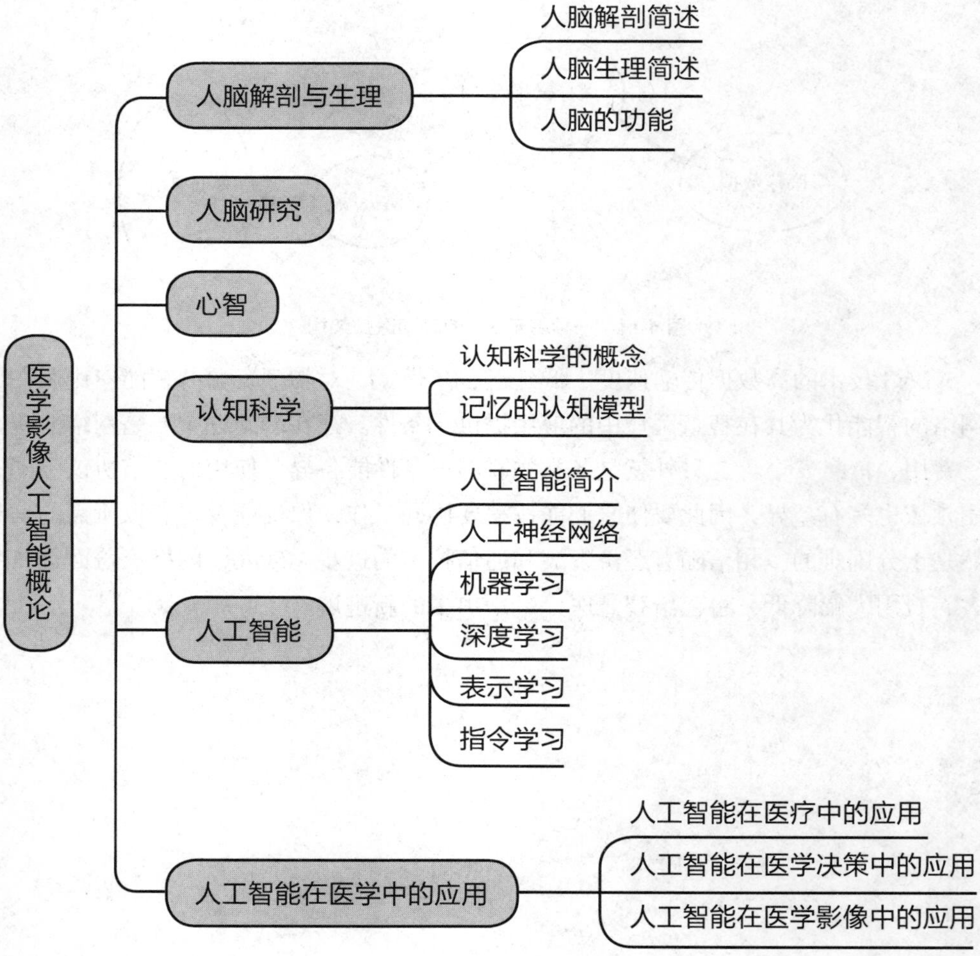

人工智能是当前全球的研究热点。人工智能的最初目的是模拟人的智能设计机器。对人工智能的定义也比较多，专家们有不同的观点。本章对人工智能进行概括介绍，首先介绍人脑解剖生理及相关的研究，其次介绍人工智能相关基础问题，最后介绍人工智能在医学影像中的应用。

7.1　人脑解剖与生理

7.1.1　人脑解剖简述

脑位于颅腔中，是重要的器官，中枢神经的最高级部位。在解剖学上一般将人脑分为 6 个部分，分别是端脑、间脑、小脑、中脑、脑桥和延髓。脑的基本构成单位是神经细胞（神经元）和胶质细胞。19 世纪晚期，瓦尔德亚赫兹（Heinrich Wilhelm Gottfried von Waldeyer Hartz）创造了神经元（neuron）这个词以描述神经细胞。1891 年哈特克斯（Waldeyer Hartx）建立了神经元理论描述神经系统的基本结构单元。

脑是大量的神经元借由突触互相通信形成的巨大神经元网络。

神经元之间以电或化学的方式相互传递信息。每个神经元通常都拥有几百至几千个突触连接。

人类的中枢神经系统约有 10^{11} 个神经元，其中约 10^{10} 个在皮质中。人脑皮质厚度在 2 ~ 3 mm，由于有很多褶皱，皮质的表面积约为 2 200 cm^2。

胶质细胞的数量为神经元的 10 ~ 50 倍。神经元承担神经系统的主要功能活动。作为一种在形态和功能上高度分化的特殊细胞，神经元的大小形态相差很大，但都具有细胞体、突触、树突和轴突（图 7-1）。

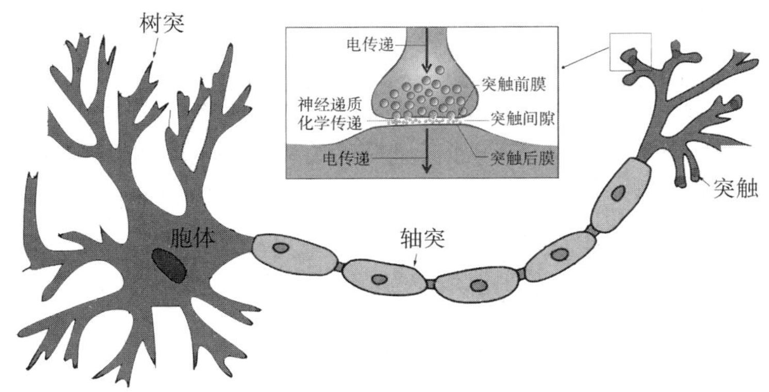

图 7-1　神经元结构

一个神经元通常只有一个轴突，有多条树突。树突和轴突在结构上赋予神经元区域性或极性，为神经元的区域性功能分化提供结构基础，为神经元形态分类提供依据。树突膜突起形成树突棘，与其他神经元的轴突末梢形成突触。大脑皮质中的突触约 98% 都是由树突参与形成的。树突棘被认为是脑功能可塑性的基础。每个神经元与其他神经元形成的突触在数百至数十万，因此中枢内的突触总数是巨大的。

神经元的主要功能是接受、整合、传导、传递信息。轴突和感觉神经元的周围突触均称为神经纤维，有些有髓鞘有些没有。神经纤维的主要功能是兴奋传导和物质运输。神经纤维上传导的兴奋或动作电位亦称为神经冲动。

突触连接的形式复杂多样，整个脑通过这种复杂的连接形成一个自调控、自组织、自学习的神经网络。

脑可以分为许多叶。神经细胞具有处理、分析和推理的能力。可按照神经元密度分为灰质和白质。神经信号通过电脉冲形式传递。

人脑是信息的起源与终点，任何信息都必须先被人类识别，然后才能被理解、使用，这正是第 3 代信息学 – 认知信息学的研究内容。多个脑区与信息采集、巩固和存储相关。与记忆有关的脑区如表 7-1 所示。

表 7-1　与记忆有关的脑区

脑区	记忆类型
杏仁核	感情记忆
海马、颞叶	认知记忆
海马、额叶	工作记忆
小脑	运动技能、感官记忆、经典调控
海马、海马旁回	空间学习
基底节	习惯化

不同的脑区对信息采集、存储有不同作用。如内侧颞叶区域，它包括杏仁核、海马、嗅球、海马旁回皮质。嗅觉皮质和海马间的网络连接对于编码记忆非常重要。

7.1.2　人脑生理简述

所有神经细胞均有静息电位。神经细胞产生的所有电信号均叠加于静息电位之上。有些信号使细胞膜去极化，使静息电位减小，另一些则使细胞膜超极化，使静息电位增大。神经细胞可产生局部分级电位和动作电位两大类电信号。局部分级电位由外界的物理刺激引起。动作电位是由于局部的分级电位达到足够大，使细胞膜去极化超过某临界水平时产生的，动作电位一旦产生便迅速地进行长距离传播。发生在神经元中的动作电位的幅度和时程是固定不变的，这一点与局部分级电位不同。

动作电位是触发产生的，是再生性的全或无事件。只有动作电位的全部序列完成后，另一个动作电位才能在同一位置引发。因此，在每个动作电位后面必然有一个不应期，一般持续数毫秒。

一个细胞将其信息传递给另一个细胞的结构部位称为突触。突触传递过程既可由动作电位引发的神经末梢释放化学性神经递质介导，也可由突触前神经元在特定的连接部位向突触后神经元电流的扩布介导，分别称为化学传递和电传递。

每一类神经元都合成、贮存、释放其特有的递质，特异受体的递质则位于突触前末梢下确定的突触后位点。其他的膜蛋白保持细胞内外环境的恒定。轴突的存在，导致神经元有一种重要的细胞生物学特性。重要的分子必须借助于轴浆运输被送到神经末梢。神经元在分化后便不能再分裂，所以成人的中枢神经系统中的神经元一旦损毁后通常不能得到替换。神经系统在受到损伤后能恢复某些连接，但成年哺乳动物的中枢神经系统中不会发生再生，其分子机制目前尚不清楚。

7.1.3　人脑的功能

1. 学习与记忆

学习与记忆是脑的高级功能之一，是一切认知活动的基础。学习是从外界环境获得新信息的过程，记忆则是大脑将获取的信息进行编码、存储、提取的过程。学习是记忆的前提，记忆是学习的结果。记忆是在头脑中积累和保持个体经验的心理过程。从信息加工的角度看，记忆是人脑对外界输入的信息进行加工的过程。

根据持续的时间，记忆可分为感觉记忆、短期记忆（short-term memory，STM）、长期记忆（long-term memory，LTM）。感觉记忆持续 1 ~ 2 s，主要是味道、声音、外观、感觉、触觉等的记忆。短期记忆持续 10 ~ 12 s，属于基础记忆或主动记忆。

根据记忆的存储和提取方式，记忆可分为陈述性记忆和非陈述性记忆。

人类的记忆过程可分为感觉性记忆、第一级记忆、第二级记忆和第三级记忆。感觉记忆和第一级记忆相当于短期记忆，后两个相当于长期记忆。长期记忆又可分为情景记忆和语义记忆。

按照记忆的内容，可将记忆分为形象记忆、逻辑记忆、情绪记忆和运动记忆。

感觉器官感知的信息通过 3 个重叠的步骤传递：采集、巩固、检索。采集属于短期记忆，巩固过程则将其转为长期记忆。而检索是一个重新激活、重建或相近的表示所存储信息的过程。

部分或完全失去记忆和再认的能力称为遗忘。遗忘是一种不可避免的生理现象。遗忘可分为暂时性遗忘和永久性遗忘。

目前研究证据表明学习和记忆在脑内有一定的功能定位，但机制仍不十分清楚。

1894 年，卡加尔（Santiago Ramony Cajal）首次预言了记忆可能是存储在突触中的。现在突触被认为是学习和记忆的关键基础。研究表明突触可塑性是学习和记忆的生理基础。

人的感觉信息在大脑中存储于紧密连接的神经细胞中。有些细胞中的信息只能存在很短的时间，有的细胞可以长期存储信息。STM 也称为图像记忆（iconic memory），可存储视觉信息；LTM 也称为声像记忆（echoic memory），主要存储声音信息，这两种信息合称感觉记忆。也有人将人的记忆分成 3 种：偶发记忆（episodic memory）、语义记忆（semantic memory）和程序记忆（procedural memory）。偶发记忆存储突发的信息。语义记忆将知识构造成结构化形式，程序记忆则帮助在行动中做决策。各种记忆模型统称认知记忆。

2. 视觉

视网膜中发生的初始过程导致视觉。视网膜是信息处理的初始阶段。视觉是我们的感觉器官中提供输入最多的，90% 以上的感觉输入来自视觉。

当我们看到面前的物体时，视网膜中的节细胞会产生一种特定形式的冲动。这种冲动经过丘脑和初级视觉区中继和转换传递到高级皮质，再与高级皮质相互作用或激活某种记忆，此时人即可感觉到自己认出了该物体。视网膜中有视杆细胞和视锥细胞两种感光细胞。视杆细胞不能区分颜色，能在光线非常弱的情况下工作，多个视杆细胞会将其产生的信号传递给同一个后接细胞，在放大信号的同时也会降低空间分辨力。视锥细胞灵敏度低，只能在明亮的环境下工作，但是能感受颜色和细节。有 3 种不同的视锥细胞，分别感受红、绿、蓝三种不同波长的光，使人眼能识别色彩。因此，在明亮的环境下我们可以看到锐利的彩色景象。一旦进入黑暗的环境或光线极弱的情况下，人眼便无法区分色彩，而且视物的空间分辨能力也会降低。

光感受器将它们产生的连续电压信号传递给双极细胞、水平细胞、无长突细胞等中间细胞，再传递到视网膜的神经节细胞。神经节细胞中的一些细胞负责感受黑暗背景中的亮信号，另一些则负责感受明亮背景中的暗信号。M 细胞具有较大的感受野和高的时间灵敏度，P 细胞则感受野小且精确定位，时间灵敏度低。经过处理，视觉信息变成了代表对比度和时间变化的信号，相当于进行了视觉信息的无损压缩。视神经通过视交叉将双眼视觉信号交叉传递到丘脑，再由初级视觉皮质传向高级皮质，中间可能会与存储特定的记忆相互作用或激活特定的记忆。当这个过程发生了，我们就会意识到我们认出了某个事物。丘脑在外周信号向脑传输中处于门户地位，视觉信号会被丘脑的外侧膝状体处理，在其中分成大细胞通路和小细胞通路。大细胞通路继续沿皮质上部传输，称为背侧通路。一般认为背侧通路主要分析视觉场景中物体的位置和运动，小细胞通路（腹侧束）则主要与物体的辨识有关。

脑的中心任务之一是寻找模式间的同形性或对应性。当我们看到一个场景时，视觉系统会寻找落在视网膜上的模式与脑中存储的记忆间的对应性，使我们能理解所处的环境。即使在特定情况下我们看到的事物的影像与记忆中明显不同，这种机制也能正常工作。这种差异的形成可能源自投射效应、环境影响、事物本身的固有改变。寻找视觉对应性的过程不是简单地直接进行两种模式的比较，应当是不改变这些模式的意思的情况下，不随模式差异改变的比较。

寻找对应性对所有的脑信息处理都至关重要，可能是理解智能的一个关键因素。作为一个整体，视觉辨认的过程还远未被理解，但其中涉及的一些解剖子系统的大量细节已被认识。

3. 语言和认知功能

语言作为人类相互交流思想和传递信息的工具，是人脑学习、思维活动的过程和结果，与其他认知功能体现了脑的高级功能的复杂化，是人类特有的认知功能之一。人类两侧大脑半球的功能并不对等。对习惯使用右手的人，语言活动中枢主要在左侧半球，而右侧半球则在非语词性的认知功能上占优势。这种优势是相对的。在左侧半球中与语言功能相关的部位有许多，不同的语言功能区受损后会引起相应的语言障碍。与语言处理有关的脑区主要有布罗卡（Broca）区、韦尼克（Wernicke）区、缘上回、角回和初级听觉皮质。

大脑皮质除语言功能外，还有许多其他的认知功能。例如与情绪有关的功能、与动作、计算、面容辨认等有关的功能。

两侧大脑半球在功能上呈互补性和专门化的分化，但并非隔绝的，是可以相互通信、相互配合的。

脑是心理产生的器官，是一切心理活动的物质基础。心理活动来源于客观现实，人类的感觉、知觉是由于客观直接作用于人的感觉器官而产生的反应，记忆、思维、情绪、情感等心理活动是在感觉、知觉的基础上形成和发展起来的。

认知过程是人们获得知识或应用知识的过程、是信息加工的过程，包括感觉、知觉、记忆、想象、思维、语言等。认知过程的核心是思维。感觉和知觉是人认识客观事物的初级阶段，是人的心理活动的基础。

感觉是最基本的认知过程，是人们认识客观事物的第一步。根据刺激的来源，感觉可分为外部感觉和内部感觉。外部感觉包括视觉、听觉、嗅觉、味觉和皮肤觉。内部感觉是由于机体内部刺激引起的，包括运动觉、平衡觉和内脏感觉。

感觉总是由一定的刺激引起的，但并非所有的刺激都能被感觉到。刺激对感受器的持续作用可使感受性发生变化，形成感觉的适应。同一感觉器官在不同刺激物的作用下感受性的性质和强度会发生变化，形成感觉的对比。感觉还可以相互作用、具有补偿性。当一种感觉器官受到刺激产生特定的感觉的同时又产生另一种不同感觉的现象称为联觉。

知觉是人脑对于直接作用于感觉器官的客观事物的整体属性的反映。人们通过感觉认识事物的个别或部分属性，通过知觉可以将各种感觉信息进行整合以获得对事物的整体认识。知觉可以分为空间知觉、时间知觉和运动知觉。知觉具有选择性、整体性、理解性和恒常性。

在客观事物刺激下产生对刺激的主观歪曲的知觉称为错觉，是不正确的知觉。

人脑间接地概括对客观事物的反映称为思维。人的思维是借助于概念、表象、动作，在感性认识的基础上认识事物的一般和本质特征及规律性联系的心理过程。间接性和概括性是思维过程的主要特征。思维过程包括分析与综合、比较和分类、抽象与概括。

表象是指曾经感受过的事物在大脑中留下的印象，是想象的素材。表象具有直观性、概括性和可操作性的特点。

想象是对大脑中已有表象进行加工改造、形成新形象的过程，是一种创造性地反映客观现实的形式。想象力是创新观念的源泉，具有预见作用，能指导人们活动的方向。

情绪和情感是人类大脑的高级功能，是指人对客观事物的态度体验，是人的需要是否能得到满足的反映。情绪和情感相互依存、相互交融。情绪是生物进化的产物，能够驱动有机体发生反应，为人类的各种活动提供动机。情绪是独立的心理过程，有自己的发生机制和活动规律。

情感是与人的社会性需要相联系的主观体验。人的高级社会情感主要有道德感、理智感和美感。

7.2 人脑研究

神经系统是人体最重要的调节系统。神经系统由中枢神经系统和周围神经系统组成。神经系统的调节功能可分为接收、处理和输出三个阶段。神经科学研究神经系统，特别是脑。

反射是神经活动的基本方式。神经系统的功能是以反射方式进行的。

1861 年布罗卡（Paul Broca）就研究了由于脑损伤导致语言障碍的患者。1873 年高尔基（Gamillo Golgi）提出了能观察到单个神经元的方法。现在人们普遍认为认知功能来自神经结构的电化学活动，如谢尔利（John Searle）在 1992 年所说，一系列简单细胞的集合形成了思维、行动和意识。现代进行人脑影像研究主要是利用磁共振，有时也用到脑磁图、脑电图和核医学成像等。光遗传学（optogenetics）提供了测量控制单个神经元的方法。脑机接口可以实现人的感官和运动控制，不仅能帮助人们恢复某些受损功能，还可为神经相关研究提供工具和方法。

1. 人脑成像

人脑功能的相关成像研究主要是使用磁共振，也有部分研究使用了核医学成像设备。PET 和功能磁共振等功能成像设备的应用为研究学习与记忆提供了有力工具，极大推动了对学习记忆相关功能性脑区的定位研究。功能神经成像方法因其技术的快速进展、相对新颖及复杂度高的特点，对许多认知心理学家及神经心理学家而言仍比较陌生，有可能导致不可重复的数据和无用数据的累积并从这些数据得出不合理的推断。

在技术层面，脑功能成像研究是基于一系列假设的。清晰了解这些假设才能形成对相应成像方法的应用范围和局限性的合理认识。往往倾向于认为影像是一种可靠的表示，而忽视了影像本身是间接的而非直接的事实，忽视了所有影像都是其所表示物体的模型的事实。在功能性神经成像中亦如此，受到记录过程、与脑活动相关的电磁信号、基于这些信号重建脑活动的过程及将它们绘制成视觉图像或功能地图并叠加到静态脑图像的过程的影响。

通常成像的是 5 种脑活动或脑过程，每种活动对应一种类型的电磁信号，其中 3 种与脑活动和激活有关：一是脑磁图、经颅磁刺激，探测神经元间的信号；二是探测系列神经元的代谢活动的，如 PET 成像；三是探测血流速率（向神经元供应氧和葡萄糖）的，如功能磁共振成像；第四种是脑生理的结构方面的信号，如特定受体和神经递质的分布，一般用 PET 显像；第五种也是正常脑活动的成像，如水分子沿神经元轴突的扩散，可以反映神经元束的功能完整性，通常用弥散张量成像进行可视化。

所有功能成像的目的都是可视化脑的活动或激活的模式，以及受体的分布和白质连接的功能完整性。脑活动亦称为基线或静息态活动，指脑不活动时的神经信号及其后续相位。静息态是指脑不进行明显的实验者规定的任务，不是脑真的不活动，脑时刻都是活动的。这种静息态的活动被认为与默认模式网络有关。默认模式网络常被定义为一系列区域，当没有进行明显的任务时这些区域比进行任务时更加活跃。经常指那些假定认知静息或不活跃时在代谢或血流速率方面显示出时间波动的区域。

通过成像可视化的模式代表三种基本实体类型：一是功能网络，体现特定功能的机制，是经由任务相关的激活模式得到的；二是表示推定与特定功能结果相关的激活模式；三是静息态脑活动的可视化模式，可能表示特定的诊断分级、人格特征、年龄性别差异等。

可视化某种功能的神经网络的可能性是基于以下的预测：当进行某种功能时会发生两件事，一是相应的网络被激活，产生活动模式；二是特定的动作或特定的心理现象也会随之产生。

激活模式和行为或心理现象间的对应是最基础和被普遍接受的假设。没有这个假设，功能神经成像就没有意义了。可以比较规范地表述为：每个行为和精神现象，不管是潜意识的或是有意的，都有相应的脑激活模式；也可对等地表述为：激活模式是产生相应的行为或精神事件的必要条件；或表述为：区分任何两个相似的行为或任何两个相似的精神事件的各个方面或特征，亦有特征区分相应的激活模式。

功能磁共振主要是通过脑局部活动导致的血流和氧合血红蛋白的变化测量信号，称为血氧水平依赖成像。BOLD 首次应用于人体成像的报道见于 20 世纪 90 年代早期。

其基本原理是：在神经细胞活动增加时，其需要的氧的量增加，二氧化碳产生量增加，就会有更多的血液供应，提供更多的氧合血红蛋白，从而使活动区域动脉血的氧合血红蛋白含量增加，静脉血中的去氧血红蛋白量增加不明显，从而引起弛豫信号的改变。氧合血红蛋白是抗磁性物质，去氧血红蛋白是顺磁性物质，因而血液的磁特性就随氧合血红蛋白水平变化。尽管神经活动耗氧量增加，但由血流增加带来的氧合血红蛋白的量更多，超过消耗量，所以氧合血红蛋白的量增加引起 BOLD 反应增加。

通过检测 BOLD 信号就可以在无须注射对比剂的状态下无创检测氧合血红蛋白和去氧血红蛋白的差异，实现脑的功能成像。尽管 BOLD 属于间接的神经活动测量方法，但其信号与神经活动高度相关。

从 20 世纪 90 年代以来，功能磁共振已成为脑和认知神经科学的主要研究工具。也可通过注射对比剂进行功能磁共振成像，测量的信号与局部的脑血容量成正比，虽然能提供相对较强的信号，但在正常志愿者的实验中一般不用此方法。磁共振灌注成像使用动脉自旋标记法获得信号，对脑血流量比较敏感，与神经活动有很好的相关性，且无须注射对比剂。相对于 BOLD，灌注成像的信号更加稳定，噪声更近于白噪声，但是其信号相对较弱、成像时间长的缺点限制了其在认知神经科学中的应用。BOLD 的信号通常较强且采集时间短于灌注成像，因而在脑功能成像中应用更为普遍。

2. 脑电图

1929 年博格（Hans Berger）发明了脑电图（electroencephalograph，EEG）。

脑电图也是人脑研究中应用的重要工具之一。作为一种非侵入式测量工具，脑电图通过在头皮上安放的电极获取与中枢神经系统活动相关的电信号。

脑电活动包括自发脑电活动和诱发电位两种形式。自发脑电活动是无明显刺激情况下大脑皮质自发产生的节律性电位变化，即脑电图记录到的脑电活动。

神经学家常用脑电图区别脑部器质性疾病和功能性疾病。脑电图能提供较高的时间分辨力，是磁共振成像难以做到的，但脑电图也有不足，主要是空间分辨力受到系统性能限制，一般需要借助计算机显示和分析数据。

脑电图信号记录脑的电活动，测量的是神经元周围空间的场电位。这种信号没有固定的幅度和频率，不是简单的谐波信号。脑电图的基本波形有 4 种，分别为 α、β、θ、δ 波，此外还有新近发现的 γ 波。

α 波频率低、电压高，当人躺下并闭眼入睡前 α 波活动增加。当人们处于静息态放松状态时 α 波活动出现，精神活动增加时 α 波消失。研究显示 α 节律抑制是生物活动去同步过程的结果，其中一种活动就是 β 波。α 波水平高提示过多的白日梦、过于放松的状态或无法集中注意力；α 波水平低提示强迫症（obsessive-compulsive disorder，OCD）、焦虑综合征及压力大。

β 波信号幅度低，β 波活动显示去同步的特征。β 波与正常的清醒意识有关，与接收来自环境的各种刺激有关，包括视觉、听觉、味觉、嗅觉。β 波水平高可能是焦虑、无法感觉放松、肾上腺素水平高、有压力、认知活动后；β 波水平低则提示有抑郁、认知能力差、注意力不集中。

θ 波在情绪紧张时更易观测到，与海马的电活动直接有关，信号的幅度较高。如果只在一个位置记录到 θ 波或只有一个大脑半球中 θ 波强，则表明很可能有结构损伤。θ 波活动随年龄变化。θ 波水平高提示有注意力缺陷多动症（attention deficit and hyperactivity disorder，ADHD）或多动症、抑郁状态、冲动活动、注意力不集中；θ 波水平低一般提示有焦虑综合征、情感意识差、较大的压力。

δ 波信号幅度高，与深度放松和唤起性睡眠有关，在深度睡眠时活动最高。δ 波是记录到的最慢的脑电波，在儿童中具有较高的水平。随着年龄增长，δ 波越来越低，在清醒的成人脑电图中几乎记录不到。δ 波与人体的许多无意识躯体功能有关，如心血管系统和消化系统的调节。不规则的 δ 波已被证实与学习困难或保持意识有关。δ 波水平高可提示脑损伤、学习困难、无法思考；δ 波水平低则可提示无法恢复机体活力、无法恢复大脑活力、睡眠差或睡眠紊乱。

γ 波是神经科学领域较新发现的波形。目前已知的是除了健康的认知功能，γ 波与处理更复杂任务有关，对学习、记忆、信息处理非常重要，是我们的感觉器官处理新信息的工具。在精神残疾的患者中，γ 波活动水平低。人们还发现 γ 波与冥想强相关。γ 波水平高显示患者焦虑、压力大；γ 波水平低可能提示抑郁、学习问题，可诊断某些神经递质缺乏导致的注意力缺陷多动症。

表 7-2 简要总结了脑电图的基本波形及其特征。

表 7-2　脑电图的基本波形及其特征

类型	频率（Hz）	幅度（μV）	特征
α 波	8 ~ 12	3 ~ 50	理想的放松状态
β 波	12 ~ 40	＜ 20	记忆唤起高的问题解决能力
θ 波	4 ~ 8	30 ~ 100	创造力、与自我或他人的深度情感联系、强的直觉、放松
δ 波	0 ~ 4	100 ~ 200	健康的免疫系统、恢复性快速动眼睡眠
γ 波	＞ 40	3 ~ 55	信息处理、识别、学习、与感觉器官结合

如果脑电图信号与脑产生的电势不成比例就会出现伪影。伪影可分为技术性伪影和生物性伪影。技术性伪影可以通过低通滤波消除。生物性伪影来源于生物活动，如眼球运动、肌肉收缩等。被检者的心理状态也会直接影响脑电图信号的质量。

与功能磁共振成像相比，脑电图具有较高的时间分辨力，是对神经活动的直接测量。但脑电图只对浅层皮质产生的突触后电位敏感，对脑深部结构的神经反应不灵敏。脑电图的空间分辨力低，几乎不可能从给定的脑电图信号重建唯一的经颅电流源分布。

功能磁共振则具有很高的空间分辨力，能覆盖全脑。功能磁共振对表层皮质和深部脑结构的 BOLD 信号都比较灵敏，唯一的不足是腹内侧前额叶皮质和颞极中的磁敏感伪影。功能磁共振的主要缺点是成像时间长，不是对神经信号的直接测量，易受与神经过程无关的生理活动的影响。

3. 脑磁图

脑磁图（magnetoencelography，MEG）测量大脑的磁场，能获得比脑电图高的空间分辨力并分析更宽的频率范围。脑磁图对平行于头皮的神经元群的活动更加灵敏。脑磁图容易受到干扰，必须在特殊设计的屏蔽室内测量。

4. 脑机接口

脑机接口，即脑与计算机的接口（brain-computer interface，BCI）。此技术约兴起于 20 世纪 90 年代，目前仍是比较新的研究领域。在脑机接口中，脑电图是常用的一种方式。如果处理得当，脑电图信号可以帮助确定对象的认知行为，作为不同脑区脑活动的表征信号。

脑机接口可以直接将人脑的信号通过采集和分析装置输入计算机，不用再采用传统的键盘、鼠标、语音、触摸屏等方式与计算机互动。理论上是比任何其他人机交互方式更快、更精确的人机交互解决方案。脑机接口包括 4 个不同的步骤：通过神经成像从脑中采集数字数据；处理神经影像数据分离各种脑的特征；特征分类与映射以理解相应的动机与行为；将行为与装置或计算机连接以完成所需的行为。每个步骤都需要很多复杂的步骤实现。

神经细胞分化形成相互关联的、与各类活动有关的神经结构，神经活动引起脑电活动的变化，读取这些活动并转换为计算机能够识别的数据是脑机接口技术的主要任务。

脑机接口可以分为基于位置的接口和基于信号的接口方式。基于位置的接口包括非侵入、半侵入和侵入式。基于信号的接口包括脑电图、肌电图和功能磁共振等。

也可以根据是否有创，将脑机接口分为两类：一类是非侵入式采集；一类是侵入式采集。侵入式采集是直接将电极植入大脑皮质，非侵入式采集则仅通过头皮电极进行采集。

侵入式采集由于是电极直接接触大脑皮质，可避免各种生物障碍和影响检测到极微小的电位改变，因而可更精确地读取脑的生物电活动。但由于这种方法需要侵入人脑，可能会导致副作用，植入脑内的电极可能会随着使用时间延长而形成溃疡、性能下降，需要定期更换。更换时手术也可能造成感染等，危害用户健康。因此，此类方法主要用于瘫痪、麻痹和有明确使用指征的患者。

非侵入式采集因其较安全易用而更受欢迎。现在可用的装置越来越多，且无须侵入人体，不会损伤人体器官。一套装置可以被多人使用。脑电图和脑磁图是最常用的非侵入式采集方法。其中脑磁图因其高分辨力、短的延迟和低成本而常被采用。

脑机接口是现代自动化、机器人和信息学的最新研究方向，未来不仅是与计算机的通信，完全有可能与周围的任何设备进行通信互动。

7.3　心智

“心智（mind）”与解剖学上的心脏不是一回事。中文中我们常说“心里想”“烂熟于心”“学习要用心”“聪明，心眼多”“心灵手巧”等，显然这里的心不是解剖学上的心脏这个器官。

现代西方医学认为思维、意识存在于脑中。中国人也常常说某人“头脑灵活”。《黄帝内经·灵兰秘典论篇第八》说“心者，君主之官也，神明出焉”。荀子说“心者，形之君也，而神明之主也，出令而无所受令”。陆九渊说“宇宙便是吾心，吾心即是宇宙”。王阳明认为“人者，天地万物之心也；心者，天地万物之主也”。所以，这里的心既不是解剖学的心脏，也不是大脑，而是抽象的概念。

在中国传统文化中，心是思考的中心，是认知的主体，也是中国传统哲学的最重要概念之一。如“耳目为心之枢机”“耳（舌）为心之候”“耳（舌）为心之窍”“身之主宰便是心。心之所发便是意。意之本体便是知。意之所在便是物。如意在于事亲，即事亲便是一物。意在于事君，即事君便是一物。意在于仁民爱物，即仁民爱物便是一物。意在于视听言动，即视听言动便是一物。所以某说无心外之理，无心外之物”。《中庸》言“不诚无物”，《大学》“明明德”之功，只是个诚意。诚意之功，只是个格物。这些都体现了中国古代先贤对于心智的认知。

理解心智如何工作对于很多现实活动非常重要。比如教育家需要知道学生思考的本质以开发好的教学方式。工程师和设计师需要知道客户在使用他们的产品时可能在想什么。通过反映人类智能可使计算机更加智能化等。

研究心智非常困难。哲学家和心理学家先后采用过多种隐喻（metaphor）的方法研究心智，如看作做印象画，看作施加各种力的液压装置，看作电话交换机等。计算机的出现提供了新的隐喻。还有的认知科学家将心智看成某种计算并使用计算的隐喻描述解释人如何解决问题和学习。各自所采用的研究方法也不同。在心智过程的理论研究中计算机模型通常非常有用。理解认知科学的模型需要 4 种基础：理论、模型、程序和平台。

明斯基（Marvin Minsky）认为智能源自人类的巨大多样性，而不是源自任何单一的完美的法则。学者塔格德（Paul Thagard）则认为使人类具有智能的、心智的多样性源自不同的精神结构，如影像、概念、规则、模拟和情感。这种多样性的背后其实是统一的，因为所有这些结构都来自同样的基本脑过程集合。解决问题、学习、理解、推理、行动及管理其他精神功能的能力即智能需要神经机制以进行表示、转换、竞争。所有这些机制都利用特殊的神经实体完成，被称为语义指针。

关于心智的本质，有许多不同的观点，如：①心智即精神，认为精神不灭，心智与人的身体是分离的；②心智即假想，行为主义者认为科学需要避免假定不可观察实体如精神状态和过程，应当仅研究行为是如何被物理环境塑造的；③心智即计算机，20 世纪 40—50 年代计算思想的发展为理解心智如何工作提供了新的方法，即将其看作计算机程序，认为思考不仅仅是与计算相似，而是计算；④心智即脑，随着对脑如何工作的认识快速增加，愈发鼓舞人们将精神活动与神经过程密切联系起来；⑤心智即动态系统，心智是嵌入式系统，能够感知和做出行为；⑥心智即社会建构，思考不应被简单地理解为孤立的能力，而应是作为社会一部分的人与人间互动的结果。

有学者认为将心智看成脑，将精神过程看成神经过程的假设是革命性的，可能推翻数千年来哲学和宗教认为的心智是某种精神的而非物质和机械的观点，可以为很多现象提供更好的解释。

7.4 认知科学

7.4.1 认知科学的概念

认知科学（cognitive science）是关于认知的科学，是一门交叉学科，致力于研究和理解心智和智能的本质，包括哲学（philosophy）、心理学（psychology）、人工智能、神经科学（neuroscience）、语言学（linguistics）、哲学、人类学（anthropology）和计算机建模。认知科学的诞生是心理学家、神经学家、计算机学家、人类学家、哲学家、语言学家共同努力的结果，这些领域的研究结果的结合为统一心智或脑研究提供了新的范式。

西方认知科学起于 20 世纪 50 年代，认知科学兴起的一个重要部分是人工智能研究领域的创立。20 世纪 70 年代人们创造了认知科学这个概念并建立了认知科学学会。从 20 世纪 90 年代中期起，认知科学的推动力就已从人工智能变成了神经科学。

认知科学的第一个关键假设是心智可以通过组合实验研究和对研究结果的理论解释进行科学的研究。这种假设排除了认为心智是超自然实体和心智过于复杂无法用客观科学解释的观点。第二个假设是没有任何一个领域如心理学、神经科学、哲学能独占完整理解心智所需的思想和方法，相反地，认知科学需要包含并综合来自不同领域的思想和方法。第三个关键假设是心智是计算机及心智即脑都支持的观点，即精神活动可以通过作用在其上的表示和过程加以理解。

要想从认知科学家的角度理解心智如何工作，需要抓住两个核心思想即表示和过程。表示是代表某种事物的事物。但表示本身并不能解释人的思考，因为它不做任何事情。因此需要引入另一个重要概念：精神过程。过程是造成某种结果的一系列操作或改变。当心智开始进行一系列操作以共同完成一个结果时精神过程就发生了。精神过程使用一个或多个精神表示并将它们转换为其他表示。

精神表示和精神过程并不能被我们的感觉器官直接观测到。

心智使人能感知、理解、学习、说话、推理、有感情和意识。在精神层面，多数人类行为可以通过精神表示和作用于表示的过程进行解释。在神经层面，脑的运行可以用神经元的相互作用解释，神经元间的分子相互作用通过神经递质实现。

从信息学的角度，认知科学可以提供分析、建模科技中介环境下复杂人类行为的框架。认知科学集成基本认知问题的基础科学研究和应用科学研究。应用认知学研究主要是研究人造认知物，包括材料、装置、系统等扩展了人类认知能力（感知事物、编码检索信息、解决问题）的事物。

西方科学的心理学研究可以追溯到 19 世纪德国物理学家亥姆霍兹（Hermann von Helmholtz）和他的学生伍恩德特（Wilhelm Wundt）的相关研究。亥姆霍兹使用科学的方法研究人的视觉。1879 年伍恩德特建立了首个实验心理学实验室，他坚持用仔细的受控制的实验研究感知并探究其中的思维过程。一些生物学家则以一些主观的方法研究动物的行为，行为主义学者拒绝任何与精神过程有关的理论。他们只主观地研究观测对动物施予某种刺激后动物的反应，但在对人类的理解方面并不成功。

认知心理学将人脑看成是一个信息处理装置，如 19 世纪詹姆斯（William James）的相关工作。亥姆霍兹也认为感知涉及某种无意识的逻辑推理。

各种人类行为，如记忆、决策、推理、分类和计划等，都属于认知。认知科学的研究范围不仅仅是神经心理学的认知，还包括对心理现象的自然主义研究、对神经机制的经验的和理论的研究。

认知科学研究认知现象的方法与物理学中研究物质现象的方法不同。一般地，认知科学研究人员试图通过将脑过程看成操作表示的计算系统理解脑过程。研究通常涉及对脑系统的计算机建模，这些模型与目标脑系统共享输入 / 输出特性，并与目标脑系统行为相似。

认知科学与脑的行为、认知过程及相关的意识有密切关系。认知科学的研究也包括了对脑和神经系统的神经解剖学、神经生理学研究。

认知紊乱主要影响注意力、学习、推理、计划、判断及其他思考过程，大体可以分为痴呆（dementia）、失忆（amnesia）和谵妄（delirium）。

认知是一个精神过程，涉及注意力、学习、记忆、感知、计划、推理、分析、解决问题、做出决策及执行动作等诸多方面的功能，学习和记忆是脑的基础功能。脑的记忆功能是非常复杂的系统，信息的采集、巩固、存储涉及不同的脑区。诸如阿尔茨海默病（Alzheimer’s disease，AD）、帕金森病（Parkinson’s disease，PD）、癫痫等绝大多数情况下都会影响陈述性记忆。AD 和 PD 等已成为老年人群体的重大医学问题。研究脑的复杂病理生理学机制并寻找靶点对于研发新型药物非常必要。而对记忆追踪信息和认知所涉及的区域的神经解剖研究将有助于更好地理解神经认知性疾病的病理生理学机制及研制新型治疗药物。

有文献显示，最早在19世纪晚期，对人类的理解的探索就已从哲学领域转到了心理学领域。认知科学研究起步于20世纪50年代中期，当时多个领域的研究者开始基于复杂的表示和计算方法进行关于心智的研究，20世纪70年代中期开始有认知科学的组织建立的期刊出版。到20世纪90年代认知科学已经在多个原先被边缘化变沉寂的领域中扩展，变得更加多样化。认知科学家中大部分都认为神经科学对于认知理论的发展少有作用。

认知科学的第一特征是认知性，也就是基于经验或理论的对认知的理解，基础是对人类和计算机的智能的研究，前者称为认知心理学，后者称为人工智能。

第二个特征是交叉学科，其思想和方法涉及哲学、社会学、人类学、发育心理学、教育学、神经科学等，甚至创建或重振了诸如心理语言学、语言采集学、语言人类学、认知社会学、计算语言学、认知神经科学等交叉学科。还有对研究策略的贡献，尤其是在计算机仿真精神活动方面。

认知科学的主要理论有逻辑、规则、概念、模拟、形象、连接等。研究认知需要有合适的数学模型，需要概率论等许多理论支持。与脑相关的记忆是认知的主要研究点。脑的认知能力还与文化有关。认知科学未来必将有助于脑机接口、人类心智认识等方面的研究和应用。

7.4.2 记忆的认知模型

1. 阿特金森－塞弗林（Atkinson-Shiffrin）模型

阿特金森（Richard Atkinson）和塞弗林（Richard Shiffrin）在1968年提出的一种信息加工理论模型。该模型由3层记忆结构组成。视觉、声音、触觉、味觉等被相应的感受器接收，暂时存在感官寄存器内，感官寄存器是大容量存储，可以很高的精度存储信息。每种感官信息都存在单独的寄存器中。感官寄存器中的内容消失得很快，以便为新来的信息腾出空间。寄存器中的信息会被复制到STM，典型情况下，STM可保持长度30 s左右的信息。部分STM信息再被复制到LTM，LTM容量很大，里面存储的信息可保持数年。STM的访问速度比LTM快，所以进行推理时有用的信息会从LTM复制到STM中，所以STM也称为快速记忆（active memory）。也有学者不支持该模型。

2. 托尔文（Tulving）模型

心理学家托尔文（Endel Tulving）提出的记忆模型。该模型关注的是通过认知记忆从环境中抽象有意义信息并将它们应用于解决问题，由3个单元组成，分别是：

偶发、语义和程序记忆。该模型可以弥补阿特金森－塞弗林模型和现代知识表示间的鸿沟。

3. 平行分布式处理方式

1986 年，卢梅哈特（David Everett Rumelhart）、麦克兰德（James L. McClelland）团队研究的并行分布式处理（parallel distributed processing，PDP）模型为机器学习开辟了新的前沿。与其他认知记忆不同，PDP 方法建立在对单个神经细胞的行为特性研究之上。他们认为认知系统是有组织的神经元结构，这些结构一起组成神经网络。这种网络具有极大的能力学习并保存所学到的信息和知识以备后用。PDP 支持认知记忆的行为特征。名为特征但无法解释对认知的真正心理学的认识，比如它无法区分 STM 和 LTM，但实验结果证明 STM 和 LTM 是共存的。PDP 确实对实现机器认知具有显著价值。

7.5　人工智能

7.5.1　人工智能简介

1. 智能

1950 年，图灵（Alan Mathison Turing）提出了机器能否思考的问题，设计了后来称为图灵测试的模仿游戏，图灵认为这种测试足以赋予机器思考的能力。但是图灵测试也遭到了不少的批评，包括来自哲学家和计算机学家的批评，引发了关于人工智能的讨论。一些人工智能的研究者们也质疑测试的重要性。在哲学家看来，探讨智能时考虑的问题主要有两类：①机器可以智能吗，机器能否利用智能解决人类能解决的一切问题？②可以建造有心智且有主观意识的机器吗？由此，引出一个问题：智能（intelligence）究竟是什么？

文献中对智能的定义已有很多，学者们也从不同的角度出发对其进行了阐释。如将智能看作心智的一个属性集合，这些属性包括计划、解决问题、进行推理；智能是在给定输入和一系列可能的行为时做出正确决策的能力；智能是获取并应用知识的能力，包括从过去的经验中获得收益的能力、有意识的行为以解决问题的能力、适应新形势的能力；智能是许多精神活动构成的人类心智的一个属性，这些精神活动包括推理、计划、解决问题、抽象思维、语言、学习等；智能是通过改变自我或环境以有效适应环境的能力；智能是个体从经验中学习、进行推理、记住重要信息、满足日常生活需求的认知能力。

现在关于智能的定义更加倾向于认为智能本身不是某个单一认知或精神过程，而是这些过程的有目的地选择和组合，以更高效地适应环境。

20世纪80—90年代，心理学家哥德纳（Howard Gardner）提出有8种智能：语言、逻辑、数学、音乐、空间、躯体运动、人际关系和自然；斯滕伯格（Robert Sternberg）提出3种智能概念：组合性智能、实验性智能和情境智能。

智能作为解决问题、学习、理解、推理、行为及管理其他精神功能的一种能力，需要神经机制用于表示、转换、竞争。所有这些机制都使用特殊的神经实体，即爱立亚斯密斯（Chris Eliasmith）所称的语义指针。

所以总体来看，智能不是一种单一的能力，而是许多能力的有效组合。尽管有各种定义智能的概念，最有影响力的理解智能的方法是基于心理学测试的方法，其中将智能看作认知能力。

2. 智能体

智能体（agent）是在某个环境中进行某种行为的个体（图7-2）。

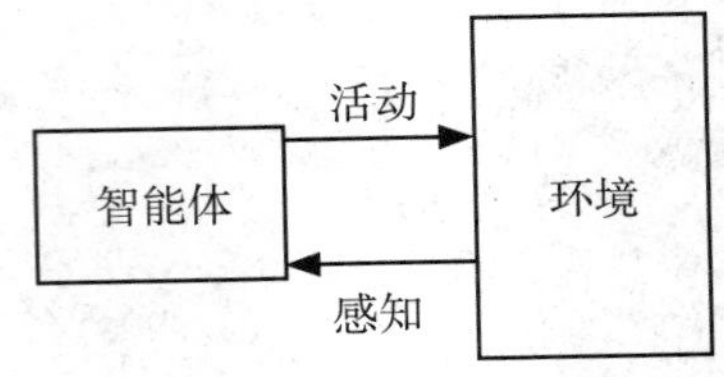

图7-2 智能体

智能体是现代人工智能的重要元素，是具有智能行为特征的应用程序，但不是人工智能技术。

智能体可以是自然存在的或人工的系统，具有感知能力，使之可以在特定的环境中满足其愿望或成功地获得预定的目标。智能体的最常见形式是“机构（agency）”应用程序。之所以称为机构，是因为智能体代表一个它为之完成某些任务的用户。

智能体通过其主体与环境进行交互，通过传感器接收信息，通过执行器进行动作。一般可以将设计、创造智能体的研究称为人工智能。

3. 学习

虽然学习这个概念经常被使用，但很难给学习一个精确的定义。

1983年，西蒙（Herbert Simon）将学习定义为一个系统用于从经验改进其性能的任何过程，即学习表示自适应系统的变化，这种变化使系统在下一次完成来自同一样本的相同任务时能效率更高、更有效果。简单地说就是通过学习系统的能力得到了提高。所以，可以将学习看作一个过程，一个从既有知识、习惯或趋势中通过经验、实践或练习获得改变的过程。学习的目的是多方面的，如知识获取、决策、使人更好地适应其他系统等。

学习还有在先前从未遇到过的情况下从事某种任务的能力。学习是包括高层的认知、从事知识密集型工作、推断、构造智能系统、处理复杂现实世界数据及分析数据等许多活动的核心。

有学者认为在机器学习中“学习 = 推断 + 记忆”。将学习看作在一个知识空间中的搜索，目的是推导出能满足某个学习目标的知识。这种过程涉及进行多种形式的推断，并记忆结果以供后用。据此，可以将学习分成两种基本类型：分析性学习和综合性学习。分析性学习将给定的知识重组成希望的形式，并不创造新的知识。综合性学习创造新的知识。

统计学习是一般性学习概念的一个特殊的数学表示。

假设人们需要将某种类型的输入与输出关联起来，已知输入和输出间存在某种相关性，希望能找到一个函数来描述这种关联，且这种函数最好是能自动实现，不需人工介入。实际应用中，往往较难找到一个这种函数关系的合理描述并容易地利用计算机进行实现。解决的方法之一就是统计学习或机器学习。如果已经收集到了一定量的输入及对应的输出结果，就可以利用这些数据训练机器学习，学出假设存在的未知函数。得到这种函数后就可用于今后新的输入值的预测了。所以这里的关键不在于找到正确的描述所收集的数据输入与输出的相关性（因为这是已知的），而在于能找到一种预测的规则，能对先前未见过的数据进行正确的预测。

假设输入数据集 X，输出数据集 Y，收集到的样本序列为 $D=\{(x_1,y_1),(x_2,y_2),\cdots,(x_n,y_n)\}$，其中 x_n 代表第 n 个输入，y_n 是对应的输出。利用序列 D 学习一个函数 $f: X\rightarrow Y$，使函数 $f(x)$ 成为对任意输入 x 的可能输出的最佳近似。因此，要找到这样的函数，必须保证 D 与未来要预测的数据间有某些共同的方面。在统计学习中，通过假设过去的和未来的数据对都是由同样的未知的概率分布产生的来保证这一要求。

4. 人工智能发展

20 世纪 50 年代，人工智能开始成为一个研究领域。1952 年斯特奇（Christopher Strachey）、普林茨（Dietrich Prinz）、塞缪尔（Arthur Samuel）等分别开发了跳棋、象棋游戏。塞缪尔的游戏具有学习能力，可以同时运行两个副本并实现对弈，从而彼此学习。1956 年麦卡锡（John McCarthy）首次使用了人工智能（artificial intelligence，AI）这一名词，1958 年他又发布了 LISP 语言并被人工智能开发者采用。1956 年，钮维尔（Allen Newell）、西蒙（Herbert Simon）和绍瓦（J. C. Shaw）开发了第一个人工智能程序并于 1957 年在其基础上开发了通用问题求解器。1957 年罗森布莱特（Frank Rosenblatt）制造了感知机，一个简单的线性分类器，使用无监督学习算法对数据进行二分类，可实现模式识别，这是第一个实用的人工神经网络，激发了人们对神经网络架构的极大兴趣。1959 年罗森布莱特又提出了多层感知机，具有更好的学习能力。1959 年，钮维尔、西蒙和绍瓦开发了第一个真正的象棋游戏。格林布莱特（Richard Greenblatt）的程序是第一个能玩俱乐部水平象棋的程序。此阶段的人工智能研究重点是强人工智能，即专注于建造模拟人类心智的智能。

专家系统几乎有与人工智能研究一样长的历史，是一个标志着人工智能巨大成功的领域。专家系统有许多人工智能研发者所希望的特质，包括知识库与推理机分离、知识与搜索技术、推理、不确定性的关系等。

1965 年第一个为世人所知的专家系统 DENDRAL 诞生，能够帮助有机化学家理解未知有机分子，确定未知的化学成分，这是第一个展示了可以将领域专家的知识编码进一个特定领域的可靠性的系统。1966 年，维珍鲍姆（Joseph Weizenbaum）开发了一个滑稽地模仿心理学家的程序，可以与患者进行有趣的对话。1974 年肖特利夫（Ted Shortliffe）开发了第一个基于规则架构的专家系统 MYCIN，用于医学诊断，展示了知识表示和推断，1979 年升级为 EMYCIN。EMYCIN 具有专家系统命令行界面，可供非专业用户解决特定的问题。20 世纪 80 年代是专家系统研究大爆发的时期。

1967 年爱玛丽（Shun-ichi Amari）将梯度下降法用于自适应学习机。

1969 年明斯基（Marvin Minsky）和帕珀特（Seymour Papert）发表关于感知机的著作，分析了单层感知机的功能局限性，指出在面对非线性可分问题时单层神经网络是无能为力的。该著作的发表对人工智能领域的研究造成极大负面影响，形成了人工智能的第一个寒冬。但是人工智能的相关研究仍在进行，只是更加专注于特定的领域，如专家系统的研究。1972 年，卡梅拉（Alain Colmeraur）和罗塞尔（Phillipe Roussel）发明了 Prolog 语言，这是一种基于标准逻辑的高级语言，可编写由事实和基于这些事实进行推理的规则组成的程序。

到了 20 世纪 80 年代中晚期，递归网络和反向传播算法使神经网络研究重获新生，人工智能再度兴起。与其早期研究显著不同，此时期的人工智能研究可称为弱人工智能。弱人工智能专注于解决特定的问题而不是试图模拟全部的人类认知能力，此外还引入了一些新型的方法，如蚁群算法等。弱人工智能基于模型的性能评价模型，强人工智能则关注模型或系统的结构，追求人工智能程序的启发式、算法和知识，追求计算机可以拥有一定意义上的意识和智能。

1983 年，汤姆森（Ken Thompson）开发的 Belle 成为第一个正式达到大师水平的象棋游戏。

到 1985 年，人工智能的市场规模已比较大，一些国家的政府又开始重启对人工智能学术研究的资助。专家系统在计算机游戏及其他领域的应用也开始出现。同年，能以与人类儿童相似的方式发音单词的 NetTalk 研发成功。1986 年迪科曼（Ernst Dieckmann）制造了第一辆无人驾驶汽车。1987 年基于规则的系统出现。这些成就的取得直接与并行计算和应用反向传播算法的神经网络的发展相关。明斯基研究了协作人工智能体，布鲁克斯（Rodney Brooks）的显著性工作使人工智能向进化计算和基于行为的机器人方向转移。

20 世纪 90 年代和 21 世纪初，人工智能持续取得突破性进展，基于符号的人工智能应用出现，在计划、数据挖掘、自然语言处理、计算机视觉、虚拟现实等领域，对人工智能的兴趣也在增长。继 1994 年使用强化学习算法的 backgammon 后，1997 年深蓝（Deep Blue）击败国际象棋大师卡斯帕罗夫（Garry Kasparov）。1995 年随机森林和支持向量机算法形成。1997 年长短期记忆递归神经网络被发明并应用于改进递归神经网络在时间序列预测中的效率，使之实用化。

2000 年左右，人工智能的研究焦点是机器人和自动化。在此期间，追踪 WEB 活动和媒体使用的现代推荐系统开始出现。

2006 年黄广斌教授提出极限学习机，并广泛用于批量学习、顺序学习和增量学习中，极限学习在各个领域都得到广泛应用。

2011 年 IBM 公司的沃森（Watson）在 Jeopardy 节目中击败了詹宁斯（Ken Jennings）和鲁特（Brad Rutter）。同时，使用自然语言处理技术的各类智能助手纷纷诞生。

2012 年卷积神经网络应用取得了巨大成功，触发了人工智能的新一波热潮，使神经网络成为人工智能的基础。2014 年 DeepMind 发布、2015 年 DeepMind 又发布了强化学习，阿尔法狗（AlphaGo）战胜了人类围棋冠军、2016 年阿尔法零（AlphaZero）击败阿尔法狗。阿尔法零发展了它自己的下棋策略，不仅有别于人类棋手，还有一些反常的下棋方法。但是阿尔法零无法告诉我们它如何发展出比以前的方法更优的策略。由于完全的自学能力和出色的下棋水平，阿尔法零成为世界顶级的象棋玩家。

人工智能在近年来的快速发展一方面得益于大数据技术的发展，使人们能够使用足够的数据成功地训练神经网络；另一方面专为人工智能设计的高速并行计算硬件被开发并得到应用，都促进了人工智能技术的发展。

通常将 2012 年作为深度学习的“元年”。现在人工智能的应用已渗透到人类社会生活的各个领域。以强化学习为起点，下一代人工智能正在快速发展。

但是，目前尚未有一个统一的人工智能的定义。

不同的行业和学者们对人工智能进行了很多不同的定义。如定义为“能完成通常需要借助人类智能工作的计算机系统的理论和应用，如视觉感知、语音识别、决策、语言翻译等”“通过分析所处环境并采取行动显示出智能行为以达到特定的目的、具有一定自主性的系统”“应用计算工具解决传统上需要人工分析的问题”等。

人工智能也是算法，但它不同于计算机科学中的算法，因为人工智能会学习，它会在被使用的过程中自我进化。

有学者提出人工智能可以分为 4 个研究领域，即问题求解和搜索、知识表示和基于知识的系统、机器学习、分布式人工智能。这些领域与另外的一些人工智能在其中扮演重要角色的领域密切相关，它们是自然语言、计算机视觉、机器人和语音识别。

博斯特姆（Bostrom）认为人工智能可以从 3 个不同的方面理解：①可以用不断

增加的精度解决所有问题；②可以完成接到的所有命令；③可以自主地行动以追求某种长期目标。

但是，也有学者认为不应单纯以能不能做什么来定义人工智能，而应给予含义更加宽泛的定义，例如将人工智能看成能学习如何学习的系统，是使计算机能自行编写算法而不需明确编程让计算机实现自我编程的一系列指令等。智能是一种在变化的环境中学习并解决新问题的能力，不是通常认为的是为达到某种目标的我们的部分能力的组合。人工智能与人类的平均智能水平还有差距。人类可以感知物理世界并从中发现隐藏的关系，可以将原因与结果关联起来，做出行动。而人工智能完全是由数据驱动的，对于数据间关系的本质没有任何先验知识，它源自数据而不是物理定律。可将人工智能看作具有完全功能的某种生命体，和人一样，需要有一个大脑及完成各种任务并负责实现各种特殊功能，需要有类似骨骼和肌肉的机构以执行动作，需要有学习结构和交互接口，要有类似人类感觉器官的输入机构等。但是从这种视角理解，会涉及伦理、心理、哲学方面的不少问题，也是必须考虑到的。

5. 人工智能的研究方法与研究内容

某种意义上可以将人工智能看作有组织系统化的信息处理方法。从历史发展来看，人工智能的目标有两个：创造专家系统和在机器中应用人类的智能。

早期的人工智能研究采用自顶向下的方法，试图模仿脑的高层次概念（如计划、推理、语言理解等）。20 世纪 60 年代，自底向上的方法开始受到欢迎，主要对低层次概念如神经元及在更低层次上的学习进行建模。自底向上的方法又可以分为整洁方法和邋遢方法两大阵营。整洁方法阵营推崇标准方法，这些方法纯粹、可证明。邋遢方法阵营则使用可证明性差但仍可得到有用和显著结果的方法，包括基因算法和神经网络。20 世纪 70 年代，由于霍兰德（John Holland）和他的学生的工作，基因算法开始流行。由于感知机文章而停滞的神经网络又因 1974 年沃博斯（Paul John Werbos）提出反向传播算法而复活，多层神经网络的学习成为可能。反向传播算法作为一种监督学习算法仍然被广泛用于前馈神经网络的训练。

一般地，倾向于按照开发计算机程序一样的步骤处理人工智能任务。理论上可以开发一个大的程序教计算机完成任何复杂工作。这种程序中包含大量的“如果……就……（if-then）”的判断，以控制计算机的行为。这些判断声明通常称为规则（rule）。人工智能系统中的所有规则称为知识库（knowledge base）。知识库建好后，即可用各种搜索策略在知识库中遍历所有可能的规则为每个观测作出决策。这种方法通常被称为符号（symbolic）方法。

1976 年，纽维尔和西蒙提出物理符号系统假设。认为物理符号系统具有一般智能行为所需的充分和必要功能。为了处理物理符号系统的复杂度，又提出了启发式搜索假设，即问题的解可以用符号结构表示，物理符号系统通过搜索解决问题体现它的智能。物理符号系统通过生成并不断修正符号结构来最终达到解结构的形成。物理符号学说认为所有知识都是符号化的，其表示空间是有限的，所以所有事情都可用正式的数学语言声明。

早期人工智能领域的多数研究都基于物理符号方法，因其可以用数学上合理的推断算法透过透明的决策过程推导出高度可解释的结果。在 20 世纪 70—80 年代的专家系统中广泛应用。基于知识（规则）的符号方法能够成功的根本在于如何在知识库中构建所有必需的规则。这已被证明在任何现实问题中都是难以逾越的障碍。原因是多方面的：首先，使用某些成熟的规则显式地明确地表达人类的知识往往很难；其次，现实世界非常复杂，需要无尽的规则才能涵盖所有的情况，几乎是无法靠手工完成的；再次，由于知识库中的规则不断增加，对这些规则的维护将难以完成。某些规则也有可能与其他规则有冲突，通常没有很好的方法在很大的知识库中检测到这些冲突。而且，修改某些规则的时候也可能会影响到其他的规则，这种潜在的影响又很难确定。另外，基于规则的符号系统无法基于部分信息进行决策，通常无法应对决策中的不确定性。

在神经网络和深度学习中并无显式的物理符号，其内部并无符号结构，在神经网络中知识在系统内部是分布式的，无法从网络中分离出各种概念。克服符号系统不足的方法之一就是设计学习算法，让计算机能自动地通过经验进行学习提升解决问题的能力。过去的经验作为训练数据供算法学习。学习算法的设计灵感来自很多方面，如受到生物学等的启发而设计的一些算法、基于概率统计的学习算法等。

从 20 世纪 80 年代开始，自动学习算法逐渐成为人工智能研究的主要内容，诞生了机器学习的概念。20 世纪 90 年代，受到生物学启发的自底向上方法开始应用。1992 年迪拉格（Marco Dorigo）提出使用共识主动性（stigmergy）即外激素（pheromones）的思想，可应用于多种问题。蚁群算法求解售货员问题就属于生物学启发方法的应用。人工生命研究则通过一系列的仿真和模型研究有关的生命和系统过程，可以模拟群体的生命形态以帮助理解进化及进化特征，蜂群算法、基因算法的应用越来越多。还有受到人体免疫系统启发的方法，称为人工免疫系统。该方法基于免疫系统的原理和其所展现的特征求解优化问题、模式识别问题和数据挖掘问题，还可应用在计算安全领域。生物学将继续为人工智能领域的问题求解提供灵感。

数据驱动的机器学习算法关注的是如何自动地探索训练数据，构建数学模型以在不需明确的编程的情况下进行决策。人工智能的研究负担也从手工设计规则转换为数据收集问题。20 世纪 80 年代以后数据驱动的学习算法取代传统的基于规则的符号方法成为人工智能的主流方法。2016 年发布的阿尔法零系统的成功表明学习专家的知识完全没有必要，只需给系统设定游戏的规则，它即可通过与自己对弈进行学习。

有学者将人工智能分为 3 类，狭义的人工智能、一般性人工智能、超级人工智能。

卢塞尔（Stuart J. Russell）和诺弗格（Peter Norvig）从人和理性、思想和行动两个维度定义了 4 种人工智能系统（图 7-3）。

像人一样行动	像人一样思考
理性行动	理性思考

图 7-3　4 种人工智能系统

人工智能是一个系统。由于其交叉学科的性质，研究讨论人工智能不能仅限于自然科学领域，还应包括哲学、文学艺术、社会学等各个方面。人工智能是一个很大的研究领域，包括机器学习、深度学习等。图 7-4 主要展示了人工智能研究内容。此外还有自然语言处理、强化学习、深度强化学习等。

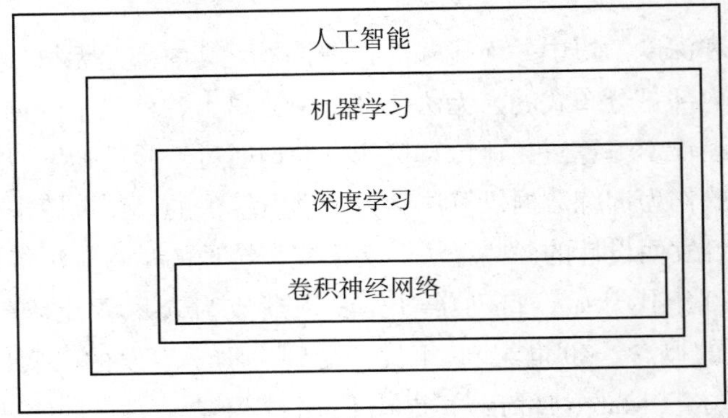

图 7-4　人工智能研究内容

6. 人工智能的应用领域

人工智能研究活跃的原因在于其可能的应用前景。近 70 年来人们开发了大量的人工智能应用，为各领域提供完整解决方案。主要应用领域有解决各种复杂问题、游戏娱乐、自然语言处理、图像（视频）处理、机器人、专家系统、视觉系统、语音识别、信息通信、生物医学、软件工程、智能制造、工农业生产、安保系统等。

20 世纪 70 年代开始，有人研究自动驾驶汽车，现在自动驾驶技术已在家用汽车中得到应用。智能无人机在防灾、救灾、农业生产等方面都发挥着重要作用。在现代战争中，战场侦察攻击智能武器重塑了战争形态。数学家可以利用人工智能求解数学问题。计算机专家利用人工智能测试计算机软件、硬件等。工业生产中，智能机器人可以高效地完成非常复杂的任务。日常生活中使用的智能家电极大地方便了人们的生活。

在医学领域，人工智能的研究应用更多，将在后面的章节介绍。

总之，经过数十年的发展，人工智能已深深地渗透到人类社会各个领域，未来人工智能将持续在人类生产生活的各个方面得到应用。

7.5.2　人工神经网络

1. 神经网络简史

一般认为神经网络是模拟人类神经系统进行工作的，其中的计算单元类似于人类的神经元。但是人类的神经活动非常深奥，涉及复杂的生理、生化过程，人工神经网络中的神经元并不具有和人类一样的生理、生化、生物电过程，所以神经网络并不是模拟了人类的神经网络和工作过程。

神经元互相连接构成神经网络，其中神经元是基本处理单元（图 2-6）。一个神经元可有多个输入（树突）、一个或多个输出（轴突）。每个输入都有独立的权重。当轴突与其他神经元连接时也有相应的权重。神经元对输入进行函数运算并通过传递函数对输出进行标准化。所以人工神经网络本质上是一种数学运算。

人工神经网络（artificial neural network，ANN）主要的研究开始于 19 世纪末和 20 世纪初。

1943 年，麦克拉赫（Warren McCulloch）和皮特斯（Walter Pitts）发现神经元可以用一个简单的阈值装置表示，可以完成逻辑运算。基于他们对神经的理解设计了一个神经网络模型，结果显示人工神经网络原则上能计算任何算术和逻辑问题。他们建造了一种新的信息处理结构，但仅能进行标准的逻辑仿真，并不包括学习机制。他们的工作一般被作为神经网络的发端，是现代视角下的神经网络的起源，因为他们证明了简单单元（人工神经元）的集合可以完成所有可能的逻辑操作，因而可以进行广泛适用的计算。

20 世纪 50 年代神经网络首次进行实际应用，这个时期神经网络研究者在神经科学家的帮助下研究神经网络模型。1949 年，赫伯（Donald Hebb）提出了学习生物神经元的机制，提出可以用神经元的活动解释行为，赫伯（Hebbian）学习规则给出了一种细胞水平学习的物理机制，可用于描述学习对两个神经元间突触的影响，后来的研究确实证明一些细胞可进行这种学习。赫伯的理论对现在的神经科学研究依然有持续的影响。1952 年，基于细胞膜的物理特性和离子电流通过跨膜蛋白进行传递的机制，哈格金（A. L. Hodgkin）和休利（A. F. Huxley）将神经现象如神经元的激发和动作电位传递集成于一个演化方程组中，得到了定量的精确激活电位和阈值。

1957 年，罗森布莱特提出了感知机理论并于 1960 年基于硬件结构搭建了神经网络。罗森布莱特发明的感知机（percetron）有一个输入层和一个输出层，使用全连接结构，每个连接都被赋予一个权重，其中，偏差控制着分界线或分界的超平面离原点的偏移量（图 7-5）。若偏差项为 0 则分界线（超平面）将过原点。

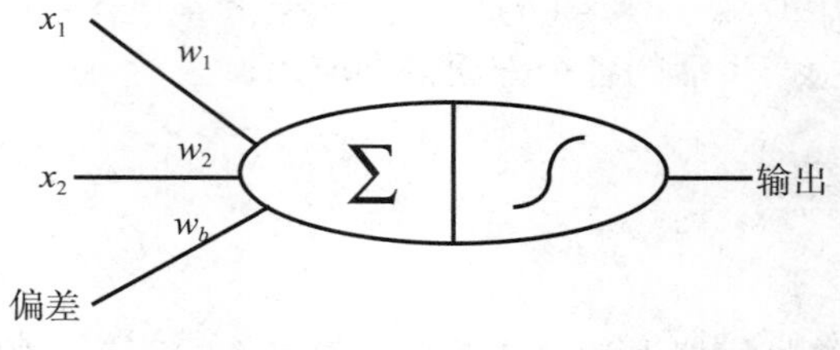

图 7-5 感知机

感知机是一种迭代算法。通过调节权重可以得到给定输入的期望输出，这使得感知机可以通过学习辨识输入模式。感知机可以通过学习寻找合适的权重。感知机可以且只能解决二分类问题，成为其局限性。

直到 20 世纪 50 年代晚期，才有比较好的神经网络模型出现。1959 年，维德罗（Bernard Widrow）和霍夫（Marcian Hoff）设计了自适应线性神经元（adaptive linear element，ADALINE）模型，使用最小均方误差算法调整网络的权重，维德罗－霍夫（Widrow-Hoff）学习规则在今天的神经网络研究中仍在使用。

这时期的研究成果使人们过于乐观地估计了神经网络的前景。单层神经网络可用于模拟逻辑函数如非（NOT）、或非（NOR）、或（OR）、与非（NAND），但不能模拟异或（XOR）函数，只能处理线性可分问题。异或函数不是线性可分的，双层网络可以实现异或函数。理论上多层网络可以处理任何分类问题，可以模拟任意复杂度的任意函数，输入的数量和隐含层的数量决定函数的复杂度。

但是 1969 年明斯基和帕珀特对感知器局限性的讨论影响了许多神经网络研究者，使他们相信再继续研究神经网络是死路一条，再加上当时也没有强大的计算机开展实验，许多研究者纷纷离开，几乎使神经网络的研究陷入停滞。但仍有少数科学家坚持开展相关研究。

1972 年，科赫恩（Teuvo Kohonen）和安德森（James Anderson）分别独立地设计出了新型可记忆神经网络。1974 年沃伯斯设计出反向传播算法，使训练多层神经网络得以实现。格罗斯博格（Stephen Grossberg）在此时期的自组织网络研究中也非常活跃。

20 世纪 80 年代一些成功的研究结果的出现又将一批科学家吸引回神经网络研究中，关于神经网络的一些不足得到解决，神经网络又开始快速发展起来，形成人工智能的第二个繁荣期。

1982 年霍普菲尔德（John Hopfield）提出递归型神经网络，通过反馈机制实现神经元间的交互，该模型工作在系统层级而不是单个神经元层级。几乎同时，适用于多层网络的反向传播学习算法进入神经网络领域。霍普菲尔德认为可以用统计机制解释递归网络的工作机制，用作一种关联记忆用于信息存储、解决优化问题。同年，科赫恩提出了自组织映射，可以自适应地将任意维度的输入信号模式转换为一维或二维离散映射。

1983 年霍普菲尔德提出了一类特殊的神经（Hopfield）网络并证明它们有强大的模式识别和记忆属性。还有许多独立的研究者都在反向传播算法中作出了贡献，其中影响最大的是卢姆哈特和麦克兰德。

1985 年，卢姆哈特、麦克兰德和辛顿（Geoff Hinton）重新发现反向传播算法可以训练具有多个隐含神经元的神经网络。1986 年，卢姆哈特、辛顿和威廉姆斯（Ronald Williams）发表了 *Learning representations by back-propagating errors* 的成果，确认了含有多个隐含层的多层神经网络是如何利用相对简单的训练过程克服感知机学习复杂模式的弱点的，从而消除了曾导致神经网络研究变冷的固有缺陷，回答了明斯基对神经网络的批判。这一成果收入了他们在 1988 年出版的有关神经计算的专著中。

递归网络和反向传播算法这两个新概念的出现使神经网络研究得以重生。现在，神经网络几乎在各个领域都得到了应用。

1982 年，欧加（Erkki Oja）提出主成分分析网络用于经典的统计分析。1994 年，科曼（P. Comon）提出独立成分分析方法，独立成分分析是对主成分分析的一般化，常用于特征提取和盲源分离。1985 年佩尔（Judea Pearl）提出贝叶斯（Bayesian）网络模型，是目前人工智能领域最为著名的图模型。既有统计学又有知识表示的特点，是现代人工智能推断的基础。

1963 年维普尼克（Vladimir N. Vapnik）和乐耐（Alexander Y. Lerner）提出支持向量机（support vector machine，SVM）的概念。1964 年维普尼克又和切弗耐肯斯（Alexey Y. Chervonenkis）建立了线性 SVM 算法。1992 年，博塞尔（Bernhard E, Boser）、顾永（Isabelle M. Guyon）和维普尼克等提出基于核方法的非线性 SVM 概念。1995 年，考特斯（Corinna Cortes）和维普尼克提出了软边距的非线性 SVM。支持向量机是基于统计学习理论的，特别适合于小样本的分类问题。现在，支持向量机已被用于分类、回归、聚类等。

随着神经网络研究的进展，越来越多的新型网络被提出，反向传播学习也遇到了严重的瓶颈期。原因主要是其训练中大量使用基于梯度的学习算法及网络的参数需要迭代地通过学习算法进行更新。

2004 年，坎迪斯（E. J. Candes）等和多诺霍（D. L. Donoho）提出压缩感知理论。后来一系列稀疏编码和稀疏恢复方法不断被提出。从 2006 年开始，深度学习方面的突破推动了人工智能产业在全球的发展。

2006 年黄广斌教授提出的极限学习机因其快速、高效的学习速度、极快的收敛性及良好的泛化能力及易于实现而得到广泛应用。在传统的极限学习算法不断发展的同时，其应用范围也从监督学习向半监督学习和无监督学习扩展，但是由于其内存驻留及高的空间时间复杂度，使传统的极限学习机无法快速高效地训练大数据，人们又采用了优化策略解决这一问题。

20 世纪 80 年代以前的神经网络架构都是“浅”网络，层数较少。第一个“深度”人工神经网络是 1979 年福岛邦彦（Kunihiko Fukishima）提出的“新认知机（neocognition）”，它基于卷积神经网络原理并受到哺乳动物视觉皮质的启发。1990—1995 年被称为“联结主义”时期，其标志是使用反向传播算法训练深度神经网络。1997 年霍雷特（Sepp Hochreiter）和席米德胡伯（Jurgen Schmidhuber）提出了长短期记忆（long short-term memory，LSTM）神经网络模型。计算机视觉领域中，受到哺乳动物视觉皮质机制启发也产生了许多新进展，被归功于卷积神经网络（convolution neural network，CNN）的应用，标志着深度学习时代的到来。

深度学习的兴起始于 1998 年提出的 LeNet，这是一个 7 层的卷积神经网络，用于手写数字分类。2006 年，辛顿等提出了深度可信网络的快速学习算法，成为深度学习复苏的诱因之一，展示了使用非监督算法进行逐层训练、再用监督学习算法进行精调，获得字符识别的最新结果的方法，证明了其有效性。

第一个著名的深度网络是 2012 年提出的 AlexNet。2013 年一个与 AlexNet 类似的网络 ZFNet 出现。2014 年 GoogLeNet 出现。同年，一个 16 层的卷积神经网络 VGGNet 出现。2015 年 ResNet 诞生，这是一个 152 层的架构，比 VGGNet 的复杂度低，同年 U-Net 架构出现。2017 年，Tansformer 架构发布。Tansformer 的研究点有 3 个：架构修改、预训练方法和应用。

虽然神经网络的一些基础概念是多年前就提出的，深度学习的概念广受关注却是始于 2012 年。

深度学习与大数据有密切关系，但深度学习的出现并不是由于大数据的原因，而是由于深度学习是“数据饥饿”的。2009 年开始，学者李飞飞和其他研究人员合作，持续建设 ImageNet 数据集，首次显示了数据在诸如目标识别、分类、聚类等重要学习任务中的作用。计算机硬件技术的发展，特别是图形处理单元（graphics processing unit，GPU）技术的发展，使每年的产出增大约 10 倍，再加上大量可以用于学习的数据集，为深度学习提供了很好的基础。

利用神经网络技术建造模仿人类神经系统的机器、创造人工智能是神经网络研究的伟大目标。随着网络结构日趋复杂，功能越来越强大，网络的层数越来越深，形成了深度神经网络，使得深度学习被接受并得到广泛应用。

2. 神经网络学习算法

神经网络的学习算法有三大类，分别是监督学习算法和无监督学习算法，还有介于两者之间的半监督学习算法。

1）监督学习算法

在监督学习算法中，用具有已知结果的数据训练网络，计算网络的输出并与相应数据对应的已知结果进行比较，计算误差并依据误差修正权重。训练完成后，即可用得到的模型去分类新的数据。算法的主要目的是能正确预测新数据的类别。输入数据可以是连续数据也可以是离散数据。此类算法有感知学习、最小均方误差和反向传播算法。

感知学习算法过程比较简单，将训练集中的每个样本输入网络，计算输出与实际结果的误差并用于修正权重。可以设置一个 0 ~ 1 的学习速率使每步应用的改变最小化。

最小均方误差方法（least mean square，LMS）算法调整网络权重和偏置是维德罗和霍夫在 1959 年提出的，因此也称为维德罗－霍夫（Widrow-Hoff）规则，还称为 Delta 规则。最小均方误差方法是基于梯度下降法的，通过与负梯度成比例调整权重得到误差的局部最小值，即最小化均方误差。利用学习速率调整权重以获得解并防止解在均方误差附近振荡。

反向传播算法是最常用的学习算法，其工作原理是：将测试集数据输入给网络得到输出，计算输出与所期望的输出的误差，再通过调整权重将误差反向传播回网络。对给定的单元，权重的调整量与误差和对应的权重及输入的乘积成正比。训练过程直到满足某种停止条件或达到最大迭代次数时停止（图 7-6）。

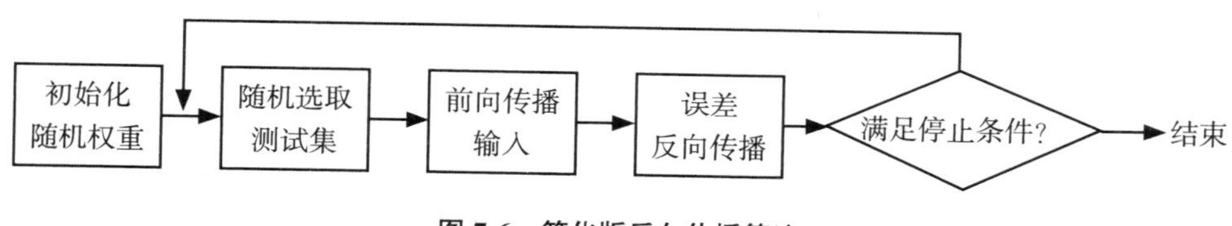

图 7-6 简化版反向传播算法

2）无监督学习算法

无监督学习算法使用没有已知结果的数据训练网络，算法分析数据以理解它们的相似性或差异，这样就可能发现先前并不明显的数据间的关系，利用发现的特征将数据分成不同的类别。无监督学习的目的是多样的，如聚类、密度估计、可视化等。

k- 均值算法、科赫恩自组织映射算法都属于此类算法。

3）半监督学习算法

半监督学习算法具有监督学习算法和无监督学习算法的特性。训练所用的数据集中基本都是无标注的数据，只有少量的标注数据，就是说训练数据可分为两部分：一部分是有标注的数据；另一部分是没有标注的数据。在训练时先用无标注的数据学习输入数据的特征表示，再用学到的特征表示求解监督学习任务。

半监督学习由于有事先分类好的数据，因而比无监督学习精度高、比监督学习省时省力。半监督学习可分为转导推理或直推式推理（transductive learning）和归纳推理（inductive learning）两大类。

转导推理的目标是推断给定的未标注数据的正确标注，常采用自训练方法。首先使用标注数据样本训练分类器，然后去分类未标注数据。通常会将最有保证的未标注数据及其预测标注追加到训练集，用于重新训练分类器并重复此过程。这种自我进行重新训练分类器的训练方法称为自学（self-teaching）或自举法（bootstrapping）。训练完成后，即可将模型用于分类测试数据。

归纳推理方法用于归纳输入和输出间的映射。归纳生成模型可能是最古老的半监督学习方法。该模型假设如下

$$p(x, y) = p(y)\, p(x \mid y) \tag{7-1}$$

其中 $p(x \mid y)$ 称为混合分布。通过使用大量的未标注数据可以确定 $p(x \mid y)$。所以理想情况下，对每个组件，只需要一个标注样本即可全部确定混合分布。

3. 激活函数

激活函数是影响神经网络性能的一个重要参数。如何选择合适的激活函数是神经网络构建中的关键问题之一。一种解决方案是将所有已知的激活函数都试一遍留下性能最好的一个。但是这种方法在现实中不实用。可以将激活函数看成是网络的一个超参数，针对特定的任务和数据集专门进行调整。尽管人们对于神经网络内部究竟发生了什么的认识仍不全面，通过对这些激活函数的数学分析可以有助于对神经网络内部机制的理解，不仅要把激活函数看成使神经网络能工作的工具，还要掌握它们的相关理论。

下面介绍几个常用的激活函数。

1）线性激活函数

使用线性激活函数的神经网络称为线性神经网络。线性激活函数可表示为

$$y = x \tag{7-2}$$

其中 x 是输入，y 是输出。

线性激活函数是可以学习的，即以可学习的权重作为参数，在训练的过程中学习得到权重。因此，也被称为自适应激活函数。

2）二值阶跃激活函数

二值阶跃函数与阈值函数类似，可用于二分类任务。其定义为

$$BS(x) = \begin{cases} 1 & x > 0 \\ -1 & x \leqslant 0 \end{cases} \tag{7-3}$$

该函数在 0 处不可导，除 0 点外导数为 0。因此，常与随机梯度下降法联用。

3）Sigmoid 和 Softmax 激活函数

Sigmoid 函数最初是为二分类问题设计的，但现在广泛应用于注意力模型相关任

务等。其定义为

$$Sig(x)=\sigma(x)=\frac{1}{1+e^{-x}} \tag{7-4}$$

Sigmoid 函数的输出介于 0 ～ 1，因此可以解释为概率。其导数为

$$\frac{d(\sigma(x))}{dx}=\frac{e^{x}}{(1+e^{-x})^{2}}=\sigma(x)(1-\sigma(x)) \tag{7-5}$$

Sigmoid 函数的主要问题是梯度消失问题。如果所有的激活函数都是 Sigmoid 函数，深度网络的训练将变得很慢。

4）正切激活函数

正切激活函数也称为对称的 Sigmoid 函数。该函数以 0 为中心，其定义为

$$\tanh(x)=\frac{e^{x}-e^{-x}}{e^{x}+e^{-x}} \tag{7-6}$$

其梯度为

$$\frac{d(\tanh(x))}{dx}=\frac{4}{(e^{x}+e^{-x})^{2}}=1-\tanh^{2}(x)\leqslant 1.0 \tag{7-7}$$

5）ReLU 激活函数

非饱和整流线性单元（rectified linear unit，ReLU）函数在模拟电路中具有稳定反馈的任务，在某些情况下，使用非线性 ReLU 总能收敛到稳态。其定义为

$$\mathrm{Re}LU(x)=\max(0,x)=\begin{cases}x & x\geqslant 0\\ 0 & x<0\end{cases} \tag{7-8}$$

其梯度定义为

$$\frac{d(\mathrm{Re}LU(x))}{dx}=\begin{cases}1 & x>0\\ 0 & x<0\\ \text{无定义} & x=0\end{cases} \tag{7-9}$$

ReLU 函数在 0 以外所有点可导，是一个连续函数。由于实际中，在随机初始架构及有偏置项的情况下输入为 0 的概率极低，ReLU 函数成为应用最多的激活函数。该函数有很多优点，但也有缺点。例如当某个特定的激活函数输出变成 0 时，其梯度将会“死亡”，导致死神经元。

6）Softplus 激活函数

Softplus 激活函数是对 ReLU 的平滑近似。其定义为

$$sf(x)=\log\left(1+e^{x}\right) \tag{7-10}$$

其梯度定义为

$$\frac{d\left(sf(x)\right)}{dx}=\frac{e^{x}}{1+e^{x}}=\frac{1}{1+e^{-x}}=\sigma(x) \tag{7-11}$$

Softplus 激活函数计算虽然复杂，但其在许多方面优于其他激活函数。它不存在梯度消失问题，不会导致很多死神经元。

7）Maxout 激活函数

Maxout 激活函数是一类完全不同的激活函数。对于有 t 个神经元的隐含层，每个神经元表示为 $h_i, i=1,2,\cdots,t$，在应用 Maxout 激活函数后神经元 h_i 可表示为

$$h_i=\max_{j\in 1,\cdots,k} z_{ij}, z_{ij}=x^{T}W_{\cdots ij}+b_{ij} \tag{7-12}$$

其中，x 是 d 维实数输入，W 是权重张量，维度为 $d\times t\times k$，b 是 $t\times k$ 的矩阵。在卷积神经网络中，要对 k 个不同的特征映射应用 Maxout 激活函数。

8）Softmax 激活函数

Softmax 是一种数学函数，其本质上是一种归一化函数，是逻辑回归的一种推广，可用于多分类任务。在许多神经网络的最后一层，通常是一个全连接层，输出结果是一个实数向量，可利用 Softmax 将这个实数向量转换为概率。

在多类别分类任务中，每个输入样本都被分配为 k 个类别中的一个。因为每个输出单元对应一个类，网络的输出结果可解释为样本属于某类的概率。所以激活函数必须满足输出位于 0 ~ 1，且所有输出之和为 1。由此，可定义 Softmax 激活函数为

$$\sigma_i=\frac{e^{z_i}}{\sum_{j=1}^{k}e^{z_j}} \tag{7-13}$$

其中，k 是类别数，对应 k 个输出单元，z_i 第 i 个输出单元的所有输入的加权和。

4. 卷积神经网络

深度神经网络中最常见的是卷积神经网络。1979 年福岛邦彦提出的新认知机是卷积神经网络发展的基础。卷积神经网络是受到生物过程的启发而设计的，用于模拟人脑皮质中的神经连接。卷积神经网络有大量的应用，包括图像和视频识别、推荐系统、图像分类、医学图像分析和自然语言处理等。

卷积神经网络不同于传统的神经网络，它进行卷积计算而不是传统方法使用的标准矩阵乘法。其显著特性是稀疏相互作用和参数共享。

稀疏相互作用或稀疏连接是通过使模型的卷积核比输入图像小实现的，既减少了内存的用量又降低了计算量。例如在图像分类任务中，通过设置合适的核，可以采集

图像中的边缘、对比度等能指示目标的重要特征，表示图像所需的像素数量得以减少。在后续的运算中内存消耗和计算复杂度都可以降低。相比之下，传统的神经网络效率就要低得多。

参数共享亦称权重绑定，可以将一个数据单元的权重绑定到其他输入单元上，从而使需要学习的参数集数量减少。这也与传统的神经网络不同。

卷积神经网络的每一层通常会进行 3 个步骤：第 1 步先并行地进行多次卷积计算产生线性激活集合；第 2 步常被称为检测阶段，让线性激活通过非线性激活函数，得到所需的到输出的终极非线性映射；第 3 步称为池化，进一步修改输出层的输出。池化的目的是基于附近的网络输出的统计值修改网络中特定位置的输出。常用的有最大池化、平均池化等。

图 7-7 是卷积神经网络的架构示意图。

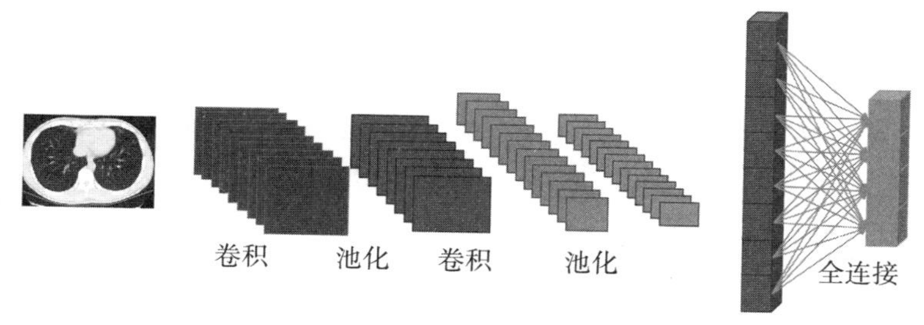

图 7-7　卷积神经网络的架构示意图

在不同的层应用不同的权重，直到网络能对数据进行滤波得到结果为止。卷积神经网络主要用于视觉分类，也可用于文本检测、语言检测、目标跟踪、动作识别等其他分类问题。

目前，已有多种卷积神经网络架构。著名的如 LeNet-5、AlexNet、ResNet、GoogLeNet、VGGNet、ZFNet、DenseNet、CapsNet、U-Net、RNN、GAN 等。这些网络有相同的卷积层结构和特征提取，在层数、特征映射及效率方面各有不同。

1）LeNet

LeNet 是燕乐纯（Yann LeCun）在 20 世纪 90 年代提出的，是卷积神经网络的第一个成功应用。1989 年燕乐纯等将他们的研究成果应用于手写邮政编码识别，此项工作在深度学习历史上是重要的里程碑事件，证明了计算机视觉中卷积操作和权重共享在学习特征中的应用。

LeNet-5 是一个 7 层的卷积神经网络，是最新的 LeNet 网络成果（图 7-8）。

LeNet-5 的输入图像为 32 × 32 像素，需要对输入像素进行归一化，因此输入的均值趋近 0，方差为 1，这样可以加快学习速度。卷积层和降采样层的作用是从输入图像中提取特征，全连接层则负责进行分类。

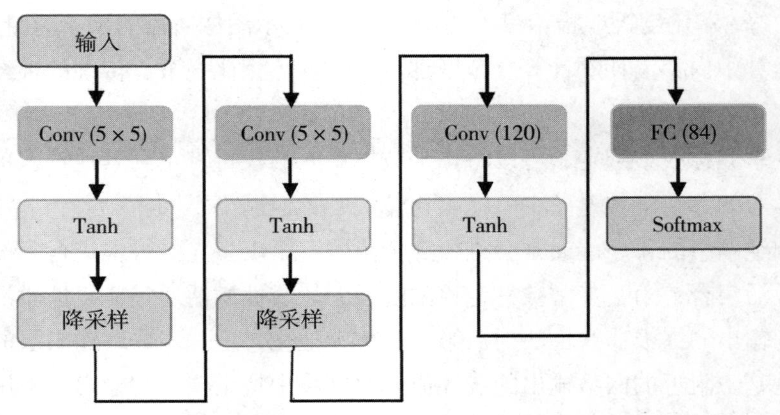

图 7-8 LeNet-5 架构

LeNet-5 的第 1 层是卷积层，可生成 6 个 28 × 28 的特征映射，共有 156 个训练参数及 122 304 个连接。第 2 层为降采样层，共有 12 个训练参数及 5 880 个连接。第 3 层卷积层可产生 16 个 10 × 10 的特征映射。第 4 层为降采样层，有 32 个训练参数和 2 000 个连接。第 5 层也是卷积层，产生 120 个 1 × 1 的特征映射，有 48 120 个连接。第 6 层为全连接层，有 84 个输出，10 164 个训练参数。输出层具有径向基函数，10 个输出类别各有一个，每个输出类别都与 84 个输入连接。

2）AlexNet

在计算机视觉领域，第一个成功的卷积神经网络是克里泽赫夫斯基（Alex Krizhevsky）、萨茨科弗（Ilya Sutskever）和辛顿开发的 AlexNet（图 7-9）。

AlexNet 有多个卷积层、池化层、全连接层。该网络有 8 个主要的层，前 5 层是卷积层，后 3 层是全连接层。在卷积层的后面是一个最大池化层。AlexNet 有 6 000 万个参数。在每个卷积层，使用 ReLU 激活函数，将网络的速度提升了 6 倍而精度基本相似。在深度神经网络的训练中，一个重要的问题就是梯度消失问题。通过使用 ReLU 作为激活函数可以避免这一问题。AlexNet 是第一个使用 ReLU 激活函数的神经网络。

第 1 层卷积层可输出 96 张 55 × 55 的图像。第 2 层为最大池化层，采用 3 × 3 窗口和步距 2 输出 27 × 27 × 96 的数据。第 3 层卷积层有 256 个 5 × 5 的滤波器，步距 1、填充 2。第 4 层为降采样层，也称为最大池化层，利用 3 × 3 窗口、步距 2 可产生 13 × 13 × 256 的输出。第 5 层使用 384 个 3 × 3 滤波器、步距 1、填充 1，可产生 13 × 13 × 384 的特征映射。第 6 层使用 384 个 3 × 3 滤波器，步距 1、填充 1。第 7 层使用 256 个 3 × 3 滤波器，步距 1、填充 1。第 8 层为降采样 / 最大池化层，使用 3 × 3 窗口、步距 2。第 9 层为全连接层，有 4 096 个神经元。第 10 层也是全连接层，也有 4 096 个神经元。第 11 层有 1 000 个神经元，也是全连接层。最后一层为归一化指数函数（softmax）层。输入图像大小为 224 × 224。

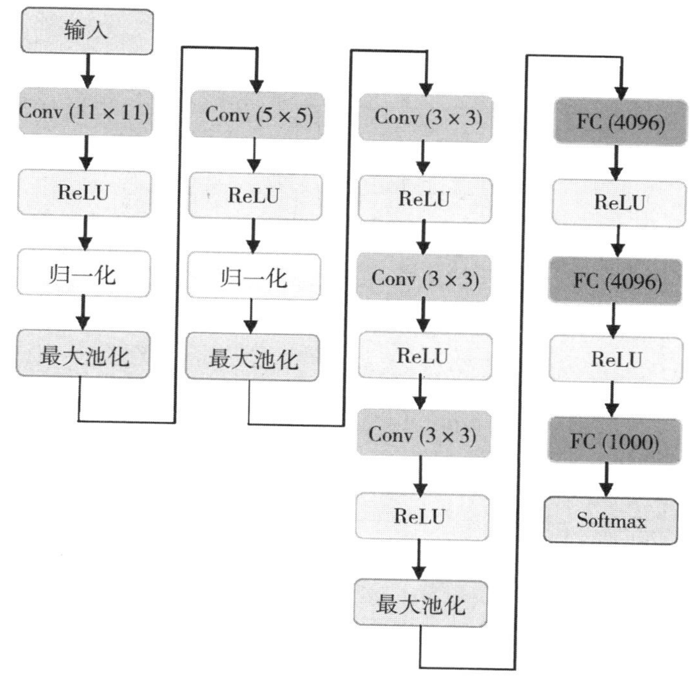

图 7-9　AlexNet 架构

3）ResNet

随着深度网络层数的增加，网络的精度也提高，直到网络收敛时达到饱和。但是，如果进一步增加网络的深度，网络的性能将快速下降。因此需要一种策略针对特定的应用实现最优的网络。ResNet 就是为解决此问题而提出的。

ResNet 具有残差学习框架，使新增加的层能拟合一个残差映射。当模型收敛时使残差向 0 逼近要比通过一系列非线性层拟合映射容易得多。ResNet 包含门控单元或门控递归单元，可以训练 152 层神经网络。其复杂度低于 VGGNet。ResNet 在学习残差函数时，网络会被重新规划。这种残差网络易于优化且随着网络深度的增加可获得可观的精度。

令 $H(x)$ 为通过数个栈层拟合的映射，x 为输入，可定义残差学习使用的残差函数为

$$F(x) = H(x) - x \tag{7-14}$$

可以通过具有短路连接的前馈网络实现对式（7-14）的优化（图 7-10）。

4）GoogLeNet

GoogLeNet 是 2014 年斯泽格迪（Christian Szegedy）等学者设计的，比 AlexNet 更深，有 22 层（图 7-11）。其最主要的贡献是增加了一个 Inception 层从而减少了网络的参数量。GoogLeNet 在卷积层的最顶部使用平均池化，进一步减少了对性能增益贡

献最小的参数。GoogLeNet 有 400 万个参数，比 AlexNet 少 10 多倍。GoogLeNet 的最新版本是 Inception-V5。

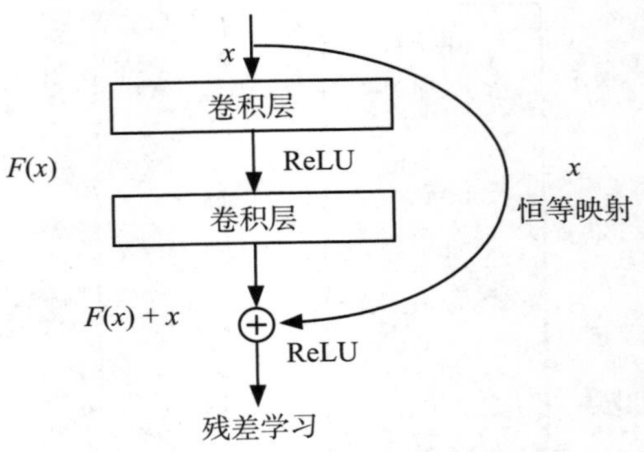

图 7-10 ResNet 的残差学习模块

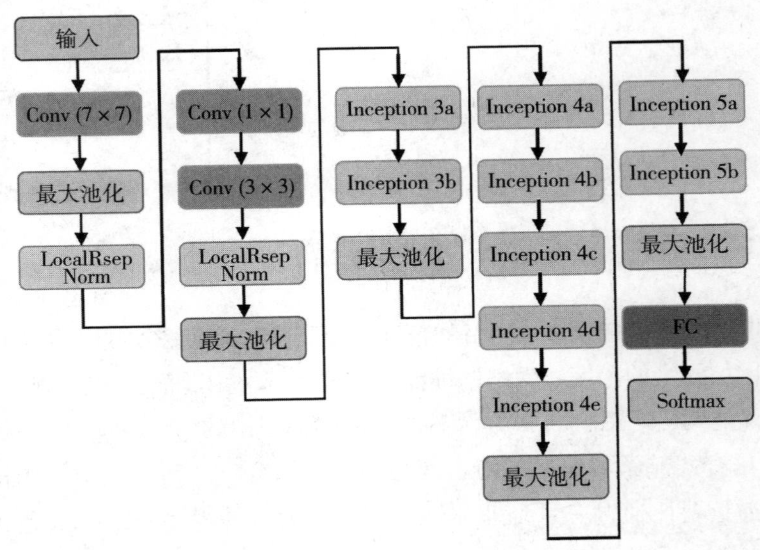

图 7-11 GoogLeNet 架构

GoogLeNet 主要解决两个问题，过拟合问题和计算资源问题。GoogLeNet 使用 Inception 模块作为网络的基本构成单元解决前述的两个问题。Inception 模块对同一输入使用有大小不同的滤波器和池化的复合卷积，然后将不同大小滤波器生成的多尺度特征连接起来。最后用平均池化将 7 × 7 × 1024 的数据减小为 1 × 1 × 1 024。

为了避免图像块间的对齐问题，在 Inception 架构中滤波器大小仅限于 5 × 5、3 × 3、1 × 1。每个 Inception 模块将滤波器输出进行分组并连接起来形成一个单独的输出向量，作为下一个模块的输入。GoogLeNet 中共有 9 个 Inception 模块，每个 Inception 模块有 2 层，整个网络共有 27 层，其中包括 22 个参数层，5 个池化层。

5）VGGNet

VGGNet 使用较小的滤波器，在所有的层都使用 3×3 滤波器，显著提高了网络的精度。VGGNet 的输入图像是大小固定的 224×224 的 RGB 图像。不同的 VGGNet 卷积层的数量不一样。图 7-12 是 VGGNet16 的架构。VGGNet16 有 13 个卷积层、5 个降采样层、3 个全连接层。前两个全连接层每个有 4 096 个神经元，最后一个全连接层有 1 000 个神经元，代表 1 000 个类别。所有的卷积层都使用 ReLU 激活函数。

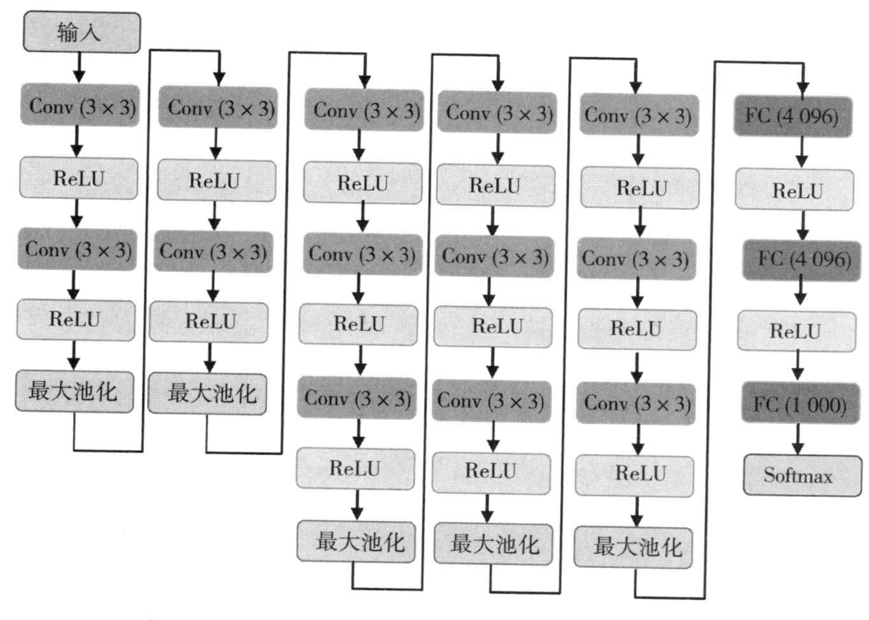

图 7-12　VGGNet16 架构

6）ZFNet

ZFNet 与 AlexNet 具有相同的架构，但是使用 7×7 的小卷积核，能比 AlexNet 获得更好的超参数且需要的计算资源少。ZFNet 使用 ReLU 激活函数、交叉熵损失误差函数、批随机梯度下降法进行网络训练。网络中共有 5 个卷积层、3 个降采样层、3 个全连接层和一个 softmax 层。图 7-13 是 ZFNet 的架构图。

ZFNet 的一个创新之处是引入了反卷积，即以与卷积相反的顺序执行滤波和池化，因此可以利用中间特征映射重建出输入像素空间。

7）U-NET

2015 年，罗纳博格（Olaf Ronneberger）等提出了 U-NET 结构，如图 7-14 所示。U-NET 包括 3 个单元，分别是收缩单元、瓶颈单元、扩展单元。左侧为收缩部分，收缩部分包括许多收缩块。每个收缩块都按层次排列。其中，每两个卷积层后安排一个最大池化层。每个块后面是核，核的数量按 2 倍递增。这种结构有助于学习复杂的结构。最底层负责协调收缩层和扩展层。

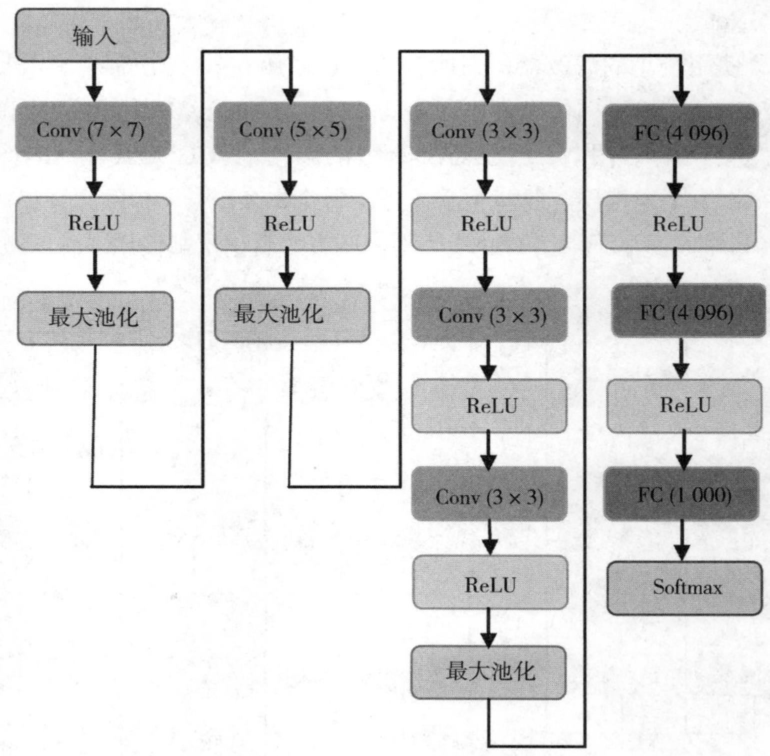

图 7-13 ZFNet 的架构图

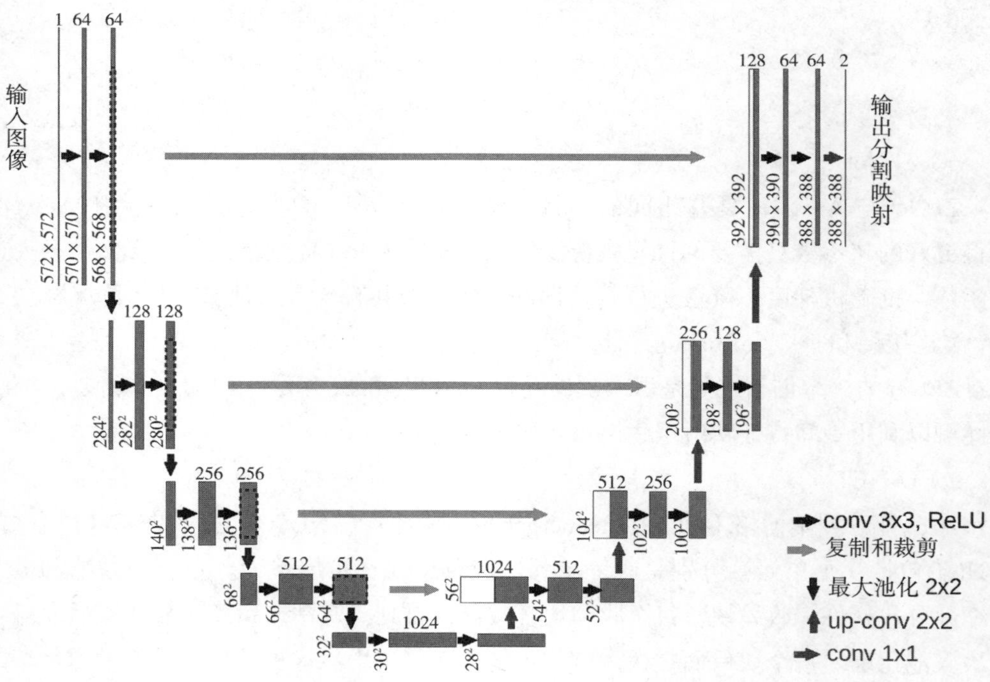

图 7-14 U-NET 架构示例

右侧为扩展部分。扩展通道中每一步由对特征映射的上采样和随后的 2×2 卷积构成，卷积使特征通道的数量减半。最后一层为 1×1 卷积，用于将 64 个分量特征向量中的每一个映射到希望的类别数目。复制和裁剪的目的是应对卷积过程中导致的边界像素丢失问题。

网络共有 23 个卷积层。

U-NET 从像素级别识别图形。为图像中的每个像素分配类别，实现图像的语义分割。图中每个矩形框对应于多通道特征映射。通道的数量用矩形框上方的数字表示，矩形框左下角的数字表示其大小。白色的方框表示复制特征映射，箭头表示不同的操作。在特征提取过程中，最低分辨率的像素为 32×32。U-NET 使用经典的编码 – 解码结构，包括收缩通道和扩展通道。收缩通道遵循卷积网络的代表性结构，使用多次 3×3 卷积核进行重复操作，每个卷积后面跟 1 个 ReLU 激活函数和 1 个 2×2 大小、步距 2 的最大池化以实现降采样。在每次降采样过程中，特征映射的大小减半。扩展通道逐步恢复特征映射的尺寸并与相应层次的收缩通道的特征映射一致。经过 2×2 的反卷积操作，特征通道的原始数量减半，然后将对应层次的收缩通道特征映射和扩展通道特征映射相连。通过这一操作不仅丰富了层中的信息，还丰富了像素的空间信息。U-NET 模型在图像分割中占有重要地位，近年来广泛应用于医学领域及其他领域。

8）循环神经网络

循环神经网络包括其单向和双向变形结构，如长短期记忆和门控循环单元、递归神经网络、双向递归神经网络。一维循环神经网络从过去学习以预测未来。双向循环神经网络则从未来学习以修正过去。循环神经网络特别适合获取长期的相关性。

卷积神经网络也有自己架构上的局限性。主要的就是易受过拟合影响和陷入局部最小值，导致模型性能降低和计算时间变长。可以通过一些优化算法来解决这些问题，如胡塞尼（Hosseini）等提出的主成分分析法、独立成分分析法、微分搜索算法等。

7.5.3　机器学习

机器学习（machine learning）是人工智能的一个分支。

1959 年，IBM 的计算机工程师塞缪尔编写的下棋程序可以通过经验实现自我改进，能够自己学习，标志着机器学习的诞生。

机器学习研究能从数据中学习获得知识，从经验中学习实现决策或预测的算法。

机器学习是计算机科学、工程学、统计学的交叉学科，可以应用于解决很多领域的问题。其基本任务是通过算法设计和分析使计算机能够进行学习。

目前的机器学习尚不能像影视剧中展示的一样先进，即使最好的算法也不能思考、没有感情、不能表达任何的自我意识或按自己的意愿活动。

机器学习能做的就是以比人类快的速度分析、预测，以帮助人类更高效地工作，需要设计者提供模型进行预测时所需要的各种特征，提供已知类别的数据或已往的经验。

机器学习涉及两个环节：训练和检测。在训练阶段，使用已知属性的数据集（有标注的数据集），通过学习算法学到某些知识，构造模型；在检测环节，利用训练阶段学到的知识对未知的属性（无标注数据）进行预测。因此也可将训练称为学习、将检测称为预测。实际应用中，机器学习的任务是建立模型，然后使用模型做预测。

根据输出的类型，可以将机器学习问题分为 4 类：分类、回归、聚类、降维等。如果输出是离散的，只能从预定义的有限几个值中取，就是分类问题；如果输出值是连续的，可以在任何实数区间内取值就是回归问题。分类任务的目的是基于每类已知类别样本的训练预测新的输入对应的输出值。回归任务利用输入 – 输出数据进行函数拟合，再利用拟合的函数预测新的输入对应的输出。分类和回归的应用领域很广，如信号处理、优化、建模、控制等。聚类则是按照设定的标准将数据集分成不同的组，其结果是一组集合，集合中的对象间彼此相似。降维是用维数更低的子空间表示原来的高维空间。

1. 基本概念

1）分类器

将输入数据分成不同类别的方法，多数分类器都使用了统计推理。分类问题是机器学习的核心问题之一，从数据中学习一个分类决策函数或分类器。分类器可以分为二分类、多分类问题。

2）混淆矩阵

混淆矩阵（confuse matrix）也称为误差矩阵（error matrix），比较预测的分类和实际的分类（参见第 2 章中 ROC 判断矩阵）。当数据不均衡或高度偏斜时，基于错误分类误差作出决策的结果可能很差。因此，必须注意 I 类错误和 II 类错误的影响。理想的分类算法的假阳性率和假阴性率均应为 0。利用混淆矩阵可以计算误分类误差

$$\text{成功率} = \frac{TP + TN}{TP + TN + FP + FN} \tag{7-15}$$

$$\text{误分类率} = \frac{FP + FN}{TP + TN + FP + FN} \tag{7-16}$$

基于混淆矩阵，可以绘制 ROC 曲线。一个混淆矩阵对应 ROC 曲线上的一个点。

3）精度

精度（accuracy）表示分类器模型的正确分类率。通常是利用全新的数据测试分类模型进行估算。

4）代价

代价（cost）是衡量预测结果和实际值的偏差，优化函数会力求使代价函数取最

小值。

5）交叉验证

交叉验证（cross-validation）技术检验模型的通用性，也可以用于检验不同的预测函数。它将部分数据集用于训练模型，剩下的部分用于检验模型。常用的方法是 k- 折交叉验证法。方法是将数据集随机分成 k 个大小相等的互斥子集，训练和检测共进行 k 次。每次迭代中，依次取一个子集用于检测，其余的子集全部用于训练。最后将 k 次迭代的结果进行平均以估算精度。k=10 是预测学习方法的误差率的标准数量，这是用各种学习方法和许多数据库进行大量实验证实的，10- 折交叉验证是实际中使用的标准技术。

留 1 法交叉验证可看作 k- 折交叉验证的一个特例，相当于 k 等于初始数据的大小。简单地说，就是每次迭代中仅留出一个样本用于检测，其余的样本用于训练。若原始数据的大小为 N，则最后取 N 次迭代的所有 N 个结果的平均作为输出。该方法的计算量大，不适合大的数据库。

6）数据集

机器学习中数据集通常分成 3 部分：训练集、验证集和测试集。

验证和测试差不多，有时并不严格区分。训练集用于模型构建，验证集用于训练过程中的模型评估，辅助模型构建，测试集用于训练完成后最后对模型进行检验，评估训练好的最终模型的性能。

为了保证模型的性能最大化，训练样本必须具有足够的量和质，在医学影像领域，有时图像的数量比较有限，可以用数据扩增的方法增大训练数据量。另外训练集的数据类别也要尽量平衡，对不平衡的数据集，可以使用类别平衡方法，以便能正确地体现少数派，保证模型见过足够多的每个类别的实例，避免模型“偏颇”，正如人类的广闻博记、见多识广，才能比较客观地看待事物。

测试集中的每个类应当有代表性，尤其对于筛查类模型，更需注意数据集的代表性。

训练模型的数据集的质量至关重要，以保证模型对于训练时“未见过”的实例也能很好地分类，这是模型的泛化性。在监督学习模型中，初始的类别标注必须是非常可信的，以保证产生可靠的输出，所谓“种瓜得瓜，种豆得豆”。

一些机器学习方法还可以用于从数据中建造模型并作出预测，例如形成对数据的解释、解决分类和回归分析问题等，这些方法与统计学有关方法有密切联系。

现在已进入大数据时代，机器学习的数据来源更加丰富。一般地，学者们定义的大数据是指其规模超过了一般工具的处理能力的数据。大数据的规模和多样性对机器学习也是一个很大的挑战。GPU 并行计算技术的发展为应对大数据问题提供了有效的解决方案。目前公开的应用 GPU 的机器学习算法很少，开展更多的开源 GPU 机器学习研究对于处理大数据集的问题是非常必要的。

2. 机器学习的类型与常用算法

按照学习方式，机器学习可以分为监督学习、半监督学习、无监督学习、强化学习和基于自然过程的学习等。

1）监督学习

监督学习也称为直接学习，训练时使用的是有标注的数据集。监督学习的任务主要有前述的两类：分类（模式识别）、回归（数值预测）。

监督学习就像学校里学生在老师的指导下学习。监督学习的常用算法有决策树、k-近邻算法（k-nearest neighbors，KNN）、线性回归、逻辑回归、朴素贝叶斯、随机森林算法、SVM 等。

（1）决策树：决策树是一个树状结构，其中的每个非树叶节点对应一个属性，此特征属性在某个值域上的输出即为发自该节点的分支。每个树叶代表一个类别。决策的过程是从根节点开始的。根节点就是整个样本。测试待分类数据中相应的特征属性并按照其值选择输出分支，直到到达树叶节点，对应的树叶节点中存放的类别作为决策结果（图 7-15）。

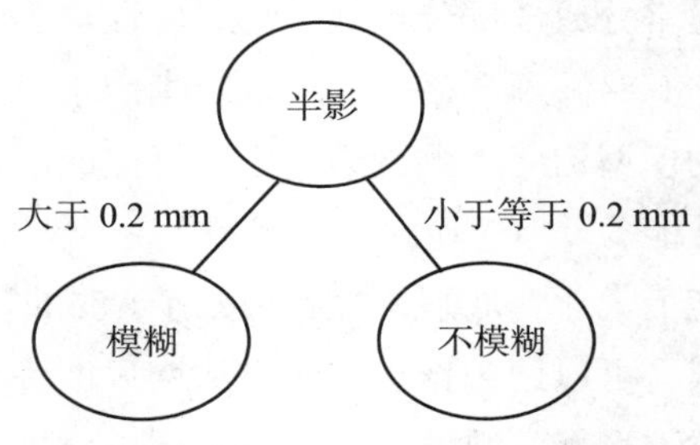

图 7-15 决策树示例

从一个节点分支形成 2 个或多个子节点的过程称为分裂。树叶是无法再进行分裂的节点，也称为终端节点。

决策树可按照目标变量的类型分为两种类型：一类是分类变量决策树；一类是连续变量决策树。

构建决策树要先选择特征，要选取对训练数据有分类能力的特征，在决策树的每个节点上按一定的方法选择特征，用递归的方式构建决策树，特征选择常用的方法有信息熵、信息增益、增益比、基尼系数等。若想简化决策树，可以对生成的决策树进行剪枝，即去掉一些枝叶或子树。如果不进行剪枝，就可能生成一个对训练集完全拟合的决策树，其泛化能力较差。剪枝的方法有预剪枝法和后剪枝法。理想的决策树可分为 3 种：树叶节点数最小、树叶节点的深度最小、最少的树叶节点和最小的树叶节点深度。

（2）k- 近邻算法：k- 近邻算法的基本思想就是“近朱者赤、近墨者黑”，谁多就靠谁，离谁近就属于谁，该方法不需要对数据结构的任何假设，因此是数据驱动的。k- 近邻算法并不对类别和特征间的模型做假设，是一种非参数技术。它从数据库中的值和模式间存在的相似性抽取信息。通过给样本分配最相似的类来实现分类。与待分类样本最近的已知样本在可能的 k 个类中投票决定待分类样本的类别。若 k=1 则待分类样本将会和离它最近的已知样本属于一类。所以，k- 近邻算法主要依靠其周围有限的邻近样本来判断样本所属的类别，一是要看相似的近邻的数量，遵循少数服从多数原则，二是要看样本间的距离。可以采用欧氏距离或曼哈顿（城市街区）距离等计算待分类样本与已知样本间的距离。

k- 近邻算法的基本流程是：计算待分类样本与其他每个样本间的距离；对距离进行排序，选出距离最小的 k 个点；对 k 个点所属的类别进行比较，按照少数服从多数的原则将待分类样品划归 k 个点中数量最多的一类中。如图 7-16 所示，？表示待分类样本，若 k=1, 其类别为方块，若 k=3，则其类别为心形。

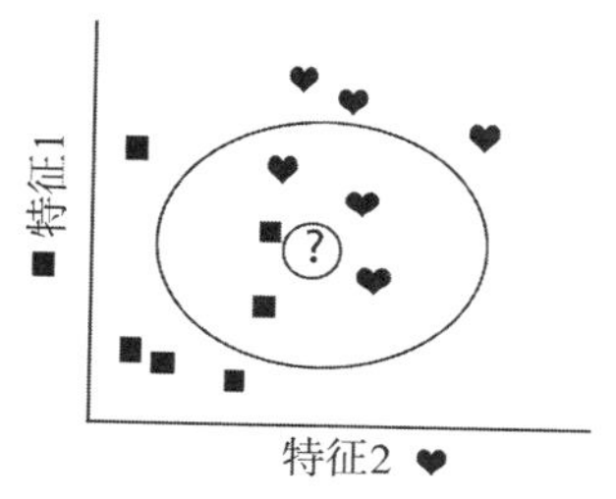

图 7-16　k- 近邻算法示例

（3）随机森林：随机森林算法既可用于分类也可进行回归任务，亦可进行降维等。因此，有学者说随机森林是一种万能的解决方案，当你不知道该用什么算法时，就可以用随机森林算法。随机森林是由多个决策树构成的。对新的目标分类时，森林中的每棵树都给出自己认为的分类，相当于进行投票。得票最多的类就是待分类目标所属的类别。所有的树都可以尽可能地生长，不进行剪枝。随机森林可以处理高维的巨大数据集，可应对数千个或更多的变量并从中明确最重要的变量。因此也被认为是一个重要的降维方法。随机森林也有一些不足，比如在回归中不如在分类中表现好、如果样本数据噪声过多可能会出现过拟合现象等。但是相对而言其优点更大。

（4）支持向量机：支持向量机是一个非常强大的机器学习模型，可以进行线性或非线性分类、回归、离群值检测等。支持向量机的一个最重要性质是学习模型参数相当于优化一个凸函数。因此不存在假的最小值，每个局部解都是全局最优解。再者，支持向量机的参数少。支持向量机源自统计学习理论。

基本的支持向量机是一个二分类线性分类器，它最大化两个类间的距离，通过少量的训练数据（支持向量）确定一个能分割开两个类的超平面（图 7-17）。

基于核的支持向量机可分类非线性可分的数据。支持向量机具有线性分类器和 k- 近邻分类器的优点又克服了它们的缺点。

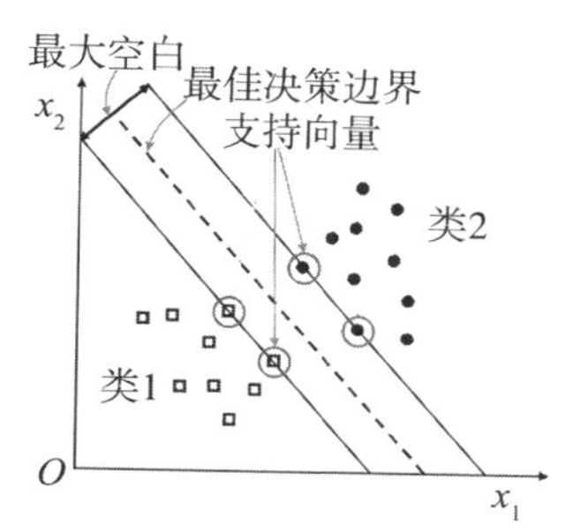

图 7-17　支持向量机示例

支持向量机在许多实际应用中都显示出了强大的能

力，如生物信息学、文本挖掘、人脸识别等，成为机器学习和数据挖掘的重要工具。

如图 7-17 中所示的二分类线性可分问题，输入向量为 $X=\{x_1, x_2,\cdots, x_n\}$，对应的输出目标为 $Y=\{y_1, y_2,\cdots, y_n\}$，其中 $y_i\in\{1, -1\}$。新的数据点的分类依据 w^Tx+b 的符号确定。$w^Tx+b=0$ 表示决策超平面（图 7-17 中的虚线），w 决定分类超平面的方向，b 控制超平面离开原点的位移。可能的决策超平面可能不止一个，支持向量机的第一个关键概念就是选择一个使空白（margin）最大的决策超平面。这里的“空白”是决策超平面到任意样本点的最小距离（图 7-18），图中最优解仅依赖于位于虚线上的两个点，这两个点就是支持向量。

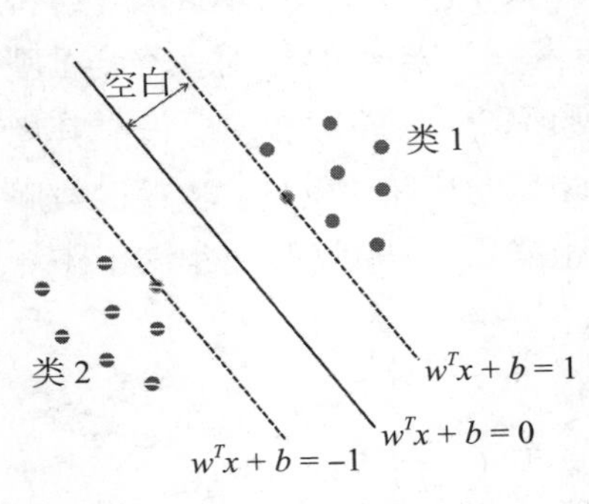

图 7-18　最大空白示例

最大化空白可以表示为一个约束优化问题，数学表示为

$$\min\frac{1}{2}\|w\|^2, s.t.\, y_i\left(w^Tx+b\right)\geqslant 1 \tag{7-17}$$

可以用拉格朗日乘子法求解上述优化问题。

对于如图 7-19 所示的数据，无法使用线性边界进行分类，解决的方法之一就是将原始数据映射到一个特征空间中，在特征空间中数据变为线性可分。特征空间的线性函数对应原始数据空间的非线性函数。

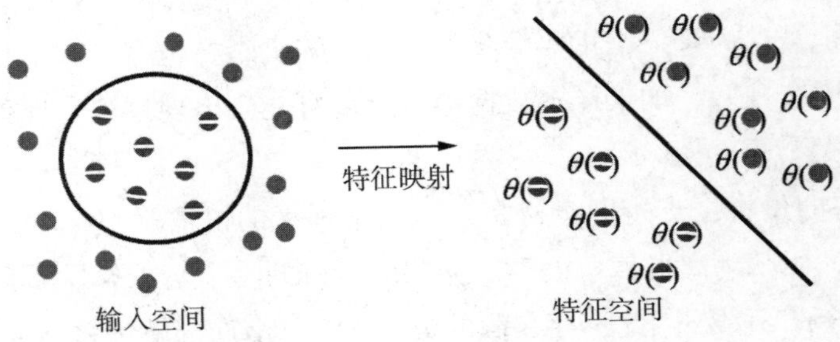

图 7-19　非线性可分数据向特征空间的映射

特征映射可表示为 $\phi(x)$，相应的优化问题可以表示为

$$\begin{aligned}&\max W(\alpha)=\sum_{i=1}^{n}\alpha_i-\frac{1}{2}\sum_{i,j=1}^{n}\alpha_i\alpha_jy_iy_j\phi(x_i)^T\phi(x_j),\\&s.t.\, 0\leqslant\alpha_i\leqslant C, \sum_{i=1}^{n}\alpha_iy_i=0\end{aligned} \tag{7-18}$$

为便于计算，可定义核（kernel）函数 $K\left(x_i, x_j\right)=\phi\left(x_i\right)^T\phi\left(x_j\right)$，得

$$\max W(\alpha)=\sum_{i=1}^{n}\alpha_i-\frac{1}{2}\sum_{i,j=1}^{n}\alpha_i\alpha_j y_i y_j K\left(x_i,x_j\right),$$
$$s.t. 0\leqslant\alpha_i\leqslant C,\sum_{i=1}^{n}\alpha_i y_i=0 \qquad (7\text{-}19)$$

可使问题的求解变得容易一些。这就是基于核的支持向量机方法。

（5）回归：回归是一种估计变量间关系的统计过程，常用于预测或预报（图 7-20）。最常用的回归算法是线性回归。线性回归是一种简单、线性、离线的算法。

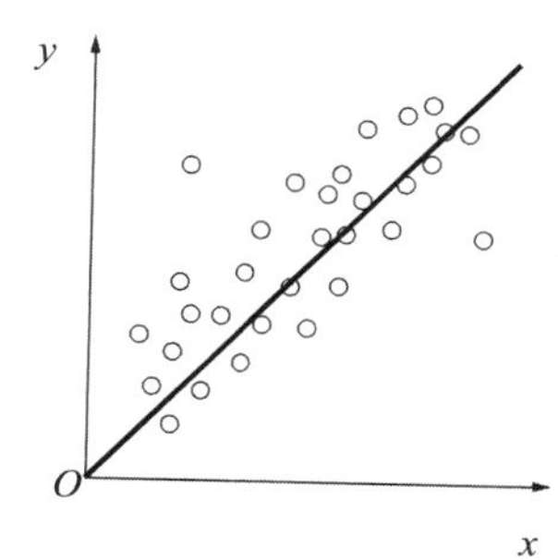

图 7-20　回归分析示例

2）无监督学习

无监督学习使用未标注数据，即训练数据对应的类别是未知的。实际中主要有两类任务：聚类分析和关联分析。

比较重要的无监督学习算法有 k- 均值、层次聚类（hierarchical clustering）、期望最大、主成分分析、核 PCA、局部线性嵌入、t- 分布随机领域嵌入等。

聚类问题的思想就是我国古语所说的“物以类聚，人以群分”，按照样本间的相似性进行类别归纳，如图 7-21 所示。

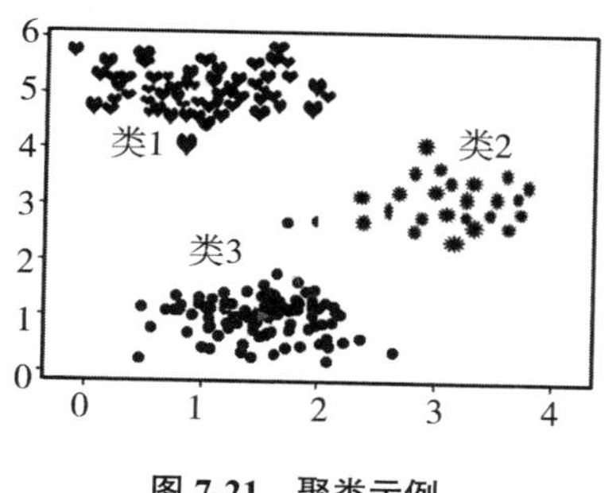

图 7-21　聚类示例

（1）k- 均值算法：k- 均值算法是一种启发式方法。k- 均值方法的思想最早提出于 1957 年，正式的名词形成于 1967 年。k- 均值是一种迭代算法。

该方法首先随机确定 k 个聚类中心，再把每个数据点分配给最邻近的聚类中心点，分配完成后形成 k 个聚类，计算每个聚类的平均中心点作为该聚类的新中心点。重复上述过程直到点的分配过程不再发生变化。

其具体算法流程是：①随机选择 k 个随机点作为聚类中心；②对数据集中的每个数据点，计算其到每个聚类中心的距离，按照其与 k 个聚类中心点的距离，将数据点和距其最近的中心点相关联，与同一中心点相关联的所有点聚成一类；③对每组数据计算其平均值，作为该组的新中心点；④重复上面的第②③步直到中心点不再变化或达到了设定的迭代停止标准。

k- 均值原理较为简单，容易实现，聚类效果较优，算法的可解释度较强，仅需要调整参数 k。缺点是 k 值的选取不好把握，如果数据不平衡聚类效果会不佳，另外该方法得到的只是局部最优解，且对噪声较敏感。如果两个聚类中心离得较近，可能会导致对同一个类的分类。对已存在的聚类，达到最优聚类中心的时间不确定，如果初始设置的聚类中心比较接近真实的聚类中心，算法的时间就短，反之可能会耗费很长时间。由于仅考虑聚类中心和数据点的最小距离，还有可能形成由错误的数据点构成的聚类，缺少相应的方法检测是否每个数据点都被分到了正确的聚类，有可能导致每次执行算法时得到不同的结果。

在 k- 均值的基础上，人们又提出了模糊 C- 均值、k- 均值 ++ 等。

k- 均值算法的性能与初始聚类中心的设定有关。k- 均值 ++ 算法正是为解决这一问题而提出的。其基本思想是设计一种方法优化初始聚类中心的设置。所以除了第①步，k- 均值 ++ 算法与 k- 均值算法是完全一样的。虽然聚类初始化会比较好，但 k- 均值 ++ 算法的计算成本非常高。

（2）层次聚类算法：层次聚类算法生成树形的结构表示模式的嵌套分组，分组是由模式间的距离或在不同粒度水平的连接决定的。通过在期望的距离处用阈值切断树得到聚类结果。目前有两种主要的层次聚类算法，一种是自底向上的方法，也称为凝聚层次聚类算法，另一种是自顶向下的方法，也称为分裂层次聚类算法。

凝聚层次聚类算法初始时将每个数据点看成是一个聚类，然后逐步合并它们直到得到期望的聚类。分裂层次聚类算法则沿相反的方向进行，是先将所有的数据点看成是一个聚类，逐步分解形成更小的聚类，直到得到期望的聚类结果。图 7-22 是一个层次聚类示例。

（3）主成分分析算法：主成分分析是一种研究得非常透彻的数据表示模型，是一种著名的多变量分析技术。从经典统计学的角度看，主成分分析法是对多变量数据的协方差结构分析。在机器学习中，要避免模型的过拟合，因此通常要减少初始变量的个数（降维），使保留下来的变量都是有重要价值的变量，所以常用主成分分析法进行数据降维。主成分分析法最早是由皮尔森（Person）提出的，1933 年霍特林（Hotelling）发展了这一算法。该算法利用一个主轴将数据集转化成小的变量较少的数据集，称为主成分或特征向量。特征向量的第一个向量具有最大的特征值，表示数据的最大方差（图 7-23）。这些特征向量保存了输入数据中含有的大多数的变化信息。如果输入是 N 个变量或属性，则将得到由 N 个特征向量和 N 个轴构成的 N 维空间。但是，主成分分析的缺点之一是降维后无法保证维度或结果的可解释性。

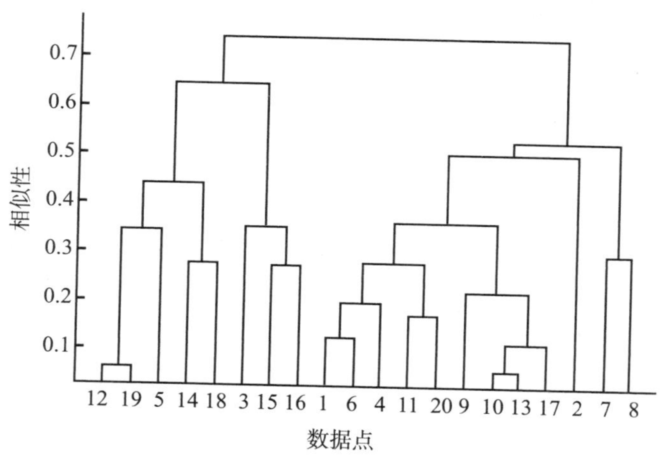

图 7-22　层次聚类示例

3）半监督学习

半监督学习出现于 20 世纪 70 年代，是监督学习和无监督学习的结合。所使用的数据部分有标注、部分没有标注，半监督学习领域发展很快，出现了大量的半监督学习算法，如生成式模型、协同训练、自训练、基于图的模型等。半监督学习算法的策略是基于对监督学习或无监督学习方法的扩展形成的，包括半监督分类和约束聚类。半监督学习有巨大的实用价值，可以利用标注数据和未标注数据获得比监督学习更好的性能。这样可以减轻标注者的劳动量，进而降低成本。

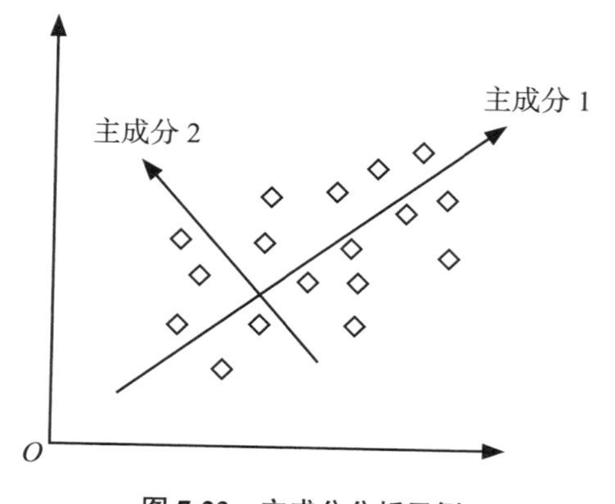

图 7-23　主成分分析示例

由于自然语言处理和文本分类中的一些实用问题，20 世纪 90 年代，半监督学习方法引起更多研究者的兴趣。

4）强化学习

强化学习是指在一个未知的环境中，如何教计算智能体在一个长期的交互过程中采取最佳的可能行动。区别于标准的监督学习，智能体并不从环境中收到关于每次行动时什么是最好行动的比较强的指导，而是偶尔收到一些奖赏（惩罚）。强化学习的目的是学习在每种情况下应当采取什么行动（通常称为策略）以保证在相当长时期内的累积奖赏最大化。一般会用一些数值表示每种策略下各种行动的期望累积奖赏，称为 Q- 学习。近来人们多用神经网络近似某函数计算期望的累积奖赏，有时也称为深度强化学习。

强化学习中智能体使用试错法追求奖赏最大化。强化学习的基本原理是如果一个行为的结果是一个满意的状态，或是对事情状态的改善，则做出该行为的意愿就比较强，此所谓强化。强化学习系统是通过与环境交互、借由获得奖赏（惩罚）形式的反馈增强其性能的系统。强化学习系统通过尝试某种行动找出能使奖赏最大化的行动。试错式搜索和奖赏累积是强化学习的两个特征。

单纯的无监督学习智能体无法学习要做什么，因为它没有关于期望的状态或正确的行为的任何信息。在监督学习中，智能体可以预测行为的结果并可以微调行为以得到期望的状态。在强化学习中，没有可用的状态 – 行为模型。智能体必须先行动再从行动的结果中学习，所以关注的是对行为的优化而非预测。

强化学习代表一类通用的学习框架，是一种极具挑战性的学习任务，因为智能体必须仅仅依靠微弱的奖赏信号学习如何探索潜在的巨大搜索空间。在神经网络的助力下，深度强化学习方法已在某些方面取得了显著的成功，但如何将它们应用于真实世界环境中尚不清楚。

5）基于自然过程的学习

受到自然启发的学习方法称为基于自然过程的学习方法，如进化、蜂群、生物免疫系统等都可作为机器学习算法的灵感来源。

进化计算的思想源自生物进化论，来自社会性昆虫或社会性动物的启发。

蜂群智能是没有足够的个体能力的非智能体系统的特征，呈现为集体的智能行为，如蚁群算法、粒子群算法。

免疫系统是所有生物的一种自我保护机制。免疫系统的角色是作为机体的屏障，防止机体被病原体感染。人工智能免疫系统（artificial immune system，AIS）复制了自然免疫系统的某些方面，主要用于解决模式识别和数据聚类问题。

6）主动学习

有些情况下，有大量的未标注数据，生成有标注的样本成本较高。这种情况下，仔细地选择要标注的样本是节约成本的一种好方法。主动学习算法主动询问用户索取标注。一般地，这种策略能够减少所需的样本的数量并保证得到的模型的精度。

7）在线学习

一般情况下，机器学习模型的训练要多次使用训练数据，会占用大量的计算机内存，在数据量特别大的时候就会遇到困难。例如，实时数据采集系统连续地产生大量的数据，传统方法可能无法应对，此时可以利用在线学习方法，仅保留有限时间段内一定数量的数据用于训练，用完后即可丢弃这些数据。

3. 机器学习的一般设计步骤

机器学习解决如何编写计算机程序（学习系统）通过从经验中学习提升系统性能的问题。构建学习系统涉及很多步骤和选择。

1）理解要解决的问题

设计时一般从理解问题领域开始。首先要评估问题，确定哪些数据可用和解决该问题需要什么。需要确定问题的特点、确定目标及建造学习系统所需的资源。典型的问题包括模式识别（分类）、数值预测（回归）、聚类、优化、控制等。问题的类型影响建造学习系统的工具选择。工具的选择也要考虑解的形式和内容。

一旦我们理解了要解决的问题，就可选择合适的技术并建造相应的系统。

2）选择合适的数据并认识它们

问题确定之后，就要建立希望的供机器学习解决方案使用的数据列表。数据的来源可以有很多，如数据仓库，通过数据挖掘从其他的数据源寻找数据等。究竟多少数据算是充足的并没有简单的确定方法，这取决于具体的算法、数据的复杂度等因素。在此过程中，可以邀请领域专家参与。实际上，数据收集和选择是机器学习系统开发中成本最大的部分。

在开始构造模型前，要先熟悉要处理的数据。通过探索数据有可能会发现数据质量方面的问题并进行处理。可以采用数据可视化技术帮助理解数据。

3）建立机器学习问题的数据集

选取判别特征是关键的设计需求，取决于问题领域的特征。目的是发现易于提取、对噪声不敏感、信息丰富的特征。特征的数量不能过少或过多。若特征数过少，则所设计的学习系统的性能将会很差。若特征数过多，特征间携带的信息可能会相互关联，会使系统的参数过多，可能会损失算法的普遍性。原则是每个特征都要携带相互独立的信息。除了求助领域专家，还可以使用一些专用工具帮助确定机器学习所需的特征。数据可能是从不同的数据源收集而来，可能有多种类型。需要将它们转换为学习系统需要的特定类型。在转换前还要考虑数据的兼容性、连续性及数据缺失等问题。

4）构造学习模型

构建学习模型的具体细节因所用技术而异。大部分的模型构建工作在此阶段进行。需要根据具体的模型分别进行设计和实现。此阶段需要解决的问题包括：多少训练数据是充足的；如何建立学习的假设中可信度与训练经历的容量间的关系及假设类的特征；除了数据，关于先前的学习器的知识何时、如何能有所帮助等。随着互联网的应用，时时刻刻都在产生大量的新数据，就要求模型能够随之不停地更新，实现在线学习。

5）评估学习模型

评估学习模型的标准不像传统的计算机程序那样，往往没有表示明确的对与错的解。对学习模型的评估是通过确定模型完全实现了既定目标、满足用户需求的方式进行的。除了精度，所需的计算资源及计算复杂度也是评估模型的非常重要的指标。

6）部署模型及结果评估

模型的部署取决于数据挖掘项目的具体目标。选择用于部署的最优模型与具体的应用有关。要考虑其工作环境并建立有效的运行维护体系。

模型部署运行后，评价其效能也是非常重要的，既有经济方面的也有技术方面的效能。

7.5.4 深度学习

1. 深度学习基础

可以将机器学习分为浅学习和深度学习架构。浅架构能解决很多机器学习问题并取得良好成绩，但在面对许多实际复杂问题时有时难以充分学习出好的模型，因此深度网络架构受到关注。

深度学习（deep learning）概念出现于2000年，是机器学习的一个新领域。2012年ImageNet竞赛后深度学习引起了人们的重视。尤其是近年来，高性能图形处理器（GPU）和高性能计算机的进步，使深度学习成为可能，深度学习理论与应用研究发展迅速。

深度学习是机器学习的一个子集，本质上就是深度神经网络（deep neural network，DNN），是神经网络的一个子类型。其网络架构中含有多个隐含层，可以从多种层次的抽象水平学习不同的特征。深度学习算法尝试探索输入分布中的未知结构，以寻找多层次的最佳表示，学习以低层的特征定义的高层次特征。人工神经网络是模仿神经系统的，深度学习网络却不是对脑的模仿，仅是受到了对生物学上脑的理解的启发，并非其所有组件都受到神经科学的启发，其中很多来自经验、理论或直觉。深度学习模型使用的学习机制是无法与人脑比拟的，只能描述为从数据学习表示的一种数学框架。

传统的机器学习技术的使用受到数据原始形态的一些限制，构建机器学习系统需要大量的领域专业知识和特征工程，以便提取特征或将原始数据转换为合适的内部表示形式或特征向量，以适应学习系统。而深度学习算法可以直接输入原始数据而不需要先提取特征或定义特征向量。深度学习无须手动编码即可很好地学习到正确的特征集。这种学习是在训练的过程中自动进行的。深度学习具有自学适合的特征的能力，基本不需要用户的介入。

在深度学习中，一个问题是用许多不同层次的概念表示的，每个概念都建立在其他概念之上。模型的最底层是编码问题的基础表示，高层则在底层概念的基础上形成更复杂的概念。

深度既指网络的层数，也是指从连续的层中累加式地学习输入数据的有意义的表示。现在深度学习一般是指使用特别设计的多层神经网络的机器学习，通常网络的层数在 20 层以上。与传统的机器学习不同，深度学习不需要手动提取输入特征，不需先进行特征计算，因为它可以直接从数据中学习到特征，所以它是表示学习的一种。

传统的机器学习多用一层或两层的数据表示，属于浅学习。当前使用的网络层数通常在数十或数百层，网络层数多、参数多，可以表示更加复杂的问题。

深度学习使用一般性的学习方法直接从数据中学习特征，不需要人类工程师精心设计的特征提取方法。

深度卷积网络在视频、图像、语音处理等方面引起了革命性变革。在以往机器学习的困难领域，深度学习都取得了很好的成绩，如与人类水平相当的图像分类、语音识别、手写字体转录、自动驾驶等。

深度学习算法通常优于机器学习方法。但是深度学习对数据和算力的要求显著高于机器学习，训练深度网络需要耗费大量的时间和计算资源，自由参数过多的网络的训练是病态的优化问题。深度学习使用大量的数据渐进式地学习，然而某些情况下无法得到大量的数据，因此需要更加灵活的模型以利用有限的数据完成学习目标。

深度学习模型更像是一个黑箱，人们不知道其中究竟发生了什么。可解释性仍然是深度学习中的一个大问题。一个深度学习模型能很好地解决一种问题，如果需要用它解决一个非常类似的问题仍需要对该网络进行重新训练和评估。开发能完成多种任务而不需要重新训练整个架构的深度网络模型仍然有大量的工作要做。

2. 深度学习的分类

深度学习可以分为监督学习和无监督学习。

1）监督深度学习

主要是卷积神经网络。包括 LeNet、AlexNet、ZFNet、VGGNet、GoogLeNet、ResNet 等。监督深度学习网络的训练需要使用标注的数据集。数据集中的训练样本数据都有对应的类别标注，深度模型的参数使网络能正确地确定新的未知样本实例的类别，要求模型从训练集向一般数据进行泛化。训练通常是通过对一个损失函数的最小化来实现的。也就是寻找一系列的能使损失函数最小的参数值。现在常用的损失函数有均方误差、交叉熵等。训练网络时最常用的是基于梯度下降法的反向传播算法。

在训练的过程中也有一些挑战，如梯度消失问题、训练集的大小、过拟合或欠拟合等。所以训练深度模型不是一件容易的事情。需要仔细处理许多问题才能保证对特定的应用能学习出最优的深度模型，如激活函数、学习速率、权重的初始化、数据的归一化、正则化、模型结构等都有非常重要的影响。优化损失函数也是非常困难的。其中要面对梯度消失、梯度爆炸、局部最小等诸多问题。

尽管卷积神经网络已取得非常好的成绩，仍然有些问题需要深入研究。就网络的层数而言，对特定的应用如何确定最优的层数是一个挑战。另外，网络内部结构的确定都需要进一步的研究。除了结构，还要考虑模型的执行时间。超参数的选择也要注意，参数间可能有内部的相关性，会导致参数的调整代价非常高。

2）无监督深度学习

监督学习中需要手工标注数据，当数据量很大时需要耗费大量专家的时间。无监督学习无须标注数据，可以节约人力资源。在诸如模式分析之类的应用中可以考虑无监督学习方法。现实中无标注数据远多于有标注数据，所以无监督学习有自己的优势。对于有大量无标注数据的应用，可以分两个步骤完成：第一步是以无监督的方式预训练一个深度神经网络；第二步手工标注一少部分数据，然后用于以监督学习的方式精调深度神经网络。

预训练有利于将参数初始化为比较合理的值，优于传统的随机初始化，能明显改善泛化性能。后续的精调则通过调整类别间的边界微调模型的参数进一步提升判别能力。

无监督学习网络包括受限玻尔兹曼机、深度可信网络、自编码器、生成对抗网络等。

3. 深度神经网络

深度神经网络包括卷积神经网络、循环神经网络、生成对抗网络等。一般地，深度学习方法可分为3种，分别是卷积神经网络、预训练的非监督网络、递归神经网络。

1）卷积神经网络

在图像处理应用中，深度学习并不是像人类一样处理图像。

在人工智能图像分析中，卷积神经网络应用非常广。通过卷积，可以发现一些隐藏的特征，可以描述图像中特定的小区域的内容，这些特征可以组合形成矩阵，称为特征图，其可以作为图像加以处理。在图像分析时经常会进行降采样操作，称为池化。常用的有平均池化、最大池化等。卷积和池化是卷积神经网络的主要构成单位。常用的深度卷积神经网络包括 AlexNet、ResNet、GoogLeNet、U-Net、VGG 等。

2）预训练的非监督网络

预训练的非监督网络使用无监督学习训练每个隐含层，每次独立地训练一层，后面的层使用前面训练的层作为输入。每层的预训练完成后，再使用监督学习对整个网络进行精调。由于训练数据通常比较有限，数据生成和特征提取是深度学习的非常重要的应用。有很多不同的方法进行数据扩增。可以使用生成对抗网络（generative adversarial networks，GAN）和自编码器（autoencoder），两者都属于预训练非监督网络。

此类网络还有深度可信网络（deep belief network，DBN）等。

（1）生成对抗网络：生成对抗网络是 2014 年高德佛洛（Ian Goodfellow）等首先提出的，也是机器学习框架的一种类型，是使用深度学习技术的生成模型方法。在图像到图像、视频到视频的转换中受关注度高。由于生成对抗网络可以为每个应用需求生成样本数据，因而具有构造良好模型的能力，其应用包括计算机视觉、图像编辑、图像生成、自然语言处理、从文本生成图像、视频合成等。

生成对抗网络可以模仿任何领域的任何数据分布，如图像、音乐、讲话、姿势等。生成对抗网络是同时使用无监督学习训练两个模型的网络。生成对抗网络被强制高效地表示训练数据，使其能更高效地生成与训练数据相似的数据。

生成对抗网络包括一个生成器（生成网络）和一个判别器（判别网络），两者并行工作。生成器的作用是通过与判别器交互生成一个与真实输出相似的伪输出，其使命是使生成的输出非常接近真实的输出，从而可以欺骗判别器，使判别器无法区分伪数据和真实数据（图 7-24），因此相当于生成网络和判别网络互相进行对抗。

其运行包括 3 步：首先，生成器使用一组随机数作为输入生成一幅图像，将生成的图像和一组来自实际数据库的图像流一起输入给判别器；其次，判别器摄入真实图像和生成的伪图像返回概率，若概率值接近 0，则表示来自生成器的数据是伪数据，概率接近 1 则表示数据是真实数据；最后，判别器提供反馈给生成器以训练生成器改进其输出。

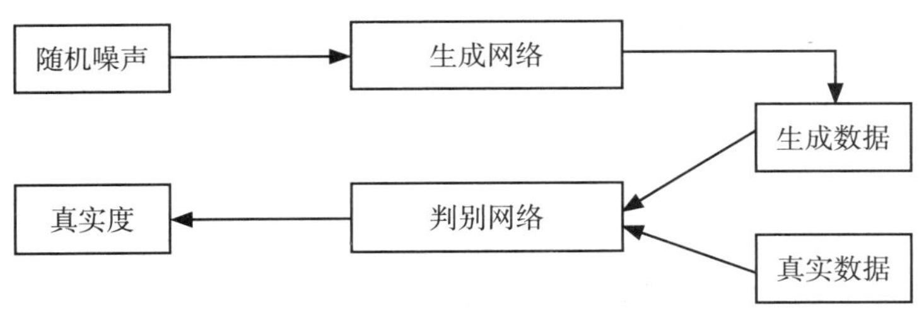

图 7-24　生成对抗网络架构

（2）自编码器：自编码器使用无监督学习学习一个表示，可用于输入和输出相同时的降维。自编码器还可以作为一个功能强大的特征探测器，用于无监督学习深度神经网络的预训练。它还可以生成与训练数据非常相似的新数据，作为生成模型使用。自编码器的主要任务之一就是找到一个可以用于高精度重建输入数据的表示。自编码器的一般流程如图 7-25 所示。

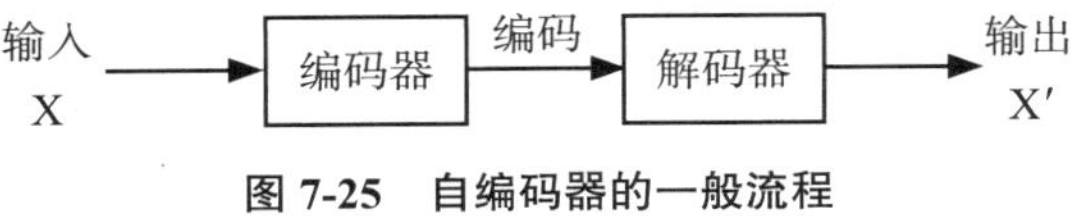

图 7-25　自编码器的一般流程

它包括输入、输出、隐含层 3 部分。在隐含层中数据被压缩成较小的表示，再解压缩形成与输入相似的输出。这种操作是通过两个主要的编码、解码步骤实现的。自编码器与多层感知器不同，其目的是要重建输入，而感知器的目的是预测输入对应的类别。

自编码器是前馈神经网络的一个变形网络，有一个偏差项用于计算重建原始输入中的误差。训练完成后，自编码器就可作为正常的前馈网络使用了。这是一种非监督特征提取形式，因为训练中只使用了原始的输入而未使用反向传播。

有 3 种不同的自编码器：Vanilla 编码器、卷积自编码器、正则化自编码器。

Vanilla 编码器是一个 3 层的网络，输入与输出相同。

卷积自编码器使用图像（3 维向量）作为输入。其中先通过降采样将输入图像变成一个小的表示并强制自编码器学习图像的一个压缩版本。

正则化自编码器则使用一个损失函数使模型在除了将输入复制到输出的功能外，兼具一些其他属性。

（3）深度可信网络：神经网络可以以不同的形式连接在一起形成序列，每个网络间建立连接，构成深度可信网络。深度可信网络将多个小的非监督神经网络连接起来，形成扩展的层连接。深度可信网络的两个组件是可信网络和受限玻尔兹曼（Boltzmann）机。

可信网络由随机生成的二进制单元层构成，每个相互连接的层都被赋予一个权重函数。二进制单元的取值范围是从 0 ~ 1。接近 1 的概率取决于偏差和来自其他连接单元的权重因子。由于这种逐层的学习，就可以确定一个层中的变量表示是如何能与其他层中的变量交互的。学习过程结束后，可以高效地从底层的数据向量开始，通过自底向上的方式推断变量的值，并在相反的方向叠加生成权重函数。

1985 年，玻尔兹曼机出现，通过加入随机神经元对 Hopfield 网络进行了扩展，玻尔兹曼机学习是基于模拟退火方法的。

玻尔兹曼机是随机处理单元的双向连接网络，可看作一个神经网络。可用于基于某种分布的实例吸收某匿名概率分布的关键属性。这是极富挑战性的过程，可以通过对网络的架构施加一些约束来简化学习的过程，从而得到受限玻尔兹曼机。

受限玻尔兹曼机是一种生成模型，可以学习其输入集的一个概率分布。受限表示其同一层的节点间的连接是被禁止的。可以使用受限玻尔兹曼机逐层训练大型网络中的不同层。

受限玻尔兹曼机的训练过程是通过使生成训练数据的概率最大的方式调整权重。

受限玻尔兹曼机由两层神经元组成：一是对应输入向量的可见层；二是隐含层。可见层中所有神经元都与隐含层中的神经元相连，层内没有相互连接。

受限玻尔兹曼机可以定义为概率的、无方向的、参数化的图模型，也称为马尔可夫随机场（Markov random field，MRF）。受限玻尔兹曼机是一种随机递归神经网络，由随机生成的二进制单元及单元间无方向的边缘构成。其主要限制是可扩展性，每个隐含单元间具有受限制的连接。

在受限玻尔兹曼机的训练中，目标是在不需任何形式的正则化的情况下尽可能地减小平均负对数似然或代价函数，一般利用随机梯度下降法实现。

3）递归神经网络

递归神经网络源自 1986 年卢姆哈特的网络架构。递归神经网络预示了其处理顺序数据并获得深刻认识的能力。因此，在视频分析、图像描述、自然语言处理、音乐分析等应用中都需要它。递归神经网络能主动地抓取数据间的顺序和时间相关性。其重要属性之一是参数共享。若没有参数共享，模型就需要分配单独的参数以表示序列中的每个数据点，便无法对不同长度的序列进行推断。递归神经网络通过增加连接附近节点或时间步的循环对传统的多层神经网络进行加强。这种循环构成网络的内部记忆，用于以刚过去的数据点为参照评估当前数据点的属性。递归神经网络可进行一对多、多对多、多对一地输入到输出的映射。用计算图预测输入和输出间的映射的及损失。将计算图展开成事件链可提供网络内部参数共享的清晰图画。

早期版本的递归神经网络显示出很强的可靠性和多样性，但也有某种明确的缺陷。理论上递归神经网络可以记住很长时间段的信息，但在实际中却并非总是如此。传统的递归神经网络如 Vanilla 网络，有梯度消失或梯度爆炸的倾向，两者均是由于多次时间步中的累积误差的传播所致。长短期记忆网络和时间截断反向传播是传统递归网络的变形架构，用于解决前述的两个问题。长短期记忆网络架构利用具有固定单元权重特征的递归边缘应对梯度消失。时间截断反向传播对可能造成误差传播的数个步骤设置截断修正梯度爆炸。还有双向递归神经网络、编码 - 解码递归神经网络等递归网络架构。

双向递归神经网络系从传统的因果结构导出，它从一个序列中的当前数据点、并参考过去和将来的数据点进行推断。双向视图使这种模型有很高的概率进行正确的外延。

4）循环神经网络

循环神经网络是一类非线性自适应模型，用于处理不同长度的数据。循环网络将网络状态反向馈送给自己，因此可以看成是循环。适用于图像和句子的解构。循环网络不仅使用户能确定输入数据的成分，还可以使用户能定量地确定它们间的关系。这种解构是通过一个共享权重矩阵和二杈树结构实现的。

循环网络的两个常用变形模型是半监督循环自编码器和监督循环神经张量。

5）长短期记忆网络

长短期记忆网络是最常用的递归神经网络架构，能记住任意间隔内的值。该架构对于基于时间序列数据的预测工作良好，还适用于分类和处理任务。长短期记忆网络不仅能从当前的状态推导信息，还能够从先前的状态中推导信息。其核心组件是记忆单元及其门。所有的长短期记忆网络都有 3 个门，分别是遗忘门、输入门和输出门。记忆单元的内容由输入门和遗忘门调制。假设这两个门都是关闭的，则记忆单元的内容将保持不变且允许梯度穿越多个时间步。这使长短期记忆网络能够克服大多数递归神经网络的梯度消失问题。

遗忘门负责移除单元状态中的信息，其目的是确定哪个信息不再有用可被遗忘。其输入有两个：一是来自前一记忆单元的隐藏状态；二是当前的输入，即当前单元状态。输入乘以权重矩阵并加上偏差，然后对其应用 sigmoid 函数以决定哪个值保留哪个值丢弃。sigmoid 函数的输出介于 0 ~ 1，0 表示遗忘门想完全忘记这个信息，1 表示遗忘门想全部记住这个信息。图 7-26 是长短期记忆网络单元的结构示意图。

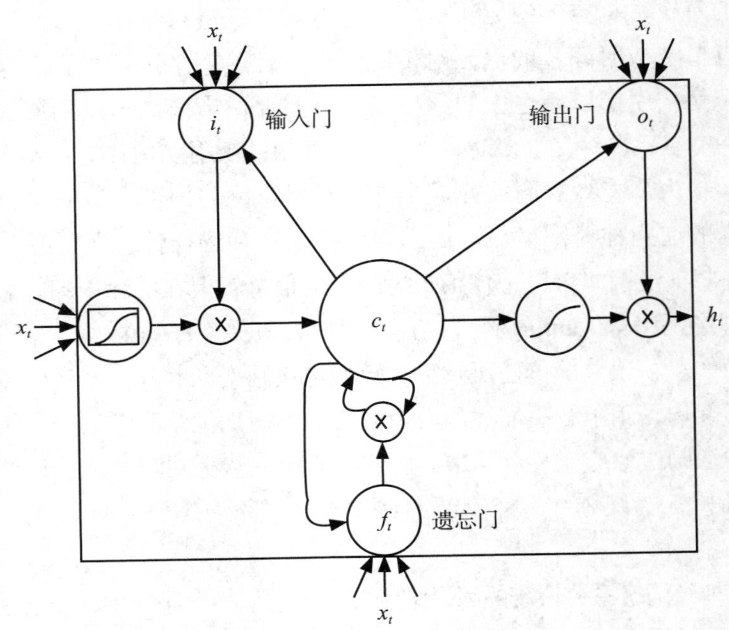

图 7-26 长短期记忆网络单元的结构示意图

输入门涉及两个过程步，负责决定什么样的新信息要加进单元状态。与遗忘门类似，同样使用 sigmoid 函数。使用一个双曲正切函数产生一个包含所有可能值的向量，取值范围为 –1 ~ 1。这个向量表明可能加入单元状态的候选值。

输出门通过 3 步从单元状态中选择有用信息作为输出：第 1 步，对单元状态应用双曲正切函数，生成值介于 –1 ~ 1 的向量；第 2 步，应用 sigmoid 函数并用先前的隐含状态和当前输入值作为输入生成一个监管滤波器；第 3 步，监管滤波器与第 1 步中的向量相乘，产生输出和隐含状态给下一个单元。利用长短期记忆网络，可最小化任意长时期的相关性，弥合数据鸿沟。

6）注意力网络

最新的神经网络架构利用再生和卷积机制及编码－解码配置。注意力网络使用额外的“注意”机制，该机制的受欢迎程度正在多个流行的架构中增长。注意力可看作与我们将注意力关注于手中的任务类似。注意力网络在不同的时间步关注特定的区域。

通过寻找输入、输出序列中数据点间的全局相关性而不考虑它们间的距离，注意力网络显示出了很高的预测精度。注意力网络还可使神经网络进行的计算更加并行化。注意力机制常与再生和卷积联合应用，有时可以完全取代再生和卷积机制。

卷积神经网络、递归神经网络、对抗神经网络及它们的变形网络都属于深度神经网络。

通过模仿人脑的突触连接，深度学习架构几乎无处不在地得到应用。如特征提取，模式分析、数据抽象等。这些模型已被证明在监督、非监督和半监督学习任务中能比当前最先进的分析技术更好、更快。深度学习还可应用于分类、数据生成、信息理解等。从自动驾驶到生物信息学和医学图像处理、辅助医学领域精确诊断等都能见到深度学习的身影。

目前对包含 1 个以上隐含层的神经网络的数学理解还很有限。这限制了工程上以可预测的方式改进或定制网络的能力。尽管反向传播和梯度下降算法比较有效，对不同网络架构的优化和泛化的理解仍然不够。

7.5.5　表示学习

表示（representation）是机器学习模型建造的重要步骤。传统的机器学习系统有专门设计的特征工程（feature engineering）用于数据预处理构造特征表示。特征工程包括两部分：数据的预处理和表示。

表示学习（representation learning）是受到传统的机器学习任务的启发而提出的，是机器学习的一种。其目标是直接从原始数据中学习数据对象的标准表示，即这种数据表示的构建是自动进行的，不同于传统机器学习的特征提取方法。

表示学习不需要提供学习所需的特征，而是从自己的学习中学习最佳特征用于分类数据，是现代深度学习的重要方法，取代手工的特征工程。

表示学习的关键是怎样直接从原始数据中学习潜在的复杂特征。如果训练样本充足，基于表示学习的系统可能比手工输入特征进行分类的效果还要好。学习到特征表示后，再将学习到的表示输入给机器学习系统用于预测或分类。这样就可以使机器学习能更好地处理大规模数据或有噪声的非结构化数据。深度学习就是一种典型的表示学习，其特征是分布式表示、深度架构。

在传统的机器学习任务中，一般需要以规定的数据格式输入数据。然而现实世界的数据，如图像、视频、各种传感器采集的数据等往往不直接具有适合高效学习的数据格式。

7.5.6 指令学习

指令学习是与典型的人类的学习处理新问题新任务非常类似一种学习方法。例如学生在学校学习时，可以通过老师的指令和一些例子的练习学会解决一个新的问题。在指令学习中通过使用任务指令指导系统快速适应各种新任务。

7.6 人工智能在医学中的应用

7.6.1 人工智能在医疗中的应用

人工智能应用于医疗中，可以降低医疗成本、提升医疗效果和医疗质量。利用人工智能进行疾病筛查有助于疾病的早期发现，从而可以降低成本并得到好的结局。人工智能在海量医疗数据分析、患者状况理解、疾病识别、高精度诊断、精准治疗和健康干预等方面都有很大的应用价值。

借助人工智能技术，医学创新的医疗保健的范式已发生改变。传统的医学研究非常依赖于随机控制试验，现在多种数据源产生的不断增长的数据为深度学习提供了数据来源，可以不再依赖随机抽样的控制试验获得疾病相关的知识。

7.6.2 人工智能在医学决策中的应用

做决策永远是人类的大问题，是生命的固有元素。工作和生活中我们几乎时刻都在做某种决策。

现在能做决策不再是人与动物的区别。而且，我们身边很多设备已部分具有“做决策”的能力。在决策的过程中，利用人工智能对于非专业人士而言非常有意义，因此，在很多领域都将人工智能作为决策的一种辅助工具。

对于决策支持系统，面临最大的问题是数据的不完整，如果输入数据和知识不准确不完整，可能导致最终的决策结果错误。贝叶斯网络利用概率处理数据、模糊逻辑系统利用模糊集描述不确定性、粗糙集理论则使我们可以处理不可区分值集合或缺失的数据值。

粗糙神经网络是林格拉斯（Pawan Lingras）首先提出的，一个粗糙神经元由两个神经元构成，分别为下神经元和上神经元。两个粗糙神经元通过 4 个连接实现全连接。连接的激活或抑制依赖于神经元间的交互特性。

在医学领域，正确的决策是至关重要的，利用先进的人工智能进行医学决策对于医务人员和患者都是非常有益的。

7.6.3　人工智能在医学影像中的应用

在计算机视觉中的快速发展使人工智能在医学图像中的应用大量增加。新的神经网络和机器学习、深度学习算法不断被开发并应用于医学图像分类、病变检测、自动诊断等。也有用于提升医学图像质量、进行低剂量图像重建、优化临床工作流程、基于图像的数据分析等相关研究。

在第 4 章已简要介绍了影像组学的历史。影像组学是一种高通量过程，它使用机器学习或深度学习方法从图像中提高通量的特征，是以发现新的生物标志物为中心的过程，新发现的生物标志物可能会提供新颖的诊断或预后信息。但是这些特征通常对人类观察者不明显，因而传统的阅片方法不容易发现它们。

影像组学可以用于预测生物相关性，如病理类型或分级、受体表达、基因表达和基因突变等的相关性。也可预测预后，如生存率或治疗反应等。

影像组学的输出结果可能是一个特征也可能是一个影像组学标签。

在影像组学研究中，可以使用机器学习，也可使用深度学习，可以全程使用，也可以在部分环节使用。在机器学习中，特征需要由人设定，可以是形态特征、直方图特征、纹理特征等。

影像组学提供的特征与很多因素有关，包括图像的预处理、特征抽取或裁剪策略、去重等。结果的报告也有不确定性。在不同的出版物中，相同的概念名称可能代表不同的特征，相同的特征也可能有不同的名称。不同厂家的设备生成的图像也有差异。影像组学标签与期望目标的相关性也不是因果关系，就像有的学者认为有些研究基本上是研究者通过机器学习等方法强行拟合创造出来的。

计算机辅助检测和诊断

- 计算机辅助检测和诊断
  - 计算机辅助检测和诊断
    - 发展历史回顾
    - CAD 的典型流程
    - CAD 的应用模式
  - CAD 的关键技术
    - 基于内容的图像检索
    - 图像分割
    - 图像增强和标准化
    - 性能评价方法
  - 肺疾病的 CAD
    - 肺部 X 线与 CT 图像
    - 研究进展
    - 一般流程
  - 乳腺疾病的 CAD
    - 乳腺 X 线图像
    - 研究进展
    - 一般流程
  - 其他系统的 CAD
  - 人工智能与 CAD 进展

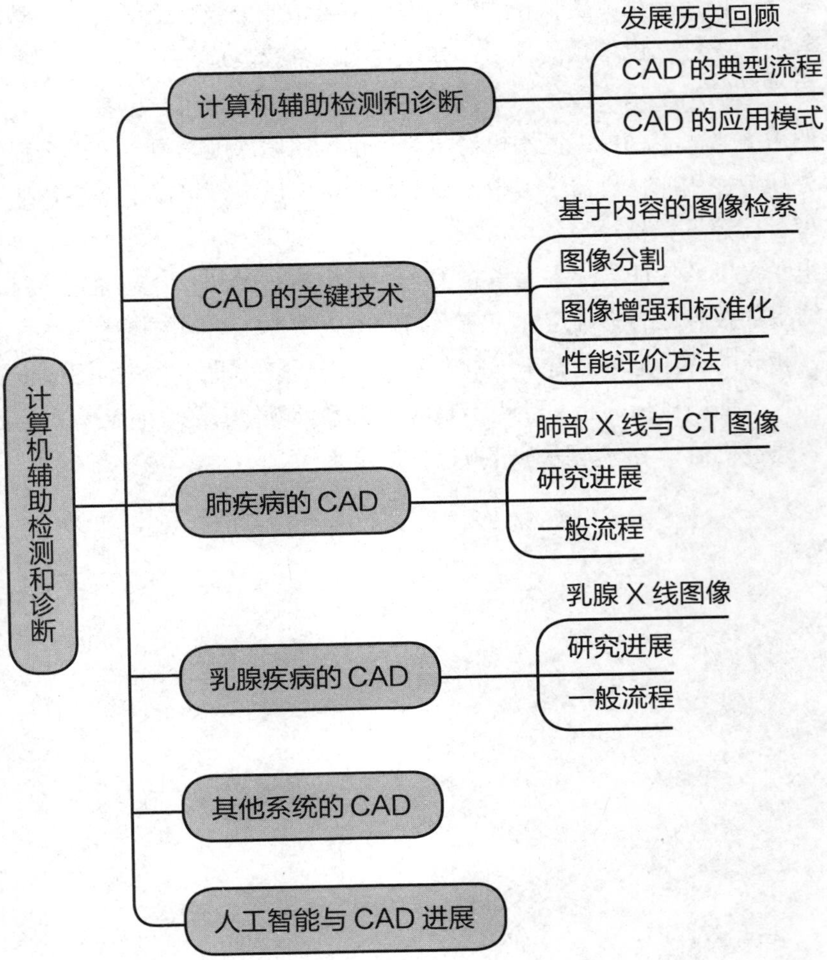

医学图像是许多临床诊断和决策的基础。随着医学数字成像技术的发展，医学图像数量呈爆炸式增长，给传统的影像阅读方式带来挑战。计算机在医学影像领域的应用越来越多，已成为不可缺少的重要工具。自 20 世纪 60 年代起，研究人员开始探索利用计算机处理、分析医学图像，实现自动诊断，形成了计算机辅助检测 / 计算机辅助诊断的研究领域。本章介绍计算机辅助检测和计算机辅助诊断，包括机器学习、深度学习等人工智能技术在计算机辅助检测和诊断中的应用等。

8.1　计算机辅助检测和诊断

8.1.1　发展历史回顾

1. 基本概念

计算机辅助检测 / 诊断（computer-aided detection/diagnosis，CAD）可以定义为医生在诊断的过程中，将计算机输出的结果作为“第二观感（second opinion）”，即计算机给出的结果可供医生参考，最终的诊断结论仍然要由诊断医生作出。近来的一些文献中也将计算机辅助诊断称为CADx，而以CAD或CADe指代计算机辅助检测。本书中在使用 CAD 缩写时通指计算机辅助检测和计算机辅助诊断。

2. 发展简史

应用计算机分析 X 线片最早的报道见于 20 世纪 60 年代，可以看作 CAD 的发端。20 世纪 70 年代开始有论文介绍检测乳腺、肺部 X 线片中异常的计算机技术。但是这一时期的许多尝试并不是很成功。早期的 CAD 研究曾想用计算机代替医生作诊断，甚至认为计算机可以超越医生的诊断。但是这些研究受到计算机性能、可用的图像处理技术、缺少数字化图像等很多因素的制约，很多研究未能取得很好的成绩，许多研究者对于 CAD 的未来也不确定。到了 20 世纪 80 年代，由于计算机技术的进步，数字成像设备的出现和应用，提供了更多的便利条件，开始有系统化的 CAD 研究。其中比较著名的就是科特罗斯曼（Kurt Rossmann）实验室。后来，CAD 相关研究逐渐从以替代人做诊断为目标转变为以计算机的结果作为医生的辅助，CAD 研究重点转向以辅助医生提高影像诊断的精度和一致性为目标。在人工智能领域，这一时期也是专家系统研究的繁荣期。

20 世纪 80 年代中后期到 20 世纪 90 年代，CAD 的研究取得了很大的进展，并且有科学的实验证据证明了 CAD 的价值。

数十年来，国内外学者对 CAD 进行了大量的研究，主要的研究兴趣集中于乳腺疾病（X 线片）的 CAD 和肺部疾病（胸部 X 线片、CT）的 CAD。近年来也有不少在其他系统和影像模态中的应用研究，如在结肠、脑、肝脏、骨骼系统、血管系统中的应用，在超声图像、光学 CT 图像、磁共振图像、病理图像诊断中的应用等，应用领域越来越广。

在放射学领域，目前已有经过主管部门批准应用于临床的 CAD 软件。早期的 CAD 研究都是针对 X 线片影像，随着 CT 技术的发展，利用 CT 图像的 CAD 系统研究成为研究热点，有些 CT 厂商也已将 CAD 软件集成在自己的商用产品中。现在，基于 CT 图像的 CAD 已成为医学成像、放射诊断的重要研究主题。

就实现的难度而言，计算机辅助检测只要能发现可疑的病变区域并进行标示，后续的工作就由诊断医生进行。而计算机辅助诊断则不仅要发现病变还要能给出诊断意见，因而比计算机辅助检测要先进，实现难度也更大。要实现计算机辅助诊断必须先实现计算机辅助检测。

临床上，诊断医生阅读图像作出诊断是一个非常复杂的过程。在开发 CAD 算法时必须基于对图像阅读过程的理解，考虑诊断医生是如何检测某些病变的，又是哪些因素导致了一些异常的漏诊，医生如何区分良性和恶性病变等。

近年来，人工智能技术、虚拟现实技术等高新技术也不断地在医学影像诊断中得到应用。为 CAD 研究和应用带来了新的机遇与挑战。

8.1.2 CAD 的典型流程

典型的 CAD 应用流程如图 8-1 所示。

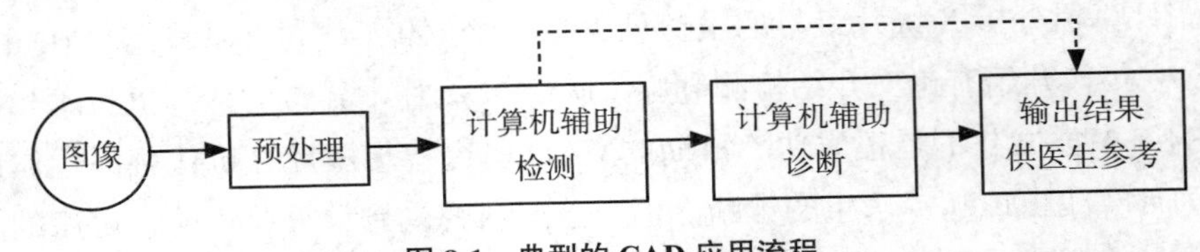

图 8-1 典型的 CAD 应用流程

1. 预处理

用于 CAD 应用的医学图像必须符合一定的格式、标准。因此，在进入 CAD 应用前需要对图像进行一些必要的处理，可统称为预处理。常见的处理有降噪、分割、兴趣区（region of interest，ROI）提取、对比度增强、像素值标准化等。早期的 CAD 使用 X 线片，因而需要有专用的图像数字化设备将照片扫描为数字图像。在肺疾病的 CAD 应用中，肺野的分割几乎是必需的第一步预处理，其精度对后续的应用具有重要意义，因此对肺的分割是肺疾病 CAD 应用开发中的重要组成部分。

2. 计算机辅助检测

计算机辅助检测是利用计算机分析医学图像，自动检测、标识可疑病变区域的技术。其目的是通过标识可疑的病变区域给诊断医生提供提示，以减少漏诊。对病变区的甄别需要由诊断医生完成。开发计算机辅助检测系统需要医学成像、图像处理、人体解剖学、病理、生理学等多方面的知识。还要具备相当的计算机程序设计能力。

3. 计算机辅助诊断

计算机辅助诊断是在计算机辅助检测的基础上对可疑病变区域进行自动分析，提出一个或多个标识病变良、恶性的指标供诊断医生参考，以减少误诊。相对于计算机辅助检测，计算机辅助诊断的难度相当大，需要具备更多的医学影像、计算机程序设计等方面的能力，需要多学科专家的通力合作，由于各种疾病表现的复杂性，计算机辅助诊断目前仍然需要长期的深入研究。

8.1.3　CAD 的应用模式

1. 第一阅片者

CAD 作为第一阅片者（first reader）时，首先由计算机对图像进行处理，医生只阅读计算机标记的病灶区域作出诊断。CAD 未标记的部分，医生不再阅读。这种方式减少了医生的阅片工作量和阅片需要的时间，尤其是在现代多层螺旋 CT 产生大量图像的情况下，很受欢迎。但这种 CAD 系统必须能保证其性能至少与医生的水平相同，目前尚未有此类 CAD 系统。

2. 第二阅片者

CAD 作为第二阅片者（second reader）时，医生首先在没有 CAD 的情况下对全部的影像进行阅读，然后在 CAD 系统下再次阅读所有图像，计算机的结果作为“第二观感”，最后的诊断仍然由医生作出。这是目前绝大多数 CAD 系统的使用方式，也是主管官方要求的 CAD 系统的认证方式。这种方式的缺点是第二次在 CAD 系统辅助下阅片的额外时间付出，当图像数量很大时阅片负担加重。

3. 共同阅片

CAD 系统和医生共同阅片，一次完成。但在这种方式下，医生阅片可能会受到 CAD 的影响，医生的主动力性会降低，判断能力可能会出现偏差。

8.2　CAD的关键技术

8.2.1　基于内容的图像检索

在 CAD 中，为了更好地辅助诊断医生作出鉴别诊断，在给出病变良、恶性评估结果的同时，最好能再给出一些与所诊断的病例图像相似的良、恶性图像作为参考。可以利用基于内容的图像检索方法实现这一功能。

8.2.2 图像分割

图像分割是数字图像处理的重要组成部分，用于将数字图像分成不同的组成部分。目前，在CAD研究中基于阈值的分割、基于数学形态学的分割、基于区域的分割、基于灰度直方图的分割等较为常用。近年来，人工智能方法是研究热点，基于神经网络、机器学习、深度学习的算法也深受关注，如U-Net等。大量的文献还报道了许多其他的分割方法，如随机游走、主动轮廓、图割、统计形态、主动形态方法等。虽然研究成果很多，但由于医学图像的多样性及各类病变的复杂性，迄今为止尚没有一种分割算法能完全满足任何情况下的图像精准分割要求。对图像分割方法的研究仍需深入。相关的分割算法请参阅数字图像处理的有关书籍，不再展开介绍。

8.2.3 图像增强和标准化

图像增强是一项十分复杂的任务，尚没有统一的一般性理论。由于缺少图像质量的量化标准作为设计参考，使得图像增强非常具有挑战性。往往难以用合适的方法判定增强后图像质量改善与否，更难确定改善的程度。

CAD算法模型都是基于对图像的某些假设的，为了保证算法的效果，在进行CAD应用前，一般需要对数字图像进行增强并归一化，形成一致的标准输入图像。医学图像中常用的图像增强主要包括对比度增强、边缘增强。

常用的图像增强方法有直方图方法（直方图均衡、动态直方图均衡、自适应直方图均衡等）、灰度变换方法等。

图像增强可以在图像域进行，也可在频率域中进行。频率域即变换域，可以使用像傅里叶变换、离散余弦变换、小波变换等工具。

按照作用范围，还可以进行局部增强、全局（非局部）增强等。其中局部增强方法多是基于特征的方法。计算局部的统计学或边缘特征，如局部的均值、标准差等作为特征，通过修改这些特征实现局部的图像增强。

也有学者提出按照线性、非线性进行分类，或者分成机器学习方法、非机器学习方法等。

8.2.4 性能评价方法

由于CAD是诊断医生的辅助，在评价CAD时，必须同时评价计算机和诊断医生。ROC分析是广泛应用的评价方法。除第2章中介绍的两分类法ROC分析外，在医学影像诊断中还常用多点法，如5分类法进行ROC曲线绘制与分析。5点法相当于在原来的有病变、无病变或良性、恶性之间增加了3个不确定的判定界值。例如，对于在胸部平片中检测肺结节的良恶性，可以按照“确定恶性”“很可能恶性”“可能恶性”“可能良性”“确定良性”的 5 点法进行影像判读。多点法 ROC 只是使用了更多的判断界值，在计算灵敏度和特异度时，对每个判断界值仍然是两分类法。

8.3 肺疾病的CAD

8.3.1 肺部 X 线与 CT 图像

普通 X 线检查与 CT 在人体疾病检测中应用非常广泛，尤其是在肺部疾病的检查中是重要的工具。

X 线图像是投影成像，三维的人体结构投影在二维的平面探测器上，所成的像是三维结构重叠的影像（图 8-2）。

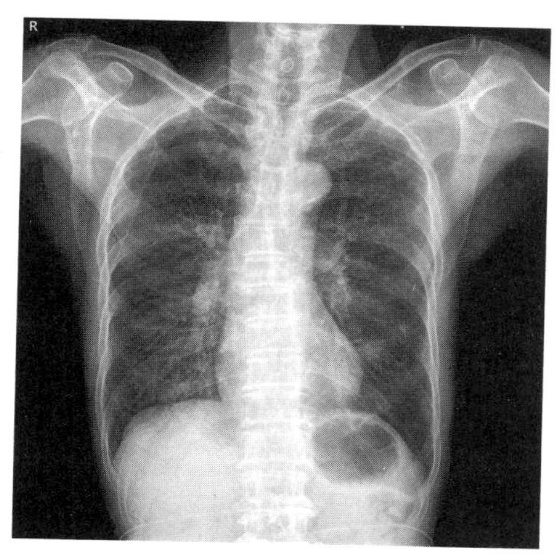

图 8-2 胸部 X 线片

由图 8-2 可见，X 线片能从全局的角度观察病变，可获得对患者病变的总体认识，但存在着空间三维结构的重叠。肋骨等的影像可能会遮盖肺部的病变，造成诊断困难。

CT 图像是经计算机计算形成的重建图像，是真正的断层成像。CT 成像消除了普通 X 线成像中空间三维结构的重叠，可以逐层显示人体不同的断面。CT 图像的像素值反映的是人体组织对 X 线的衰减，重建得到的是体素的线性衰减系数。由于人体各种组织的线性衰减系数间差异很小，为了增加不同组织结构间的对比度，将线性衰减系数转换成了 CT 值。

图 8-3 示例了患者的胸部 CT 图像的 1 个层面（分别显示纵隔窗与肺窗）。

由图 8-3 可见，CT 图像能很好地显示断面内结构，对比度分辨力较高。通过窗口技术的应用可观察不同的侧重点，但无法从全局的视角观察。如果结合数字图像后处理技术，将 CT 断层图像重组为三维形式，则可很好地发挥 CT 成像的优势。

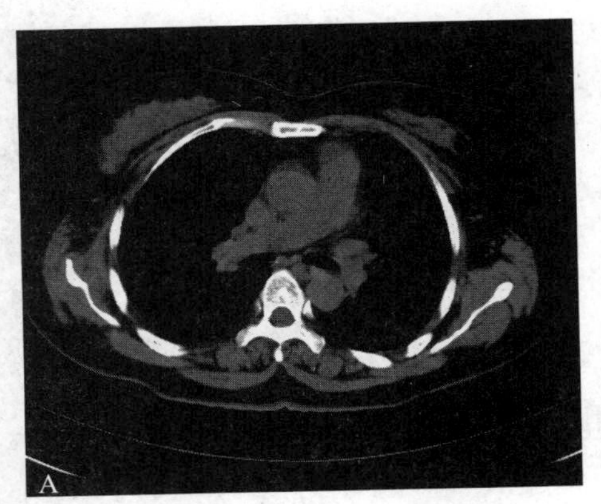

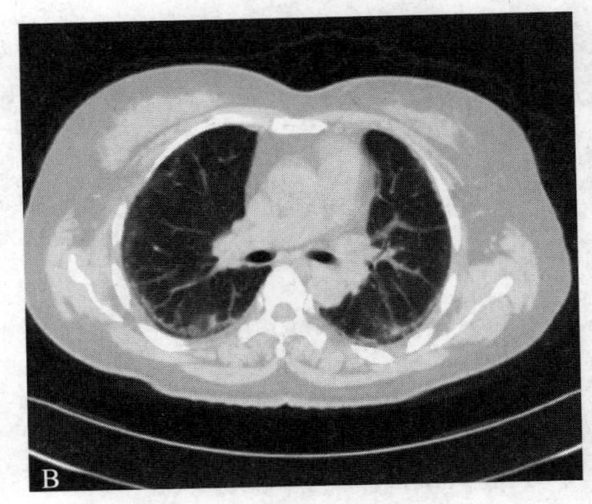

图 8-3 肺 CT

A. 纵隔窗；B. 肺窗

8.3.2 研究进展

肺部疾病的 CAD 基本都是关注肺结节的检测。美国食品药品管理局（Food and Drug Administrator，FDA）已于 2001 年和 2004 年批准了胸部 X 线片和 CT 的肺结节 CAD 系统。

基于 X 线与 CT 图像的肺疾病 CAD 相关研究也已有 40 年的历史了，目前仍然在不断发展中。很多综述性文献对肺 CAD 的主要方法、流程、结果等都做了客观的分析与评价，并指出了未来的发展方向，限于篇幅，不再重复，相关文献另行提供，可作为课外阅读材料研究。

8.3.3 一般流程

目前肺疾病 CAD 的主要研究点仍然是肺结节的检测与分类，所用图像主要是 CT 图像。不同的研究小组提出了很多 CAD 实现，但是基本包括预处理、结节检测（包括候选结节检测和假阳性结节去除）、结节分类 3 个主要的部分。图 8-4 是肺结节 CAD 的一般流程。

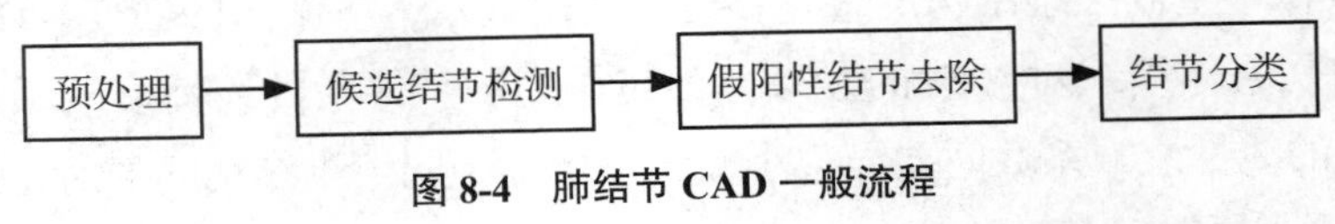

图 8-4 肺结节 CAD 一般流程

其中，预处理是非常重要的一步。主要是去除肺野以外的解剖结构影像，以减少对结节检测的干扰，提高检测效率。常被用图像分割算法有阈值法、区域增长法、形态学方法等。高斯滤波等滤波方法也常用来减少噪声，增强图像。有时单一的方法可能无法得到满意的分割结果，可以多种方法联合应用，也可以用机器学习或深度学习算法进行肺区域分割。

候选结节的检测与假阳性结节去除，主要是尽可能多地找到候选结节。使用的方法有阈值法、区域增长、聚类、距离变换、形态学方法等。由于深度学习的发展，应用深度学习的小结节检测算法近来非常流行。常用算法有卷积神经网络、U-Net 等。如果检测到的结节候选区中假阳性过高，可能会导致资源浪费。可以根据结节的一些特征进行筛选，如传统的像素值处理、形态学方法、高级的纹理特征等。机器学习算法如 SVM、k- 近邻分类器等都常用于结节的分类，近年来卷积神经网络尤其得到大量应用。

结节分类的任务是对检测出的结节进行诊断分类和预测，是 CAD 系统的最后一步。其输出结果可能是一个表示恶性程度的预测数值，也可能是结节的类别。使用的分类算法可以是 SVM、K 近邻、卷积神经网络、贝叶斯方法等。

8.4　乳腺疾病的CAD

8.4.1　乳腺 X 线图像

由于乳腺的主要构成是软组织，对其成像传统上需使用钼靶 X 线机，即软 X 线摄影，得到的乳腺 X 线片需要利用专用的扫描仪扫描成数字图像再供 CAD 程序使用。近年来，全视野数字化乳腺摄影开始应用，得到的数字乳腺图像的空间分辨力非常高，图像也非常大，需要高分辨率的专用显示器才能完整显示，对所用计算机的内存、显卡等也有较高的要求。图 8-5 是两幅典型的乳腺 X 线片。

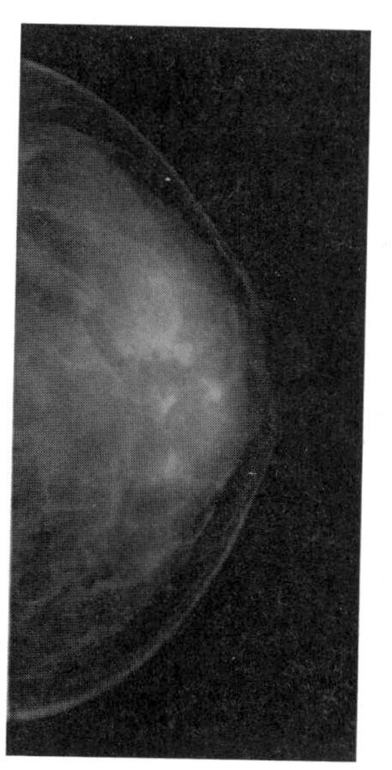
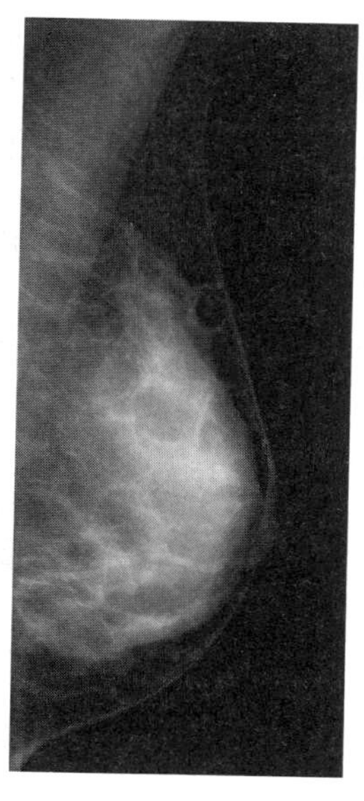

图 8-5　典型的乳腺 X 线片

8.4.2 研究进展

乳腺疾病的 CAD 研究起步较早，技术上更加成熟一些，1998 年 FDA 就已批准了第一套乳腺片的 CAD 系统产品。

现代乳腺成像基本是基于数字 X 线设备。将来的发展方向之一是开发能利用多幅乳腺图像信息或不同图像源的 CAD 系统，如利用磁共振图像或超声图像、核医学图像等实现多模态 CAD 系统。多年来，先后有很多学者对乳腺 CAD 研究进行了很好的综述，读者可检索阅读相关文献，此处不予赘述。

8.4.3 一般流程

很多研究小组都开发了自己的乳腺疾病 CAD 系统，这些系统有很多共同的操作步骤。一般包括图像预处理、信号提取、特征提取、信号分类等。所使用的特征既有传统的常用特征，也有一些高维的信息特征。图 8-6 是典型的乳腺 CAD 一般流程。

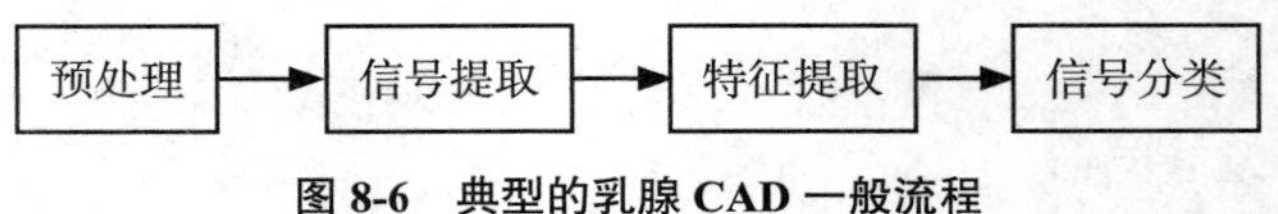

图 8-6 典型的乳腺 CAD 一般流程

预处理阶段通常会进行乳腺区域的分割、滤波、归一化等操作，以提升图像质量。在信号提取阶段，主要是提取出与病变相似的区域或对象，此阶段可能需要采用多种不同的算法。然后从这些区域或对象中计算得到一系列特征。最后基于计算得到的特征进行病变分类。分类器的作用就是从信号提取阶段确定的区域或对象中找出真正的病变，去除伪病变信号。

各个阶段的算法都可能涉及很多参数，各个阶段间也存在相互耦合。因此，对参数的优化是一个复杂的问题。虽然可以在一定范围内手动调整优化参数取值，但这种方法能搜索的范围仍非常有限且比较耗时。因此，研发自动参数优化方法是比较理想的方案。

特征提取是影响 CAD 系统的关键因素。如果特征较多，就需要判定哪个特征或哪些特征的组合能更好地表示病变，得到更好的结果。如果一些不合适的特征被包括进来，往往会严重影响分类器性能。

8.5 其他系统的CAD

除了主流的乳腺 CAD 和肺 CAD 外，人们对其他部位的 CAD 也有研究，如结肠直肠癌 CAD 的研究、神经系统疾病 CAD 的研究、心血管系统 CAD 的研究、儿科（pediatric）影像学的 CAD、骨骼肌肉系统的 CAD 等。

目前的 CAD 系统，基本都是作为第二阅片者使用，为医生提供“第二观感”，将来的发展方向可能有如下几个：

（1）扩大 CAD 系统的范围。

（2）开发多模态评价。

（3）优化人 – 机接口。

（4）开发标准化的 CAD 评价、检验标准。

8.6 人工智能与CAD进展

人工智能技术在 CAD 研究中应用已逐渐成为主流。机器学习、深度学习算法应用报道很多。最近有学者对相关文献进行了综述对比，发现基于深度学习的 CAD 性能优于基于传统的机器学习方法的 CAD。前馈神经网络和卷积神经网络在肺结节检测方面性能最好，其他的还有基于区域的卷积神经网络用于肺结节分割、残差网络用于肺结节和非结节的分类、深度神经网络用于良恶性分类的应用等。

在 CAD 研究中，可以把整个应用划分为不同的逻辑部分，对每个部分再根据具体的任务目标选择最优的算法，以保证整个过程的可靠性。

传统的机器学习算法，如支持向量机、随机森林、k- 近邻算法等都在 CAD 中得到应用。深度学习算法，如卷积神经网络、深度神经网络、生成对抗网络等也应用极多。

随着在医学影像中计算机的应用越来越广，深度学习、人工智能技术的发展，CAD 系统的研究将继续进步，有望成为未来医学影像解读体系的一部分。

第9章

医学影像信息学实践

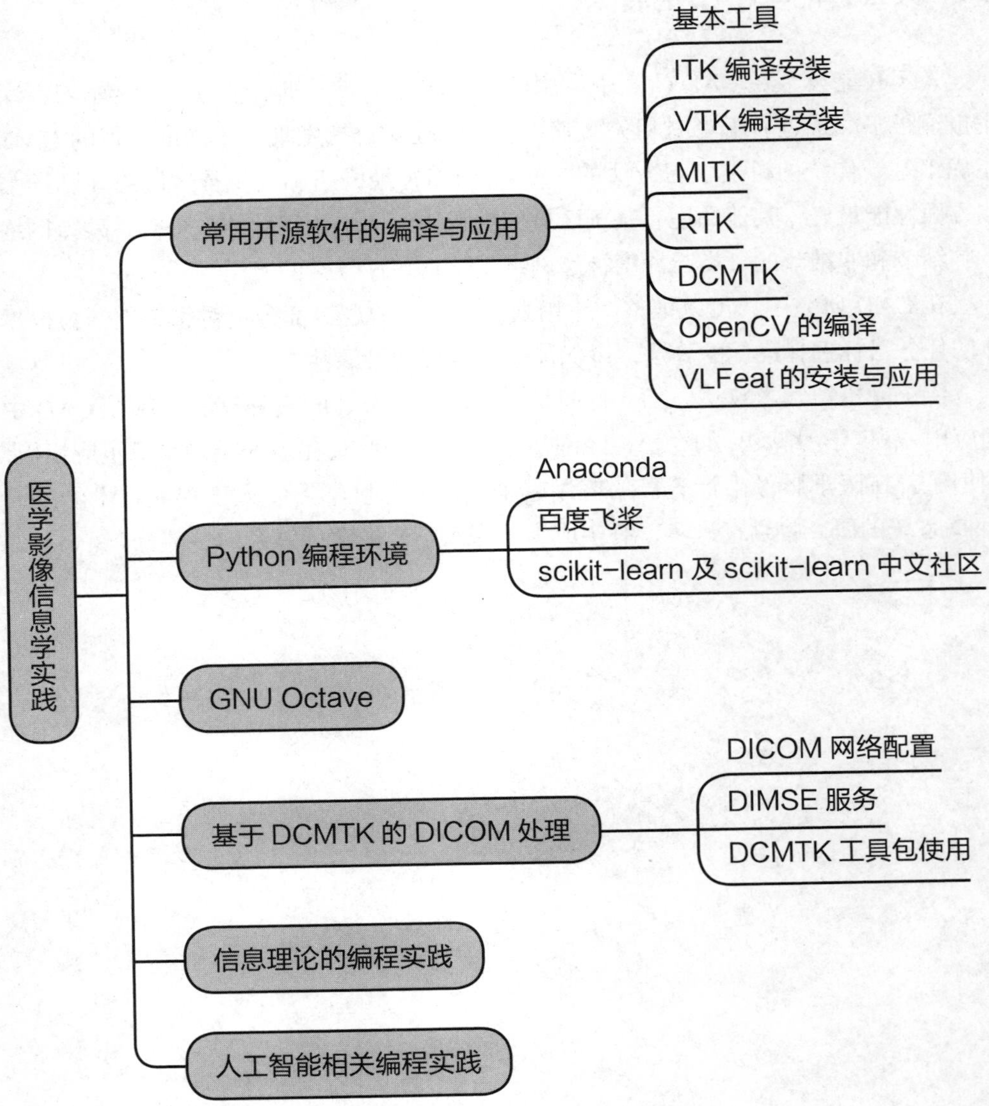

医学影像信息学实践
常用开源软件的编译与应用
基本工具
ITK 编译安装
VTK 编译安装
MITK
RTK
DCMTK
OpenCV 的编译
VLFeat 的安装与应用
Python 编程环境
Anaconda
百度飞桨
scikit-learn 及 scikit-learn 中文社区
GNU Octave
基于 DCMTK 的 DICOM 处理
DICOM 网络配置
DIMSE 服务
DCMTK 工具包使用
信息理论的编程实践
人工智能相关编程实践

前面各章已分别介绍了医学影像信息学有关的基础理论、标准和协议，本章从实用的角度进行与编程有关的介绍，学习一些较常用的开源编程软件，重点是掌握如何运用这些工具编程实现信息理论的一些算法，会用所学理论解决一些实际问题。

9.1 常用开源软件的编译与应用

开源社区是获取学习资料、推动学术发展的重要资源。在医学影像领域，多年来人们开发了大量的开源软件工具，极大地推动了医学影像相关领域的发展。在学习、日常工作、科研的过程中熟练应用这些开源工具，既可以学习领会其中的实现机制，提升自己的程序设计能力，又可以加快学习与研究的进程，节约宝贵的科研时间。本部分就较常用的几款开源软件在 WINDOWS 环境下的编译与安装问题进行介绍。鉴于 C++ 语言的强大能力，这里主要介绍利用 C++ 开发的几款开源软件工具。

9.1.1 基本工具

在开源软件的跨平台开发中，现在常用的工具是 CMake。CMake 项目开始于 1999 年。作为一款编译系统生成器，CMake 可以用于描述要开发的项目，构建可用于主流硬件和操作系统的可执行文件、库文件。

在后续要学习的几款基于 C/C++ 的开源软件的编译中，生成 Visual Studio 工程时，将使用 CMake 工具。其下载安装过程非常简单，唯一要注意的就是将要编译的开源软件对 CMake 的版本的要求。根据自己的需要选择合适的安装版本即可。CMake 在 WINDOWS 下运行的界面如图 9-1 所示。

源文件目录指定要编译的开源程序的源代码所在目录，其中包含有 CMakeLists.txt 文件。生成的工程文件目录中存储生成的 Visual Studio 工程文件，这个工程文件可以直接用 Visual Studio 进行编译，生成针对自己系统的可执行文件、共享库文件等。源文件目录和生成的工程文件目录可以是同一个目录，但一般不推荐使用相同的目录。因为源文件和生成的文件完全混在一起不利于管理，另外新生成的文件也可能与原有文件重名导致文件被覆盖。

在实际使用中，也有少数的程序要求在和源程序同一个目录中进行编译，这时请按软件要求进行。除了特殊要求的，建议将源文件目录和生成工程文件目录完全分开，采用如图 9-2 所示的目录结构。

在选择好相应的文件目录后，即可点击“配置（Configure）”进行工程的配置设定。主要是选择使用的编译环境、针对的操作系统、生成中的各种选项、依赖的第三方程序包等。在这个过程中可能需要根据具体的应用修改各个选项，建议勾选“分组（Grouped）”将各类选项分组，以便于查看和修改。一般需要配置或修改的项目会被涂红，修改后点击“配置（Configure）”，直到没有涂红的选项，下方的信息提示框中显示“Configuring done”，即完成了配置工作。

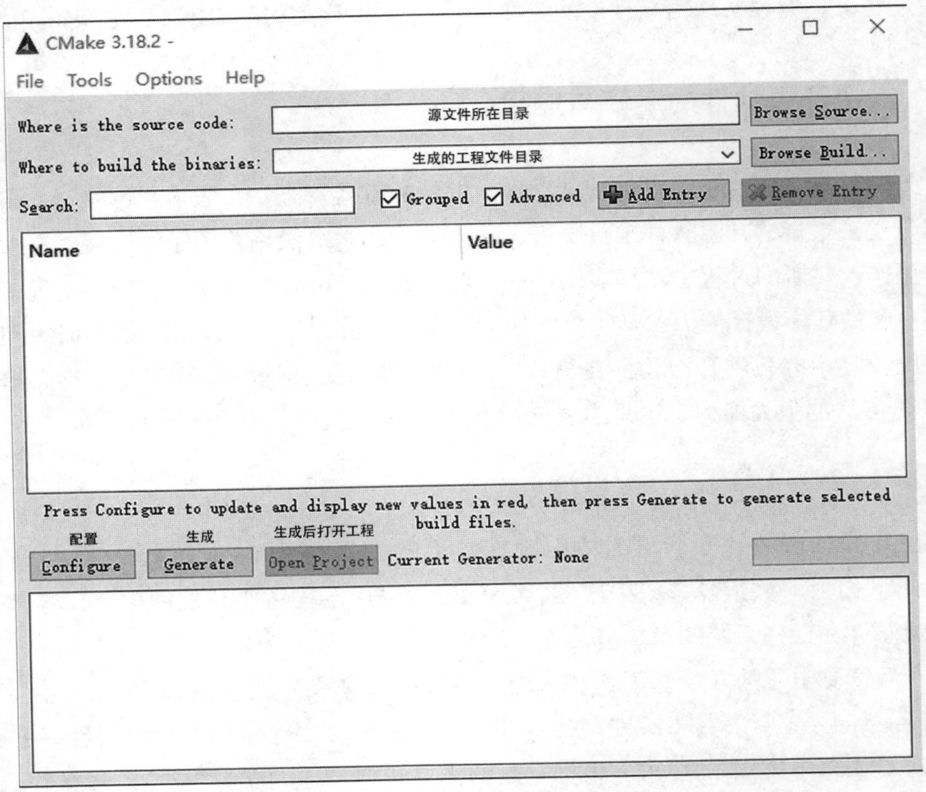

图 9-1 CMake 运行界面

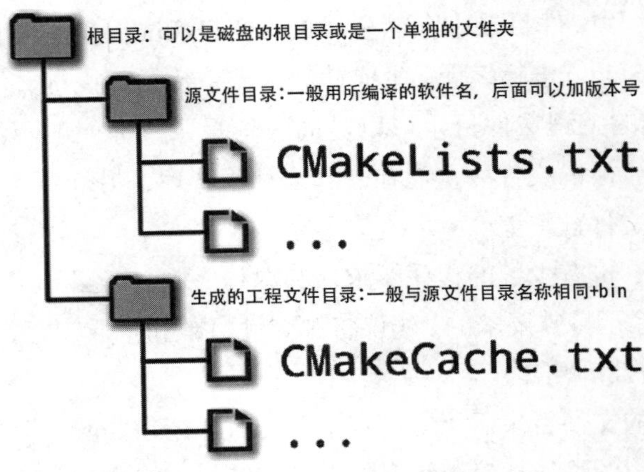

图 9-2 建议的目录结构

配置完成后，点击“生成（Generate）”即可生成相应的工程。如果没有问题，下方的信息提示框中会显示 “Generating done” ，工程文件生成完成。之后就可以点击“打开工程(Open Project)”按钮打开工程文件进行编译了。CMake 操作流程如图 9-3 所示。

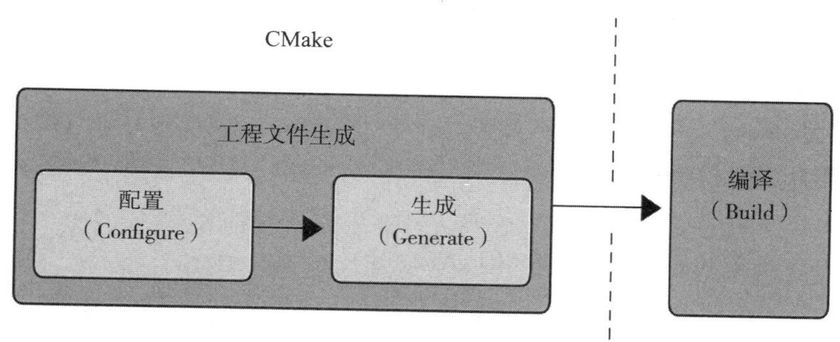

图 9-3 CMake 操作流程

根据工程配置，可以生成可执行文件，也可以生成共享库，再编译运行相应的“INSTALL”项目即可完成安装。然后就可以利用编译生成的库文件进行二次开发了。

CMake 使用一个文本文件 CMakeLists.txt 来组织与工程生成和编译有关的各种信息，这是一个对整个工程的与平台无关的描述文件，对 CMake 的各种行为进行控制。如前所述，此文件必须位于源文件目录中。此文件的内容可多可少，如下面的代码是最简单的 CMakeLists.txt。

```
cmake_minimum_required(VERSION 3.18)
project(MyApp)
add_executable(myExe main.cpp)
```

其中，cmake_minimum_required ( ) 指定所需要的最低版本，本例中为 3.18。每个 CMake 工程都应包含一个 project( )命令，且必须紧跟在 cmake_minimum_required( ) 之后，其参数 MyApp 是工程的名称，可根据自己的工程进行具体设置。此外，还有一些如版本、语言等参数，为了简单起见，在本例中均省略了。add_executable ( ) 命令告诉 CMake 要创建的可执行文件的名称，

要加入注释，可以使用 #。

CMake 可以创建多种不同类型的库，可通过 add_library() 命令实现。库类型可以是静态（STATIC）库、共享（SHARED）库、模块（MODULE）三种形式。模块与共享库类似，但是在运行时动态载入，而不是直接与库文件或可执行文件连接，在 WINDOWS 平台上没有为动态链接库（DLL）创建的导入库文件。决定生成库类型的是 CMake 变量 BUILD_SHARED_LIBS，如果该变量为“真（TRUE）”则生成共享库，否则就生成静态库。

有时库文件间有依赖性，可以通过 target_link_libraries() 将库文件链接起来，如

```
add_library(test src1.cpp)
add_library(algo src2.cpp)
add_executable(myApp main.cpp)
target_link_libraries(test
PUBLIC aa
PRIVATE algobb
)
target_link_libraries(myApp PRIVATE test)
```

CMake 还支持条件表达式，循环控制、逻辑运算符、定义函数等。不再展开介绍。

9.1.2 ITK 编译安装

ITK 是一款开源的图像配准和分割软件。ITK 可以跨平台编译安装。利用 CMake 进行平台相关的工程配置，可以方便地进行跨平台的编译。ITK 是利用 C++ 开发的，其中使用了 C++ 模板技术，可以在编译时生成代码，以支持各种数据类型和操作，因此代码的效率很高。

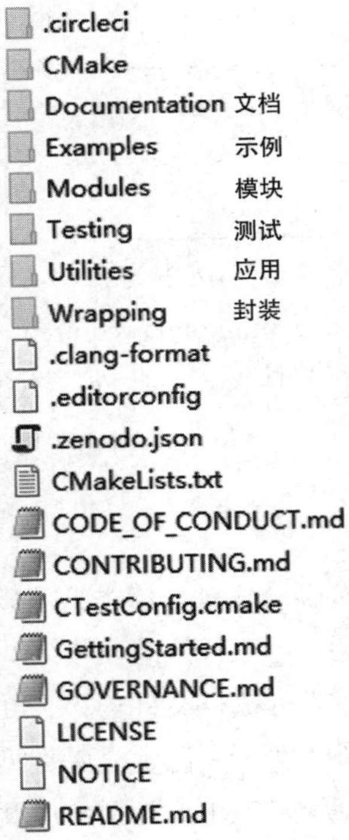

ITK 软件开发方法称为范式编程，编程的模式是设计—实现—测验—发布的过程。通过社区的交流合作保持软件的持续更新改进。但是，ITK 并不提供可视化能力，必须与其他的可视化工具联合使用，如后面将要介绍的 VTK。

ITK 源文件目录结构如图 9-4 所示。

其中，模块（Modules）部分最重要，需要重点关注。其内容如图 9-5 所示。

每个 ITK 类都通过相应的头文件（.h）、源文件（.cxx 或 .hxx）实现，其中 .hxx 用于模板类。ITK 只提供各种工具，编译安装后还不能直接运行。需要自己利用 ITK 提供的类开发各种应用程序。

ITK 每年发布两次，可以从 ITK 的官方网站下载 ITK 的源程序，也可通过 Git 源代码库下载最新的 ITK 源代码。对于新接触 ITK 的用户，建议下载官方网站上的发布版。图 9-6 是编写本书时的 ITK 官方网站下载页面。

.circleci
CMake
Documentation 文档
Examples 示例
Modules 模块
Testing 测试
Utilities 应用
Wrapping 封装
.clang-format
.editorconfig
.zenodo.json
CMakeLists.txt
CODE_OF_CONDUCT.md
CONTRIBUTING.md
CTestConfig.cmake
GettingStarted.md
GOVERNANCE.md
LICENSE
NOTICE
README.md

图 9-4 ITK 源文件目录结构

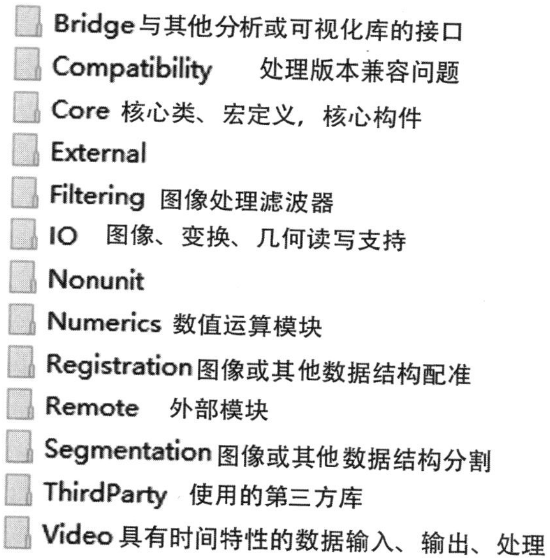

Bridge 与其他分析或可视化库的接口
Compatibility 处理版本兼容问题
Core 核心类、宏定义，核心构件
External
Filtering 图像处理滤波器
IO 图像、变换、几何读写支持
Nonunit
Numerics 数值运算模块
Registration 图像或其他数据结构配准
Remote 外部模块
Segmentation 图像或其他数据结构分割
ThirdParty 使用的第三方库
Video 具有时间特性的数据输入、输出、处理

图 9-5 模块文件夹中的项目

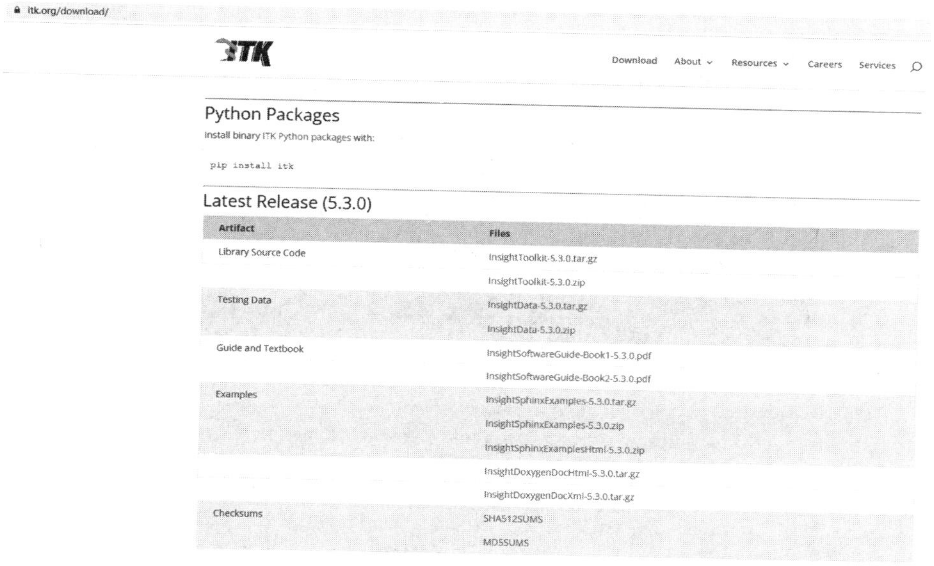

itk.org/download/

ITK

Download About Resources Careers Services

Python Packages

Install binary ITK Python packages with:

```
pip install itk
```

Latest Release (5.3.0)

Artifact	Files
Library Source Code	InsightToolkit-5.3.0.tar.gz
	InsightToolkit-5.3.0.zip
Testing Data	InsightData-5.3.0.tar.gz
	InsightData-5.3.0.zip
Guide and Textbook	InsightSoftwareGuide-Book1-5.3.0.pdf
	InsightSoftwareGuide-Book2-5.3.0.pdf
Examples	InsightSphinxExamples-5.3.0.tar.gz
	InsightSphinxExamples-5.3.0.zip
	InsightSphinxExamplesHtml-5.3.0.zip
	InsightDoxygenDocHtml-5.3.0.tar.gz
	InsightDoxygenDocXml-5.3.0.tar.gz
Checksums	SHA512SUMS
	MD5SUMS

图 9-6 ITK 官方网站下载页面

按照图 9-6，下载源程序包并解压缩后会得到一个名为 InsightToolkit-5.3.0 的文件夹，其中的文件夹和文件如图 9-4 所示。ITK 源文件中已包含了全部的第 3 方支持库，因此编译时只需要 CMake 和 C++ 编译器即可。接下来就可以利用 CMake 进行编译配置了，但是要注意编译所需的 CMake 的最低版本号要求。

本书建议编译时采用工程文件与源文件不在一个目录的编译方式，例如可以在

InsightToolkit-5.3.0 文件夹所在的目录中新建一个名为 InsightToolkit-5.3.0-bin 的文件夹存放生成的工程文件，建议的目录设置如图 9-7 所示。

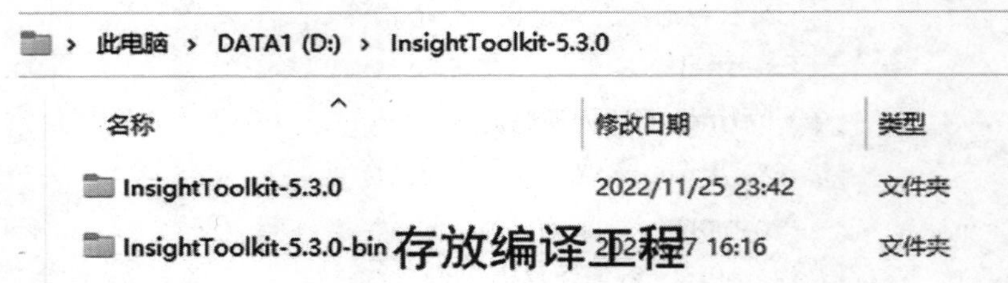

图 9-7 源文件与编译工程目录设置

此时即可启动 CMake 进行各项配置生成工作（图 9-8）。首先设置源文件目录和编译工程所在目录，然后点击“配置（Configure）”按钮，根据所使用的编译器选择合适的 C++ 编译器即可，对于 5.3.0 版本，如果使用 Visual Studio 则需要 Microsoft Visual Studio 2017 或其他更新的版本。

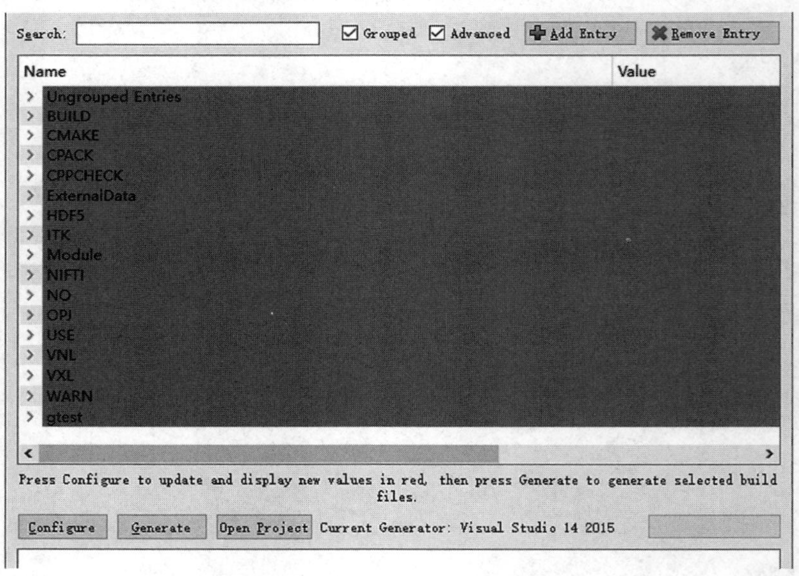

图 9-8 CMake 进行 ITK 编译的参数配置

本书中采用的方案是生成 ITK 的动态链接库。因此，在 BUILD 选项下面，将 BUILD_SHARED_LIBS 选中。为了节省编译时间，不要勾选 BUILD_EXAMPLES 和 BUILD_TESTING 选项，如图 9-9 所示。

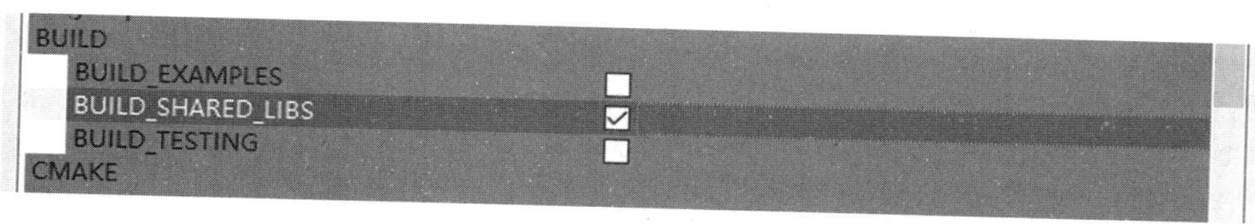

图 9-9　编译选项（生成共享库）

如果需要使用傅里叶变换类 FFTW，则可以在 ITK 组中选中相应的选项，如图 9-10 所示。

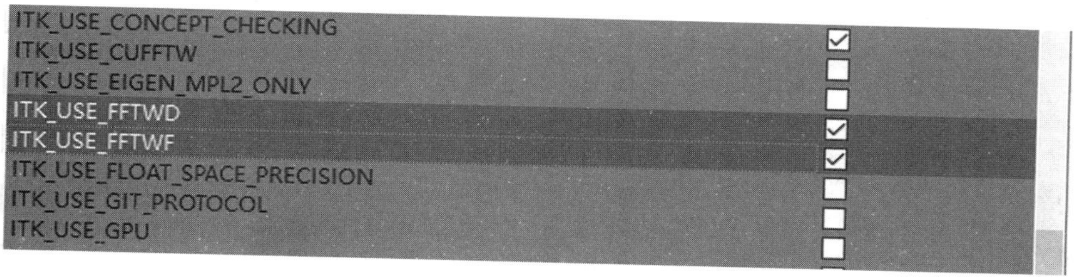

ITK_USE_CONCEPT_CHECKING
ITK_USE_CUFFTW
ITK_USE_EIGEN_MPL2_ONLY
ITK_USE_FFTWD
ITK_USE_FFTWF
ITK_USE_FLOAT_SPACE_PRECISION
ITK_USE_GIT_PROTOCOL
ITK_USE_GPU

图 9-10　编译选项（FFTW）

为了后续支持 RTK 工具包的编译，可以勾选 Module 下面的 Module_ITKReview 选项，如图 9-11 所示。

Module_ITKIODCMTK
Module_ITKIOPhilipsREC
Module_ITKIOTransformMINC
Module_ITKReview
Module_ITKTBB
Module_ITKVideoBridgeOpenCV
Module_ITKVideoBridgeVXL

图 9-11　编译选项（ITK_Review）

每次修改选项后都需要再次点击“配置（Configure）”按钮，直到没有标红色的选项为止。所有配置均正确设置完成后，下面的输出窗口中会显示“Configuring done”，如图 9-12 所示。

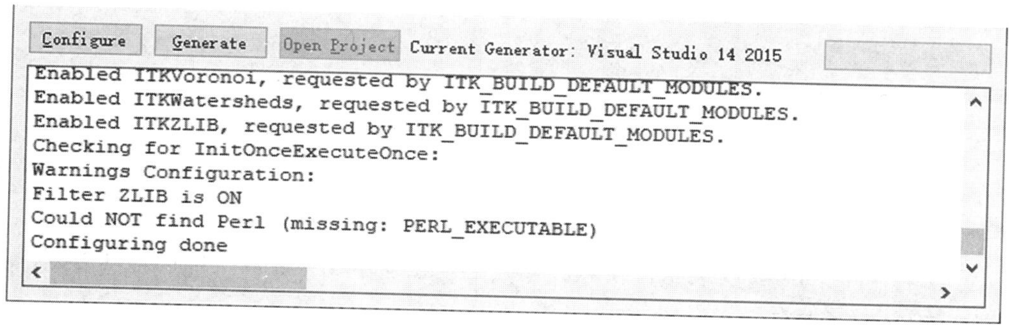

图 9-12　编译选项（Configuring done）

此时，即可点击“生成（Generate）”按钮生成编译所需的工程，如图 9-13 所示。

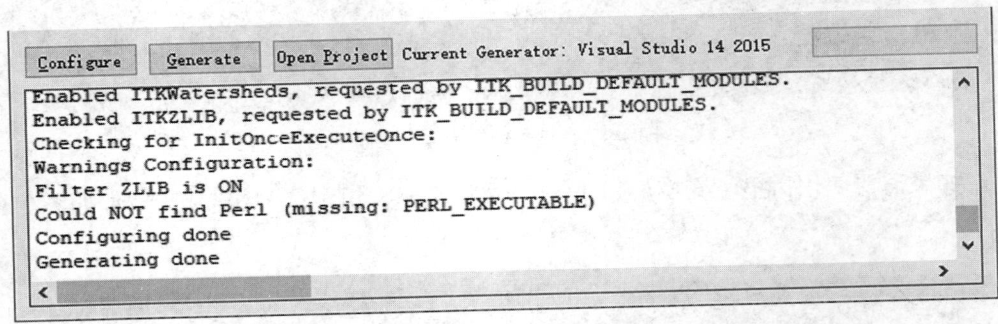

图 9-13　生成工程

工程生成完成后，可点击“打开工程（Open Project）”按钮启动 C++ 编译器环境，完成后续的编译工作。所有项目编译成功后，可以再编译解决方案项目中的“INSTALL”项目，将编译后的文件安装到指定的安装目录（该目录在 CMake 中配置时设定），如图 9-14 所示。

Batch 生成

选定要生成的项目配置(K):

项目	配置	平台	解决方案配置	生成
hdf5-shared	MinSizeRel	Win32	MinSizeRel|Win32	☐
hdf5-shared	Release	Win32	Release|Win32	☐
hdf5-shared	RelWithDebInfo	Win32	RelWithDebInfo|Win32	☐
INSTALL	Debug	Win32	Debug|Win32	☑
INSTALL	MinSizeRel	Win32	MinSizeRel|Win32	☑
INSTALL	Release	Win32	Release|Win32	☑
INSTALL	RelWithDebInfo	Win32	RelWithDebInfo|Wi...	☑
ITKAnisotropic...	Debug	Win32	Debug|Win32	☐
ITKAnisotropic...	MinSizeRel	Win32	MinSizeRel|Win32	☐
ITKAnisotropic...	Release	Win32	Release|Win32	☐
ITKAnisotropic...	RelWithDebInfo	Win32	RelWithDebInfo|Win32	☐
ITKAntiAlias-all	Debug	Win32	Debug|Win32	☐
ITKAntiAlias-all	MinSizeRel	Win32	MinSizeRel|Win32	☐

生成(B)　重新生成(R)　清理(C)　全选(S)　撤消全选(D)　关闭

图 9-14　INSTALL 生成

“INSTALL”的过程就是将各个头文件、生成的库文件和共享链接库等文件拷贝到指定的目录中，安装后的目录结构如图 9-15 所示。

至此，ITK 的编译安装工作就完成了，后续就是在安装后的文件的基础上进行各种应用程序的开发工作了。

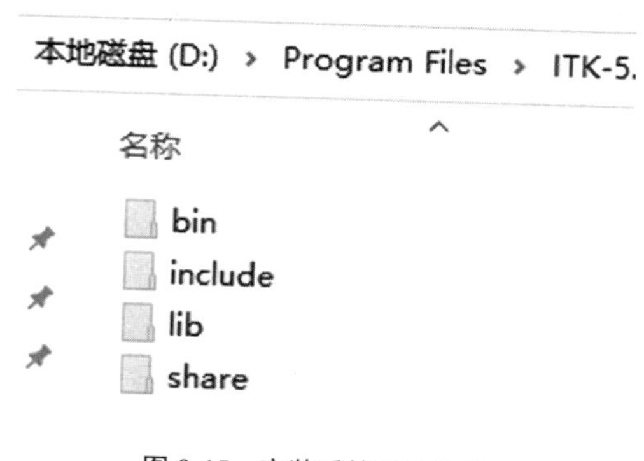

图 9-15　安装后的目录结构

9.1.3　VTK 编译安装

VTK 是一款开源的科学数据操控和显示软件，具有先进的 2 维、3 维绘制交互能力。VTK 完全采用面向对象的开发方法，其中包含数百个 C++ 类，像 ITK 一样也支持跨平台开发。本书编写时的 VTK 网站下载页面如图 9-16 所示。

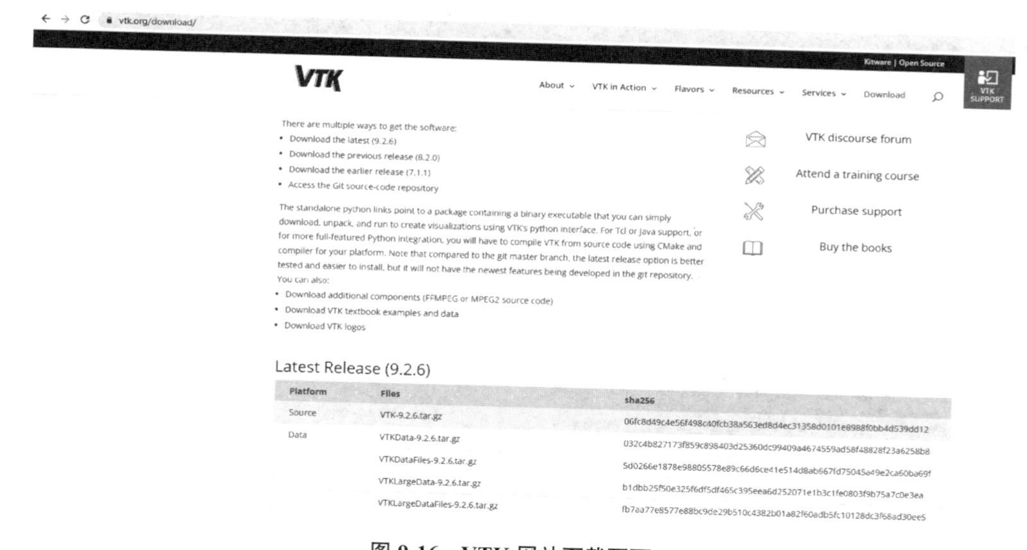

图 9-16　VTK 网站下载页面

VTK 的编译安装过程与 ITK 基本一致。本书中推荐采用单独建立工程文件目录的编译方式，如图 9-17 所示。

CMake 配置界面如图 9-18 所示。后续的配置与编译操作可参考 ITK 配置过程，此处不再赘述。安装后的文件目录结构如图 9-19 所示。

VTK 和 ITK 经常联合使用，但是 VTK 使用的编程方法与 ITK 不同，两者的联合应用实现起来也是比较复杂的。本书不再详细介绍，在熟练掌握 VTK 的基础上，可以再参考相关资料进一步研究。

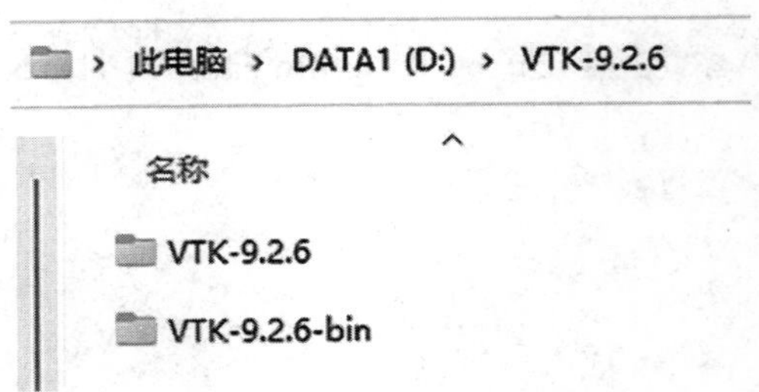

图 9-17 VTK 源文件和工程文件目录

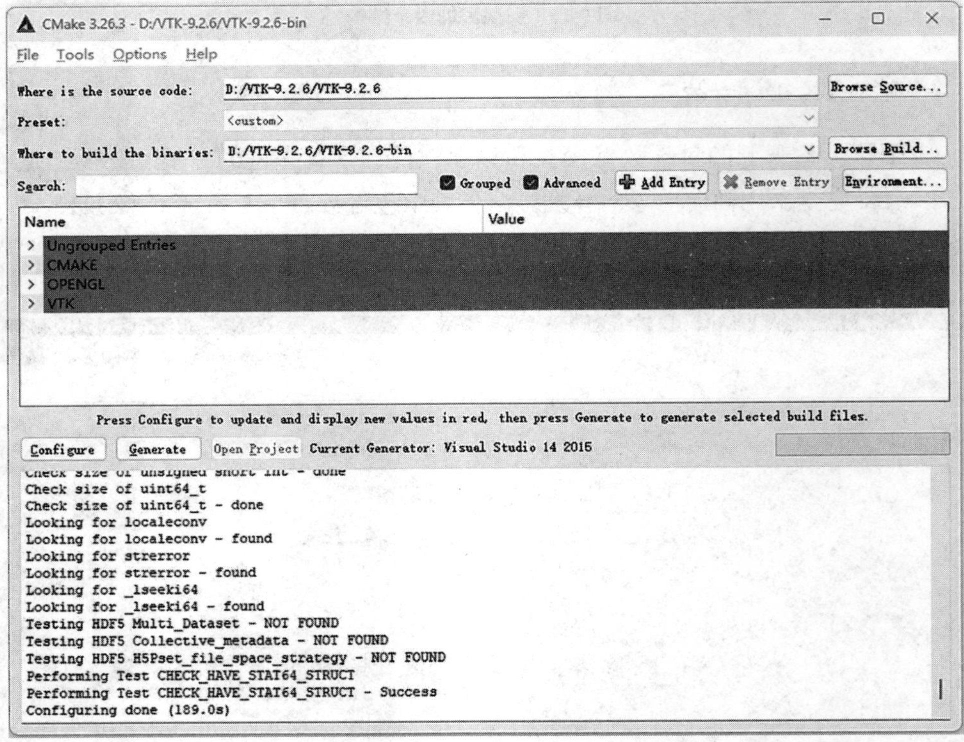

图 9-18 CMake 配置界面

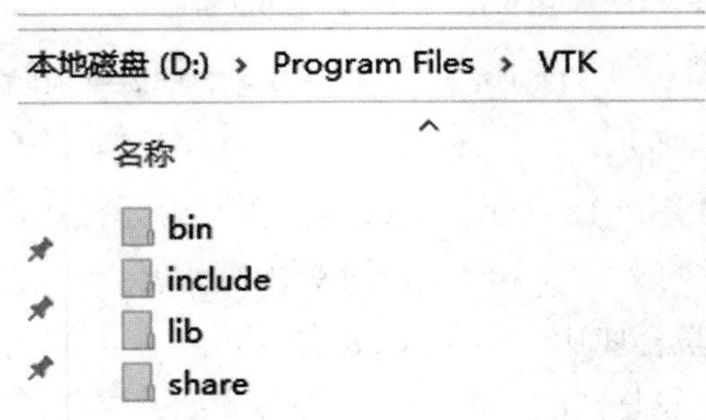

图 9-19 VTK 安装后的文件目录结构

9.1.4　MITK

MITK 是田捷教授团队开发的集成化医学影像算法平台，其设计理念主要是针对 ITK、VTK 开发中存在的一些局限性，在一个集成的统一框架中实现了医学图像的分割、配准、可视化等。MITK 为医学影像研究人员提供了另一种选择，更易于上手。本书编写时，MITK 的官方网站如图 9-20 所示。

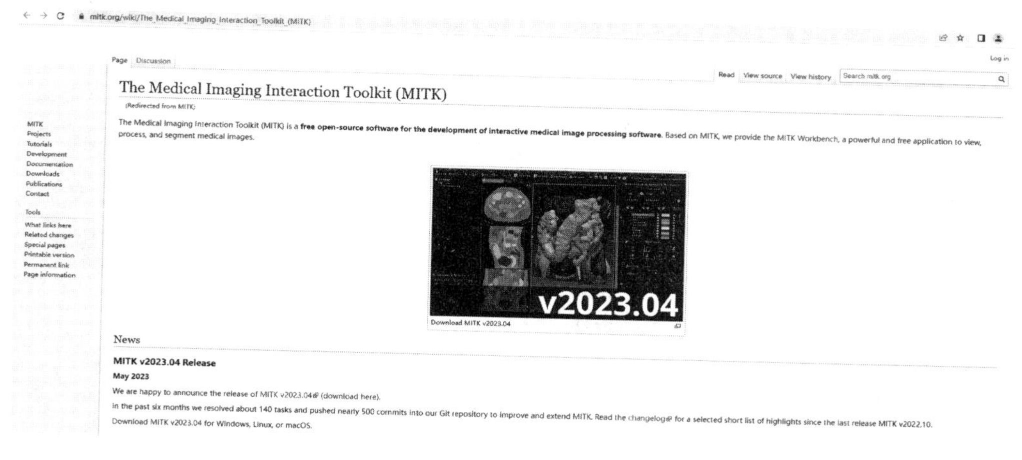

图 9-20　MITK 的官方网站

关于 MITK 的详细内容、使用方法等，可以参考田捷教授等主编的《集成化医学影像算法平台：理论与实践》这本书。

9.1.5　RTK

RTK 是一款开源、跨平台的圆轨迹锥形束 CT 重建算法，RTK 的开发是基于 ITK 的。RTK 中提供了图像重建的基本操作、滤波、前向投影、反投影等，还支持 GPU、具有呼吸运动校准等功能。图 9-21 是编写本书时 RTK 的官方网站。

RTK 是 ITK 的一个模块。在配置编译 ITK 时有相应的 RTK 的一个选项。即“Module_RTK”，默认是关闭的，打开这个标志可以激活 RTK 的下载和编译。当然也可以单独编译 RTK，则需要将“Module_RTK”置为 OFF 编译 ITK，然后再手动下载 RTK 源程序，利用 CMake 进行配置，但是最新版的 RTK 单独编译时已不支持安装功能，要使用单独安装版本，可以下载较早的版本。

图 9-22 是利用 CMake 配置 RTK-2.4.1 的界面，可以看到已没有配置生成共享库的选项。在配置的过程中需要 ITK 支持，如果自动寻找 ITK 失败，则需要手动指定 ITK 工程文件目录，如图 9-22 所示，找不到 ITK 工程文件目录，CMake 就相应的提示错误。

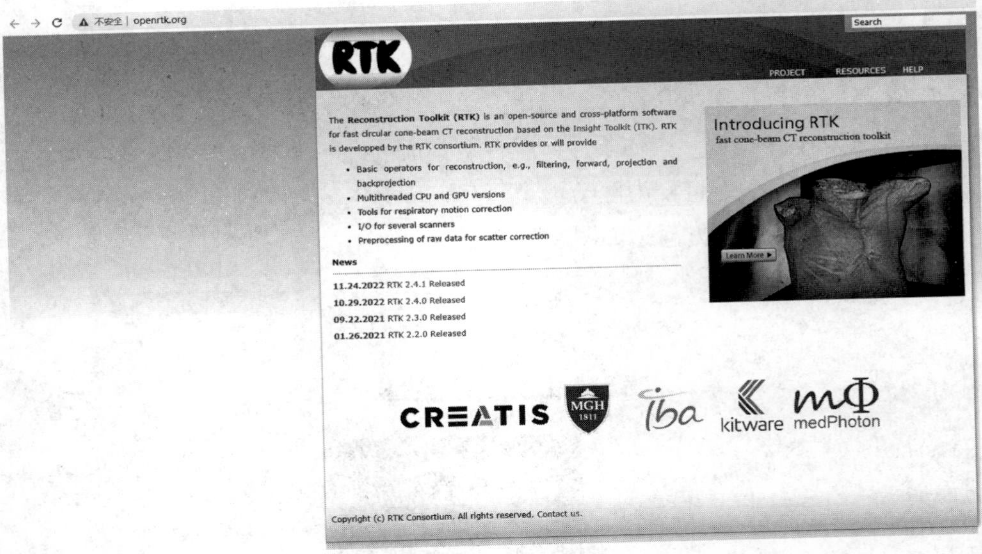

图 9-21　RTK 的官方网站

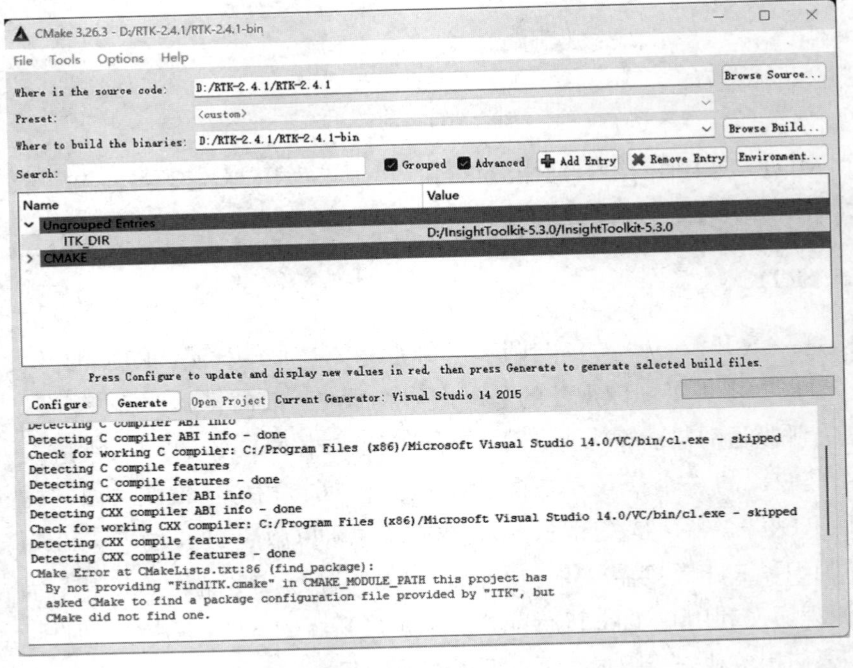

图 9-22　RTK 配置界面

而在 2.2.0 版本，还有生成共享库的选项，如图 9-23 所示。其中在 ITK 分组下的 ITK_DIR 选项需要指向 ITK 编译工程所在目录，如图 9-24 所示。

如果在 ITK 中编译 RTK，则需要在 ITK 中配置相关选项，即位于 Module 分组下的 Module_RTK 选项，如图 9-25 所示。

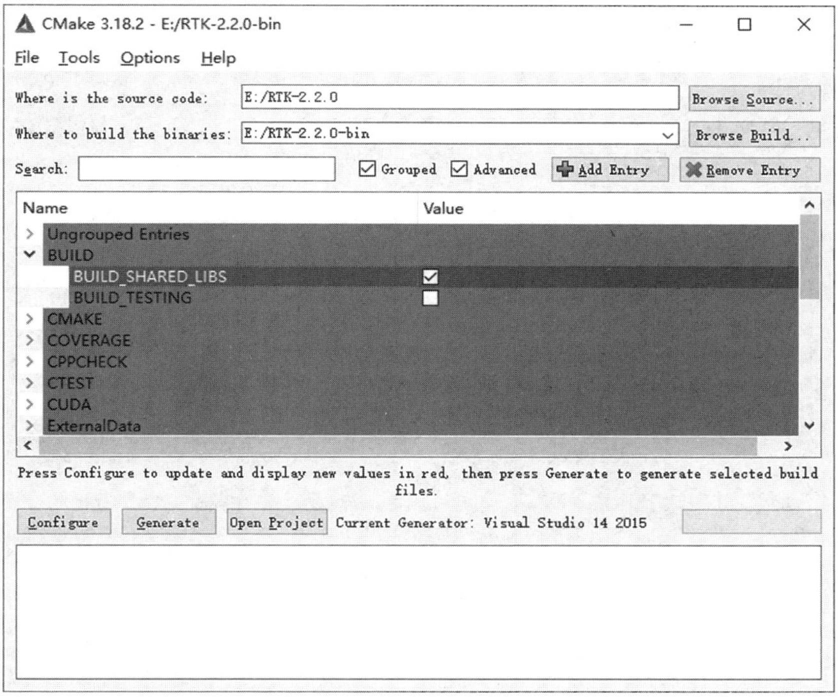

图 9-23　RTK-2.2.0 配置界面

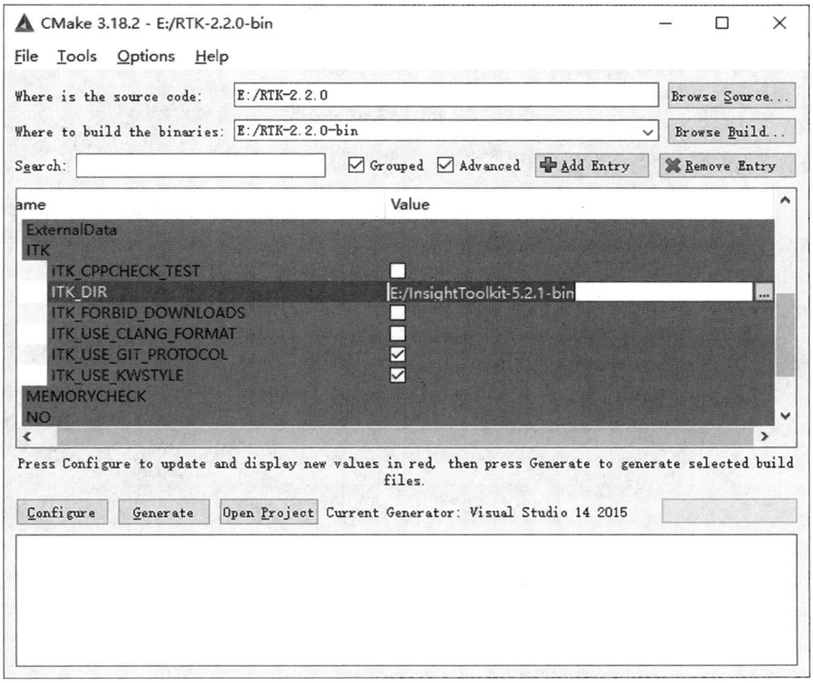

图 9-24　RTK-2.2.0 中配置 ITK 工程路径示例

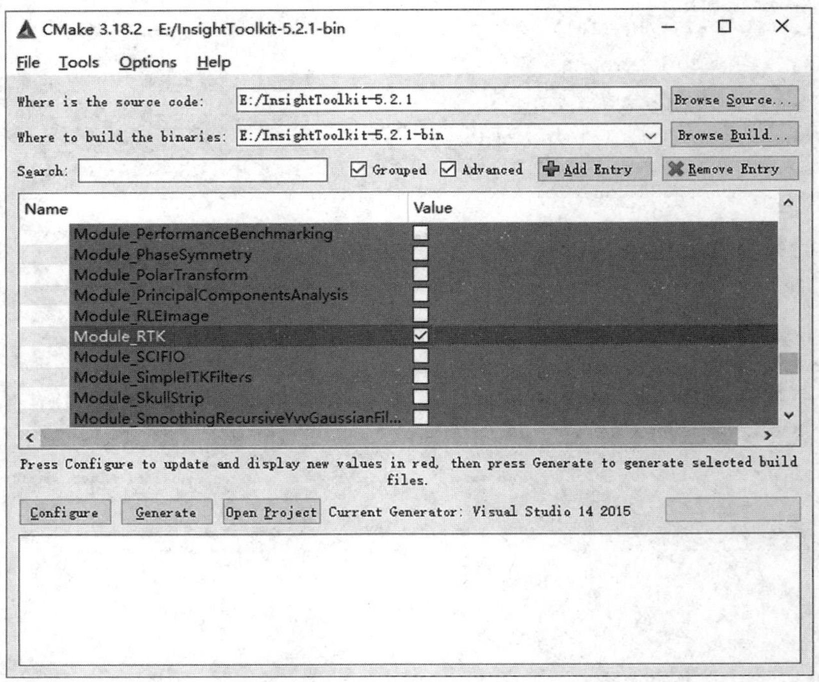

图 9-25　ITK 中配置 RTK 示例

9.1.6　DCMTK

DICOM 是现代医学数字成像与传输的事实标准。

在实际工作中，很多时候研究人员都需要能操作 DICOM 图像、能自主编程实现 DICOM 图像的网络传输，DCMTK 就是一款开源的 DICOM 工具软件。

DCMTK 中集成了大量的类库和应用程序，实现了 DICOM 标准的大部分内容。本书编写时 DCMTK 的官方网站如图 9-26 所示。

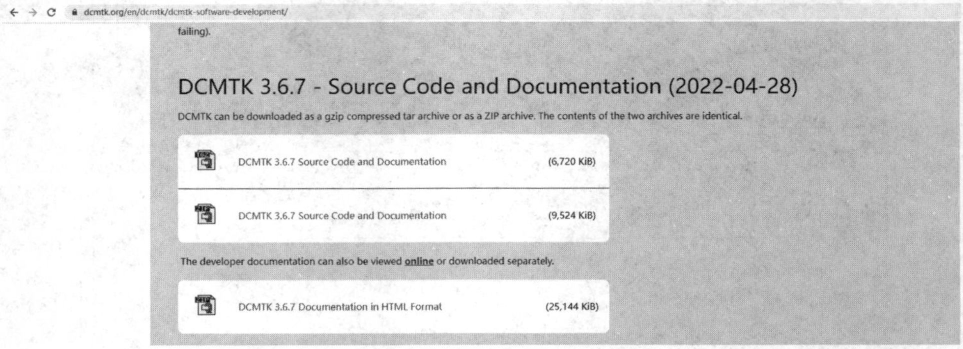

dcmtk.org/en/dcmtk/dcmtk-software-development/

failing).

DCMTK 3.6.7 - Source Code and Documentation (2022-04-28)

DCMTK can be downloaded as a gzip compressed tar archive or as a ZIP archive. The contents of the two archives are identical.

DCMTK 3.6.7 Source Code and Documentation (6,720 KiB)

DCMTK 3.6.7 Source Code and Documentation (9,524 KiB)

The developer documentation can also be viewed online or downloaded separately.

DCMTK 3.6.7 Documentation in HTML Format (25,144 KiB)

图 9-26　DCMTK 的官方网站

DCMTK 的开发混合了 ANSI C 和 C++，目前已成为开源 DICOM 工具软件中最为著名的一款。DCMTK 的跨平台编译与安装也可以利用 CMake 和 C++ 编译环境完成。根据官方文档，DCMTK 在 Windows 环境下的编译要求如表 9-1 所示。

表 9-1　DCMTK 在 Windows 环境下的编译要求

平台	处理器	编译环境
Windows 7	Intel x86	Microsoft Visual C++ 2010 Express (VS 10)
Windows 7	Intel x86	Microsoft Visual C++ 2015 Community (VS 14)
Windows 7	Intel x86	Microsoft Visual C++ 2017 Community (VS 15)
Windows 7	Intel x86	Microsoft Visual C++ 2019 Community (VS 16)
Windows 7	Intel x86	MinGW gcc 9.2.0 (i686-w64-mingw32)
Windows 7	amd64|x86_64	Microsoft Visual C++ 2010 Express (VS 10)
Windows 7	amd64|x86_64	Microsoft Visual C++ 2015 Community (VS 14)
Windows 7	amd64|x86_64	Microsoft Visual C++ 2017 Community (VS 15)
Windows 7	amd64|x86_64	Microsoft Visual C++ 2019 Community (VS 16)
Windows 7	amd64|x86_64	MinGW gcc 9.2.0 (x86_64-w64-mingw32)
Windows 7	amd64|x86_64	Cygwin GCC 7.4.0 (x86_64-pc-cygwin)
Windows 10	Intel x86	Microsoft Visual C++ 2015 Community (VS 14)
Windows 10	Intel x86	Microsoft Visual C++ 2017 Community (VS 15)
Windows 10	Intel x86	Microsoft Visual C++ 2019 Community (VS 16)
Windows 10	Intel x86	Microsoft Visual C++ 2022 Community (VS 17)
Windows 10	Intel x86	MinGW gcc 11.2.0 (i686-w64-mingw32)
Windows 10	Intel x86	MinGW Clang 13.0.0 (i686-w64-windows-gnu)
Windows 10	amd64|x86_64	Microsoft Visual C++ 2015 Community (VS 14)
Windows 10	amd64|x86_64	Microsoft Visual C++ 2017 Community (VS 15)
Windows 10	amd64|x86_64	Microsoft Visual C++ 2019 Community (VS 16)
Windows 10	amd64|x86_64	Microsoft Visual C++ 2022 Community (VS 17)
Windows 10	amd64|x86_64	MinGW gcc 11.2.0 (x86_64-w64-mingw32)
Windows 10	amd64|x86_64	MinGW Clang 13.0.0 (x86_64-w64-windows-gnu)

DCMTK 中包含很多功能模块，如图 9-27 所示。

DCMTK 从 3.4.2 版本开始支持加密网络传输，采用了传输层安全协议（TLS）。这一功能通过使用 OpenSSL 库实现。此外还利用了 zlib、libtiff、libpng、libxml2、libiconv 等实现了多种格式图像支持及字符编码支持。现在 DCMTK 已将 CMake 作为默认的编译配置工具。由于配置项目非常多，在具体设置时请参考 DCMTK 中的安装文件（INSTALL 文件）。

- config: configuration utilities for dcmtk
- dcmdata: a data encoding/decoding library and utility apps
- dcmect: a library for working with Enhanced CT objects
- dcmfg: a library for working with functional groups
- dcmimage: adds support for color images to dcmimgle
- dcmimgle: an image processing library and utility apps
- dcmiod: a library for working with information objects and modules
- dcmjpeg: a compression/decompression library and utility apps
- dcmjpls: a compression/decompression library and utility apps
- dcmnet: a networking library and utility apps
- dcmpmap: a library for working with parametric map objects
- dcmpstat: a presentation state library and utility apps
- dcmqrdb: an image database server
- dcmrt: a radiation therapy library and utility apps
- dcmseg: a library for working with segmentation objects
- dcmsign: a digital signature library and utility apps
- dcmsr: a structured reporting library and utility apps
- dcmtls: security extensions for the network library
- dcmtract: a library for working with tractography results
- dcmwlm: a modality worklist database server
- oflog: a logging library based on log4cplus
- ofstd: a library of general purpose classes

图 9-27　DCMTK 模块列表

9.1.7　OpenCV 的编译

OpenCV 是一个计算机视觉和机器学习软件包，用 C++ 编写，具有 C++、Python、MATLAB 接口。图 9-28 是编写本书时 OpenCV 的官方网站。

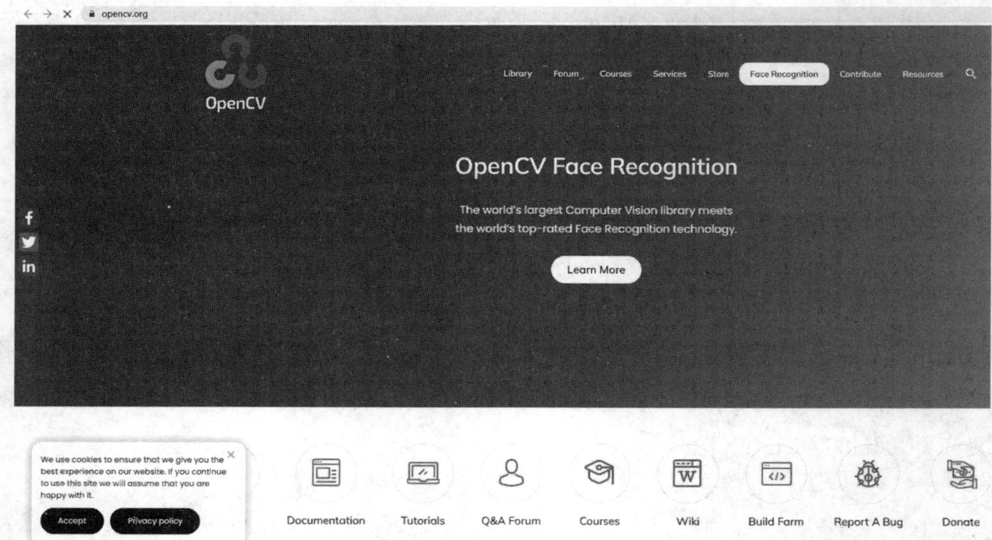

图 9-28　OpenCV 的官方网站

OpenCV 采用模块化结构，除了常规的图像处理，主要的模块还有视频分析、相机校正、目标检测、深度神经网络、机器学习等。此外，还有大量的额外模块，如条码检测、背景分割、基于 CUDA 的一些应用模块等。OpenCV 主要模块如图 9-29 所示。

要在本地使用 OpenCV，首先必须先安装。有两种方法安装 OpenCV：一种是下载使用预编译版本；另一种是从源代码进行编译。

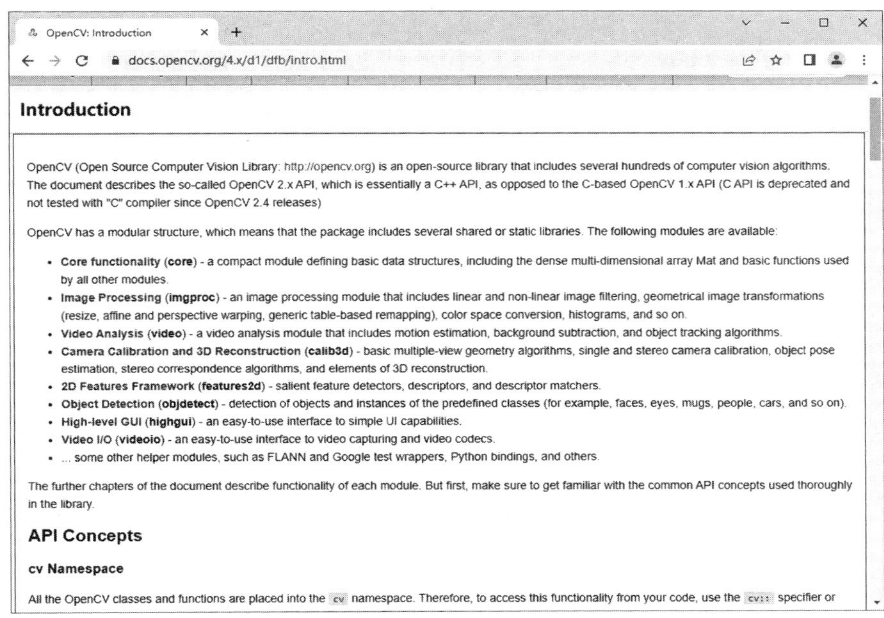

OpenCV: Introduction

docs.opencv.org/4.x/d1/dfb/intro.html

Introduction

OpenCV (Open Source Computer Vision Library: http://opencv.org) is an open-source library that includes several hundreds of computer vision algorithms. The document describes the so-called OpenCV 2.x API, which is essentially a C++ API, as opposed to the C-based OpenCV 1.x API (C API is deprecated and not tested with "C" compiler since OpenCV 2.4 releases)

OpenCV has a modular structure, which means that the package includes several shared or static libraries. The following modules are available:

- **Core functionality (core)** - a compact module defining basic data structures, including the dense multi-dimensional array Mat and basic functions used by all other modules.
- **Image Processing (imgproc)** - an image processing module that includes linear and non-linear image filtering, geometrical image transformations (resize, affine and perspective warping, generic table-based remapping), color space conversion, histograms, and so on.
- **Video Analysis (video)** - a video analysis module that includes motion estimation, background subtraction, and object tracking algorithms.
- **Camera Calibration and 3D Reconstruction (calib3d)** - basic multiple-view geometry algorithms, single and stereo camera calibration, object pose estimation, stereo correspondence algorithms, and elements of 3D reconstruction.
- **2D Features Framework (features2d)** - salient feature detectors, descriptors, and descriptor matchers.
- **Object Detection (objdetect)** - detection of objects and instances of the predefined classes (for example, faces, eyes, mugs, people, cars, and so on).
- **High-level GUI (highgui)** - an easy-to-use interface to simple UI capabilities.
- **Video I/O (videoio)** - an easy-to-use interface to video capturing and video codecs.
- ... some other helper modules, such as FLANN and Google test wrappers, Python bindings, and others.

The further chapters of the document describe functionality of each module. But first, make sure to get familiar with the common API concepts used thoroughly in the library.

API Concepts

cv Namespace

All the OpenCV classes and functions are placed into the `cv` namespace. Therefore, to access this functionality from your code, use the `cv::` specifier or

图 9-29　OpenCV 主要模块

1. 使用预编译库安装

可以在 OpenCV 的官方网站下载对应自己操作系统的预编译文件，解压到一个文件夹中。接下来要先建立 OpenCV 的环境变量。方法是在系统属性界面点击“环境变量”按钮（图 9-30），在弹出的对话框中选择“Path”，再点击“编辑”（图 9-31），在弹出的编辑环境变量对话框中点击“新建”，手工输入解压的 OpenCV 文件夹，或点击“浏览”找到解压的 OpenCV 文件夹（图 9-32），均可建立 OpenCV 的系统变量（图 9-33）。此操作主要是由于是用动态链接库的形式调用 OpenCV，需要告诉系统到哪里去找 OpenCV 的库文件。直接将 OpenCV 的动态链接库文件复制到使用它们的可执行文件所在文件夹也是可以的，但不如建立环境变量方便，因为使用环境变量可以方便地供多个不同的项目使用，不必每次都复制这些文件。利用 OpenCV 的安装文件进行安装就不需要手工配置环境变量了。

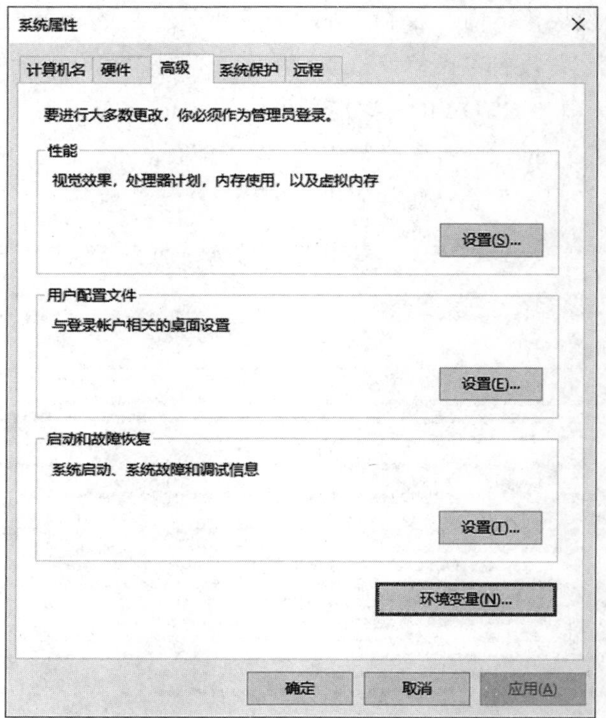

图 9-30　环境变量对话框

环境变量
lenovo 的用户变量(U)
变量 值
OneDrive C:\Users\lenovo\OneDrive
Path C:\Users\lenovo\AppData\Local\Microsoft\WindowsApps;C:\t...
TEMP C:\Users\lenovo\AppData\Local\Temp
TMP C:\Users\lenovo\AppData\Local\Temp
新建(N)... 编辑(E)... 删除(D)
系统变量(S)
变量 值
asl.log Destination=file
ComSpec C:\WINDOWS\system32\cmd.exe
CUDA_PATH C:\Program Files\NVIDIA GPU Computing Toolkit\CUDA\v11.0
CUDA_PATH_V11_0 C:\Program Files\NVIDIA GPU Computing Toolkit\CUDA\v11.0
DriverData C:\Windows\System32\Drivers\DriverData
ENUEP_HOME C:\Program Files\EnAgent\EnUEP\
ENUOE_HOME C:\Program Files\EnAgent\EnUOE\
新建(W)... 编辑(I)... 删除(L)
确定 取消

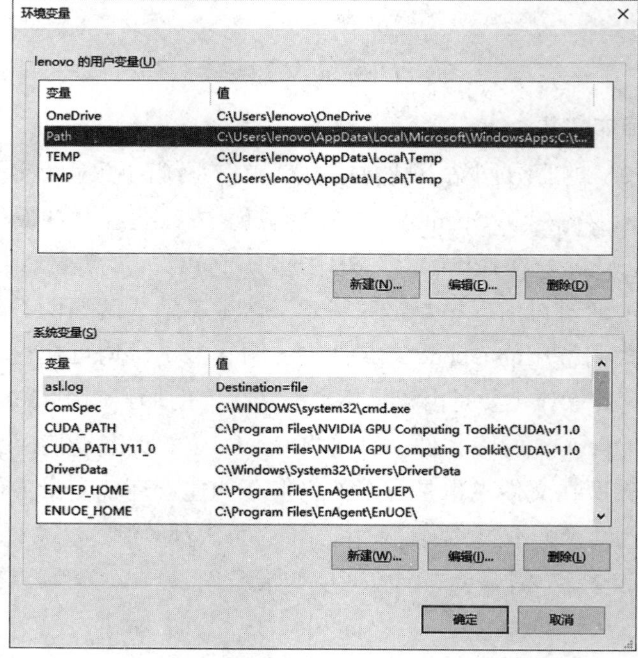

图 9-31　编辑路径环境变量

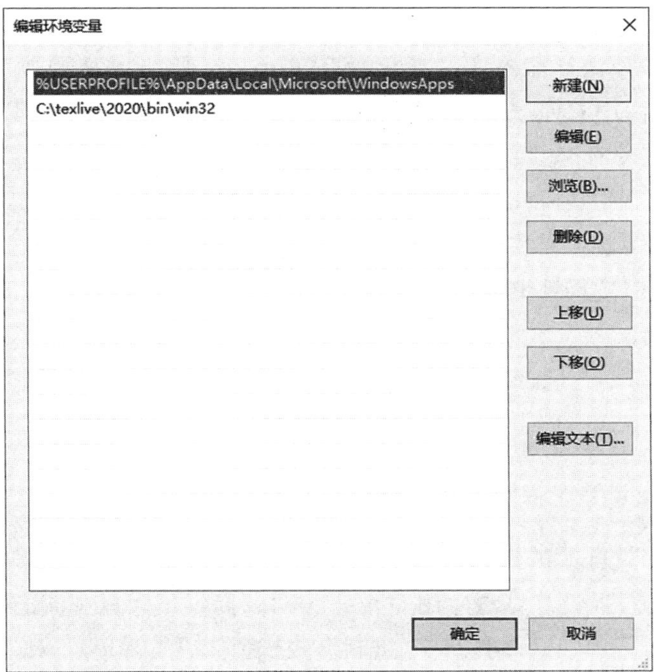

图 9-32　编辑环境变量

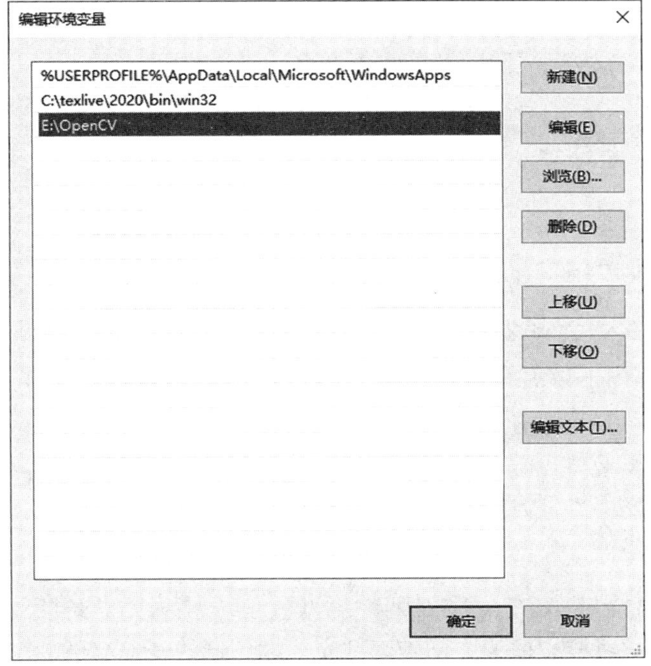

图 9-33　OpenCV 的环境变量示例

2. 从源代码安装

如果已有的预编译版本不适合所使用的环境，则可以从源代码进行全新的编译。OpenCV 也使用 CMake 作为配置工具。要根据所使用的编译环境及 OpenCV 的需要选择合适的 CMake 版本。之后的操作也是选择相应的路径，依次点击“配置（Configure）”“生成（Generate）”生成工程文件，再利用编译工具进行编译。配置编译的过程中可能会需要临时下载一些文件，需要保持网络畅通，为了减少编译后的文件大小，可以选择性地去掉一些用不到的模块，取消编译示例、测试、文档等的生成。

OpenCV 只是一套编程所需的基本工具，需要利用编程工具进行二次开发才能使用它的功能。

9.1.8 VLFeat 的安装与应用

VLFeat 是一款开源的计算机视觉算法库，尤其是对于图像理解和局部特征提取与匹配方面功能较强。该算法库用 C 语言编写，提供了大量主流的算法，支持多种操作系统环境和编程语言。可以从二进制形式或源代码编译形式安装这一算法库。

在 VLFeat 的官方网站上有大量的教程和详细的安装配置方法，请参阅相关内容学习其应用。

在 MATLAB 环境下使用 VLFeat 库非常方便。只需下载 vlfeat 并解压缩到一个目录中，在 MATLAB 中运行 vlfeat 下面 toolbox 文件夹中的 vl_setup.m 即可。

9.2 Python编程环境

9.2.1 Anaconda

Python 编程环境有很多选择。第三方的各种支持库更是数量庞大。Anaconda 是一款比较强大的 Python 开发环境。其中集成了多种 Python 开发工具。Anaconda 在 WINDOWS 环境中的安装比较简单，在下载安装包时要注意各版本的操作系统支持，否则可能会安装失败，具体的安装过程不再详细介绍。图 9-34 是 Anaconda 的运行界面。

9.2.2 百度飞桨

飞桨是百度公司开发的人工智能学习平台，其功能完备，是产业级的深度学习平台，其中有深度学习核心框架、基础模型库、端到端的开发套件、工具组件和服务平台（图 9-35）。

AI Studio 是基于飞桨的人工智能学习与实训社区。提供在线编程环境、免费

GPU 算力、海量的开源算法、开放数据，是学习人工智能的优秀在线平台。

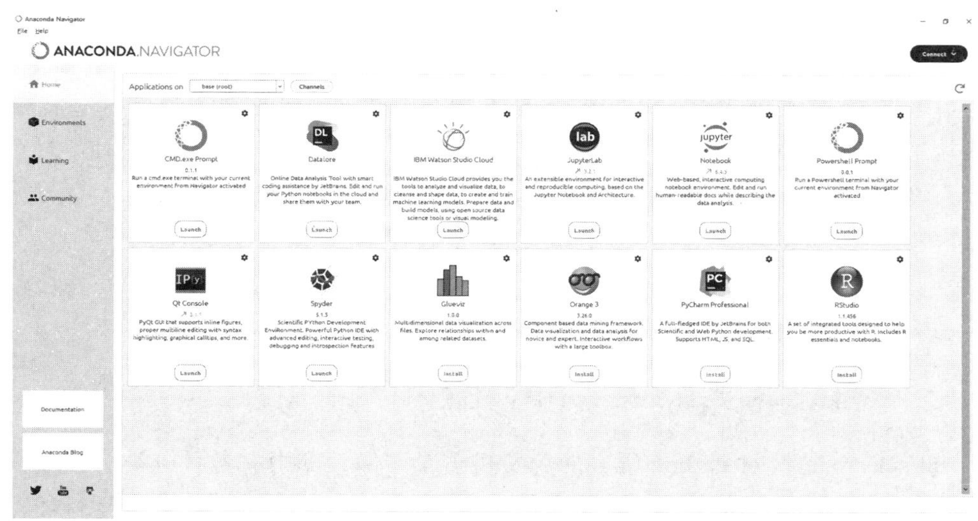

图 9-34　Anaconda 的运行界面

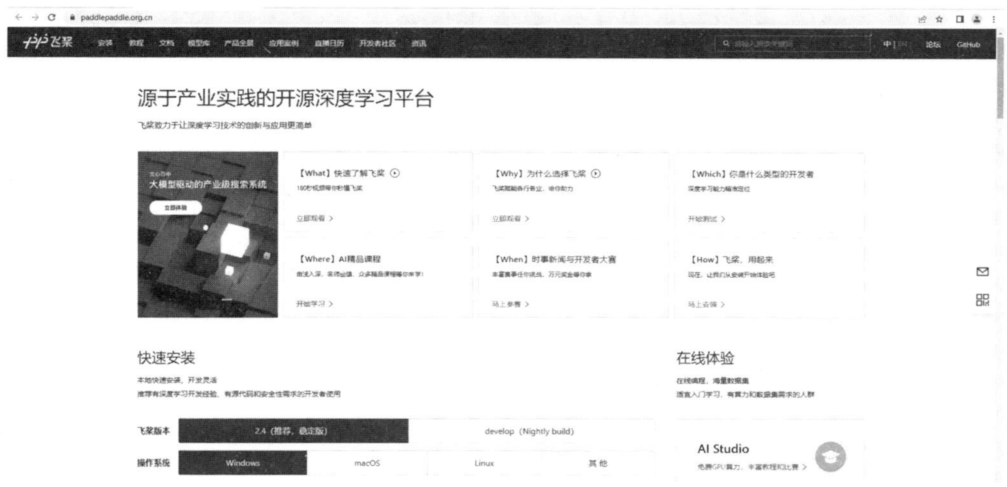

图 9-35　百度飞桨

平台主要分为项目、数据集、课程、比赛四大部分。

项目：2000+ 公开项目，覆盖 CV、NLP、推荐算法等众多 AI 热门领域，完美支持 Notebook、脚本及图形化任务。

数据集：1000+ 开放数据集，种类多样，支持数据集预览、下载、上传，单次上传容量高达 100G。

课程：视频、项目、文档三位一体，可以让初学者快速入行人工智能。

比赛：新手练习赛、常规赛、高级算法大赛。

考试认证：深度学习工程师考试由飞桨和 Linux Foundation 开源软件大学共同创建。

百度 AI Studio 同时还提供一站式 AI 教学解决方案：

教育合作：合作高校 / 机构 300 多所，为线上教学提供从教学项目、AI 在线实训环境、教学管理的全流程一站式解决方案。

百度 AI Studio 平台已预置 Python 语言环境以及百度 Paddle Paddle 深度学习开发框架。用户可以在其中自行加载 Scikit-Learn 等机器学习库。

平台还为所有用户提供超强免费算力。Notebook 项目配备 Tesla V100 高级算力资源，为加速人工智能、高性能计算提供支持。

9.2.3 scikit-learn 及 scikit-learn 中文社区

scikit-learn 是针对 Python 语言的免费机器学习库，其中有各种分类、回归、聚类算法，是学习机器学习算法和 Python 编程的优质网站，其中提供的在线运行环境，可以方便地运行示例代码，避免初学者自行配置开发环境的诸多困难。图 9-36 是 scikit-learn 的网站，图 9-37 是 scikit-learn 中文社区的网站。

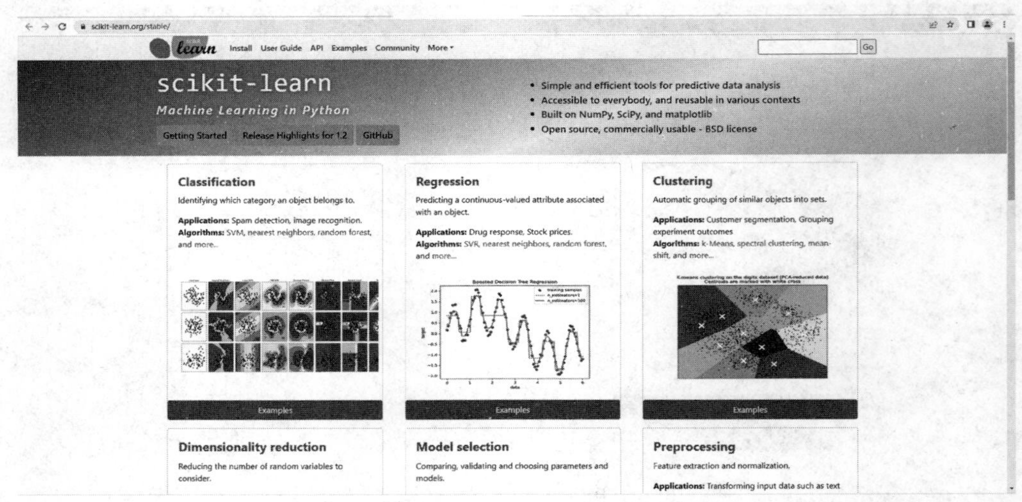

图 9-36 scikit-learn 的网站

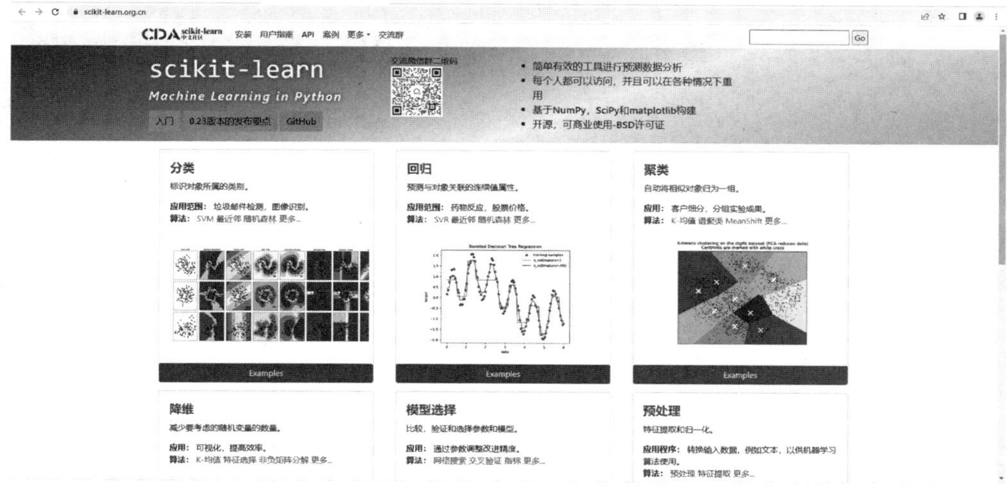

图 9-37　scikit-learn 中文社区的网站

9.3　GNU Octave

GNU Octave 是一款免费开源的数值和科学计算软件，作为一种高级语言，能在多种操作系统上运行。图 9-38 是 GUN Octave 的网站，图 9-39 是 GUN Octave 的主界面。

GUN Octave 具有一个在线的软件库 Octaveforge，里面有很多有用的外挂库，包括信号与图像处理、串口通信等。可用于解决各种科学和数值计算问题，包括线性规划、优化等。

GUN Octave 还支持并行计算，可以部署在许多超级计算机上。

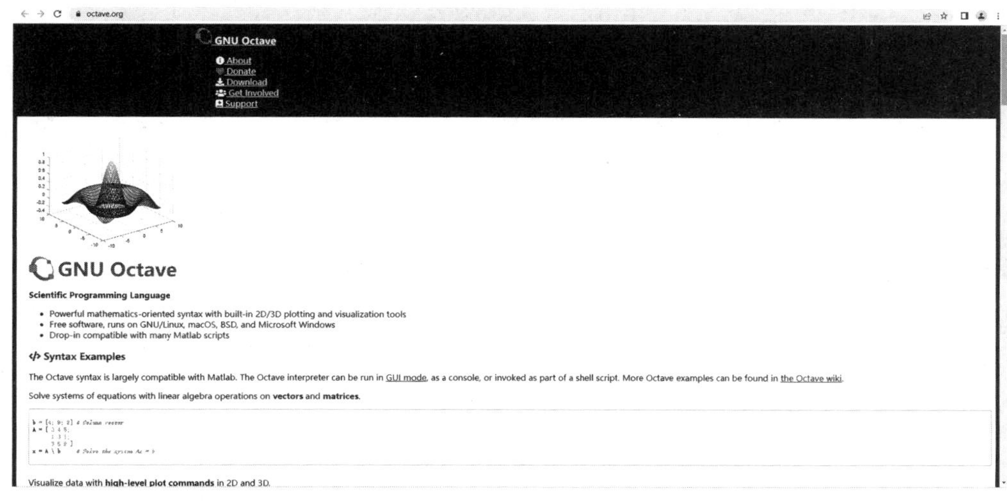

图 9-38　GUN Octave 的网站

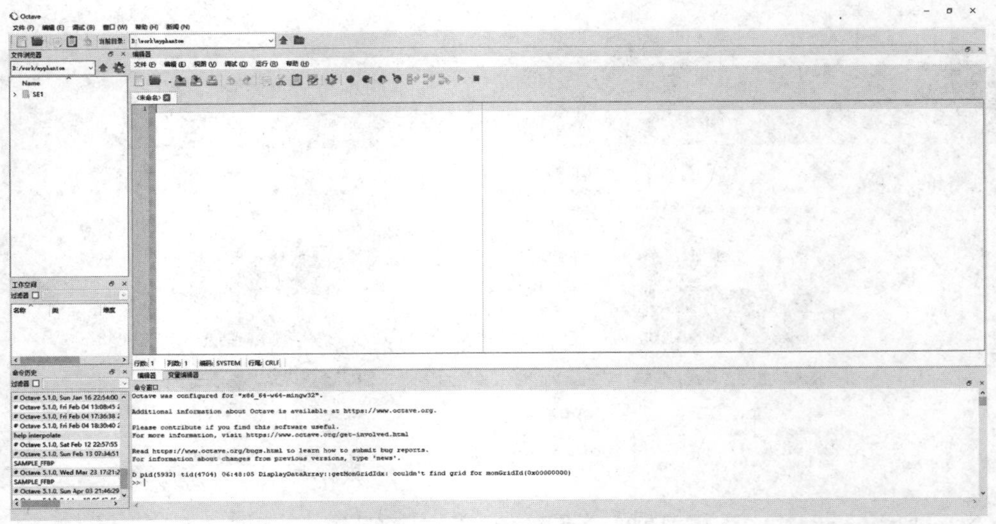

图 9-39 GUN Octave 的主界面

GUN Octave功能非常强大,可以进行数据分析、图像处理、计算机视觉、数据挖掘、统计分析、机器学习、信号处理等诸多科学计算问题。

在 WINDOWS 环境下安装 Octave 比较简单，但在 Linux 环境下从源代码进行安装则比较困难。有的 Linux 中自带 Octave，比如 Fedaro 发行版中已集成了 Octave，就不需自己安装了。建议选择自带 Octave 的 Linux 发行版使用。

9.4 基于DCMTK的DICOM处理

本书第 5 章已介绍了 DICOM 的主要基础理论，第 6 章介绍了计算机网络相关知识。接下来针对 DICOM 网络通信有关问题进行介绍，并结合开源软件工具包介绍在实际实现中的一些问题。

DICOM 标准的第 9 部分规定了利用多针电缆连接 DICOM 装置的方法（消息交换的点对点通信支持，该部分现已废弃）。当前标准中的第 8 部分针对新的网络硬件和协议重新规定了消息交换的网络通信支持。DICOM 通信建立在 TCP/IP 网络协议之上，在应用层上加入了自己的通信机制。这种机制包括高层服务 -DICOM 消息服务元素（DICOM Message Service Elements，DIMSE）和其基础 – 底层的 DICOM 连接原语（association primitives）。

9.4.1 DICOM 网络配置

DICOM 网络环境中的每个 DICOM 成像装置、DICOM 应用程序都可称为 DICOM AE。其中主要有 DICOM 服务器、图像工作站、胶片打印机和成像装置。

在网络中，每个设备要被网络中的其他设备识别，必须具有自己的 IP 地址。除了 IP 地址，还要指定通信的端口号。

端口号为 0 ~ 65 535，例如 TCP/IP 中 HTTP 使用 80 端口，SMTP 使用 25 端口。DICOM 默认使用 104 端口，可以修改，最好使用大于 1 000 的端口以防被别的应用程序占用。同一个 AE 可以有两个端口，一个用于发送，一个用于接收。具有相同 IP 地址的两个 AE 可以用不同的端口进行区分。

此外 AE 还要有自己的名称，称为 DICOM AE 的头衔（AE-Title）。AE-Title 采用 AE VR 进行编码，最长为 16 个字符。AE-Title 最好采用大写字母，可根据应用程序名称、所在计算机的名称或所在地点的名称进行命名，名称中不要出现空格或标点符号。运行在同一台计算机上的不同 DICOM 应用程序都要有自己的 AE-Title。简明易懂、有助于定位的 AE-Title 对后续的网络管理等非常有益。

所有的 DICOM 网络通信都发生在 AE 之间。DICOM 应用程序在进行网络通信前都要设置地址、端口、AE-Title 信息。在设置完成后最好把相关信息记录下来，以备后用。

与网络连接有关的定义主要在 dcmnet 模块中 assoc.h 文件中。如设定 AE-Title 的函数原型为如下的代码片段。

```
DCMTK_DCMNET_EXPORT OFCondition
ASC_setAPTitles(
        T_ASC_Parameters * params,
        constchar* callingAPTitle,
        constchar* calledAPTitle,
        constchar* respondingAPTitle);
```

9.4.2　DIMSE 服务

DICOM 网络通信采用 DIMSE 服务。DIMSE 规定 DICOM 服务交换的规则，每个 DIMSE 服务通常都有请求和响应的消息组件。请求是由 SCU AE 发出的，响应是由 SCP AE 提供的。这种通信就如同人们打电话或寄邮件。处理复合数据的 DIMSE 服务称为“DIMSE-C”服务，处理标准数据的 DIMSE 服务称为“DIMSE-N”服务。请求服务的 DIMSE 消息通常带有后缀“Rq”，响应服务的 DIMSE 消息通常带有后缀“Rsp”。

与 DIMSE 服务有关的定义可查看 dcmnet 模块中的 dimse.h 文件。

9.4.3 DCMTK 工具包使用

利用 DCMTK 可以方便地处理 DICOM 图像。

1. 图像处理库和应用程序

处理单色图像的类都在 dcmimgle 模块中，主要的类是 DicomImage（处理 dcmimgle/dcmimage 模块的接口类）、DiDisplayFunction（处理硬拷贝和软拷贝装置特性文件和管理显示查找表（look up table，LUT），以进行校准的类）。

Dcmimagle 模块中提供的基于命令行（command line）的工具如表 9-2 所示。

表 9-2 dcmimagle 模块提供的命令行工具及功能

工具名称	功能
dcmdspfn	可以将标准显示曲线导出到文本文件中
dcod2lum	可将硬拷贝特性曲线转换为软拷贝格式
Dconvlum	可将 VeriLUM 文件转换为 DCMTK 显示文件

VeriLUM 是一个校正包，包括一个光度计（RS232 接口）和一个 Windows NT 下的软件。

如下的代码片段示例了如何载入一幅单色 DICOM 图像并取得像素数据。

```
DicomImage *image = newDicomImage("test.dcm");
if (image != NULL)
{
if (image->getStatus() == EIS_Normal)
  {
if (image->isMonochrome())
     {
        image->setMinMaxWindow();
        Uint8 *pixelData = (Uint8 *)(image->getOutputData(8 /* bits */));
if (pixelData != NULL)
          {
/* do something useful with the pixel data */
          }
     }
  } else
     cerr <<"Error: cannot load DICOM image ("<<DicomImage::getString(image->getStatus()) <<")"<< endl;
}
delete image;
```

2. 数据编码解码库和应用程序

dcmimage 模块包含处理显示 DICOM 彩色图像的类。主要的接口类是 DicomImage（来自 dcmimgle）。

dcmimage 模块的命令行工具及功能如表 9-3 所示。

表 9-3　dcmimage 模块的命令行工具及功能

工具名称	功能
dcm2pnm	将 DICOM 图像转换为其他格式如 PGM/PPM、PNG、TIFF 或 BMP
dcmquant	将 DICOM 彩色图像转换为调色板颜色
dcmscale	规格化 DICOM 图像

如下的代码片段是载入彩色 DICOM 图像文件的示例。

```
#include "diregist.h"/* required to support color images */
/* ... */
DicomImage *image = newDicomImage("test.dcm");
if (image != NULL)
{
if (image->getStatus() == EIS_Normal)
   {
      Uint8 *pixelData = (Uint8 *)(image->getOutputData(8 /* bits per sample */));
if (pixelData != NULL)
      {
/* do something useful with the pixel data */
      }
   } else
      cerr <<"Error: cannot load DICOM image ("<<DicomImage::getString(image->getStatus()) <<")"<< endl;
}
delete image;
```

3. 网络库和应用程序

dcmnet 模块包含应用 DICOM 网络通信的系列函数。如 DICOM Upper Layer Finit State Machine、Association Control Service Element、DICOM Message Service Element 等。主要的结构体和函数都在 assoc.h 和 dimse.h 文件中定义。本部分内容对于研究 DICOM 图像的网络发送接收等非常重要。

目前版本中提供了两个实验性质的类。分别是 DcmSCU（DICOM 服务类使用者）和 DcmSCP（DICOM 服务类提供者）。

DICOM 网络服务命令行工具如表 9-4 所示。

表 9-4 DICOM 网络服务命令行工具

工具名称	功能
echoscu	DICOM 校验 verification (C-ECHO) SCU
findscu	DICOM 查询 query (C-FIND) SCU
movescu	DICOM 检索 retrieve (C-MOVE) SCU
storescp	DICOM 存储 storage (C-STORE) SCP
storescu	DICOM 存储 storage (C-STORE) SCU
termscu	DICOM 终止 termination SCU

下列代码段是 Echo SCU（Verification Service Class SCU）的示例。

```
T_ASC_Network *net; // network struct, contains DICOM upper layer FSM etc.
ASC_initializeNetwork(NET_REQUESTOR, 0, 1000 /* timeout */, &net);
T_ASC_Parameters *params; // parameters of association request
ASC_createAssociationParameters(&params, ASC_DEFAULTMAXPDU);
// set calling and called AE titles
ASC_setAPTitles(params, "ECHOSCU", "ANY-SCP", NULL);
// the DICOM server accepts connections at server.nowhere.com port 104
ASC_setPresentationAddresses(params, "localhost", "server.nowhere.com:104");
// list of transfer syntaxes, only a single entry here
constchar* ts[] = { UID_LittleEndianImplicitTransferSyntax };
// add presentation context to association request
ASC_addPresentationContext(params, 1, UID_VerificationSOPClass, ts, 1);
// request DICOM association
T_ASC_Association *assoc;
if (ASC_requestAssociation(net, params, &assoc).good())
{
if (ASC_countAcceptedPresentationContexts(params) == 1)
   {
// the remote SCP has accepted the Verification Service Class
      DIC_US id = assoc->nextMsgID++; // generate next message ID
      DIC_US status; // DIMSE status of C-ECHO-RSP will be stored here
DcmDataset *sd = NULL; // status detail will be stored here
// send C-ECHO-RQ and handle response
      DIMSE_echoUser(assoc, id, DIMSE_BLOCKING, 0, &status, &sd);
delete sd; // we don't care about status detail
   }
}
ASC_releaseAssociation(assoc); // release association
ASC_destroyAssociation(&assoc); // delete assoc structure
ASC_dropNetwork(&net); // delete net structure
```

4. 结构化报告库和应用程序

dcmsr 模块包含读、写、创建、修改、打印、显示 DICOM 结构化报告的类。主要的接口类如表 9-5 所示。

表 9-5　dcmsr 模块

模块	功能
DSRDocument	dcmsr 的接口类
DSRDocumentTree	管理结构化报告文档树
DSRContentItem	内容项目接口类
DSRCodedEntryValue	项目编码类

提供命令行工具如表 9-6 所示。

表 9-6　与结构化报告有关的命令行工具

工具名称	功能
dsr2html	用 HTML/XHTML 格式显示 DICOM 结构图化报告文件和数据集
dsr2xml	将 DICOM 结构化报告文件和数据集转换为 XML 格式
dsrdump	向终端输出 DICOM 结构化报告文件和数据集
xml2dsr	将 XML 文件内容转换为 DICOM 结构化报告

下列的几段代码片段分别是读取显示、创建、修改 DICOM 结构化报告文件的示例代码。

```
DcmFileFormat fileformat;
OFCondition status = fileformat.loadFile("test.dcm");
if (status.good())
{
DSRDocument document;
  status = document.read(*fileformat.getDataset());
if (status.good())
  {
    status = document.renderHTML(cout);
if (status.bad())
    cerr <<"Error: cannot render SR document ("<< status.text() <<")"<< endl;
  } else
    cerr <<"Error: cannot read SR document ("<< status.text() <<")"<< endl;
} else
  cerr <<"Error: cannot load DICOM file ("<< status.text() <<")"<< endl;
```

```
DSRDocumentdocument(DSRTypes::DT_KeyObjectDoc);
/* ... */
document.getTree().addContentItem(DSRTypes::RT_isRoot, DSRTypes::VT_
Container);
DSRCodedEntryValue *codePtr = document.getTree().getCurrentContentItem().
getConceptNamePtr();
if (codePtr != NULL)
  codePtr->setCode("113000", "DCM", "Of Interest");
/* ... */
document.getTree().addContentItem(DSRTypes::RT_contains, DSRTypes::VT_
Image);
DSRImageReferenceValue *imagePtr = document.getTree().getCurrentContentItem().
getImageReferencePtr();
if (imagePtr != NULL)
{
  imagePtr->setValue(DSRImageReferenceValue(UID_UltrasoundMultiframeImageSt
orage, /* image UID */));
  imagePtr->setPresentationState(DSRCompositeReferenceValue(UID_GrayscaleSoft
copyPresentationStateStorage, /* GSPS UID */));
  imagePtr->getFrameList().addItem(2);
  imagePtr->getFrameList().addItem(5);
}
/* ... */
```

```
DSRDocumentdocument(DSRTypes::DT_KeyObjectDoc);
/* ... */
document.getTree().addContentItem(DSRTypes::RT_isRoot, DSRTypes::VT_
Container);
DSRCodedEntryValue *codePtr = document.getTree().getCurrentContentItem().
getConceptNamePtr();
if (codePtr != NULL)
  codePtr->setCode("113000", "DCM", "Of Interest");
/* ... */
document.getTree().addContentItem(DSRTypes::RT_contains, DSRTypes::VT_
Image);
```

```
DSRImageReferenceValue *imagePtr = document.getTree().getCurrentContentItem().
getImageReferencePtr();
if (imagePtr != NULL)
{
  imagePtr->setValue(DSRImageReferenceValue(UID_UltrasoundMultiframeImageSt
orage, /* image UID */));
  imagePtr->setPresentationState(DSRCompositeReferenceValue(UID_GrayscaleSoft
copyPresentationStateStorage, /* GSPS UID */));
  imagePtr->getFrameList().addItem(2);
  imagePtr->getFrameList().addItem(5);
}
/* ... */
```

5. 设备工作列表数据库服务器

dcmwlm 模块包含为作为 SCP 使用 DICOM 设备工作列表（modality worklist management，MWLM）管理服务的应用程序提供支持的类。基于这些类，SCP 可以从 C-Find-RSP 返回的消息中提取信息。设备工具列表接口类如表 9-7 所示。

表 9-7　设备工具列表接口类

名称	功能
WlmActivityManager	本类封装基本工作列表管理服务类提供者所需的数据结构和操作
WlmDataSource	封装在 DICOM 基本工作列表管理服务框架下连接任意数据源的数据结构和操作
WlmDataSourceFileSystem	封装在 DICOM 基本工作列表管理服务框架下连接基于文件的数据源所需的数据结构和操作
WlmFileSystemInteractionManager	封装在 DICOM 基本工作列表管理服务框架下管理数据库交互所需的数据结构和操作

提供的命令行工具主要是 wlmscpfs，是 DICOM 基本工作列表管理 SCP。还有多个与系统配置、图像压缩、JPEG 图像处理、数字签名、安全等有关的模块，此处不再详细介绍。

9.5　信息理论的编程实践

在医学图像重建、图像处理、信号处理、机器学习、数据挖掘、决策支持、人工智能等研究中统计学相关理论应用很多。

1. 互信息应用

在 ITK 中提供了利用互信息实现多模态图像配准的算法。详细的代码示例在 ITK 示例文件 ImageRegistration4.cxx 中。此处不再详述。

互信息在图像分类中也有应用。基于 Python 的开源代码及示例，网上有很多公开的代码示例，限于篇幅，此处不再详细介绍。为便于实现，本节的后续的代码均采用 MATLAB/Octave 编写。

2. 信息熵在数据分类中的应用

信息熵的应用也有很多，主要的用途是作为预测器变量的筛选工具。在数据挖掘应用中，可以利用信息熵作为决策树的分类标准。基于信息熵可以定义信息增益等一些分类指标。信息增益最大的属性 *A* 可作为分类的标准属性对数据进行分类。

在图像分类中，可以使用交叉熵作为指标，实现一些特殊情况下的高质量图像分类。

1）信息熵计算

下面给出的 MATLAB/Octave 代码可以计算信息熵。

```
function H = entropy(px)
% 计算概率分布为 p(x) 的随机变量 X 的信息熵
%H(X) = -sum_x p(x)log2 p(x)
% 取以 2 为底的对数，熵的单位为比特
px = px(:);
H = -sum(px .* (log2(px)));
end
function h = binaryEntropyFunction(p) % 计算二值随机变量的熵
h = - p .* log2(p) - (1-p) .* log2(1-p);
end

function [HYgX,HYgXeqx] = computeConditionalEntropy(pygx,px)
% 计算随机变量 X、Y 和条件熵 H(Y|X)
 [X,~] = size(pygx);
HYgXeqx = zeros(1,X); %HYgXeqx(x) is H(Y | X = x)
for x = 1:X
HYgXeqx(x) = entropy(pygx(x,:));
end

HYgX = HYgXeqx * px(:); %H(Y|X) = sum_x p(x)*HYgXeqx(x)
end
```

2）信息熵的链式法则

以下给出的 MATLAB/Octave 代码可以基于链式法则计算信息熵。

```
% 信息熵的链式法则
function [HYgX,HXgY] = entropyChainRule(pxy)
%pxy, 是（X,Y）的联合概率分布 p(x,y), 行代表 x 的值，列代表 y 的值 .
% 随机变量 X 和 Y 的链式法则 :
%H(X, Y) = H(X) + H(Y|X) = H(Y) + H(X|Y)
…
% 计算 marginal 分布 :
px = sum(pxy,2);
py = sum(pxy,1);
…
HX = entropy(px);
HY = entropy(py);
HXY = entropy(pxy);


HYgX = HXY - HX;
HXgY = HXY - HY;
end
```

3. 基于互信息的图像处理

基于互信息的图像检索是基于图像的可视性和相似性测度进行图像检索的方法。此类方法利用互信息生成具有统计代表性的模式，再利用这个模式的分布作为图像内容的描述。利用该内容描述，用互信息计算衡量图像的相似性。

可以利用图像中的一些底层特征，如颜色、开关、纹理特征等分别计算互信息，再进行加权平均形成图像间的相似度指标。下面结合网络资料，给出一些相关的代码供参考。

1）计算互信息

下面给出的 MATLAB/Octave 代码可计算两幅图像间的互信息。

```
% 计算两幅图像间的互信息
function h=MI(image_1,image_2)
a=jointHist (image_1,image_2); % 计算联合直方图
[r,c] = size(a);
b= a./(r*c); % 归一化联合直方图
y_marg=sum(b);
x_marg=sum(b');
```

```
Hy=0;
for i=1:c; % col
if( y_marg(i)!=0 )
            Hy = Hy + -(y_marg(i)*(log2(y_marg(i))));
        end
    end
Hx=0;
for i=1:r; %rows
if( x_marg(i)!=0 )
            Hx = Hx + -(x_marg(i)*(log2(x_marg(i))));
        end
    end
h_xy = -sum(sum(b.*(log2(b+(b==0)))));
h = Hx + Hy - h_xy;% 互信息
```

2）计算联合直方图

下面给出的 MATLAB/Octave 代码可计算两幅图像间的联合直方图。

```
% 计算联合直方图
function jh = jointHist(img1,img2)
if ~(isinteger(img1) && isinteger(img2))
error('image should be integer');
end
if ~isequal(size(img1),size(img2))
error(['images should be same size',num2str(size(img1)),' not equal
',num2str(size(img2))]);
end
max_img1 = max(max(img1(:)));
max_img2 = max(max(img2(:)));
max_img = max(max_img1,max_img2);

% jh = zeros(max_img+2,max_img+2);
jh = zeros(256,256);
for i=1:length(img1(:,1))
    forj = 1:length(img1(1,:))%2 imgs same size.
        intensity1 = img1(i,j) + 1;%offset matrix by 1 because index start by 1
```

```
        intensity2 = img2(i,j) + 1;
jh(intensity1, intensity2) = jh(intensity1,intensity2) + 1;
      end
end
end
```

3）计算联合熵

下面给出的 MATLAB/Octave 代码可计算联合熵。

```
% 计算联合熵
function ety = joint_entropy (fix, float)
   histogram = jointHist(fix, float);
%histogram = joint_histogram(fix, float);
 j_bins_index = histogram ~=0;
 j_bins = histogram(j_bins_index);
 j_prob = j_bins / numel(fix);%numel same for fix and floating images
 ety = -sum(j_prob.*log2(j_prob));
end
```

4. 信息论相关的其他语言编程

为了简便起见，信息理论部分仅给出了几个 MATLAB/Octave 代码，未给出其他编程语言代码，请读者自行查找资料尝试实现相关功能。

9.6　人工智能相关编程实践

人工智能是近年来的热点，各种算法多且复杂，很多实践项目需要庞大的数据和复杂的编程，对计算机硬件设备的要求较高。限于篇幅，本书不再列举与人工智能有关的实践项目，相关内容留到实验课和有关的课程中进行介绍。

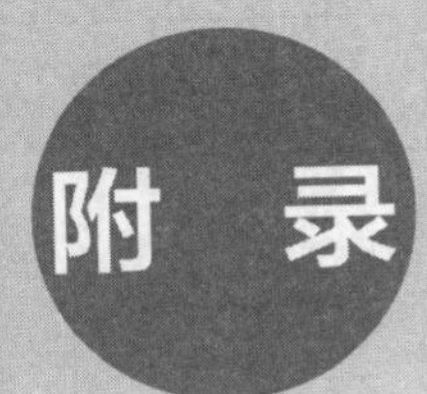

附录 A　部分人名对照表

外文名	中译名	章节
Claude Elwood Shannon	香农	1.1.3
R. V. L. Hartely	哈特莱	1.1.4
Norbert Wiener	维纳	1.1.4、3
R. A. Fisher	费希尔	1.1.4、2.1.5
Richard Merritt Montague	蒙太古	1.1.8
John Anderson	安德森	1.2.2
Robert A.Greenes	格瑞斯	1.2.2
Edward H. Shortliffe	肖特利夫	1.2.2
Sanjay Saini	赛尼	1.2.2
H. K. Huang	黄焕庆	1.3.1
Yingxu Wang	王英旭	1.4.2
Georg Cantor	康托尔	2.1.1
LotfiA.Zadeh	扎德赫	2.1.1
K. T. Atanassov	安特纳索夫	2.1.1
Zdzislaw Pawlak	玻雷克	2.1.1
J. F. Peters	皮特斯	2.1.1
M. Pavel	帕维尔	2.1.1
Stirling	斯特令	2.1.1
Chapman-Kolmogorov	查普曼 - 柯尔莫格洛夫	2.1.4
Louis Jean-Baptiste Alphonse Bachelier	巴舍利耶	2.1.4
Francis Galton	高尔顿	2.1.5
A. P. Dempster	丹姆斯特	2.1.5
N. M. Laird	莱亚德	2.1.5
D. B. Rubin	鲁滨	2.1.5
Maya R. Gupta	顾皮塔	2.1.5
Russell A. Boyles	伯利斯	2.1.5
Richard Royall	罗亚勒	2.1.5
Lee B. Lusted	拉斯特德	2.1.6

P. A. M.Dirac	狄拉克	2.1.7
Augustin Louis Cauchy	库奇	2.2.1
John Holland	霍兰德	2.2.1、2.2.6、7.5.1
S. Kirkpatrick	科帕特里克	2.2.1
C. D. Gelatt	格莱特	2.2.1
M. P. Vecchi	维奇	2.2.1
James Kennedy	肯尼迪	2.2.1
Russell Eberhart	埃博哈特	2.2.1
Marco Dorigo	道尔格	2.2.1
Erkki Oja	欧伽	2.2.3
Pierre Comon	考曼	2.2.3
Moore-Penrose	穆尔－彭罗斯	2.2.3
George B. Dantzig	丹荻格	2.2.4
Leonid V. Kantorovich	康托洛维奇	2.2.4
Tjalling C. Koopmans	库普曼斯	2.2.4
Leonid Genrikhovich Khachiyan	哈奇杨	2.2.4
N. Karmarkar	卡尔玛卡	2.2.4
Jacques Hadamard	哈达马	2.2.7
A. N. TIKHONOV	提科荷诺夫	2.2.7
Wilhelm Conrad Röntgen	伦琴	2.3
H. Nyquist	纳奎斯特	3
V. A. Kotelnikov	考特尼科夫	3
William S. Cleveland	克里夫兰	4.1.1
Philippe Lambin	拉宾	4.2.3
Virendra Kumar	库马尔	4.2.3
Gary J. R. Cook	库克	4.2.3
Robert J. Gillies	吉列斯	4.2.3
Ruijiang Li	李瑞江	4.2.3
I. Gardin	卡丁	4.2.3
Cameron Hassani	哈塞尼	4.2.3
J. E. Bibault	比布尔特	4.2.3
Seunggyun Ha	河承允	4.2.3
Mathieu Hatt	哈特	4.2.3
Francesco Bianconi	边可尼	4.2.3
Martina Sollini	索利尼	4.2.3
Philipp Lohmann	拉荷曼	4.2.3

Geewon Lee	李智元	4.2.3
Isabella Fornacon-Wood	佛纳康伍德	4.2.3
Michele Avanzo	阿凡卓	4.2.3
Francesco Fiz	费兹	4.2.3
Hyo Jung Park	朴亨俊	4.2.3
Allegra Conti	考特	4.2.3
S. Rastegar	莱斯特加	4.2.3
Ting Pang	潘婷	4.2.3
Zahra Raisi-Estabragh	赖斯埃思特巴赫	4.2.3
Giovanni E. Cacciamani	凯什曼尼	4.2.3
Dordaneh Sugano	苏加诺	4.2.3
Enrico Capobianco	开普宾柯	4.2.3
Janita E. van Timmeren	提姆恩	4.2.3
David A. Huffman	霍夫曼	4.2.4
Norman Abramson	艾布拉姆森	4.2.4
Calvin N. Mooers	摩尔斯	4.2.7
Christopher D. Manning	曼宁	4.2.7
Alfred Winter	维恩特	6.2.1
Richard Steckel	斯特开尔	6.2.3
F. Reinitzer	雷尼兹尔	6.2.4
R. Williams	威廉姆斯	6.2.4
G. H. Heilmeier	海尔梅耶	6.2.4
Stanley Reiser	雷赛尔	6.2.5
Kevin Ashton	阿斯通	6.5
Heinrich Wilhelm Gottfried von Waldeyer Hartz	瓦尔德亚赫兹	7.1.1
Waldeyer Hartx	哈特克斯	7.1.1
Santiago Ramony Cajal	卡加尔	7.1.3
Paul Broca	布罗卡	7.2
Gamillo Golgi	高尔基	7.2
John Searle	谢尔利	7.2
Hans Berger	博格	7.2
Marvin Minsky	明斯基	7.3
Paul Thagard	塔格德	7.3
Hermann von Helmholtz	亥姆霍兹	7.4.1
Wilhelm Wundt	伍恩德特	7.4.1

William James	詹姆斯	7.4.1
Richard Atkinson	阿特金森	7.4.2
RichardShiffrin	塞弗林	7.4.2
Endel Tulving	托尔文	7.4.2
David Everett Rumelhart	卢梅哈特	7.4.2
James L. McClelland	麦克兰德	7.4.2
Alan Mathison Turing	图灵	7.5.1
Howard Gardner	哥德纳	7.5.1
Robert Sternberg	斯滕伯格	7.5.1
Chris Eliasmith	爱立亚斯密斯	7.5.1
Herbert Simon	西蒙	7.5.1
Christopher Strachey	斯特奇	7.5.1
Dietrich Prinz	普林茨	7.5.1
Arthur Samuel	塞缪尔	7.5.1
John McCarthy	麦卡锡	7.5.1
Allen Newell	钮维尔	7.5.1
J. C. Shaw	绍瓦	7.5.1
Frank Rosenblatt	罗森布莱特	7.5.1
Richard Greenblatt	格林布莱特	7.5.1
Joseph Weizenbaum	维珍鲍姆	7.5.1
Shun-ichi Amari	爱玛丽	7.5.1
Seymour Papert	帕珀特	7.5.1
Alain Colmeraur	卡梅拉	7.5.1
Phillipe Roussel	罗塞尔	7.5.1
Ken Thompson	汤姆森	7.5.1
Ernst Dieckmann	迪科曼	7.5.1
Rodney Brooks	布鲁克斯	7.5.1
Garry Kasparov	卡斯帕罗夫	7.5.1
Watson	沃森	7.5.1
Ken Jennings	詹宁斯	7.5.1
Brad Rutter	鲁特	7.5.1
Bostrom	博斯特姆	7.5.1
Paul John Werbos	沃博斯	7.5.1
Marco Dorigo	迪拉格	7.5.1
Stuart J. Russell	卢塞尔	7.5.1
Peter Norvig	诺弗格	7.5.1

Warren McCulloch	麦克拉赫	7.5.2
Walter Pitts	皮特斯	7.5.2
Donald Hebb	赫伯	7.5.2
A. L. Hodgkin	哈格金	7.5.2
A. F. Huxley	休利	7.5.2
Bernard Widrow	维德罗	7.5.2
Marcian Hoff	霍夫	7.5.2
Teuvo Kohonen	科赫恩	7.5.2
James Anderson	安德森	7.5.2
Stephen Grossberg	格罗斯博格	7.5.2
John Hopfield	霍普菲尔德	7.5.2
Geoff Hinton	辛顿	7.5.2
Ronald Williams	威廉姆斯	7.5.2
P. Comon	科曼	7.5.2
Judea Pearl	佩尔	7.5.2
Vladimir N. Vapnik	维普尼克	7.5.2
Alexander Y. Lerner	乐耐	7.5.2
Alexey Y. Chervonenkis	切弗耐肯斯	7.5.2
Bernhard E Boser	博塞尔	7.5.2
Isabelle M. Guyon	顾永	7.5.2
Corinna Cortes	考特斯	7.5.2
E. J. Candes	坎迪斯	7.5.2
D. L. Donoho	多诺霍	7.5.2
Kunihiko Fukishima	福岛邦彦	7.5.2
Sepp Hochreiter	霍雷特	7.5.2
Jurgen Schmidhuber	席米德胡伯	7.5.2
Yann LeCun	燕乐纯	7.5.2
Alex Krizhevsky	克里泽赫夫斯基	7.5.2
Ilya Sutskever	萨茨科弗	7.5.2
Christian Szegedy	斯泽格迪	7.5.2
Olaf Ronneberger	罗纳博格	7.5.2
Hosseini	胡塞尼	7.5.2
Person	皮尔森	7.5.3
Hotelling	霍特林	7.5.3
Ian Goodfellow	高德佛洛	7.5.4
Pawan Lingras	林格拉斯	7.6.2

Kurt Rossmann	科特罗斯曼	8.1.1

附录 B　部分中英文名词对照

英文	中文	章节
unified medical language system, UMLS	统一医学语言系统	1.1.8
international classification of diseases, ICD	国际疾病分类	1.1.8
resource description framework, RDF	资源描述框架	1.1.8
uniform resource identifiers, URIs	统一资源标识符	1.1.8
extensible markup language, XML	扩展标记语言	1.1.8
hypertext markup language, HTML	超文本标记语言	1.1.8
hospital information system, HIS	医院信息系统	1.2.1
picture archiving and communication system, PACS	影像存档与传输系统	1.2.1
radiology information system, RIS	放射信息系统	1.2.3
laboratory information system, LIS	实验室信息系统	1.2.3
pathology information system, PIS	病理信息系统	1.2.3
things of internet, IoT	物联网	1.2.3
computed tomography, CT	计算机断层	1.3.2
magnetic resonance imaging, MRI	磁共振成像	1.3.2
digital imaging and communications in medicine, DICOM	医学数字成像与通信	1.3.2
Radiological Society of North America, RSNA	北美放射学会	1.3.2、5.3.1
HL7（health level 7）		1.3.2
IHE（integrating the healthcare enterprise, IHE）		1.3.2
computer-aided detection/diagnosis, CAD	计算机辅助检测 / 诊断	1.3.3
Expectation-Maximization, EM	期望最大	2.1.5
Maximium a posterior, MAP	最大化后验	2.1.5
generalized EM, GEM	一般化 EM	2.1.5
receiver operating characteristic curve, ROC	受试者操作特性	2.1.6
singular value decomposition, SVD	奇异值分解	2.2.3
principle component analysis, PCA	主成分分析	2.2.3
independent component analysis, ICA	独立成分分析	2.2.3
Linear programming	线性规划	2.2.4

simplex method	单纯形法	2.2.4
interior-point method	内点法	2.2.4
blood oxygenation dependent, BOLD	血氧水平依赖	2.3.2
Joint photographic experts group, JPEG	联合图像专家组	3.1.3
Moving picture expert group, MPEG	运动图像专家组	3.1.3
Intensive care unit, ICU	重症监护室	6.2.1
network attached storage, NAS	网络附加存储	4.2.1
storage area network, SAN	存储区域网络	4.2.1
radiomics	影像组学	4.2.3
Mean squared error, MSE	最小均方误差	4.2.4
peak signal-to-noise ratio, PSNR	峰值信噪比	4.2.4
Joint Directory of Laboratories, JDL	实验室主任联席会议	4.2.6
Systematized Nomenclature of Medicine , Clinical Terms, SNOMED-CT	医学系统命名法 – 临床名词	5
international classification of diseases, ICD	国际疾病编码	5
Logical Observation Identifier Names and Codes, LOINC	逻辑观察标识符名称代码	5
International Organization for Standardization, ISO	国际标准化组织	5.1.1、6.1.1
Extensible Markup Language, XML	扩展标记语言	5.1.2
Clinical Document Architecture, CDA	临床文档架构	5.1.2
Fast Healthcare Interoperability Resources, FHIR	快速医疗互操作资源	5.1.2
messages for general order and response, ORM/ORR	通用预约消息和响应	5.1.2
order query response status, OSQ/OSR	预约查询响应状态	5.1.2
general clinical order and acknowledgement , OMG/ORG	通用临床预约和应答	5.1.2
laboratory order and response, OML/ORL	实验室预约和响应	5.1.2
imaging order and response, OMI/ORI	影像预约和响应	5.1.2
unsolicited observation and laboratory, ORU/OUL	自发观测和实验室	5.1.2
query for observation results, ORY/ORF	观测结果查询	5.1.2
reference information model, RIM	参考信息模型	5.1.2
patient reference architecture, PRA	患者参考架构	5.1.2
unified service action model, USAM	统一服务行动模型	5.1.3
refined message information model, RMIM	精炼的消息信息模型	5.1.3
Information Object Definition, IOD	信息对象定义	5.2.1

ValueRepresentation, VR	值表示	5.2.1
structured report	结构化报告	5.2.1
presentation state	呈现状态	5.2.1
ApplicationEntity, AE	应用程序实体	5.2.1
DICOM message service element, DIMSE	DICOM 消息服务元素	5.2.1
Service-Object Pair, SOP	服务 – 对象对	5.2.1
Service Class Provider, SCP	服务类提供者	5.2.1
Service Class User, SCU	服务类使用者	5.2.1
Value Multiplicity, VM	值多重性	5.2.3
big endian	大端	5.2.6
little endian	小端	5.2.6
unique identifier, UID	唯一标识符	5.2.7
AE-Title	AE- 头衔	5.2.12
association control service element, ACSE	连接控制服务元素	5.2.12
DICOM message service elements, DIMSE	DICOM 消息服务元素	5.2.12
DICOM upper layer protocol, DICOM UL	DICOM 上层协议	5.2.12
protocol data unit, PDU	DICOM 协议数据单元	5.2.12
association request/reject/release timer, ARTIM	连接请求 / 拒绝 / 释放计时器	5.2.12
extensible markup language, XML	扩展标记语言	5.2.14
Healthcare Information Management Systems Society, HIMSS	医疗信息与管理系统学会	5.3.1
Cross-Enterprise Document Sharing, XDS	跨企业文档共享	5.3.2
American Association of Physicists in Medicine, AAPM	美国医学物理师学会	5.3.4
statistical international institute, SII	国际统计委员会	5.4
world health organization, WHO	世界卫生组织	5.4
unified medical language system, UMLS	统一医学语言系统	5.4
electronic health records, EHR	电子病历	5.4
ACR appropriateness criteria, ACR-AC	ACR 影像检查适当性标准	5.4
internetwork packet exchange/sequenced packet exchange, IPX/SPX	互联网包交换 / 顺序包交换协议	6.1.2
network basic input/output system, NetBIOS	网络基本输入 / 输出系统	6.1.2
applications program interface, API	Winsock 应用程序接口	6.1.2
file transfer protocol, FTP	文件传输协议	6.1.2

hyperText transfer protocol, HTTP	超文本传输协议	6.1.2
simple mail transfer protocol, SMTP	简单邮件传输协议	6.1.2
dynamic host configuration protocol, DHCP	动态主机配置协议	6.1.2
network file system, NFS	网络文件系统	6.1.2
user datagram protocol, UDP	用户数据报协议	6.1.2
internet control message protocol, ICMP	网际控制报文协议	6.1.2
internet group management protocol, IGMP	网际组管理协议	6.1.2
address resolution protocol, ARP	地址解析协议	6.1.2
internet engineering task force, IETF	互联网工程任务组	6.1.3
variable length subnet masking, VLSM	可变长子网掩码	6.1.3
Network Address Translation, NAT	网络地址转换	6.1.3
domain name system, DNS	域名系统	6.1.3
InterNIC	Internet 网络信息中心	6.1.3
orthogonal frequency division multiplexing, OFDM	正交频分多路复用	6.1.4
carrier sense multiple access, CSMA	载波监听多路访问	6.1.4
frequency division multiple access, FDMA	频分多路复用	6.1.4
time division multiple access, TDMA	时分多路复用	6.1.4
code division multiple access, CDMA	码分多路复用	6.1.4
space division multiple access, SDMA	空分多路复用	6.1.4
wired equivalent privacy, WEP	有线等效加密	6.1.4
WiFi protected access, WPA	无线 LAN 保护访问	6.1.4
intrusion detection system, IDS	入侵检测系统	6.1.5
clinical data management system, CDMS	临床数据管理系统	6.2.1
Electronic Document Management System, EDMS	电子文档管理系统	6.2.1
Patient Information Reconciliation, PIR	患者信息协调	6.2.3
database management system, DBMS	数据库管理系统	6.2.3
cathode ray tube, CRT	阴极射线管	6.2.4
liquid crystal display, LCD	液晶显示器	6.2.4
just noticeable difference, JND	刚好可见差别	6.2.4
electronic health record, EHR	电子病历	6.2.5
Peer-to-peer Architectures, P2P	对等体系架构	6.3
grid computing	网格计算	6.3
China National Grid, CNGrid	中国国家网格	6.3

China Education and Scientific Research Grid, ChinaGrid	中国教育科研网格	6.3
IaaS	基础设施即服务	6.4
PaaS	平台即服务	6.4
SaaS	软件即服务	6.4
DaaS	数据库即服务	6.4
CaaS	通信即服务	6.4
IPaaS	集成平台即服务	6.4
TaaS	测试即服务	6.4
data warehouse	数据仓库	6.4
Internet of Things, IoT	物联网	6.5
fog computing	雾计算	6.5
edge computing	边缘计算	6.5
Internet of Everything, IoE	万物互联	6.5
mobile health, mHealth	移动医疗网络	6.5
Web-basedhealthcare, eHealth	基于 WEB 的医疗	6.5
cloud of things, CloudIoT	云联网	6.5
Sensor as a Service, SenaaS/Se-aaS	传感器即服务	6.5
Sensing as a Service, S2aaS	传感即服务	6.5
Sensor Data as a Service, SDaaS	传感器数据即服务	6.5
Cloud-based Sensing as a Service, CSaaS	基于云的传感即服务	6.5
micro-cloud	微云	6.5
cloudlet	云朵	6.5
3rd Generation Partnership Project, 3GPP	第三代合作伙伴计划	6.5
short-term memory, STM	短期记忆	7.1.3
long-term memory, LTM	长期记忆	7.1.3
electroencephalograph, EEG	脑电图	7.2
Attention deficit and hyperactivity disorder, ADHD	注意力缺陷多动症	7.2
Magnetoencelography, MEG	脑磁图	7.2
Brain-Computer Interface, BCI	脑机接口	7.2
Alzheimer'sdisease, AD	阿尔茨海默病	7.4.1
Parkinson's disease, PD	帕金森病	7.4.1
parallel distributed processing, PDP	并行分布式处理	7.4.2
artificial intelligence, AI	人工智能	7.5.1
artificial neural network, ANN	人工神经网络	7.5.2

adaptive linear element, ADALINE	自适应线性神经元	7.5.2
support vector machine, SVM	支持向量机	7.5.2
graphics processing unit, GPU	图形处理单元	7.5.2
Least Mean Square, LMS	最小均方误差方法	7.5.2
Rectified Linear Unit, ReLU	整流线性单元	7.5.2
machine learning	机器学习	7.5.3
confuse matrix	混淆矩阵	7.5.3
error matrix	误差矩阵	7.5.3
cross-validation	交叉验证	7.5.3
k-Nearest Neighbors, KNN	K- 近邻算法	7.5.3
Hierarchical clustering	层次聚类	7.5.3
Artificial Immune System, AIS	人工智能免疫系统	7.5.3
deep learning	深度学习	7.5.4
deep neural network, DNN	深度神经网络	7.5.4
GenerativeAdversarial Networks, GANs	生成对抗网络	7.5.4
Deep Belief Network, DBN	深度可信网络	7.5.4
Markov random field, MRF	马尔可夫随机场	7.5.4
feature engineering	特征工程	7.5.5
representation learning	表示学习	7.5.5
region of interest, ROI	兴趣区	8.1.2
food and drug administrator, FDA	食品药品管理局	8.3.2

附录 C 部分参考文献

[1] R.V. L. Hartley. Transmission of information[J]. Presented at the International Congress of Telegraphy and Telephony, Lake Como, Italy, 1927.

[2] H. H. Giles and E. A. Waters. One picture is worth a thousand words[J]. The High School Journal, 1939, 22(7): 284-288.

[3] C. E. Shannon. A mathematical theory of communication[J]. Bell System TechnicalJournal, 1948: 379-423, 623-658.

[4] W. E. Hick. Information theory and intelligence tests[J]. The British Journal of Psychology, 1951, IV(III): 157-164.

[5] L. Brillouin. Physical entropy and information[J]. Journal of Applied Physics, 1951, 22: 338-343.

[6] G. A. Barnard. The theory of information[J]. Journal of the Royal Statistical Society. Series B(Methodological), 1951, 13(1): 46-64.

[7] L. J. Savage. The theory of Statistical decision[J]. Journal of the American Statistical Association, 1951, 46(253): 55-67.

[8] David A. Huffman. A method for the construction of minimum-redundancy codes[J]. Proceedings of the I.R.E., 1952, 1098-1952.

[9] S. Kullback. An application of information theory to multivariate analysis[J]. The Annals of Mathematical Statistics, 1952, 23(1): 88-102.

[10] Brockway McMillan. The basic theorems of information theory[J]. The Annals of Mathematical Statistics, 1953, 24(2): 196-219.

[11] S. Kullback. Certain inequalities in information theory and the Cramer-Rao inequality[J]. The Annals of Mathematical Statistics, 1954, 25(4): 745-751.

[12] D. K. C. MacDonald. Information theory and knowledge[J]. Journal of Applied Physics, 1954, 25: 619-622.

[13] L. Brillouin. Information theory and uncertainty principle[J]. Journal of Applied Physics, 1954, 25: 887-893.

[14] Yehoshua Bar-Hillel. An examination of information theory[J]. Philosophy of Science, 1955, 22(2): 86-105.

[15] E. H. Linfoot. Information theory and optical images[J]. Journal of the Optical Society of America, 1955, 45(10): 808-819.

[16] B. C. Brookes. An introduction to the mathematical theory of information[J]. The Mathematical Gazette, 1956, 40(333): 170-180.

[17] Andrei N. Kolmogorov. On the Shannon theory of information transmission in the case of continuous signals[J]. IRE TRANSACTIONS ON INFORMATION THEORY. Presented at 1956 Symposium on Information theory at Mass. Inst. Tech., Cambridge, Mass, 1956.

[18] E. N. Gilbert. An outline of information theory[J]. The American Statistician, 1958, 12(1): 13-19.

[19] J. Wolfowitz. Information theory for mathematicians[J]. The Annals of Mathematical Statistics, 1958, 29(2): 351-356.

[20] Beverly Robbins. Ontology and the hierarchy of languages[J]. The Philosophical Review, 1958, 67(4): 531-537.

[21] E. H. Linfoot. Information theory and photographic images[J]. The Journal of Photographic Science, 1959, 7(6): 148-156.

[22] J. R. Singer. Information theory and the human visual system[J]. Journal of the Optical Society of America, 1959, 49(6): 639-640.

[23] Henry Quastler. Information theory of biological integration[J]. The American Naturalist, 1959, 93(871): 245-254.

[24] Brockway McMillan. An elementary approach to the theory of information[J]. SIAM Review, 1961, 3(3): 211-229.

[25] R. C. Stanley. Counting statistics in x-ray spectroscopy[J]. The British Journal of Applied Physics, 1961, 12: 503-506.

[26] Frank Tillman, B. Roswell Russel, and Frank Tillmann. Information and entropy[J]. Synthese, 1961, 13(3): 233-241.

[27] Richard K. McDonald. Optics and information theory[J]. Physics Today, 1961, 14(7): 36-41.

[28] 胡国定 . 信息论中 Shannon 定理的三种反定理 [J]. 数学学报 , 1961, 11(3): 260-294.

[29] Edward C. Carterette and Michael Cole. Comparision of the receiver-operating characteristics for messages received by ear and by eye[J]. The journal of the Acoustical Society of America, 1962, 34(2): 172-178.

[30] 沈世镒 .Shannon 定理中信息准则成立的充要条件 [J]. 数学学报 , 1962, 12(4): 389-407.

[31] V. K. Zworykin. A mechanized matching procedure for computer aided differential diagnosis[J]. Med. Electron. Biol. Engng., 1963, 1: 85-89.

[32] Charles S. Watson, Mark E. Rilling, and Walter T. Bourbon. Receiver-operating characteristics determined by a mechanical analog to the rating scale[J]. The Journal of the Acoustical Society of America, 1964, 36(2): 283-288.

[33] M. Rosenblatt-Roth. The concept of entropy in probability theory and its application in the theory of information transmission through communication channels[J]. Theory of Probability and Its Applications, 1964, 9(2): 212-235.

[34] 王之江 . 关于光学信息量 [J]. 物理学报 , 1964, 20(11): 1180-1181.

[35] 沈致远 . 信息论过程中确定与不确定的矛盾 [J]. 自然辩证法通讯 , 1964, 4(6): 27-31.

[36] 封根泉 . 关于人信息传递效率的几个问题 [J]. 心理科学通讯 , 1965, 4: 25-38.

[37] Gwilym S. Lodwick. Computer-aided diagnosis in radiology a research plan[J]. Investigative Radiology, 1966, 1: 72-80.

[38] Robert A. Bruce and Stephen R. Yarnall. Computer-aided diagnosis of cardiovascular

disorders[J]. J. chron. Dis., 1966, 19: 473-484.

[39] Kenneth Gaarder. Transmission of edge information in the human visual system[J]. Nature, 1966, 5059: 321-323.

[40] William C. Copeland. A new approach to hospital information systems: the design of hospital report generators for statistical reports to agencies outside the individual hospital[J]. Inquiry, 1967, 4(1): 37-43.

[41] James E. Falk. Lagrange multipliers and nonlinear programming[J]. Journal of Mathematical Analysis and Applications, 1967, 19: 141-159.

[42] G. Octo Barnett and Paul B. Hofmann. Computer technology and patient care: experiences of a hospital research effort[J]. Inquiry, 1968, 5(3): 51-57.

[43] John C. Ogilvie and C. Douglas Greelman. Maximum-likelihood estimation of receiver operating characteristic curve parameters[J]. Journal of Mathematical Psychology, 1968, 5: 377-391.

[44] G. AnthonyGorry. Strategies for computer-aided diagnosis[J]. Mathematical Biosciences, 1968, 2: 293-318.

[45] R.A. Greenes, A.N. Pappalardo, and C. W. Marble. Design and implementation of a clinical data management system[J]. Computers and Biomedical Research, 1969, 2: 469-485.

[46] F. J. Gould. Extensions of Lagrange multipliers in nonlinear programming[J]. SIAM J. Appl. Math., 1969, 17(6): 1280-1297.

[47] James E. Falk. Lagrange multipliers and nonconvex programs[J]. SIAM J. Control, 1969, 7(4): 534-545.

[48] A. G. P.M. Nijst. Some remarks on conditional entropy[J]. Z. Wahrscheinlichkeitstheoriesverw, 1969, 12: 307-319.

[49] Robert A. Greenes, G. Octo Barnett, and Stuart W. Klein, et al. Recording, retrieval and review of medical data by physician-computer interaction[J]. The New England Journal of Medicine, 1970, 282(6): 307-315.

[50] John C. Deshaies. Health information systems[J]. Socio-Econ. Plan. Sci., 1971, 5: 515-533.

[51] Edward H. Shortliffe, Stanton G. Axline, and Bruce G. Buchanan, et al. An artificial intelligence program to advise physicians regarding antimicrobial therapy[J]. Computers and Biomedical Research, 1973, 6: 544-560.

[52] Charles E. Metz, David J. Goodenough, and Kurt Rossmann. Evaluation of a receiver operating characteristic curve data in terms of information theory, with

applications in radiography[J]. Radiology, 1973, 109: 297-303.

[53] DiranBodenhorn. A note on the interpretation of Lagrange multipliers[J]. Eastern Economic Journal, 1974, 1(3): 202-210.

[54] David J. Goodenough, Kurt Rossmann, and Lee B. Lusted. Radiographic applications of receiver operating characteristic (ROC) curves[J]. Radiology, 1974, 110: 89-95.

[55] Edward H. Shortliffe and Bruce G. Buchanan. A model of inexact reasoning in medicine[J]. Mathematical Biosciences, 1975, 23: 351-379.

[56] Edward H. Shortliffe, Randall Davis, and Stanton G. Axline, et al. Computer-based consultations in clinical therapeutics: explanation and rule acquisition capabilities of the MYCIN system[J]. Computers and Biomedical Research, 1975, 8: 303-320.

[57] Ted Shortliffe and Randy Davis. Some considerations for the implementation of knowledge-based expert systems[J]. SIGART Newsletter, 1975, 55: 9-12.

[58] Donald Bamber. The area above the ordinal dominance graph and the area below the receiver operating characteristic graph[J]. Journal of Mathematical Psychology, 1975, 12: 387-415.

[59] Frank H. Clarke. A new approach to Lagrange multipliers[J]. Mathematics of Operations Research, 1976, 1(2): 165-174.

[60] H. Sayama, L.T. Fan& L.S. Fan. On Lagrange multipliers and constraints I. Lagrangian approach[J]. International Journal of Systems Science, 1976, 7(11): 1283-1298.

[61] H. Sayama, L.T. Fan& L.S. Fan. On Lagrange multipliers and constraints II. Augmented Lagrangian approach[J]. International Journal of Systems Science, 1976, 7(11): 1299-1313.

[62] Sharon M. Wraith, Janice S. Alkins, and Bruce G. Buchanan, et al. Computerized consultation system for selection of antimicrobial therapy[J]. Am J Hosp Pharm, 1976, 33: 1304-1308.

[63] 中国科学院生物物理研究所五室双眼视觉研究组．双眼立体视觉的信息加工[J]. 生物化学与生物物理进展，1976, 3: 31-35.

[64] M. M. Gupta and R. K. Ragade. Fuzzy set theory and its applications: a suvey[J]. Fuzzy Sets and Systems, 1992, 247-259.

[65] Aaron Katz, Alberto Budkin, and Rita Shupler. An automated radiology information system[J]. Radiology, 1977, 124: 699-704.

[66] A. P. Dempster, N. M. Laird, and D. B. Rubin. Maximum likelihood from incomplete

data via the EM algorithm[J]. Journal of the Royal Statistical Society, 1977, 39(1): 1-22.

[67] Kirby G. Vosburgh. Storage and retrieval of radiographic images[J]. Radiology, 1977, 123: 619-624.

[68] Satosi Watanabe. A generalized fuzzy-set theory[J]. IEEE Transactions on Systems, MAN, and Cybernetics, 1978, SMC-8(10): 756-760.

[69] Charles E. Metz. Basic principles of ROC analysis[J]. Seminars in Nuclear Medicine, 1978, VIII(4): 283-298.

[70] Charles E. Blair. Convex optimization and Lagrange multipliers[J]. Mathematical Programming, 1978, 15: 87-91.

[71] Lee B. Lusted. General problems in medical decision making with comments on ROC analysis[J]. Seminars in Nuclear Medicine, 1978, VIII(4): 299-306.

[72] Robert A. Greenes, Roger A. Bauman, and Stanley J. Robboy, et al. Immediate pathologic confirmation of radiologic interpretations by computer feedback[J]. Radiology, 1978, 127: 381-383.

[73] L. Angelini, A. R. Antonaci, and R. De Angelis, et al. Statistical analysis of clinical breast cancer by computer[J]. MED. INFORM., 1978, 3(2): 131-135.

[74] 彭克敏 . 信息处理浅说 [J]. 信息与控制 , 1978, Z1: 63-72.

[75] 钟义信 . 信息科学的现状与未来 [J]. 北京邮电大学学报 , 1978, 01: 68-77.

[76] 维芬 , 云娜 . 信息论基本问题简述 [J]. 信息与控制 , 1978, 01: 8-12.

[77] Edward H. Shortliffe, Bruce G. Buchanan, and Edward A. Feigenbaum. Knowledge engineering for medical decision making: A review of computer-based clinical decision aids[J]. PROCEEDINGS OF THE IEEE, 1979, 67(9): 1207-1224.

[78] 陈德茂 . 视网膜神经网络的信息传递 [J]. 生物化学与生物物理进展 , 1979, 6(2): 21-25.

[79] 李宏钧 . 听觉系统的信息加工 [J]. 国际生物医学工程杂志 , 1979(4): 24-28.

[80] 张述祖 . 信息单位与认知量 [J]. 河北大学学报：哲学社会科学版 , 1979(4): 107-113.

[81] 李长岷 . 信息和信息测量 [J]. 西南师范大学学报 (自然科学版), 1979(2): 109-114.

[82] 钟义信 . 信息科学 [J]. 自然杂志 , 1979, 2(3): 155-157.

[83] 王行刚 . 信息学与信息化社会 [J]. 自然杂志 , 1979, 2(7): 439-440.

[84] 祝楚恒 , 蒋赞平 . 在军事指挥系统中解决汉字信息处理问题的方案设想 [J]. 现代防御技术 , 1979, 06: 53-59.

[85] Edward T. Lee. Applications of fuzzy set theory to image sciences[J]. Journal of Cybernetics, 1980, 10(1-3): 127-136.

[86] Leland L. Burnett. A simple hospital radiology information system[J]. Radiology, 1980, 136: 349-350.

[87] Ronald R. Yager. Competitiveness and compensation in decision making: A fuzzy set based interpretation[J]. Comput.&Ops Res., 1980, 7: 285-300.

[88] VartkesGoetcherian. From binary to grey tone image processing using fuzzy logic concepts[J]. Pattern Recognition, 1980, 12: 7-15.

[89] 李树田 . 分析信息编码与解码技术的进展 [J]. 分析仪器 , 1980: 6-13.

[90] 王行刚 . 关于信息科学的讨论 [J]. 电子计算机动态 , 1980, 09: 71-73.

[91] 沈致远 . 什么叫信息科学 [J]. 人民教育 , 1980, 11: 54-56.

[92] 房洪瑞 . 数字信息压缩技术及试算 [J]. 遥测技术 , 1980, 01: 25-33.

[93] 周怀珍 . 信息方法的哲学分析 [J]. 哲学研究 , 1980(9): 37-45.

[94] 刘伸 . 信息与情报 [J]. 情报科学 , 1980, 04: 1-4.

[95] 柳克俊 . 论信息与决策 [J]. 系统工程理论与实践 , 1981(2): 18-21.

[96] 李长岷 . 人的信息加工能力 [J]. 西南师范学院学报 (自然科学版), 1981(1): 124-132.

[97] 宗文举 . 信息本质初探 [J]. 天津师范大学学报 (社会科学版), 1981(6): 33-38.

[98] 刘发中 . 信息概念的普泛化问题 [J]. 情报科学 , 1981(2): 13-17.

[99] 王永成 , 朱广忠 , 洪声贵 , 等 . 信息检索的一个数学模型 [J]. 计算机与图书馆 , 1981(2): 29-34.

[100] 巩真 . 信息是世界的基本组分之一吗？ [J]. 西北工业大学学报 , 1981, 3: 84-89.

[101] 林海 . 信息问题简介 [J]. 哲学动态 , 1981(4): 22-23.

[102] James A. Hanley, Barbara J. McNeil. The meaning and use of the area under a receiver operating characteristic (ROC) curve[J]. Radiology, 1982, 143: 29-36.

[103] Michael L. Rhodes, William V. Glenn, and John Quinn. First international conference and workshop on picture archiving and communication systems (PACS) for medical applications[J]. Journal of Computer Assisted Tomography, 1982, 6(5): 1038-1039.

[104] Zdzislaw Pawlak. Rough sets[J]. International Journal of Computer and Informaiton Sciences, 1982, 11(5): 341-355.

[105] Ronald R. Yager. Some procedures for selecting fuzzy set-theoretic operators[J]. International Journal of General systems, 1982, 8(2): 115-124.

[106] James Winter. Computer assessment of observer performance by receiver operating

characteristic curve and information theory[J]. Computers and Biomedical Research, 1982, 15: 555-562.

[107] 王乃愚 . 简论信息、知识、情报的范畴及其数学表述 [J]. 情报科学 , 1982, 1: 39.

[108] 庄义逊 . 情报、信息、知识、数据 [J]. 情报科学 , 1982, 3(3): 66.

[109] 鲁遂荣 . 谈谈医学信息科学中的几个问题 [J]. 医学哲学 , 1982, 6: 23-26.

[110] 唐开正 . 信息方法的医学意义探讨 [J]. 医学哲学 , 1982, 6: 26-29.

[111] 郭瑞枫 . 一个分布式信息检索系统模型 [J]. 南京大学学报 (自然科学版), 1982, 1: 39-48.

[112] Tadeusz Radecki. A theoretical background for applying fuzzy set theory in information retrieval[J]. Fuzzy Sets and Systems, 1983, 10: 169-183.

[113] Theodore E. Cohn. Receiver operating characteristic analysis of photoreceptor sensitivity[J]. IEEE Transactions on Systems, MAN, and Cybernetics, 1983, SMC-13(5): 873-882.

[114] Jerome R. Cox, G. James Blaine, and Rexford L. Hill, et al. Some design considerations for picture archiving and communication systems[J]. Computer, 1983, 16(8): 39-49.

[115] James J. Buckley. Decision making under risk: a comparison of Bayesian and fuzzy set methods[J]. Risk Analysis, 1983, 3(3): 157-168.

[116] Richard O. Duda and Edward H. Shortliffe. Expert systems Research[J]. Science, 1983, 220(4594): 261-267.

[117] Jonathan Clive, Max A. Woodbury, and Ilene C. Siegler. Fuzzy and crisp set-theoretic-based classification of health and disease[J]. Journal of Medical Systems, 1983, 7(4): 317-332.

[118] S.V. Ovchinnikov. General negations in fuzzy set theory[J]. Journal of Mathematical Analysis and Applications, 1983, 92: 234-239

[119] E. P. Klement. Fuzzy measures assuming their values in the set of fuzzy numbers[J]. Journal of Mathematical Analysis and Applications, 1983, 93: 312-323.

[120] Robert A. Greenes. Interactive microcomputer-based graphical tools for physician decision support aids to test selection and interpretation and use of Bayes' theorem[J]. Med Decis Making, 1983, 3(1): 15-21.

[121] Russell A. Boyles. On the convergence of the EM algorithm[J]. Journal of the Royal Statistical Society. Series B (Methodological), 1983, 45(1): 47-50.

[122] Donald M. Berwick and L. A. Thibodeau. Receiver operating characteristic analysis

of diagnostic skill[J]. Medical Care, 1983, 21(9): 876-885.

[123] A. E. Todd-Pokropek. The intercomarison of a black and white and a color display: an example of the use of receiver operating characteristic curves[J]. IEEE Transactions on Medical Imaging, 1983, MI-2(1): 19-23.

[124] Cliff Long. Viualiztion of matrix singular value decomposition[J]. Mathematics Magazine, 1983, 56(3): 161-167.

[125] 周桂如, 王雨田. 从信息论到信息科学 [J]. 自然辩证法通讯, 1983(2): 16-21.

[126] 丁自改. 情报知识信息 [J]. 情报学报, 1983, 2(2): 140-145.

[127] 耿立大. 自然语言信息加工和人工智能 [J]. 计算机与图书馆, 1983(1): 30-35.

[128] Robert A. Greenes. Career paths in medical information science[J]. MED. INFORM., 1984, 9(3-4): 207-209.

[129] Carl L. Fales, Friedrich O Huck, and Richard W. Samms. Imaing system design for improved information capacity[J]. APPLIED OPTICS, 1984, 23(6): 872-888.

[130] Edawrd H. Shortliffe. Reasoning methods in medical consultation systems: artificial intelligence approaches[J]. Computer Programs in Biomedicine, 1984, 18: 5-14.

[131] Barbara J. McNeil, and James A. Hanley. Statistical approaches to the analysis of receiver operating characteristic (ROC) curves[J]. Med Decis Making, 1984, 4(2): 137-150.

[132] JuegenKlonk and Bernhard Rassmann. The architecture of a data processing system to support statistical studies[J]. MED. INFORM., 1984, 9(2): 125-134.

[133] Edward H. Shortliffe. The science of biomedical computing[J]. MED. INFORM., 1984, 9(3-4): 185-193.

[134] Michel Treisman and Andrew Faulkner. The effect of signal probability on the slope of the receiver operating characteristic given by the rating procedure[J]. British Journal of Mathematical and Statistical Psychology, 1984, 37: 199-215.

[135] 高鹏远. 国外的医院信息系统 (综述)[J]. 国外医学 (医院管理分册), 1984, 1: 1-4.

[136] 黎鸣. 论信息 [J]. 中国社会科学, 1984, 4: 13-26.

[137] 梁桂全. 谈谈信息论及其对社会科学的影响 [J]. 学术研究, 1984, 6: 74-76.

[138] Zdzislaw Pawlak. Rough sets and fuzzy sets[J]. Fuzzy Sets and Systems, 1985, 17: 99-102.

[139] Robert M. Lewitt and Gerd Muehllehner. Accelerated iterative reconstruction for positron emission tomography based on the EM algorithm for maximum likelihood estimation[J]. IEEE Transactions on Medical Imaging, 1986, MI-5(1): 16-22.

[140] H. Gharavi. Conditional entropy coding of digital pictures[J]. Journal of the Institution of Electronic and Radio Engineers, 1986, 56(5): 213-218.

[141] Morris F. Collen. Origins of medical informatics[J]. West J Med, 1986, 145: 778-785.

[142] Charles E. Metz. ROC methodology in radiologic imaging[J]. Invest Radiol, 1986, 21: 720-733.

[143] S. Tsuji and E. H. Shortliffe. Graphical access to medical expert systems: I. design of a knowledge engineer's interface[J]. Meth. Inform. Med., 1986, 25(2): 288-296.

[144] Curtis P. Langlotz, Lawrence M. Fagan, and Samson W. Tu. et al. A therapy planning architecture that combines decision theory and artificial intelligence techniques[J]. Computers and Biomedical Research, 1987, 20: 279-303.

[145] Glenn D. Rennels and Edward H. Shortliffe. Advanced computing for medicine[J]. Scientific American, 1987: 154-161.

[146] Z. Liang and H. Hart. Bayesian image processing of data from constrained source distributions-fuzzy pattern constraints[J]. Phys. Med. Biol., 1987, 32(11): 1481-1494.

[147] Edward H. Shortliffe. Computer programs to support clinical decision making[J]. JAMA, 1987, 258: 61-66.

[148] Zbigniew M. Wojcik. Contextual information retrieval using a graph model of a sentence and rough sets[J]. Applied artificial intelligence: an international Journal, 1987, 1(2): 143-162.

[149] S. Basu. Image segmentation by semantic method[J]. Pattern Recognition, 1987, 20(5): 497-511.

[150] Walter R. Steinbach and Karlheinz Richter. Multiple classification and receiver operating characteristic (ROC) analysis[J]. Med Decis Making, 1987, 7: 234-237.

[151] H. K. Huang, Nicholas J. Mankovich, and Paul S. Cho, et al. Picture archiving and communication systems in Japan[J]. AJR, 1987, 148: 427-429.

[152] Eugene Veklerov and Jorge LLacer. Stopping rule for the MLE algorithm based on statistical hypothesis testing[J]. IEEE Transactions on Medical Imaging, 1987, MI-6(4): 313-319.

[153] William R. Hendee. The perception of visual information[J]. Radiographics, 1987, 7(6): 1213-1219.

[154] Didier Dubois and Henri Prade. Twofold fuzzy sets and rough sets-some issues in knowledge representation[J]. Fuzzy Sets and Systems, 1987, 23: 3-18.

[155] Mark A. Musen, Lawrence M. Fagan, and David M. Combs, et al. Use of a domain model to drive an interactive knowledge-editing tool[J]. Int. J. Man-Machien Studies, 1987, 26: 105-121.

[156] H.W. Didden, J. P. J. de Valk and A.R. Bakker. Top-down design of a picture archiving and communications system (PACS) by means of simulation[J]. Computer Methods and Programs in Biomedicine, 1988, 26: 85-96.

[157] Gen Matsumoto. Neurocomputing-neurons as microcomputers[J]. Future Generations Computer Systems, 1988, 4: 39-51.

[158] Zdzislaw Pawlak, S. K. M. Wong, and Wojciech Ziarko. Rough sets: probabilistic versus deterministic approach[J]. Int. J. Man-Machine Studies, 1988, 29: 81-95.

[159] T. Arciszewski and W. Ziarko. Verification of morphological table based on probabilistic rough sets approach[J]. Particulate Science and Technology: An International Journal, 1988, 6(2): 193-205.

[160] Y. LeCun, B. Boser, and J.S. Denker, et al. Backpropagtion applied to handwritten Zip code recognition[J]. Neural Computation, 1989, 1: 541-551.

[161] Peter R. Phillips. Bayesian statistics, factor analysis, and PET images-part I: mathematical background[J]. IEEE Transactions on Medical Imaging, 1989, 8(2): 125-132.

[162] Dev P. Chakraborty. Maximum likelihood analysis of free-response receiver operating characteristic (FROC) data[J]. Med. Phys., 1989, 16(4): 561-568.

[163] David G. Brown and Robert F. Wagner. Physics and statistics of medical imaging[J]. Journal of Digital Imaging, 1989, 2(4): 194-211.

[164] Fred W. Prior and Kamal H. Nabijee. Information management for data retrieval in a picture archive and communication system[J]. Journal of Digital Imaging, 1989, 2(3): 170-176.

[165] A. Mrozek. Rough sets and dependency analysis among attributes in computer implementations of expert's inference models[J]. Int. J. Man-Machine Studies, 1989, 30: 457-473.

[166] Maciej Wygralak. Rough sets and fuzzy sets-some remarks on interrelations[J]. Fuzzy Sets and Systems, 1989, 29: 241-243.

[167] Bruce G. Buchanan, Daniel Bobrow, and Randall Davis, et al. Knowledge-based systems[J]. Annu. Rev. Comput. Sci., 1990, 4: 395-416.

[168] Chung-lie Wang. Dynamic programming and the Lagrange multipliers[J]. Journal of Mathematical Analysis and Applications, 1990, 150: 551-561.

[169] Michael L. Meistrell. Evaluation of neural network performance by receiver operating characteristic (ROC) analysis: examples from the biotechnology domain[J]. Computer Methods and Programs in Biomedicine, 1990, 32: 73-80.

[170] Robert A. Greenes and Edward H. Shortliffe. Medical Informatics an emerging academic discipline and institutional priority[J]. JAMA, 1990, 263: 1114-1120.

[171] Michael B. Harrington. Some methodological questions concerning receiver operating characteristic (ROC) analysis as a method for assessing image quality in radiology[J]. Journal of Digital Imaging, 1990, 3(4): 211-218.

[172] William R. Hersh and Robert A. Greenes. SAPHIRE-an information retrieval system featuring concept matching, automatic indexing, probabilistic retrieval, and hierarchical relationships[J]. Computers and Biomedical Research, 1990, 23: 410-425.

[173] P. L. Hofland, F.P. Ottes, and A.M. Vossepoel, et al. Medical imaging workstation: a software environment[J]. MED. INFORM., 1990, 15(1): 15-19.

[174] Didier Dubois and Henri Prade. Rough fuzzy sets and fuzzy rough sets[J]. International Journal of General Systems, 1990, 17(2-3): 191-209.

[175] Udo P. Schmiedl and Alan H. Rowberg. Literature review: picture archiving and communication systems[J]. Journal of Digital Imaging, 1990, 3(3): 178-194.

[176] Bernard Widrow and Michael A. Lehr. 30 years of adaptive neural networks: perceptron, madaline, and backpropagation[J]. PROCEEDINGS OF THE IEEE, 1990, 78(9): 1415-1432.

[177] 庄天戈 . “图像存档及通讯系统” 与 “远程放射学” [J]. CT 理论与应用研究 , 1991, 2: 24-28.

[178] Reinhard Urhahn and Rolf W. Gunther. Fast personal computer based retrieval system for a high-volume database of a radiology information system[J]. The British Journal of Radiology, 1990, 64: 461-462.

[179] F. Gerneth, R. Haux, and H.K. Selbmann. On research subsystems and their integration in the computer-supported part of hospital infornmaiton systems[J]. Medical Informatics, 1991, 16(1): 77-95.

[180] H. I. Glass. Economic model of a whole hospital picture archiving and communication system installation[J]. Journal of Digital Imaging, 1991, 4(4): 71-74.

[181] Harold P. Lehmann and Edward H. Shortliffe. THOMAS: building Bayesian statistical expert systems to aid in clinical decision making[J]. Computer Methods

and Programs in Biomedicien, 1991, 35: 251-260.

[182] Isao Takeda and Toshihiko Kudo. Network system: the integrated picture archiving and communication system with the hospital information system[J]. Journal of Digital Imaging, 1991, 4(4): 6-14.

[183] Lincoln D. Stein, Jan Snydr-Michal, and Robert A. Greens. Realistic viewing and manipulation of radiographic images on a personal computer-a user interface for educational applications[J]. Journal of Digital Imaging, 1991, 4(3): 169-176.

[184] Zbigniew Bonikowski. A certain conception of the calculus of rough sets[J]. Notre Dame Journal of Formal Logic, 1992, 33(3): 412-421.

[185] F. Rabitti and P. Savino. Automatic image indexation to support content-based retrieval[J]. Information Processing & Management, 1992, 28(5): 547-565.

[186] Stefan Chanas and Dorota Kuchta. Further remarks on the relation between rough and fuzzy sets[J]. Fuzzy Sets and Systems, 1992, 47: 391-394.

[187] Hideo Tanaka, HisaoIshibuchi, and Nobuyoshi Matsuda. Fuzzy expert system based on rough sets and its application to medical diagnosis[J]. International Journal of General Systems, 1992, 21(1): 83-97.

[188] Ludmila IlievaKuncheva. Fuzzy rough sets: application to feature selection[J]. Fuzzy Sets and Systems, 1992, 51: 147-153.

[189] S. Nanda and S. Majumdar. Fuzzy rough sets[J]. Fuzzy Sets and Systems, 1992, 45: 157-160.

[190] D. R. Haynor, D.V. Smith, and H.W. Park, et al. Hardware and software requirements for a picture archiving and communication system's diagnostic workstations[J]. Journal of Digital Imaging, 1992, 5(2): 107-117.

[191] Gregory A. Clark, Robert D. Hawkins, and William N. Frost. How neural are neural networks? A comparison ofinformation processing and storage in artificial and real neural systems[J]. Journal of Statistical Planning and Inference, 1992, 33: 27-65.

[192] Mark S. Frank, David W. Green, and Julie A. Sasewich, et al. Integration of a personal computer workstation and radiology information system for obstetric sonography[J]. AJR, 1992, 159: 1329-1333.

[193] J. A. Cannataci. Legal aspects of picture archiving and communications systems[J]. Int. J. Biomed Comput., 1992, 30: 209-214.

[194] Senmao Lin, ItsuoKumazawa, and Shuquan Zhang. Optical fuzzy image processing based on shadow-casting[J]. Optics Communications, 1992, 94: 397-405.

[195] ErkkiOja. Principal components, minor components, and linear neural networks[J].

Neural Networks, 1992, 5: 927-935.

[196] R. Mattheus and J. M. Noothoven van Goor. The European community: standardization in medical informatics and imaging[J]. Computer Methods and Programs in Biomedicine, 1992, 37: 333-341.

[197] Robert Hindel. Tools for medical informatics[J]. Journal of Digital Imaging, 1992, 5(2): 95-101.

[198] W. Ceusters, G. De Moor, and R. Bonneu, et al. Training of health care personnel towards the implementation and use of electronic health care records using integrated imaging technology[J]. Medical Informatics, 1992, 17(4): 215-223.

[199] Shin-Chung B. Lo, Jyh-Shyan J. Lin, and Matthew T. Freedman, et al. Computer-assisted diagnosis of lung nodule detection using artificial convolution neural network[J]. Proc SPIE, 1993, 3: 859-869.

[200] Jud W. Gurney. Determining the likelihood of malignancy in solitary pulmonary nodules with Bayesian analysis[J]. Radiology, 1993, 186: 405-413.

[201] Edward H. Shortliffe. Doctors, patients, and computers: will information technology dehumanize health-care delivery?[J]. Proceedings of the American Philosophical Society, 1993, 137(3): 390-398.

[202] Mark S. Frank and Alan H. Rowberg. Authentication and management of radiologic reports: value of a computer workstation integrated with a radiology information system[J]. AJR, 1993, 161: 1309-1311.

[203] H. K. Huang, Ricky K. Taira, and Shyh-Liang Lou, et al. Implementation of a large-scale picture archiving and communication system[J]. Computerized Medical Imaging and Graphics, 1993, 17(1): 1-11.

[204] Stewart Shapiro. Modality and ontology[J]. Mind, 1993, 102(407): 455-481.

[205] Joaquim Piqueras and Joan-CarlesCarreno. Data interface between a radiology information system and a computed radiography system using a personal computer and standard software[J]. AJR, 1993, 161: 1313-1315.

[206] Edward H. Shortliffe. The adolescence of AI in medicine: will the field come of age in the '90s?[J]. Artificial Intelligence in Medicine, 1993, 5: 93-106.

[207] M. Wiltgen, G. Gell, and E.Graif, et al. An integrated picture archiving and communications system-radiology information system in a radiological depertment[J]. Journal of Digital Imaging, 1993, 6(1): 16-24.

[208] Simon Parsons and Miroslav Kubat. A first-order logic for reasoning under uncertainty using rough sets[J]. Journal of Intelligent Manufactureing, 1994, 5:

211-223.

[209] Darrell Whitley. A genetic algorithm tutorial[J]. Statistics and Computing, 1994, 4: 65-85.

[210] Philip N. Cascade. Setting appropriateness guidelines for radiology[J]. Radiology, 1994, 192(1): 50A-54A.

[211] Gareth Jones, Alexander M. Robertson, and Peter Willett. An introduction to genetic algorithms and to their use in information retrieval[J]. Online & CDROM Review, 1994, 18(1): 3-13.

[212] Charles E. Kahn. Artificial intelligence in radiology: decision support systems[J]. RadioGraphics, 1994, 14: 849-861.

[213] Birgit Brigl, Markus Mieth, and Reinhold Haux, et al. The LBI-method for automated indexing of diagnoses by using SNOMED. Part 1. Design and realization[J]. International Journal of Bio-Medical Computing, 1994, 37: 237-247.

[214] W. Philip Kegelmeyer, Joe M. Pruneda, and Philip D. Bourland, et al. Computer-aided mammographic screening for speculated lesions[J]. Radiology, 1994, 191: 331-337.

[215] Kaoru arakawa. Fuzzy rule-based signal processing and its application to image restoration[J]. IEEE Journal on Selected Areas in Communications, 1994, 12(9): 1495-1502.

[216] George K. Knopf and Madan M. Gupta. Fuzzy uncertainty measures in image processing[J]. Journal of Electronic Imaging, 1994, 3(2): 142-153.

[217] Pierre Comon. Independent component analysis, a new concept?[J]. Signal Processing, 1994, 36: 287-314.

[218] Dietrich Meyer-Ebrecht. Picture archiving and communication systems (PACS) for medical application[J]. International Journal of Bio-Medical Computing, 1994, 35: 91-124.

[219] Fabrizio Russo and Giovanni Ramponi. Nonlinear fuzzy operators for image processing[J]. Signal Processing, 1994, 38: 429-440.

[220] J. P. McDonald, J. P. Siebert, and R. J. Fryer, et al. Visualization and model building in medical imaging[J]. MED. INFORM., 1994, 19(1): 61-69.

[221] A. Winter and R. Haux. A three-level graph-based model for the management of hospital information systems[J]. Methods of Information in Medicine, 1994, 34: 378-396.

[222] L. Costaridou, K. Hatzis, and G. Panayiotakis, et al. A learning tool in medical

imaging: using procedure graphs in radiographic process simulation[J]. Medical Informatics, 1995, 20(3): 251-263.

[223] Peter Ingwersen and Peter Willett. An introduction to algorithmic and cognitive approaches for information retrieval[J]. Libri, 1995, 45: 160-177.

[224] Shih-Chung B. Lo, Shyh-Liang A. Lou, and Jyh-Shyan Lin, et al. Artificial convolutional neural network techniques and applications for lung nodule detection[J]. IEEE Transactions on Medical Imaging, 1995, 14(4): 711-718.

[225] Jyh-Shyan Lin, Akira Hasegawa, and Matthew T. Freedman, et al. Differentiation between nodules and end-on vessels using a convolution neural network architecture[J]. Journal of Digital Imaging, 1995, 8(3): 132-141.

[226] Nicolaos B. Karayiannis and Pin-I Pai. Fuzzy vector quantization algorithms and their application in image compression[J]. IEEE Transactions on Image Processing, 1995, 4(9): 1193-1201.

[227] Xiaobing Lee, Ya-Qin Zhang, and Alberto Leon-Garcia. Information loss recovery for block-based image coding techniques-a fuzzy logic approach[J]. IEEE Transactions on Image Processing, 1995, 4(3): 259-273.

[228] R. A. Lorey, J. L. Solka, and G. W. Rogers, et al. Mammographic computer-assisted diagnosis using computational statistics pattern recognition[J]. Real-Time Imaging, 1995, 1: 95-104.

[229] Jud W. Gurney and Stephen J. Swensen. Solitary pulmonary nodules: determining the likelihood of malignancy with neural network analysis[J]. Radiology, 1995, 196: 823-829.

[230] Corinna Cortes and Vladimir Vapnik. Support-vector networks[J]. Machine Learning, 1995, 20: 273-297.

[231] Fabrizio Russo and Giovanni Ramponi. A fuzzy operator for the enhancement of blurred and noisy images[J]. IEEE Transactions on Image Processing, 1995, 4(8): 1169-1174.

[232] Dan Kalman. A singularly valuable decomposition: the SVD of a matrix[J]. The college Mathematics Journal, 1996, 27(1): 2-23.

[233] Shi-Kuo Chang. Active index for content-based medical image retrieval[J]. Computerized Medical Imaging and Graphics, 1996, 20(4): 219-229.

[234] Venkat N. Gudivada and Gwang S. Jung. An architecture for and query processing in distributed content-based image retrieval[J]. Real-Time Imaging, 1996, 2: 139-152.

[235] Smadar Shiffman and Edward H. Shortliffe. Biomedical imaging and the evolution of medical informatics[J]. Computerized Medical Imaging and Graphics, 1996, 20(4): 189-192.

[236] Dinh Tuan Pham. Blind separation of instantaneous mixture of sources via an independent component analysis[J]. IEEE Transactions on Signal Processing, 1996, 44(11): 2768-2779.

[237] Reiner Fageth, William G. Allen, and Uwe Jager. Fuzzy logic classification in image processing[J]. Fuzzy Sets and Systems, 1996, 82: 265-278.

[238] A. Hasman, R. Haux, and A. Albert. A systematic view on medical informatics[J]. Computerized Methods and Programs in Biomedicine, 1996, 51: 131-139.

[239] Jyh-Shyan Lin, Shih-Chung B. Lo, and Akira Hasegawa, et al. Reduction of false positives in lung nodule detection using a two-level neural classification[J]. IEEE Transactions on Medical Imaging, 1996, 15(2): 206-217.

[240] AAPO Hyvarinen and Erkki Oja. Simple neuron models for independent component analysis[J]. International Journal of Neural Systems, 1996, 7(6): 671-687.

[241] Nicholas Lange. Tutorial in biostatistics Statistical Approaches to human brain mapping by functional magnetic resonance imaging[J]. Statistics in Medicine, 1996, 15: 389-428.

[242] L. Fu, C. Wolfson, and K. J. Worsley, et al. Statistics for investigation of multimodal MR imaging data and an application to multiple sclerosis patients[J]. NMR IN BIOMEDICINE, 1996, 9: 339-346.

[243] A. Winter, A, Lagemann, and B. Budig, et al. Health professional workstation and their integration in a hospital information system: the pragmatic approach MEDIAS[J]. Computer Methods and Programs in Biomedicine, 1996, 51: 193-209.

[244] Juha Karhenen, Erkki Oja, and Liuyue Wang, et al. A class of neural networks for independent component analysis[J]. IEEE Transactions on Neural Networks, 1997, 8(3): 486-504.

[245] Aapo Hyvarinen and Erkki Oja. A fast fixed-point algorithm for independent component analysis[J]. Neural Computation, 1997, 9: 1483-1492.

[246] Reinhold Haux. Aims and tasks of medical informatics[J]. International Journal of Medical Informatics, 1997, 44: 9-20.

[247] Robert Weiss. Bayesian sample size calculations for hypothesis testing[J]. The Statistician, 1997, 46(2): 185-191.

[248] A. Hasman. Challenges for medical informatics in the 21st century[J]. International Journal of Medical Informatics, 1997, 44: 1-7.

[249] Sepp Hochreiter and Jurgen Schmidhuber. Long short-term memory[J]. Neural Computation, 1997, 9: 1735-1780.

[250] R. Ascoli and R. Urigu. Physical information entropy and probability Shannon entropy[J]. International Journal of Theoretical Physics, 1997, 36(8): 1691-1716.

[251] Erkki Oja. The nonlinear PCA learning rule in independent component analysis[J]. Neurocomputing, 1997, 17: 25-45.

[252] W. Dean Bidgood, Steven C. Horii, and Fred W. Prior, et al. Understanding and using DICOM, the data interchange standard for biomedical imaging[J]. Journal of the American Medical Informatics Association, 1997, 4(3): 199-212.

[253] 陆金芳 , 叶志前 . 发展我国的医药信息学教育 [J]. 中国高等教育 , 1997, 3: 37-38.

[254] 李子丰 , 何青 . 论医学信息学专业的设置 [J]. 医学教育 , 1997, 1: 28-30.

[255] 吴奇 , 李平 . 远程放射科学的概念与应用 [J]. 临床放射学杂志 , 1997, 16(3): 181-182.

[256] Mark Girolami, Andrzej Cichocki, and Shun-Ichi Amari. A common neural-network model for unsupervised exploratory data analysis and independent component analysis[J]. IEEE Transactions on Neural Networks, 1998, 9(6): 1495-1501.

[257] Pawan Lingras. Comparison of neofuzzy and rough neural networks[J]. Information Sciences, 1998, 110: 207-215.

[258] 赵喜平 , 郑崇勋 , 吕娟 , 等 . PACS、远程放射学及其与国际互联网的关系 [J]. 中国医学影像学杂志 , 1998, 6(1): 65-67.

[259] 宋健宁 . 浅谈远程放射学 [J]. 中华放射学杂志 , 1998, 32(1): 3-4.

[260] Philip N. Cascade. ACR appropriateness criteriaTM project.

[261] Alexadner Borst and Frederic E. Theunissen. Information theory and neural coding[J]. nature neuroscience, 1999, 2(11): 947-957.

[262] Bruce I. Reiner, Eliot L. Siegel, and Bill Rostenberg. Redesigning the PACS reading room: optimizing room lighting[J]. Part of the SPIE Conference on PACS design and Evaluation: Engineering and Clinical Issues. San Diego, California, February 1999, SPIE 3662.

[263] Edward H. Shortliffe. The evolution of electronic medical records[J]. Academic Medicine, 1999, 74(4): 414-429.

[264] 王发生 , 毛君莲 . 生物信息学的原理、应用及前景 [J]. 情报科学 , 1999, 17(6):

714-717.

[265] 孙根年 . 物质 – 能量 – 信息（EMI）的转化与人类可持续发展 [J]. 自然辩证法研究 , 1999, 15(8): 50-56.

[266] 王良 , 李勇航 , 王克明 , 等 . 远程放射学中影像胶片处理和质量评价的初步研究 [J]. 中华放射学杂志 , 1999, 33(12): 822-823.

[267] Vimla L. Patel, Jose F. Arocha, and Edward H. Shortliffe. Cognitive models in training health professionals to protect patients' confidential information[J]. International Journal of Medical Informatics, 2000, 60: 143-150.

[268] Katsumi Nakamura, Hiroyuki Yoshida, and Roger Engelmann, et al. Computerized analysis of the likelihood of malignancy in solitary pulmonary nodules with use of artificial neural networks[J]. Radiology, 2000, 214: 823-830.

[269] Arnold W. M. Smeulders, Marcel Worring, and Simone Santini, et al. Content-based image retrieval at the end of the early years[J]. IEEE Transactions on Pattern Analysis and Machine Intelligence, 2000, 22(12): 1349-1380.

[270] Vasileios Megalooikonomou, James Ford, and Li Shen, et al. Data mining in brain imaging[J]. Statistical Methods in Medical Research, 2000, 9: 359-394.

[271] Arthur Flexer. Data mining and electroencephalography[J]. Statistical Methods in Medical Research, 2000, 9: 395-413.

[272] 王伟中 , 王华 , 谢敬霞 , 等 . Internet 网站在远程放射学的应用 [J]. 中华放射学杂志 , 2000, 34(4): 274-277.

[273] Omair Rauf, Richard W. Whitehouse. Using the departmental radiology information system to replace specialist registrars logbooks[J]. Clinical Radiology, 2000, 55: 62-66.

[274] J. Ricke, H. Bartelink. Telemedicine and its impact on cancer management[J]. European Journal of Cancer, 2000, 36: 826-833.

[275] 王玲 . 基于知识发现的生物信息学 [J]. 生物工程进展 , 2000, 20(3): 27-29.

[276] 郝柏林 . 生物信息学 [J]. 中国科学院院刊 , 2000, 4: 260-264.

[277] 史定华 . 生物信息学 -21 世纪的核心科学 [J]. 自然杂志 , 2000, 22(3): 177-180.

[278] 曹晓燕 , 徐安龙 . 生物信息学中的马尔可夫模型 [J]. 中山大学学报论丛 , 2000, 20(1): 1-9.

[279] 桑良之 . 图书馆学、信息学、档案学走向统一 [J]. 大学图书情报学刊 , 2000, 3: 9-10.

[280] Pawan Lingras. Fuzzy-rough and rough-fuzzy serial combinations in neurocomputing[J]. Neurocomputing, 2001, 36: 29-44.

[281] R. Haux, P. Knaup, and A.W. Bauer, et al. Information processing in healthcare at the start of the third millennium: potential and limitations[J]. Methods of Information in Medicine, 2001, 40: 156-162.

[282] Marek R. Ogiela and Ryszard Tadeusiewicz. Image understanding methods in biomedical informatics and digital imaging[J]. Journal of Biomedical Informatics, 2001, 34: 377-386.

[283] 庄天戈 . PACS 和远程放射学中若干问题探讨 [J]. 首届全国医疗器械学术与产业论坛 , 2001.

[284] N.M. Luscombe, D. Greenbaum, and M. Gerstein. What is bioinformatics? A proposed definition and overview of the field[J]. Method Inform Med, 2001, 40: 346-358.

[285] 沈钧贤 . 人类脑计划与神经信息学 [J]. 生物物理学报 , 2001, 17(4): 607-612.

[286] 王新疆 , 魏经国 , 邬秋珍 , 等 . 远程放射学带来新问题 [J]. 法律与医学杂志 , 2001, 8(1): 29-30.

[287] 蒋瑾 , 仁青多吉 , 席增华 , 等 . 远程放射学是远程医学最具发展潜力的分支 [J]. 医学影像学杂志 , 2001, 11(4): 269-270.

[288] Usha Sinha, Alex Bui, and Ricky Taira, et al. A review of medical imaging informatics[J]. Ann. N.Y. Acad. Sci., 2002, 980: 168-197.

[289] R. Haux. Health care in the information society: what should be the role of medical informatics? [J]. Methods Inf Med, 2002, 41: 31-35.

[290] C. Kulikowski, E. Ammenwerth, and A. Bohne, et al. Medical imaging informatics and medical informatics: opportunities and constraints findings from the IMIA yearbook of medical informatics 2002[J]. Methods Inf Med, 2002, 41: 183-189.

[291] William R. Hersh. Medical informatics improving health care through information[J]. JAMA, 2002, 288(16): 1955-1958.

[292] 沈克涵 . PACS 构建和远程放射学系统 [J]. 医疗卫生装备 , 2002, 4: 62-63.

[293] R. Brandner, M. van der Haak, and M. Hartmann, et al. Electronic signature for medical documents-integration and evalution of a public key infrastructure in hospital[J]. Methods Inf Med, 2002, 41: 321-330.

[294] 陈志宏 , 严壮志 . 人工神经网络在基因组信息学中的应用 [J]. 国外医学生物医学工程分册 , 2002, 25(4): 145-149.

[295] 王韬 , 高培毅 . 医学影像存储与传输系统建设的若干问题 [J]. 中华放射学杂志 , 2002, 36(6): 485-486.

[296] Yingxu Wang. Cognitive informatics: a new transdisciplinary research field[J].

Brain and Mind, 2003, 4: 115-127.

[297] Antony Bryant. Cognitive informatics, distributed representation and embodiment[J]. Brain and Mind, 2003, 4: 215-228.

[298] Maria Y. Y. Law and H. K. Huang. Concept of a PACS and imaging informatics-based server fir radiation therapy[J]. Computerized Medical Imaging and Graphics, 2003, 27: 1-9.

[299] E. Ammenwerth, R. Haux, and C. Kulikowski, et al. Medical informatics and the quality of health: new approaches to support patient care findings from the IMIA yearbook of medical informatics 2003[J]. Methods Inf Med, 2003, 42: 185-189.

[300] Marion J. Ball. Hospital information systems: perspectives on problems and prospects, 1979 and 2002[J]. International Journal of Medical Informatics, 2003, 69: 83-89.

[301] H. K. Huang. Some historical remarks on picture archiving and communication systems[J]. Computerized Medical Imaging and Graphics, 2003, 27: 93-99.

[302] Jason R. Swedlow, Ilya Goldberg, and Eric Brauner, et al. Informatics and quantitative analysis in biological imaging[J]. SCIENCE, 2003, 300: 100-103.

[303] Roger J. Zemp, Craig K. Abbey, and Michael F. Insana. Linear system models for ultrasonic imaging: application to signal statistics[J]. IEEE Transactions on Ultrasonics, Ferroelectrics, and Frequency Control, 2003, 50(6): 642-654.

[304] P. Knaup, W. Frey, and R. Haux, et al. Medical informatics specialists: what are their job profiles? [J]. Methods Inf Med, 2003, 42: 578-587.

[305] A. Winter, B. Brigl, and T. Wendt. Modeling hospital information systems (part 1): the revised three-layer graph-based meta model 3LGM2[J]. Methods Inf Med, 2003, 42: 544-551.

[306] Nancy A. Obuchowski. Receiver operating characteristic curves and their use in radiology[J]. Radiology, 2003, 229: 3-8.

[307] Yingxu Wang. On cognitive informatics[J]. Brain and Mind, 2003, 4: 151-167.

[308] Paul Nagy, Eliot Siegel, and Thomas Hanson, et al. PACS reading room design[J]. Seminars in Roentgenology, 2003, 38(3): 244-255.

[309] H. K. Huang. PACS-based imaging informatics: past and future[J]. International Congress Series, 2003, 1256: XVII-XVXX.

[310] Elkan F. Halpern, G. Scott Gazelle. Probability in radiology[J]. Radiology, 2003, 226: 12-15.

[311] R. Urbanczik. Statistical physics of independent component analysis[J]. Euro phys.

Lett., 2003, 64(4): 564-570.

[312] Nicholas Lange. What can modern statistics offer imaging neuroscience? [J]. Statistical Methods in Medical Research, 2003, 12: 447-469.

[313] 胡晓云，夏兆云，张海平，等．浅谈远程放射学中数字化图像的处理 [J]. 放射学实践，2003, 18(9): 697.

[314] Marcin J. Schroeder. An alternative to entropy in the measurement of information[J]. Entropy, 2004, 6: 388-412.

[315] Andre W. Kushniruk and Vimla L. Patel. Cognitive and usability engineering methods for the evaluation of clinical information systems[J]. Journal of Biomedical Informatics, 2004, 37: 56-76.

[316] P. Comon. Contrasts, independent component analysis, and blind deconvolution[J]. Int. J. Adapt. Control Signal Process, 2004, 18: 225-243.

[317] Hong-Tu Zhu and Heping Zhang. Hypothesis testing in mixture regression models[J]. J. R. Statist. Soc. B, 2004, 66: part 1, 3-16.

[318] P. P. Mondal and K. Rajan. Image reconstruction by conditional entropy maximization for PET system[J]. IEE Proc.-Vis. Image Signal Process, 2004, 151(5): 345-352.

[319] T. Wendt, A. Haber, and B. Brigl, et al. Modeling hospital information systems (part 2): using the 3LGM2 tool for modeling patient record management[J]. Methods Inf Med, 2004, 43: 256-267.

[320] Laurence Monnier-Cholley, Fabrice Carrat, and Bernard P. Cholley, et al. Detection of lung cnacer on radiographs: receiver operating characteristic analyses of radiologists', pulmonologists', and anesthesiologists' performance[J]. Radiology, 2004, 233: 799-805.

[321] Xiang Peng, Peng Zhang, and Lilong Cai. Information security system based on virtual-optics imaging methodology and public key infrastructure[J]. Optik, 2004, 115(9): 420-426.

[322] Barton F. Branstetter IV, Brian J. Bartholmai, and David S. Channin. Reviews in radiology informatics: establishing a core informatics curriculum[J]. Journal of Digital Imaging, 2004, 17(4): 244-248.

[323] 徐勇勇，刘丹红，宁义，等．卫生信息标准化若干问题探讨 [J]. 中国卫生统计，2004, 21(1): 43-45.

[324] 孙晓勇，聂斌，韩中东，等．医学信息学研究进展 [J]. 上海医学，2004, 27(9): 701-703.

[325] Maria Y. Y. Law. A model of DICOM-based electronic patient record in radiation therapy[J]. Computerized Medical Imaging and Graphics, 2005, 29: 125-136.

[326] Henning Muller, Antoine Rosset, and Arnaud Garcia, et al. Benefits of content-based visual data access in radiology[J]. RadioGraphics, 2005, 25: 849-858.

[327] Ewa Peitka, Arkadiusz Gertych, and Krzysztof Witko. Informatics infrastructure of CAD system[J]. Computerized Medical Imaging and Graphics, 2005, 29: 157-169.

[328] 倪皖东 , 张红 , 陆伟文 . 医院信息系统框架总线 [J]. 计算机系统应用 , 2005, 11: 6-9.

[329] Sandor Dominich, Julia Goth, and Tamas Kiezer. NeuRadIR: web-based neuroradiological information retrieval system using three methods to satisfy different user aspects[J]. Computerized Medical Imaging and Graphics, 2006, 30: 263-272.

[330] Ali E. Abbas. Entropy methods for joint distributions in decision analysis[J]. IEEE Transactions on Engineering Management, 2006, 53(1): 146-159.

[331] Eloi Bosse, Pierre Valin, and Anne-Claire Boury-Brisset, et al. Exploitation of a prior knowledge for information fusion[J]. Information Fusion, 2006, 7: 161-175.

[332] Anthony Hunter and Weiru Liu. Fusion rules for merging uncertain information[J]. Information Fusion, 2006, 7: 97-134.

[333] A. Hasman and R. Haux. Modeling in biomedical informatics-an exploratory analysis (part 1) [J]. Methods Inf Med, 2006, 45: 638-642.

[334] Reinhold Haux. Health information systems-past, present, future[J]. International Journal of Medical Informatics, 2006, 75: 268-281.

[335] Reinhold Haux. Individualization, globalization and health-about sustainable information technologies and the aim of medical informatics[J]. International Journal of Medical Informatics, 2006, 75: 795-808.

[336] R. Haux, A. Hasman, and A. T. McCray, et al. Is medical informatics an art or a science? [J]. Methods Inf Med, 2006, 45: 651-655.

[337] Khan M. siddiqui, David L. Weiss, and Anne P. Dunne, et al. Integrating imaging informatics into the radiology residency curriculum: rationale and example curriculum[J]. J Am Coll Radiol, 2006, 3: 52-57.

[338] Duong Minh Duc, Nguyen Dinh Hoang, and Lam Hoang Nguyen. Lagrange multipliers theorem and saddle point optimality criteria in mathematical programming[J]. J. Math. Anal. Appl., 2006, 323: 441-455.

[339] Eric Gregoire and Sebastien Konieczny. Logic-based approaches to information

fusion[J]. Information Fusion, 2006, 7: 4-18.

[340] Charles E. Metz. Receiver operating characteristic analysis: a tool for the quantitative evaluation of observer performance and imaging systems[J]. J. Am. Coll. Radiol., 2006, 3: 413-422.

[341] Friedrich Liese and Igor Vajda. On divergences and informations in statistics and information theory[J]. IEEE Transactions on Information Theory, 2006, 52(10): 4394-4412.

[342] Janice Honeyman-Buck. References and reading lists for imaging informatics professionals: preparing for certification[J]. Journal of Digital Imaging, 2006, 19(suppl 1): 1-5.

[343] Edward H. Shortliffe and Edward Sondik. The public health informatics infrastructure: anticipating its role in cancer[J]. Cancer Causes Control, 2006, 17: 861-869.

[344] Constance M. Johnson and James P. Turley. The significance of cognitive modeling in building healthcare interfaces[J]. International Journal of Medical Informatics, 2006, 75: 163-172.

[345] Helen T. Winer-Muram. The solitary pulmonary nodule[J]. Radiology, 2006, 239(1): 34-49.

[346] 刘松君 , 连平 . 国内外远程医学发展与展望 [J]. 解放军医学杂志 , 2006, 31(9): 845-846.

[347] 张喜雨 , 吕旭东 , 潘肖煜 , 等 . 基于广域网络的远程放射学平台的设计与实现 [J]. 中华临床医学工程及数字医学大会暨中华医学会医学工程学分会学术年会 , 2008, 515-518.

[348] Brent J. Liu. A knowledge-based imaging informatics approach for managing proton beam therapy of cancer patients[J]. Technology in Cancer Research and Treatment, 2007, 6(4 suppl): 77-84.

[349] George Gigli, Eloi Bosse, and George A. Lampropoulos. An optimized architecture for classification combining data fusion and data-mining[J]. Information Fusion, 2007, 8: 366-378.

[350] Joachim Bergmann, Oliver J. Bott, and Dietrich P. Pretschner, et al. An e-consent-based shared HER system architecture for integrated healthcare networks[J]. International Journal of Medical Informatics, 2007, 76: 130-136.

[351] Julia W. Patriarche and Bradley J. Erickson. Change detection & characterization: a new tool for imaging informatics and cancer research[J]. Cancer Informatics, 2007,

4: 1-11.

[352] Hongqing Zhu, Huazhong Shu, and Jian Zhou, et al. Conditional entropy maximization for PET image reconstruction using adaptive mesh model[J]. Computerized Medical Imaging and Graphics, 2007, 31: 166-177.

[353] Jerome Zhengrong Liang. Medical imaging informatics-an information processing from image formation to visualization[J]. International Journal of Image and Graphics, 2007, 7(1): 1-15.

[354] A. Hasman and R. Haux. Modeling in biomedical informatics-an exploratory analysis part 2[J]. International Journal of Medical Informatics, 2007, 76: 96-102.

[355] W. S. Adam Chee. IT security in biomedical imaging informatics: the hidden vulnerability[J]. Journal of Mechanics in Medicine and Biology, 2007, 7(1): 101-106.

[356] J. Raymond Geis. Medical imaging informatics: how it improves radiology practice today[J]. Journal of Digital Imaging, 2007, 20(2): 99-104.

[357] P. Karina Tulipano, Ying Tao, and William S. Millar, et al. Natural language processing and visualization in the molecular imaging domain[J]. Journal of Biomedical Informatics, 2007, 40: 270-281.

[358] Paul Nagy. Open source in imaging informatics[J]. Journal of Digital Imaging, 2007, 20(suppl 1): 1-10.

[359] Nikolaos Mitianoudis and Tania Stathaki. Pixel-basd and region-based image fusion schemes using ICA bases[J]. Information Fusion, 2007, 8: 131-142.

[360] Markus Muller, Wolfgan Kruger, and Gunter Saur. Robust image registration for fusion[J]. Information Fusion, 2007, 8: 347-353.

[361] L. Santiago Medina, Byron Bernal, and Jeniffer Ruiz. Role of functional MR in determining language dominance in epilepsy and nonepilepsy populations: a Bayesian analysis[J]. Radiology, 2007, 242(1): 94-100.

[362] 金水高，刘丽华．加强公共卫生信息标准化建设促进公共卫生信息广泛交换和共享 [J]. 中华预防医学杂志，2007, 41(5): 339-341.

[363] 薛万国，薛喜梅，李向红，等．新型病理信息系统 [J]. 中华病理学杂志，2007, 36(10): 717-718.

[364] 沈昌祥，张焕国，冯登国，等．信息安全综述 [J]. 中国科学 E 辑：信息科学，2007, 37(2): 129-150.

[365] 哈丽阳，杨淑玉，李克权．信息时代的病案管理及信息服务 [J]. 中国卫生统计，2007, 24(5): 665-666.

[366] 陈锦华，戴毅．医疗质量信息管理在医院信息系统环境下发生的变化 [J]. 中国卫生统计，2007, 24(2): 218.

[367] Brenno Caetano Troca Cabella, Marcio Junior Sturzbecher, and Walfred Tedeschi, et al. A numerical study of the Kullback-Leibler distance in functional magnetic resonance imaging[J]. Brazilian Journal of Physics, 2008, 38(1): 20-25.

[368] George C. Kagadis, Paul Nagy, and Steve Langer, et al. Anniversary paper: roles of medical physicists and health care applications of informatics[J]. Med. Phys., 2008, 35(1): 119-127.

[369] Karen Drukker, Nicholas P. Gruszauskas, and Charlene A. Sennett, et al. Breast US computer-aided diagnosis workstation: performance with a large clinical diagnostic population[J]. Radiology, 2008, 248(2): 392-397.

[370] Milind M. Mushrif and Ajoy K. Ray. Color image segmentation: rough-set theoretic approach[J]. Pattern Recognition Letters, 2008, 29: 483-493.

[371] Ritendra Datta, Dhiraj Joshi, and Jia Li, et al. Image retrieval: ideas, influences, and trends of the new age[J]. ACM Computing Surveys, 2008, 40(2): 1-60.

[372] Yin Chen, Zhijun Xue, and Rick S. Blum. Theoretical analysis of an information-based quality measure for image fusion[J]. Information Fusion, 2008, 9: 161-175.

[373] Zhaobin Wang and Yide Ma. Medical image fusion using m-PCNN[J]. Information Fusion, 2008, 9: 176-185.

[374] Georgia D. Tourassi, Robert Ike III, and Swatee Singh, et al. Evaluating the effect of image preprocessing on an information-theoretic CAD system in mammography[J]. Acad Radiol, 2008, 15: 626-634.

[375] H. K. Huang. Utilization of medical imaging informatics and biometrics technologies in healthcare delivery[J]. Int J CARS, 2008, 3: 27-39.

[376] 梁吉业，钱宇华．信息系统中的信息粒度与熵理论 [J]. 中国科学 E 辑：信息科学，2008, 38(12): 2048-2065.

[377] Katia Sycara, Robin Glinton, and Bin Yu. An integrated approach to high-level informnation fusion[J]. Information Fusion, 2009, 10: 25-50.

[378] Jing Tang and Arman Rahmim. Bayesian PET image reconstruction incorporating anato-functional joint entropy[J]. Phys. Med. Biol., 2009, 54: 7063-7045.

[379] Nicholas P. Gruszauskas, Karen Drukker, and Maryellen L. Giger, et al. Breast US computer-aided diagnosis system: robustness across urban polulations in south Korea and the United States[J]. Radiology, 2009, 253(3): 661-671.

[380] Vimla L. Patel, Nicole A. Yoskowitz, and Jose F. Arocha, et al. Cognitive and

learning sciences in biomedical and health instructional design: a review with lessons for biomedical informatics education[J]. Journal of Biomedical Informatics, 2009, 42: 176-197.

[381] Yingxu Wang, Witold Kinsner, and Du Zhang. Contemporary cybernetics and its facets of cognitive informatics and computational intelligence[J]. IEEE Transactions on Systems, MAN, and Cybernetics-Part B: Cybernetics, 2009, 39(4): 823-833.

[382] Congying Wang, Bei Hu, and Peng Li. Empirical study of knowledge fusion process within Chinese high-tech industry clusters based on information fusion method[J]. Journal of Information & Knowledge Management, 2009, 8(4): 353-361.

[383] Robert A. Greens and Edward H. Shortliffe. Commentary: informatics in biomedicine and health care[J]. Acad Med, 2009, 84: 818-820.

[384] Robert A. Greens. Reducing diagnostic error with computer-based clinical decision support[J]. Adv in Health Sci Educ, 2009, 14: 83-87.

[385] Jui-Chien and Hsiu-Chiung Lo. The clinical application of a PACS-dependent 12-lead ECG and image information system in E-medicine and telemedicine[J]. Journal of Digital Imaging, 2010, 23(4): 501-513.

[386] Tianming Liu, Hanchuan Peng, and Xiaobo Zhou. Imaging informatics for personalised medicine: applications and challenges[J]. Int. J. Functional Informatics and Personalised Medicine, 2009, 2(2): 125-135.

[387] O. Ratib. Imaging informatics: from image management to image navigation[J]. Yearb Med Inform, 2009: 167-172.

[388] Igino Corona, Giorgio Giacinto, and Claudio Mazzariello, et al. Information fusion for computer security: state of the art and open issues[J]. Information Fusion, 2009, 10: 274-284.

[389] Yiyu Yao. Interpreting concept learning in cognitive informatics and granular computing[J]. IEEE Transactions on Systems, MAN, and cybernetics-Part B: Cybernetics, 2009, 39(4): 855-866.

[390] M. J. Schuemie, J. L. Talmon, and P. W. Moorman, et al. Mapping the domain of medical informatics[J]. Methods Inf Med, 2009, 48: 76-83.

[391] Charles E. Kahn. Multilingual retrieval of radiology images[J]. RadioGraphics, 2009, 29: 23-29.

[392] Vimla L. Patel, Nicole A. Yoskowitz, and Jose F. Arocha, et al. Cognitive and

learning sciences in biomedical and health instructional design: a review with lessons for biomedical informatics education[J]. Journal of Biomedical Informatics, 2009, 42: 176-197.

[393] Vimla L. Patel, Edward H. Shortliffe, and Mario Stefanelli, et al. The coming of age of artificial intelligence in medicine[J]. Artificial Intelligence in Medicine, 2009, 46: 5-17.

[394] Elizabeth S. Burnside, Jesse Davis, and Jagpreet Chhatwal, et al. Probabilistic computer model developed from clinical data in national mammography database format to classify mammographic findings[J]. Radiology, 2009, 251(3): 663-672.

[395] Alfredo Petrosino and Alessio Ferone. Rough fuzzy set-based image compression[J]. Fuzzy Sets and Systems, 2009, 160: 1485-1506.

[396] Yong Ge, Hexiang Bai, and Feng Cao, et al. Rough set-derived measures in image classification accuracy assessment[J]. International Journal of Remote Sensing, 2009. 30(20): 5323-5344.

[397] Junji Shiraishi, Lorenzo L. Pesce, and Charles E. Metz, et al. Experimental design and data analysis in receiver operating characteristic studies: Lessons learned from reports in Radiology from 1997 to 2006[J]. Radiology, 2009, 253(3): 822-830.

[398] Eugene Demidenko. Statistical hypothesis testing for postreconstructed and postregistered medical images[J]. SIAM J. IMAGING SCIENCES, 2009, 2(4): 1049-1067.

[399] Curtis P. Langlotz. Structured radiology reporting: are we there yet? [J]. Radiology, 2009, 253: 23-25.

[400] Yingxu Wang. The cognitive informatics theory and mathematical models of visual information processing in the brain[J]. International Journal of Cognitive Informatics and Natural Intelligence, 2009, 3(3): 1-11.

[401] A. Winter. The future of medical informatics[J]. Methods Inf Med, 2009, 48: 62-65.

[402] Jen-Her Wu, Yi-Cheng Chen, and Robert A. Greens. Healthcare technology management competency and its impacts on IT-healthcare partnerships development[J]. International Journal of Medical Informatics, 2009, 78: 71-82.

[403] Balaji Janamanchi, Evangelos Katsamakas, and Wullianallur Raghupathi, et al. The state and profile of open source software projects in health and medical informatics[J]. International Journal of Medical Informatics, 2009, 78: 457-472.

[404] Jinyan Zhang, Xudong Lu, and Hongchao Nie. Radiology information system: a workflow approach[J]. Int J CARS, 2009, 4: 509-516.

[405] 裘君娜，孔长虹，孟忠华．血液信息管理系统中数据库信息安全的探索 [J]. 中国输血杂志，2009, 22(12): 970-971.

[406] George Shih, Paras Lakhani, and Paul Nagy. Is android or iPhone the platform for innovation in imaging informatics[J]. Journal of Digital Imaging, 2010, 23(1): 2-7.

[407] Turgay Ayer, Fagpreet Chhatwal, and Oguzhan Alagoz, et al. Comparison of logistic regression and artificial neural network models in breast cancer risk estimation[J]. RadioGraphics, 2010, 30: 13-22.

[408] Peeter Ross, Ruth Sepper, and Hanna Pohjonen. Cross-border teleradiology-experience from two international teleradiology projects[J]. European Journal of Radiology, 2010, 73: 20-25.

[409] Konstantinos Ninos, Kostopoulos Spiros, and Dimitris Glotsos, et al. Development and evaluation of a PDA-based teleradiology terminal in thyroid nodule diagnosis[J]. Journal of Telemedicine and Telecare, 2010, 16: 232-236.

[410] Menashe Benjamin, Yinon Aradi, and Reuven Shreiber. From shared data to sharing workflow: merging PACS and teleradiology[J]. Enropean Journal of Radiology, 2010, 73: 3-9.

[411] D. L. Rubin and S. Napel. Imaging informatics: toward capturing and processing semantic information in radiology images[J]. Yearb Med Inform, 2010: 34-42.

[412] Chao-Tung Yang, Lung-Teng Chen, and Wei-Li Chou. Implementation of a medical image file accessing system on cloud conmputing[J]. 2010 13th IEEE International Conference on Computational Science and Engineering, 2010: 321-326.

[413] Jamie Twycross and Uwe Aickelin. Information fusion in the immune system[J]. Information Fusion, 2010, 11: 35-44.

[414] Jayesh Modi, Pranshu Sharma, and Alex Earl, et al. iPhone-based teleradiology for the diagnosis of acute cervico-dorsal spine trauma[J]. Can. J. Neurol. Sci., 2010, 37: 849-854.

[415] Peter M. T. Pattynama. Legal aspects of cross-border teleradiology[J]. European Journal of Radiology, 2010, 73: 26-30.

[416] J. Jiang, P. Trundle, and J. Ren. Medical image analysis with artificial neural networks[J]. Computerized Medical Imaging and Graphics, 2010, 34: 617-631.

[417] Reinhold Haux. Medical informatics: past, present, future[J]. International Journal of Medical Informatics, 2010, 79: 599-610.

[418] Xiao-Jun sun, Yuan Gao, and Zi-Li Deng, et al. Multi-model information fusion Kalman filtering and white noise deconvolution[J]. Information Fusion, 2010, 11:

163-173.

[419] Arnau Oliver, Xavier LIado, and Jordi Freixenet, et al. Computer assisted radiology and surgery influence of using manual or automatic breast density information in a mass detection CAD system[J]. Acad Radiol, 2010. 17: 877-883.

[420] Jeffrey C. Hellinger, L. Santiago Medina, and Monica Epelman. Pediatric advanced imaging and informatics: state of the art[J]. Semin Ultrasound CT MRI, 2010, 31: 171-193.

[421] Micheal E. Katz. Pediatric teleradiology: the benefits[J]. Pediatr Radiol, 2010, 40: 1345-1348.

[422] Yingxu Wang, Yiyu Yao, and Witold Kinsner, et al. Perspectives on cognitive informatics and cognitive computing[J]. International Journal of Cognitive Informatics and Natural Intelligence, 2010, 4(1): 1-29.

[423] Sandra Morelli, Mauro Grigioni, and Maria Rosaria Giovagnoli, et al. Picture archiving and communication systems in digital cytology[J]. Ann Ist Super Sanita, 2010, 46(2): 130-137.

[424] Pekka Ruotsalainen. Privacy and security in teleradiology[J]. European Journal of Radiology, 2010, 73: 31-35.

[425] Edawrd H. Shortliffe. Biomedical informatics in the education of physicians[J]. JAMA, 2010, 304(11): 1227-1228.

[426] Neil D. Johnson. Teleradiology 2010: technical and organizational issues[J]. Pediatr Radiol, 2010, 40: 1052-1055.

[427] N. Lungberg, M. Wintell, and L. Lindskold. The future progress of teleradiology-an empirical study in Sweden[J]. European Journal of Radiology, 2010, 37: 10-19.

[428] 张立波，杨本强，周丽娟，等．基于虚拟网络计算技术的远程放射学诊断系统开发 [J]. 医学信息学杂志，2010, 31(12): 27-30.

[429] 胡凤培，郭建伟，苏晓华．面孔认知信息偏好研究综述 [J]. 人类工效学，2010, 16(4): 83-86.

[430] Jeff Bancroft and Yingxu Wang. A computational simulation of the cognitive process of children knowledge acquisition and memory development[J]. International Journal of Cognitive Informatics and Natural Intelligence, 2011, 5(2): 17-36.

[431] Steve G. Langer, Todd French, and Colin Segovis. TCP/IP optimization over wide area networks: implications for teleradiology[J]. Journal of Digital Imaging, 2011, 24(2): 314-321.

[432] Steve Langer and Brian Bartholmai. Imaging informatics: challenges in multi-site imaging trials[J]. Journal of Digital Imaging, 2011, 24(1): 151-159.

[433] Michael Chen, Nabile Safdar, and Paul Nagy. Should medical schools incorporate formal training in informatics? [J]. Journal of Digital Imaging, 2011, 24(1): 1-5.

[434] Dong Keun Kim, Eng Y. Kim, and Kun H. Yang, et al. A mobile tele-radiology imaging system with JPEG2000 for an emergency care[J]. Journal of Digital Imaging, 2011, 24(4): 709-718.

[435] Charles E. Kahn, Curtis P. Langlotz, and David S. Channin, et al. An information model of the DICOM standard[J]. RadioGraphics, 2011, 31: 295-304.

[436] Lin Feng and Abhik Datta. A generic mutual information based algorithm for spatial registration of multi-modal medical images[J]. Journal of Medical Imaging and Health Informatics, 2011, 1: 131-138.

[437] Elpiniki I. Papageorgiou. A new methodology for decisions in medical informatics using fuzzy cognitive maps based on fuzzy rule-extraction techniques[J]. Applied Soft Computing, 2011, 11: 500-513.

[438] Yong Yang and Guoyin Wang. A novel emotion recognition method based on ensemble learning and rough set theory[J]. International Journal of Cognitive Informatics and Natural Intelligence, 2011, 5(3): 61-72.

[439] Albert Vexler and Sergey Tarima. An optimal approach for hypothesis testing in the presence of incomplete data[J]. Ann Inst Stat Math, 2011, 63: 1141-1163.

[440] Yingxu Wang, Robert C. Benwick, and Simon Haykin, et al. Cognitive informatics and cognitive computing in year 10 and beyond[J]. International Journal of Cognitive Informatics and Natural Intelligence, 2011, 5(4): 1-21.

[441] Nguyen Duc Thang, Tahir Rasheed, and Young-Koo Lee, et al. Content-based facial image retrieval using constrained independent component analysis[J]. Information Sciences, 2011, 181: 3162-3174.

[442] Mia A. Levy and Daniel L. Rubin. Current and future trends in imaging informatics for oncology[J]. Cancer J, 2011, 17: 203-210.

[443] Gu Yonghao and Wu Weiming. DDoS detection and prevention based on joint entropy[J]. Key Engineering Materials, 2011, 474-476: 2129-2133.

[444] Shichao Zhang and Xindong Wu. Fundamentals of association rules in data mining and knowledge discovery[J]. WIREs Data Mining Knowl Discov, 2011, 1: 97-116.

[445] Pirkko Nykanen, Jytte Brender, and Jan Talmon, et al. Guideline for good evaluation practice in health informatics (GEP-HI) [J]. International Journal of

Medical Informatics, 2011, 80: 815-827.

[446] K. Tabelow, J. D. Clayden, and P. Lafaye de Micheaux, et al. Image analysis and statistical inference in neuroimaging with R[J]. NeuroImage, 2011, 55: 1686-1693.

[447] Bruce I. Reiner. Improving healthcare delivery through patient informatics and quality centric data[J]. J. Digit Imaging, 2011, 24: 177-178.

[448] Manuel Grana, Darya Chyzhyk, and Maite Garcia-Sebastian, et al. Lattice independent component analysis for functional magnetic resonance imaging[J]. Information Sciences, 2011, 181: 1910-1928.

[449] Hui Wei, Qingsong Zuo, and XuDong Guan. Main retina information processing pathways modeling[J]. International Journal of Cognitive Informatics and Natural Intelligence, 2011, 5(3): 30-46.

[450] Daniel L. Rubin. Measuring and improving quality in radiology: meeting the challenge with informatics[J]. RadioGraphics, 2011, 31: 1511-1527.

[451] J. A. Mitchell, U. Gerdin, and D. A. B. Lindberg, et al. 50 years of informatics research on decision support: what's next[J]. Methods Inf Med, 2011, 50: 525-535.

[452] Christos D. Melas, Leonidas A. Zampetakis, and Anastasis Dimopoulou, et al. Modeling the acceptance of clinical information systems among hospital medical staff: an extended TAM model[J]. Journal of Biomedical Informatics, 2011, 44: 553-564.

[453] Sheela Ramanna, Amir H. Mehdadi, and James F. Peters. Nature-inspired framework for measuring visual image resemblance: a near rough set approach[J]. Theoretical Computer Science, 2011, 412: 5926-5938.

[454] Ivo D. Dinov. Neurological imaging: statistics behind the pictures[J]. Imaging Med, 2011, 3(4): 423-432.

[455] Yingxu Wang, Bernard Widrow, and Bo Zhang, et al. Perspectives on the field of cognitive informatics and its future development[J]. International Journal of Cognitive Informatics and Natural Intelligence, 2011, 5(1): 1-17.

[456] Michael Chen, Nabile Safdar, and Paul Nagy. Should medical school incorporate formal training in informatics? [J]. Journal of Digital Imaging, 2011, 24(1): 1-5.

[457] William W. Stead, John R. Searle, and Henry E. Fessler, et al. Biomedical informatics: changing what physicians need to know and how they learn[J]. Acad Med, 2011, 86: 429-434.

[458] Mr Iqbal Shergill. Teleradiology: 21st century communication in surgery[J]. British Journal of Hospital Medicine, 2011, 72(5): 271-274.

[459] Victoria Johnson. Teleradiology: practicalities and implications[J]. In Practice, 2011, 33: 180-185.

[460] Tan Chye Cheah, S. Anaandan Shanmugam, and Li-Minn Ang. Adaptation of mutual information measure by using image radient information[J]. Journal of Medical Imaging and Health Informatics, 2012, 2: 313-319.

[461] Casimir A. Kulikowski, Edward H. Shortliffe, and Leanne M. Currie, et al. AMIA board white paper: definition of biomedical informatics and specification of core competencies for graduate education in the discipline[J]. J Am Med Inform Assoc, 2012, 19: 931-938.

[462] C. Velayutham and K. Thangavel. Entropy based unsupervised feature selection in digital mammogram image using rough set theory[J]. Int. J. Computational Biology and Drug Design, 2012, 5(1): 16-34.

[463] Ritika Hirwane. Fundamental of content based image retrieval[J]. International Journal of Computer Science and Information Technologies, 2012, 3 (1): 3260-3263.

[464] Rafael Wiemker, Ekta D. Dharaiya, and Thomas Bulow. Hesse rendering for computer-aided visualization and analysis of anomalies at chest CT and breast MR imaging[J]. RadioGraphics, 2012, 32: 289-304.

[465] L. Gong and C. A. Kulikowski. High-performance medical imaging informatics[J]. Methods Inf Med, 2012, 51: 258-259.

[466] R. Gallardo-Caballero, C. J. Garcia-Orellana, and A. Garcia-Manso, et al. Independent component analysis to detect clustered microcalcification breast cancers[J]. The Scientific World Journal, 2012.

[467] Maria Nilsson, Joeri van Laere, and Tarja Susi, et al. Information fusion in practice: a distributed cognition perspective on the active role of users[J]. Information Fusion, 2012, 13: 60-78.

[468] Guillermo Navarro-Arribas and Vicenc Torra. Information fusion in data privacy: a survey[J]. Information Fusion, 2012, 13: 235-244.

[469] Yu-Chuan Li, Don E. Detmer, and Syed-Abdul Shabbir, et al. A global travelers' electronic health record template standard for personal health records[J]. J Am Med Inform Assoc, 2012, 19: 134-136.

[470] Yingxu Wang, James A. Anderson, and George Baciu, et al. Perspectives on eBrain and cognitive computing[J]. International Journal of Cognitive Informatics and Natural Intelligence, 2012, 6(4): 1-21.

[471] Philippe Lambin, Emmanuel Rios-Velazquez, and Ralph Leijenaar, et al. Radiomics: extracting more information from medical images using advanced feature analysis[J]. European Journal of Cancer, 2012, 48: 441-446.

[472] Virendra Kumar, Yuhua Gu, and Satrajit Basu, et al. Radiomics: the process and the challenges[J]. Magnetic Resonance Imaging, 2012, 30: 1234-1248.

[473] K. Thangavel and C. Velayutham. Rough set based unsupervised feature selection in mammogram image classification using entropy measure[J]. Journal of Medical Imaging and Health Informatics, 2012, 2: 320-360.

[474] E. Ranschaert and F. Barneveld Binkhuyse. European teleradiology now and in the future: results of a survey[J]. Int J CARS, 2012, 7(suppl 1): S97-S102.

[475] William G. Bradley. Teleradiology[J]. Neuroimag Clin N Am, 2012, 22: 511-517.

[476] Yingxu Wang. The cognitive mechanisms and formal models of consciousness[J]. International Journal of Cognitive Informatics and Natural Intelligence, 2012, 6(2): 23-40.

[477] L. Marti-Bonmati, A. Morales, and L. Donoso Bach. Toward the appropriate use of teleradiology[J]. Radiologia, 2012, 54(2): 115-123.

[478] 熊芳，黄玉成，陈传任，等．基于语义的区域医疗信息共享与服务框架 [J]. 中国现代医学，2012, 22(12): 96-104.

[479] 李敬华，储戟农，卜宪峥，等．医案信息化发展探讨 [J]. 中医杂志，2012, 53(23): 1991-1993.

[480] Hussain Nyeem, Wageeh Boles, and Colin Boyd. A review of medical image watermarking requirements for teleradiology[J]. J Digit Imaging, 2013, 26: 326-343.

[481] Ezequiel Silva III, Jonathan Breslau, and Robert M. Barr, et al. ACR white paper on teleradiology practice: a report from the task force on Teleradiology practice[J]. J am Coll Radiol, 2013, 10: 575-585.

[482] Dehua Hu, Zhenling Sun, and Houqing Li. An overview of medical informatics education in China[J]. International Journal of Medical Informatics, 2013, 82: 448-466.

[483] Indranil R. Bardhan and Mark F. Thouin. Health information technology and its impact on the quality and cost of healthcare delivery[J]. Decision Support Systems, 2013, 55: 438-449.

[484] James M. Tien. Big data: unleashing information[J]. J Syst Sci Syst Eng, 2013, 22(2): 127-151.

[485] William Hsu, Mia K. Markey, and May D. Wang. Biomedical imaging informatics in the era of precision medicine: progress, challenges, and opportunities[J]. J Am Med Inform Assoc, 2013, 20(6): 1010-1013.

[486] Marc D. Kohli, Max Warnock, and Mark Daly, et al. Building blocks for a clinical imaging informatics environment[J]. J Digit Imaging, 2013.

[487] Charles R. Denham, David C. Classen, and Stephen J. Swenson, et al. Sate use of electronic health records and health information technology systems: trust but verify[J]. J Patient Saf, 2013, 9(4): 177-189.

[488] Andrea Esuli, Diego Marcheggiani, and Fabrizio Sebastiani. An enhanced CRFs-based system for information extraction from radiology reports[J]. Journal of Biomedical Informatics, 2013, 46: 425-435.

[489] Marta E. Heilbrun. Evaluating RadLex and real world radiology reporting: are we there yet? [J]. Acad Radiol, 2013, 20: 1327-1328.

[490] IEEE Standards Association. IEEE smart grid vision for computing: 2030 and beyond.

[491] David S. Mendelson and Daniel L. Rubin. Imaging informatics: essential tools for the delivery of imaging services[J]. Acad Radiol, 2013, 20: 1195-1212.

[492] Sandra V. B. Jardim. The electronic health record and its contribution to healthcare information systems interoperability[J]. Procedia Technology, 2013, 9: 940-948.

[493] Vladimir Kuznetsov, Hwee Kuan Lee, and Sebastian Maurer-Stroh, et al. How bioinformatics influences health informatics: usage of biomolecular sequences, expression profiles and automated microscopic image analyses for clinical needs and public health[J]. Health Information Science and Systems, 2012, 1: 2.

[494] Yu Han, Xiang-Chu Feng, and George Baciu. Local joint entropy based non-rigid multimodality image registration[J]. Pattern Recognition Letters, 2013, 34: 1405-1415.

[495] Cong-Hua Xie, Yong-Jun Liu, and Jin-Yi Chang. Medical image segmentation using rough set and local polynomial regression[J]. Multimed Tools Appl, 2013.

[496] H. K. Huang. Medical imaging informatics simulators: a tutorial[J]. Int J CARS, 2013, 8(Suppl 1): S65-S69.

[497] William F. Auffermann, Alison L. Chetlen, and Arjun Sharma, et al. Mobile computing for radiology[J]. Acad Radiol, 2013, 20: 1495-1505.

[498] John W. Nance, Christopher Meenan, and Paul G. Nagy. The future of the radiology information system[J]. AJR, 2013, 200: 1064-1070.

[499] Yingxu Wang. Neuroinformatics models of human memory: mapping the cognitive functions of memory onto neurophysiological structures of the brain[J]. International Journal of Cognitive Informatics and Natural Intelligence, 2013, 7(1): 98-122.

[500] Yaorong Ge, David K. Ahn, and Bhagyashree Unde, et al. Patient-controlled sharing of medical imaging data across unaffiliated healthcare organizations[J]. J Am Med Inform Assoc, 2013, 20: 157-163.

[501] Thomas H. Payne, David W. Bates, and Eta S. Berner. Healthcare information technology and economics[J]. J Am Med Inform Assoc, 2013, 20: 212-217.

[502] Yingxu Wang, Gabriele Fariello, and Marina L. Gavrilova, et al. Perspectives on cognitive computers and knowledge processors[J]. International Journal of Cognitive Informatics and Natural Intelligence, 2013, 7(3): 1-24.

[503] G. J. Jorwekar, K. N. Dandekar, and P. K. Baviskar. Picture archiving and communication system (PACS): clinician's perspective about filmless imaging[J]. Indian J Surg, 2013.

[504] Hossein Soelimani. Robust image registration using mutual information and structural features of images[J]. Journal of Medical Imaging and Health Informatics, 2013, 3: 246-251.

[505] G. Declerck and X. Aimé. Why medical informatics (still) needs cognitive and social sciences[J]. Yearb Med Inform, 2013: 86-92.

[506] S. Voros and A. Moreau-Gaudry. Sensor, signal, and imaging informatics: evidence-based health informatics[J]. Yearb Med Inform, 2013: 117-119.

[507] Mai Mabrouk, Ayat Karrar, and Amr Sharawy. Support vector machine based computer aided diagnosis system for large lung nodules classification[J]. Journal of Medical Imaging and Health Informatics, 2013, 3: 214-220.

[508] Ronen Rozenblum, Jacques Donzé, and Peter M. Hockey, et al. The impact of medical informatics on patient satisfaction: a USA-based literature review[J]. International Journal of Medical Informatics, 2013, 82: 141-158.

[509] Julia Fruehwald-Pallamar, Marion Jantsch, and Katja Pinker, et al. Teleradiology with uncompressed digital mammograms: clinical assessment[J]. European Journal of Radiology, 2013, 82: 412-416.

[510] NilminiWickramasinghe and Stefan Kirn. E-Health and the future of healthcare information systems[J]. Business & Information Systems Engineering, 2013, 1: 2.

[511] Yan Yan, Qi Li, and Heping Li, et al. A home-based health information acquisition system[J]. Health Information Science & Systems, 2013, 1: 12.

[512] William A. Yasnoff, Latanya Sweeney, and Edward H. Shortliffe. Putting health IT on the path to success[J]. JAMA, 2013, 309(10): 989-990.

[513] 王斌，杜方冬．医院信息化的相关理论问题研究 [J]. 中国现代医学杂志，2013, 23(21): 5.

[514] Jouni Puuronen and Aapo Hyvärinen. A Bayesian inverse solution using independent component analysis[J]. Neural Networks, 2014, 50: 47-59.

[515] Ashnil Kumar, Jinman Kim, and Lingfeng Wen, et al. A graph-based approach for the retrieval of multi-modality medical images[J]. Medical Image Analysis, 2014, 18: 330-342.

[516] Longjun He, Xing Ming, and Qian Liu. A medical application integrating remote 3D visualization tools to access picture archiving and communication system on mobile devices[J]. J Med Syst, 2014, 38: 44.

[517] Stefan Poslad and Kraisak Kesorn. A multi-modal incompleteness ontology model (MMIO) to enhance information fusion for image retrieval[J]. Information Fusion, 2014, 20: 225-241.

[518] Bryan Iotti and Alberto Valazza. A reliable, low-cost picture archiving and communications system for small and medium veterinary practices built using open-source technology[J]. J Digit Imaging, 2014, 27: 563-570.

[519] Matthew Herland, Taghi M. Khoshgoftaar, and Randall Wald. A review of data mining using big data in health informatics[J]. Journal of Big Data, 2014, 1: 2.

[520] Bhagwati Charan Patel, and G. R. Sinha. Abnormality detection and classification in computer-aided diagnosis (CAD) of breast cancer images[J]. Journal of Meidcal Imaging and Health Informatics, 2014, 4: 881-885.

[521] Francis Roger France. About the beginnings of medical informatics in Europe[J]. ACTA INFORM MED, 2014, 22(1): 11-15.

[522] Sabah Al-Fedaghi. Design principles in health information technology: an alternative to UML use case methodology[J]. International Journal of Healthcare Information Systems and Informatics, 2014, 9(1): 30-41.

[523] Arie Hasman, John Mantas, and Tatyana Zarubina. An abridged history of medical informatics education in Europe[J]. ACTA INFORM MED, 2014, 22(1): 25-36.

[524] Merati Medjeded, Said Mahmoudi, and M. Amine Chikh. Texture and classifier based medical images retrieval[J]. Journal of Medical Imaging and Health Informatics, 2014, 4: 43-48.

[525] Mohanalin, Prem Kumar Kalra, and Nirmal Kumar. Poisson's equation based

image registeration: an application for matching 2D mammograms[J]. Journal of Medical Imaging and Health Informatics, 2014, 4: 49-57.

[526] Sheeba Jenifer, S. Parasuraman, and Amudha Kadirvel. An efficient biomedical imaging technique for automatic detection of abnormalities in digital mammograms[J]. Journal of Medical Imaging and Health Informatics, 2014, 4: 291-296.

[527] K. M. Prabusankarlal, P. Thirumoorthy, and R. Manavalan. Computer aided breast cancer diagnosis techniques in ultrasound: a survey[J]. Journal of Medical Imaging and Health Informatics, 2014, 4: 331-349.

[528] Amit Kamra, V. K. Jain, and Sukhwinder Singh. Extraction of orientation field using Gabor filter and gradient based approach for the detection of subtle signs in mammograms[J]. Journal of Medical Imaging and Health Informatics, 2014, 4: 374-381.

[529] Zhonghua Sun. Chest computed radiography imaging parameters for nodule detection: a comparison of image quality and entrance skin dose[J]. Journal of Medical Imaging and Health Infornatics, 2014, 4: 587-592.

[530] Vahid Rafe, Sara Hashemi Farhod, and Siamak Rasoolzadeh. Breast cancer prediction by using C5.0 algorithm and BOOSTING method[J]. Journal of Medical Imaging and Health Informatics, 2014, 4: 600-604.

[531] Fatehia B. Garma and Mavia A. Hassan. Classification of breast tissue as normal or abnormal based on texture analysis of digital mammogram[J]. Journal of Medical Imaging and Health Informatics, 2014, 4: 647-653.

[532] Subodh Srivastava, Neeraj Sharma, and S. K. Singh, et al. Quantitative analysis of a general framework of a CAD tool for breat cnacer detection from mammograms[J]. Journal of Medical Imaging and Health Informatics, 2014, 4: 654-674.

[533] Jinsa Kuruvilla and K. Gunavathi. Content based image retrieval for computed tomography images of lungs[J]. Journal of Medical Imaging and Health Informatics, 2014, 4: 697-700.

[534] Hong Li, Xieping Xu, and Buer Qi, et al. An effective feature extraction method on mammograms: a band shaped texture analysis based on Iris filter[J]. Journal of Medical Imaging and Health Informatics, 2014, 4: 787-792.

[535] J. Schwartze, B. Haarbrandt, and D. Fortmeier, et al. Authentication systems for securing clinical documentation workflows[J]. Methods Inf Med, 2014, 53: 3-13.

[536] Ruben Martinez-Cantin. BayesOpt: a Bayesian optimization library for nonlinear

optimization, experimental design and bandits[J]. Journal of Machine Learning Research, 2014, 15: 3915-3919.

[537] Shanshan Wang, Yong Xia, and Pei Dong, et al. Bias correction for magnetic resonance images via joint entropy regularization[J]. Bio-Medical Materials and Engineering, 2014, 24: 1239-1245.

[538] F. DuBois Bowman. Brain Imaging analysis[J]. Annu. Rev. Stat. Appl., 2014, 1: 61-85.

[539] Don E. Detmer and Edward H. Shortliffe. Clinical informatics prospects for a new medical subspecialty[J]. JAMA, 2014, 311(20): 2067-2068.

[540] Macedo Firmino, Antônio H Morais, and Roberto M Mendoça. Computer-aided detection system for lung cancer in computed tomography scans: review and future prospects[J]. BioMedical Engineering OnLine, 2014, 13: 41.

[541] Hugo J. W. L. Aerts, Emmanuel Rios Velazquez, and Ralph T. H. Leijenaar, et al. Decoding tumour phenotype by noninvasive imaging using a quantitative radiomics approach[J]. NATURE COMMUNICATIONS, 2014.

[542] Yi Zhuang, Nan Jiang, and Zhiang Wu, et al. Efficient and robust large medical image retrieval in mobile cloud computing environment[J]. Information Sciences, 2014, 263: 60-86.

[543] European Society of Radiology (ESR). ESR white paper on teleradiology: an update from the teleradiology subgroup[J]. Insights Imaging, 2014.

[544] Barry Barber and Maureen Scholes. Reflections on the development of medical informatics[J]. ACTA INFORM MED, 2014, 22(1): 18-24.

[545] George I, Mihalas. Evolution of trends in European medical informatics[J]. ACTA INFORM MED, 2014, 22(1): 37-43.

[546] Izet Masic. Five periods in development of medical informatics[J]. ACTA INFORM MED, 2014, 22(1): 44-48.

[547] Niccolo Fuin, Stefano Pedemonte, and Simon Arridge, et al. Efficient determination of the uncertainty for the optimization of SPECT system design: a subsample Fisher information matrix[J]. IEEE Transactions on Medical Imaging, 2014, 33(3): 618-635.

[548] Ian J. Goodfellow, Jean Pouget-Abadie, and Mehdi Mirza, et al. Generative adversarial nets[J]. arXiv: 1406.2661v1 [stat.ML] 10 Jun 2014.

[549] Ivan J. Gotham, Linh H. Le, and Debra L. Sottolano, et al. An informatics framework for public health information systems: a case study on how an

informatics structure for integrated information systems provides benefit in supporting a statewide response to a public health emergency[J]. Inf Syst E-Bus Manage, 2014.

[550] Varadraj P. Gurupur, Unal Saloglu, and G. Pankaj Jain, et al. Sematic requirements sharing approach to develop software systems using concept maps and information entropy: a personal health information system example[J]. Advances in Engineering Software, 2014, 70: 25-35.

[551] Randa Hammami, Hatem Bellaaj, and Ahmed Hadi Kacem. Interoperability for medical information systems: an overview[J]. Health Technol, 2014.

[552] Elizabeth A. Krupinski. Human factors and human-computer considerations in teleradiology and telepathology[J]. Healthcare, 2014, 2: 94-114.

[553] Payel Roy, Srijan Goswami, and Sayan Chakraborty, et al. Image segmentation using rough set theory: a review[J]. International Journal of Rough Sets and Data Analysis, 2014, 1(2): 62-74.

[554] Don Dennison and Kinson Ho. Informatics challenges-lossy compression in medical imaging[J]. J Digit Imaging, 2014, 27: 287-291.

[555] Camille Kurtz, Adrien Depeursinge, and Sandy Napel, et al. On combining image-based and ontological semantic dissimilarities for medical image retrieval applications[J]. Medical Image Analysis, 2014, 18: 1082-1100.

[556] Frank Ückert, Elske Ammenwerth, and Carl Dujat, et al. Past and next 10 years of medical informatics[J]. J Med Syst, 2014, 38: 74.

[557] Aris Gkoulalas-Divanis, Grigorios Loukides, and Jimeng Sun. Publishing data from electronic health records while preserving privacy: a survey of algorithms[J]. Journal of Bionmedical Informatics, 2014, 50: 4-19.

[558] Gary J. R. Cook, Musib Siddique, and Benjamin P. Taylor, et al. Radiomics in PET: principles and applications[J]. Clin Transl Imaging, 2014.

[559] Wullianallur Raghupathi andViju Raghupathi. Big data analytics in healthcare: promise and potential[J]. Health Information Science and Systems, 2014, 2: 3.

[560] Jan Chorowski, Jian Wang, and Jacek M. Zurada. Review and performance comparison of SVM-and ELM-based classifiers[J]. Neurocomputing, 2014, 128: 507-516.

[561] Ashish Phophalia, Ajit Rajwade, and Suman K. Mitra. Rough set based image denoising for brain MR images[J]. Signal Processing, 2014, 103: 24-35.

[562] Dasueran Kim, Peter Kang, and Junming Yun, et al. Study on user interface of

pathology picture archiving and communication system[J]. Healthc Inform Res, 2014, 20(1): 45-51.

[563] Bilan Jones, Xiaohong Yuan, and Emmanuel Nuakoh, et al. Survey of open source health information systems[J]. Health Informatics-An International Journal (HIIJ), 2014, 3(1): 23-31.

[564] Elizabeth A. Krupinski. Teleradiology: current perspectives[J]. Reports in Medical Imaging, 2014, 7: 5-14.

[565] Irena Spasi´c, Jacqueline Livsey, and John A. Keane, et al. Text mining of cancer-related information: review of current status and future directions[J]. International Journal of Medical Informatics, 2014, 83: 605-623.

[566] Adam B Schwartz, Gina Siddiqui, and John S. Barbieri, et al. The accuracy of mobile teleradiology in the evaluation of chest X-rays[J]. Journal of Telemedicine and Telecare, 2014, 20(8): 460-463.

[567] Karthik Kambatla, Giorgos Kollias, and Vipin Kumar, et al. Trends in big data analytics[J]. J. Parallel Distrib. Comput, 2014, 74: 2561-2573.

[568] 刘军凤，刘树春，秦微，等. 中医药信息学与医学信息学的比较研究 [J]. 中国中医基础医学杂志，2014, 20(6): 770-772.

[569] Frederic Sampedro, Sergio Escalera, and Anna Domenech, et al. Automatic tumor volume segmentation in whole-body PET/CT scans: a supervised learning approach[J]. Journal of Medical Imaging and Health Informatics, 2015, 5: 192-201.

[570] Jianjun Sun, Lianfen Huang, and Haitao Shuai, et al. Automatic computer-aided diagnosis of liver disease based on multi-cascade and multi-featured classifier[J]. Journal of Medical Imaging and Health Informatics, 2015, 5: 322-325.

[571] V. Rafe, M. Hosseini, and M. Jalali Moghaddam, et al. An efficient approach to breast cancer prediction based on neural network, adaboost and Gaussian process[J]. Journal of Medical Imaging and Health Informatics, 2015, 5: 533-538.

[572] R. Nithya and B. Santhi. Computer aided diagnosis system for mammogram analysis: a survey[J]. Journal of Medical Imaging and Health Informatics, 2015, 5: 653-674.

[573] M. Jeya Sutha and F. Ramesh Dhanaseelan. An efficient method for detection of breast cancer based on closed frequent itemsets mining[J]. Journal of Medical Imaging and Health Informatics, 2015, 5: 987-994.

[574] Tan Chye Cheah and S. Anandan Shanmugam. Multi-features for mutual information based medical image registration[J]. Journal of Medical Imaging and

Health Informatics, 2015, 5: 1076-1083.

[575] Vijay Jeyakumar and Bommanna Raja Kanagaraj. A framework for medical image retrieval system using ant colony optimization and weighted relevance feedback[J]. Journal of Medical Imaging and Health Informatics, 2015, 5: 1383-1389.

[576] Youwei Yuan, Lamei Yan, and Yigang Wang, et al. Sharing of large medical DICOM imaging data-sets in cloud computing[J]. Journal of Medical Imaging and Health Informatics, 2015, 5: 1390-1394.

[577] Juan Wang, Huanhuan Chen, and Xianhua Wu, et al. Comparison of diagnostic efficiency of breast cancer imaging in Chinese women: digital mammography, ultrasound, MRI, and combinations of these modalities[J]. Journal of Medical Imaging and Health Informatics, 2015, 5: 1488-1493.

[578] Juyong Park, Kuyeon Lee, and Kyungtae Kang. A lightweight interface for HL7 messaging of continuous biometric data[J]. Journal of Medical Imaging and Health Informatics, 2015, 5: 1886-1889.

[579] T. Jia, H. Zhang, and Y. K. Bai. Benign and malignant lung nodule classification based on deep learning feature[J]. Journal of Medical Imaging and Health Informatics, 2015, 5: 1936-1940.

[580] Jinke Wang, Yuanzhi Cheng, and Changyong Guo, et al. A new pulmonary nodules detection scheme utilizing region grow and adaptive fuzzy C-means clustering[J]. Journal of Medical Imaging and Health Informatics, 2015, 5: 1941-1946.

[581] M. Vallieres, C. R. Freeman, and S. R. Skamene, et al. A radiomics model from joint FDG-PET and MRI texture features for the prediction of lung metastases in soft-tissue sarcomas of the extremities[J]. Phys. Med. Biol, 2015, 60: 5471-5496.

[582] Lena Griebel, Hans-Ulrich Prokosch, andFelix Kopcke, et al. A scoping review of cloud computing in healthcare[J]. BMC Medical Informatics and Decision Making, 2015, 15: 17.

[583] Aytu˘g Onan. A stochastic gradient descent based SVM with fuzzy-rough feature selection and instance selection for breast cancer diagnosis[J]. Journal of Medical Imaging and Health Informatics, 2015, 5: 1233-1239.

[584] Syed Ghulam Sarwar Shah, Richard Fitton, and Amir Hannan, et al. Accessing personal medical records online: a means to what ends? [J]. International Journal of Medical Informatics, 2015, 84: 111-118.

[585] Ivan Stojmenovic, Sheng Wen, and Xinyi Huang, et al. An overview of Fog computing and its security issues[J]. Concurrency Computat.: Pract. Exper., 2016,

28: 2991-3005.

[586] Peter Malave and Arkadiusz Sitek. Bayesian analysis of a one-compartment kinetic model used in medical imaging[J]. Journal of Applied Statistics, 2015: 42(1): 98-113.

[587] Jing Tang and Arman Rahmin. Anatomy assisted PET image reconstruction incorporating multi-resolution joint entropy[J]. Phys. Med. Biol, 2015, 60: 31-48.

[588] Peter Malave and Arkadiusz Sitek. Bayesian analysis of a one-compartment kinetic model used in medical imaging[J]. Journal of Applied Statistics, 2015, 42(1): 98-113.

[589] Linlin Zhang, Michele Guindani, and Marina Vannucci. Bayesian models for functional agnetic resonance imaging data analysis[J]. WIREs Comput Stat, 2015, 7: 21-41.

[590] Mohammad Ghavamzadeh, Shie Mannor, and Aviv Tamar. Bayesian reinforcement learning: a survey[J]. Foundations and Trends in Machine Learning, 2015, 8(5-6): 359-483.

[591] Elisa Bertino, Robert H. Deng, and Xinyi Huang, et al. Security and privacy of electronic health information systems[J]. Int. J. Inf. Secur, 2015, 14: 485-486.

[592] Katrien Van Slambrouck, Simon Stute, and Claude Comtat, et al. Bias reduction for low-statistics PET: maximum likelihood reconstruction with a modified Poisson distribution[J]. IEEE Transactions on Medical Imaging, 2015, 34(1): 126-137.

[593] Andrew Clarke and Robert Steele. Smartphone-based public health information systems: anonymity, privacy and intervention[J]. Journal of the Association for Information Science and Technology, 2015, 66(12): 2596-2608.

[594] Sanne Jensen, Andre W. Kushniruk, and Christian Nøhr. Clinical simulation: a method for development and evaluation of clinical information systems[J]. Journal of Biomedical Informatics, 2015, 54: 65-76.

[595] Yingxu Wang, Edmund T. Rolls, and Newton Howard. Cognitive informatics and computational intelligence: from information revolution to intelligence revolution[J]. International Journal of Software Science and Computational Intelligence, 2015, 7(2): 50-69.

[596] Erik R. Ranschaert, Giles W. Boland, and Andre J. Duerinckx, et al. Comparison of European (ESR) and American (ACR) white papers on teleradiology: patient primacy is paramount[J]. J Am Coll Radiol, 2015, 12: 174-182.

[597] M. Srinivas, R. Ramu Naidu, and C. S. Sastry, et al. Content based medical image

retrieval using dictionary learning[J]. Neurocomputimg, 2015, 168: 880-895.

[598] Jessica Faruque, Christopher F. Beaulieu, and Jarrett Rosenerg. Content-based image retrieval in radiology: analysis of variability in human perception of similarity[J]. Journal of Medical Imaging, 2015, 2(2): 025501.

[599] Sebastian Echegaray, Olivier Gevaert, and Rajesh Shah, et al. Core samples for radiomics features that are insensitive to tumor segmentation: method and pilot study using CT images of hepatocellular carcinoma[J]. Journal of Medical Imaging, 2015, 2(4): 041011.

[600] Abu Mohamed Alhasan. Entropy associated with information storage and its retrieval[J]. Entropy, 2015, 17: 5920-5937.

[601] Ali Mohammad-Djafari. Entropy, information theory, information geometry and Bayesian inference in data-Signal and image processing and inverse problems[J]. Entropy. 2015, 17: 3989-4027.

[602] Mahmoud Ismail and James Philbin. Fast processing of digital imaging and communications in medicine (DICOM) metadata using multiseries DICOM format[J]. Journal of Medical Imaging, 2015, 2(2): 026501.

[603] Jonathan Long, Evan Shelhamer, and Trevor Darrell. Fully convolutional networks for semantic segmentation[J]. arXiv: 1411.4038v2 [cs.CV] 8 Mar 2015.

[604] Rama Murthy Garimella, Moncef Gabbouj, and Iftikhar Ahmad. Image retrieval: information and rough set theories[J]. Procedia Computer Science, 2015, 54: 631-637.

[605] Nicola H Strickland. Imaging informatics: the role in radiology[J]. British Journal of Healthcare Management, 2015, 21(3): 115-117.

[606] Andrew J Reilly. Informatics in medical imaging: making the picture clearer[J]. British Journal of Healthcare Management, 2015, 21(5): 215-218.

[607] Kranthi Marella Panth, Ralph T.H. Leijenaar, and Sara Carvalho, et al. Is there a causal relationship between genetic changes and radiomics-based image features? An in vivo reclinical experiment with doxycycline inducible GADD34 tumor cells[J]. Radiotherapy and Oncology, 2015.

[608] Quist-Aphetsi Kester, Laurent Nana, and Anca Christine Pascu, et al. A cryptographic technique for security of medical images in health information systems[J]. Procedia Computer Science, 2015, 58: 538-543.

[609] lMatthew S. Simpson, Daekeun You, and Md Mahmudur Rahman, et al. Literature-based biomedical image classification and retrieval[J]. Computerized Medical

Imaging and Graphics, 2015, 39: 3-13.

[610] Wentian Guo, Hui Li, and Yitan Zhu, et al. Prediction of clinical phenotypes in invasive breast carcinomas from the integration of radiomics and genomics data[J]. Journal of Medical Imaging, 2015, 2(4): 041007.

[611] Audrey G. Chung, Farzad Khalvati, and Mohammad Javad Shafiee, et al. Prostate cancer detection via a quantitative radiomics-driven conditional random field framework[J]. IEEE Access, 2015, 3: 2531-2541.

[612] Matthew J. Nyflot, Fei Yang, and Darrin Byrd, et al. Quantitative radiomics: impact of stochastic effects on textural feature analysis implies the need for standards[J]. Journal of Medical Imaging, 2015, 2(4): 041002.

[613] Marc Kohli, Keith J. Dreyer, and J. Raymond Geis. Rethinking radiology informatics[J]. AJR, 2015, 204: 716-720.

[614] Fatemeh Rezaeibagha, Khin Than Win, and Willy Susilo. A systematic literature review on security and privacy of electronic health record systems: technical perspectives[J]. HEALTH INFORMATION MANAGEMENT JOURNAL, 2015, 44(3): 23-38.

[615] Arash Anvari, Elkan F. Halpern, and Anthony E. Samir. Statistics 101 for radiologists[J]. RadioGraphics, 2015, 35: 1789-1801.

[616] Shengcai Qi, Yanhong Yan, and En Luo, et al. The development of dental informatics and dental information technology in China: a systematic study[J]. Journal of Dental Sciences, 2015, 10: 176-184.

[617] Marc Kohli, Keith J. Dreyer, and J. Raymond Geis. The imaging 3.0 informatics scorecard[J]. J Am Coll Radiol, 2015, 12: 396-402.

[618] A. Georgiou, M. Prgomet, and S. Lymer, et al. The impact of a health IT changeover on medical imaging department work processes and turnaround times a mixed method study[J]. Appl Clin Inform, 2015, 6: 443-453.

[619] Olaf Ronneberger, Philipp Fischer, and Thomas Brox. U-Net: convolutional networks for biomedical image segmentation[J]. MICCAI 2015, Part III, LNCS 9351: 234-241.

[620] Dimitrios Markonis, Markus Holzer, and Frederic Baroz, et al. User-oriented evaluation of a medical image retrieval system for radiologists[J]. International Journal of Medical Informatics, 2015, 84: 774-783.

[621] Hongyuan Gao, Erin J. Aiello Bowles, and David Carrell, et al. Using natural language processing to extract mammographic findings[J]. Journal of Biomedical

Informatics, 2015, 54: 77-84.

[622] 于景元 . 钱学森信息革命的学术思想及其现实意义 [J]. 航天工业管理 , 2015, 12: 3-7.

[623] 张雅娟 , 龚建仁 , 侯铁军 . 医院信息系统中疾病监测信息管理子系统的功能需求与探讨 [J]. 中国卫生统计 , 2015, 32(2): 360-363.

[624] Eriksson J. Melício Monteiro, Carlos Costa, and José L. Oliveira. A cloud architecture for teleradiology-as-a-service[J]. Methods Inf Med, 2016, 55: 203-214.

[625] A. B. Spanier, D. Cohen, and L. Joskowicz. A new method for the automatic retrieval of medical cases based on the RadLex ontology[J]. Int J CARS, 2016.

[626] Ayhan Ozan Yilmaz and Natife Baykal. A novel approach to optimize workflow in grid-based teleradiology applications[J]. Computer Methods and Programs in Biomedicine, 2016, 123: 159-169.

[627] Gloria Cruz, Shengdong Nie, and Yuanjun Wang. New insights into Parkinson's disease: converts with diffusion weighted imaging and diffusion tensor imaging[J]. Journal of Medical Imaging and Health Informatics, 2016, 6: 1-13.

[628] Nawel Zemmal, Nabiha Azizi, and Nilanjan Dey, et al. Adaptive semi supervised support vector machine semi supervised learning with features cooperation for breast cancer classification[J]. Journal of Medical Imaging and Health Informatics, 2016, 6: 53-62.

[629] Sheeraz Akram, Muhammad Younus Javed, and M. Usman Akram, et al. Pulmonary nodules detection and classification using hybrid features from computerized tomographic images[J]. Journal of Medical Imaging and Health Informatics, 2016, 6: 252-259.

[630] Lei Cao, Kai Wang, Qianqian Xing, et al. Auto detection of lung ground-glass opacity nodules based on high-pass filter and Gaussian mixture model[J]. Journal of Medical Imaging and Health Informatics, 2016, 6: 320-327.

[631] Xuechen Li, Suhuai Luo, and Qingmao Hu, et al. Automatic lung field segmentation in X-ray radiographs using statistical shape and appearance models[J]. Journal of Medical Imaging and Health Informatics, 2016, 6: 338-348.

[632] Gholamreza Akbarizadeh and Amal Eisapour Moghaddam. Detection of lung nodules in CT scans based on unsupervised feature learning and fuzzy inference[J]. Journal of Medical Imaging and Health Informatics, 2016, 6: 477-483.

[633] P. Babu and V. Rajamani. Evolutionary algorithm based optimized histogram modification for contrast enhancement of mammogram images[J]. Journal of

Medical Imaging and Health Informatics, 2016, 6: 518-525.

[634] N. Arunkumar, K. Ram Kumar, and V. Venkataraman. Automatic detection of epileptic seizures using permutation entropy, tsallis entrop and Kolmogorov complexity[J]. Journal of Medical Imaging and Health Informatics, 2016, 6: 526-531.

[635] Yuanyuan Gao, Zhengwen Shen, and Yu Zhang, et al. Tumor segmentation for lung 4D-CT data using graph cuts with inter-phase shape prior[J]. Journal of Medical Imaging and Health Informatics, 2016, 6: 634-639.

[636] L. Malliga and K. Bommanna Raja. A novel content based medical image retrieval technique with aid of modified fuzzy C-means clustering (CBMIR-MFCM) [J]. Journal of Medical Imaging and Health Informatics, 2016, 6: 700-709.

[637] Mohammad Atique and Amol P. Bhagat. A novel localized entropy-based medical image retrieval[J]. IETE Journal of Research, 2016.

[638] Ashnil Kumar, Shane Dyer, and Jiman Kim, et al. Adapting content-based image retrieval techniques for the semantic annotation of medical images[J]. Computerized Medical Imaging and Graphics, 2016, 49: 37-45.

[639] Anthony C. Chang. Big data in medicine: the upcoming artificial intelligence[J]. Progress in Pediatric Cardiology, 2016, 43: 91-94.

[640] Eric Clarkson and Johnathan B. Cushing. Shannon information and receiver operating characteristic analysis for multiclass classification in imaging[J]. Journal of the Optical Society of America A, 2016, 33(5): 930-937.

[641] Gustavo Saposnik, Donald Redelmeier and Christian C. Ruff, et al. Cognitive biases associated with medical decisions: a systematic review[J]. Medical Informatics and Decision Making, 2016, 16: 138.

[642] Yingxu Wang, Bernard Widrow, and Lotfi A. Zadeh, et al. Cognitive intelligence: deep learning, thinking, and reasoning by brain-inspired systems[J]. International Journal of Cognitive Informatics and Natural Intelligence, 2016, 10(4): 1-20.

[643] Boguslaw Cyganek, Manuel Grana, and Piotr Porwik, et al. Intelligent methods applied to health-care information systems[J]. Applied Artificial Intelligence, 2016, 30(6): 495-496.

[644] Fan Zhang, Yang Song, and Weidong Cai, et al. Dictionary pruning with visual word significance for medical image retrieval[J]. Neurocomputing, 2016, 177: 75-88.

[645] Song Ningning, Gong Chao, and An Xingshuo, et al. Fog computing dynamic load

balancing mechanism based on graph repartitioning[J]. China Communications, 2016.

[646] Mohammad Aazam and Eui-Nam Huh. Fog computing: the cloud-IoT/IoE middleware paradigm[J]. IEEE Potentials, 2016.

[647] Russell A. Poldrack and Tal Yarkoni. From brain maps to cognitive ontologies: informatics and the search for mental structure[J]. Annu. Rev. Phychol, 2016, 67: 20.1-20.26.

[648] J. P. Agrawal, B. J. Erickson, and C. E. Kahn. Imaging informatics: 25 years of progress[J]. Yearb Med Inform, 2016, Suppl1: S23-S31.

[649] Andrew J. Reilly. Informatics in medical imaging: making the picture clearer[J]. British Journal of Healthcare Management, 2016, 22(3): 112-115.

[650] Raul Luna, Emily Rhine, and Matthew Myhra, et al. Cyber threats to health information systems: a systematic review[J]. Technology and Health Care, 2016, 24: 1-9.

[651] R. Nick Bryan. Machine learning applied to Alzheimer disease[J]. Radiology, 2016, 281: 665-668.

[652] Dayakshini Sathish and Surekha Kamath. Medical imaging techniques and computer aided diagnostic approaches for the detection of breast cancer with an emphasis on thermography-a review[J]. Int J. Medical Engineering and Informatics, 2016, 8(3): 275-299.

[653] Yuhui Li, Tao Li, and Wang Dong. Multi-model image retrieval method based on rough set inference and colour mutual information[J]. Int. J. Collaborative Intelligence, 2016, 1(3): 205-221.

[654] Yingxu Wang. On cognitive foundations and mathematical theories of knowledge science[J]. International Journal of Cognitive Informatics and Natural Intelligence, 2016, 10(2): 1-25.

[655] Edward H. Shortliffe. Digital medicine and biomedical informatics: what's in a name? [J]. Methods Inf Med, 2016, 55: 389-391.

[656] Guohui Wei, He Ma, and Wei Qian, et al. Similarity measurement of lung masses for medical image retrieval using kernel based semisupervised distance metric[J]. Med. Phys., 2016, 43(12): 6529-6539.

[657] Rashid L. Bashshur, Elizabeth A. Krupinski, and James H. Thrall, et al. The empirical foundations of teleradiology and related applications: a review of the evidence[J]. Telemedicine and e-Health, 2016, 22(11): 1-31.

[658] Jianbo Lei, Qun Meng, and Yuefeng Li, et al. The evolution of medical informatics in China: a retrospective study and lessons learned[J]. International Journal of Medical Informatics, 2016, 92: 8-14.

[659] Subhadeep Sarkar and Sudip Misra. Theoretical modeling of fog computing: a green computing paradigm to support IoT applications[J]. IET Netw, 2016, 5(2): 23-29.

[660] M. P. Turuk and A. P. Dhande. A novel reversible multiple medical image watermarking for health information system[J]. J. Med. Syst., 2016, 40: 269.

[661] Gran Badshah, Siau-Chuin Liew, and Jasni Mohamad Zain, et al. Watermarking of ultrasound medical images in teleradiology using compressed watermark[J]. Journal of Medical Imaging, 2016, 3(1): 017001.

[662] Demetrius Ribeiro de Paula, Erik Ziegler, and Pubuditha M. Abeyasinghe, et al. A method for independent component graph analysis of resting-state fMRI[J]. Brain ad Behavior, 2017.

[663] Riadh Bouslimi, Mouhamed Gaith Ayadi, and Jalel Akaichi. Semantic medical image retrieval in a medical social network[J]. Soc. Netw. Anal. Min., 2017, 7: 2.

[664] Abdullah Alanazi. Incorporating pharmacogenomics into health information technology, electronic health record and decision support system: an overview[J]. J Med Syst, 2017, 41: 19.

[665] Wenbo Li, Haiwei Pan, and Pengyuan Li, et al. A medical image retrieval method based on texture block coding tree[J]. Signal Processing: Image Communication, 2017, 59: 131-139.

[666] Ling Ma, Xiabi Liu, and Yan Gao, et al. A new method of content based medical image retrieval and its applications to CT imaging sign retrieval[J]. Journal of Biomedical Informatics, 2017, 66: 148-158.

[667] B. Al Mohammad, P. C. Brennan, and C. Mello-Thoms. A review of lung cancer screening and the role of computer-aided detection[J]. Clinical Radiology, 2017, 72: 433-442.

[668] Rushi Lan, Si Zhong, and Zhenbing Liu, et al. A simple texture feature for retrieval of medical images[J]. Multimed Tools Appl, 2017.

[669] Geert Litjens, Thijs Kooi, and Babak Ehteshami Bejnordi, et al. A survey on deep learning in medical image analysis[J]. Medical Image Analysis, 2017, 42: 60-88.

[670] Peng Huang, Seyoun Park, and Rongkai Yan, et al. Added value of computer-aided CT image features for early lung cancer diagnosis with small pulmonary nodules: a

matched case-control study[J]. Radiology, 2017.

[671] Abdullah Alanazi. Incorporating pharmacogenomics into health information technology, electronic health record and decision support system: an overview[J]. J. Med. Syst., 2017, 41: 19.

[672] C. Chennubhotla, L. P. Clarke, and A. Fedorov, et al. An assessment of imaging informatics for precision medicine in cancer[J]. Yearb Med Inform, 2017: 110-119.

[673] Pranjit Das and Arambam Neelima. An overview of approaches for content-based medical image retrieval[J]. Int J Multimed Info Retr, 2017, 6: 271-280.

[674] J. J. Calero, L. F. Oton, and C. A. Oton. Apps for radiation oncology-a comprehensive review[J]. Translational Oncology, 2017, 10(1): 108-114.

[675] Pavel Hamet and Johanne Tremblay. Artificial intelligence in medicine[J]. Metabolism Clinical and Experimental. 2017, 69: S36-S40.

[676] Yingxu Wang and Jun Peng. Big data analytics: a cognitive perspectives[J]. International Journal of Cognitive Informatics and Natural Intelligence, 2017, 11(2): 41-56.

[677] James A. Brink, Ronal L. Arenson, Thomas M. Grist, et al. Bits and bytes: the future of radiology lies in informatics and information technology[J]. Eur Radiol, 2017, 27: 3647-3651.

[678] Isaac Cano, Akos Tenyi, Emili Vela, et al. Perspectives on big data applications of health information[J]. Current Opinion in Systems Biology, 2017, 3: 36-42.

[679] Gabriel Chartrand, Phillip M. Cheng, and Eugene Vorontsov, et al. Deep learning: a primer for radiologists[J]. RadioGraphics, 2017, 37: 2113-2131.

[680] Zhenni Li, Takafumi Hayashi, and Shuxue Ding, et al. Dictionary learning with the l1/2-regularizer and the coherence penalty and its convergence analysis[J]. Int. J. Mach. Learn. & Cyber, 2017.

[681] Arieh Ben-Naim. Entropy, Shannon's measure of information and Boltzmann's H-theorem[J]. Entropy, 2017, 19(48).

[682] Amirhossein Eslami Andargoli, Helana Scheepers, and Diana Rajendran, et al. Health information systems evaluation frameworks: a systematic review[J]. International Journal of Medical Informatics, 2017, 97: 195-209.

[683] Radhika Shivhare, Aswani Kumar Cherukuri, and JInhai Li. Establishment of cognitive relations based on cognitive informatics[J]. Cogn Comput, 2017.

[684] Yoshihiro Hayakawa, Takanori Oonuma, and Hideyuki Kobayashi, et al. Feature extraction of video using artificial neural network[J]. International Journal of

Cognitive Informatics and Natural Intelligence, 2017, 11(2): 25-40.

[685] Robert E. Freundlich, Katherine L. Freundlich, and Brian C. Drolet. Pagers, smartphones, and HIPAA: finding the best solution for electronic communication of protected health information[J]. Journal of Medical Systems, 2018, 42: 9.

[686] Charles E. Kahn. From images to actions: opportunities for artificial intelligence in radiology[J]. Radiology, 2017, 285: 719-720.

[687] Jaillah Mae Gesulga, Almarie Berjame, and Kristelle Sheen Moquiala, et al. Barriers to electronic health record system implementation and information systems resources: a structured review[J]. Procedia Computer Science, 2017, 124: 544-551.

[688] Arindam R. Chatterjee, Seth Stalcup, and Arjun Sharma, et al. Image sharing in radiology-a primer[J]. Acad Radiol, 2017, 24: 286-294.

[689] Marc Kohli, Luciano M. Prevedello, and Ross W. Filice, et al. Implementing machine learning in radiology practice and research[J]. AJR, 2017, 208: 1-7.

[690] Alain Pinsonneault, Shamel Addas, and Christina Qian, et al. Integrated health information technology and the quality of patient care: a natural experiment[J]. Journal of Management Information Systems, 2017, 34(2): 457-486.

[691] Georgy Kopanitsa. Integration of hospital information and clinical decision support systems to enable the reuse of electronic health record data[J]. Methods Inf Med, 2017, 56: 238-247.

[692] Qiling Tang, Yangyang Liu, and Haihua Liu. Medical image classification via multiscale representation learning[J]. Artificial Intelligence in Medicine, 2017, 79: 71-78.

[693] Adnan Qayyum, Syed Muhammad Anwar, and Muhammad Awais, et al. Medical image retrieval using deep convolutional neural network[J]. Neurocomputing, 2017, 266: 8-20.

[694] Feng Jiang, Aleksei Grigorev, and Seungmin Rho, et al. Medical image semantic segmentation based on deep learning[J]. Neural Comput & Applic, 2017.

[695] JuanJuan Zhao, Ling Pan, and Pengfei Zhao, et al. Medical sign recognition of lung nodules based on image retrieval with semantic features and supervised Hashing[J]. Journal of Computer Science and Technology, 2017, 32(3): 457-469.

[696] Panagiotis Plastiras and Dympna M. O'Sullivan. Combining ontologies and open standards to derive a middle layer information model for interoperability of personal and electronic health records[J]. J Med Syst, 2017, 41: 195.

[697] Xueqing Zeng and Gang Luo. Progressive sampling-based Bayesian optimization

for efficient and automatic machine learning model selection[J]. Health Inf Sci Syst, 2017, 5: 2.

[698] Chukwuemeka Uchegbu and Xia Jing. The potential adoption benefits and challenges of LOINC codes in a laboratory department: a case study[J]. Health Inf Sci Syst, 2017, 5: 6.

[699] Jamil Ahmad, Khan Muhammad, and Sung Wook Baik. Medical Image retrieval with compact binary codes generated in frequency domain using highly reactive convolutional features[J]. Journal of Medical Systems, 2018, 42: 24.

[700] Charles S. Mayo, Jean M. Moran, and Walter Bosch, et al. American Association of Physicists in Medicine Task Group 263: standardizing nomenclatures in radiation oncology[J]. Int J Radiation Oncol Biol Phys, 2018, 100(4): 1057-1066.

[701] Steven Tilley, Matthew Jacobson, Qian Cao, et al. Penalized-likelihood reconstruction with high-fidelity measurement models for high-resolution cone-beam imaging[J]. IEEE Transactions on Medical Imaging, 2018, 37(4): 988-999.

[702] Amin Khatami, Morteza Babaie, and H. R, Tizhoosh, et al. A sequential search-space shrinking using CNN transfer learning and a Radon projection pool for medical image retrieval[J]. Expert Systems With Applications, 2018, 100: 224-233.

[703] Christoph Lohrmann, Pasi Luukka, and Matylda Jablomska-Sabuka, et al. A combination of fuzzy similarity measures and fuzzy entropy measures for supervised feature selection[J]. Expert Systems With Applications, 2018, 110: 216-236.

[704] K. Srinivasa Reddy, R. Anandan, and K. Kalaivani, et al. A comprehensive survey on content based image retrieval system and its application in medical domain[J]. International Journal of Engineering & Technology, 2018, 7: 181-185.

[705] Mugahed A. Al-antari, Mohammed A. Al-masni, and Mun-Taek Choi, et al. A fully integrated computer-aided diagnosis system for digital X-ray mammograms via deep learning detection, segmentation, and classification[J]. International Journal of Medical Informatics, 2018, 117: 44-54.

[706] Ahmed Shaffie, Ahmed Soliman, and Luay Fraiwan, et al. A generalized deep learning-based diagnostic system for early diagnosis of various types of pulmonary nodules[J]. Technology in Cancer Research & Treatment, 2018, 17: 1-9.

[707] Baljeet Kumar and Sumit Chopra. A new mammography image classification system by deep learning and feature selection[J]. International Journal of Technology and Computing (IJTC), 2018, 151-154.

[708] Brianna L. Vey, T. S. Cook, and R. J. Bruce, et al. A survey of imaging informatics fellowships and their curricular: current state assessment[J]. Journal of Digital Imaging, 2018.

[709] Rodrigo Capobianco Guido. A tutorial review on entropy-based handcrafted feature extraction for information fusion[J]. Information Fusion, 2018, 41: 161-175.

[710] Rushi Lan, Huadeng Wang, and Si Zhong, et al. An integrated scattering feature with application to medical image retrieval[J]. Computers and Electrical Engineering, 2018, 69: 669-675.

[711] Victoria Tokareva. Architecture of distributed picture archiving and communication systems for storing and processing high resolution medical images[J]. EPJ Web of Conferences, 2018, 177: 05004.

[712] Ray Cody Mayo and Jessica Leung. Artificial intelligence and deep learning-Radiology's next frontier? [J]. Clinical Imaging, 2018, 49: 87-88.

[713] Kipp W. Johnson, Jessica Torres Soto, and Benjamin S. Glicksberg, et al. Artificial intelligence in cardiology[J]. J Am Coll Cardiol, 2018, 71: 2668-2679.

[714] Reid F. Thompson, Gilmer Valdes, and Clifton D. Fuller, et al. Artificial intelligence in radiation oncology: a specialty-wide disruptive transformation? [J]. Radiotherapy and Oncology, 2018, 129: 421-426.

[715] Elizabeth Filonenko and Euclid Seeram. Big data: the next era of informatics and data science in medical imaging: a literature review[J]. J Clin Exp Radiol, 2018, 1: 1.

[716] William J. Gordon and Christian Catalini. Blockchain technology for healthcare: facilitating the transition to patient-driven interoperability[J]. Computational and Structural Biotechnology Journal, 2918, 16: 224-230.

[717] Dailun Chiang, Yintzu Huang, and Tzershyong Chen, et al. Applying time-constraint access control of personal health record in cloud computing[J]. Enterprise Information Systems, 2018.

[718] Rehan Ashraf, Mudassar Ahmed, and Sohail Jabbar, et al. Content based image retrieval by using color descriptor and discrete wavelet transform[J]. J Med Syst, 2018, 42: 44.

[719] Garry Choy, Omid Khalilzadeh, and Mark Michalski, et al. Current applications and future impact of machine learning in radiology[J]. Radiology, 2018, 288: 318-328.

[720] Erkan Deniz, Abdulkadir Sengur, and Zehra Kadiroglu, et al. Transfer learning

based histopathologic image classification for breast cancer detection[J]. Health Inf Sci Syst, 2018, 6: 18.

[721] Ken Chang, Niranjan Balachandar, and Carson Lam, et al. Distributed deep learning networks among institutions for medical imaging[J]. Journal of the American Medical Informatics Association, 2018, 0(0): 1-10.

[722] Abdiya Alaoui, and Zakaria Elberrichi. Feature subset selection using ant colony optimization for a decision trees classification of medical data[J]. International Journal of Informaiton Retrieval Research, 2018, 8(4): 39-50.

[723] Vincenzo Crupi, Johathan D. Nelson, and Bjorn Meder, et al. Generalized information theory meets human cognition: introducing a unified framework to model uncertainty and information search[J]. Cognitive Science, 2018: 1-47.

[724] Reinhold Haux. Health information systems-from present to future? [J]. Methods Inf Med, 2018, 57(Open 1): e43-e45.

[725] Jingjing Liu, Wanquan Liu, and Shiwei Ma, et al. Image-set based face recognition using K-SVD dictionary learning[J]. International Journal of Machine Learning and Cybernetics, 2018.

[726] Klaus Nordhausen and Hannu Oja. Independent component anlysis: a statistical perspective[J]. WIREs Comput Stat, 2018: e1440.

[727] Ankur M. Doshi, William H. Moore, and Danny C. Kim, et al. Informatics solutions for driving an effective and efficient radiology practice[J]. RadioGraphics, 2018, 38: 1810-1822.

[728] V. Jagadeeswari, V. Subramaniyaswamy, and R. Logesh, et al. A study on medical internet of things and big data in personalized healthcare system[J]. Health Inf Sci Syst, 2018, 6: 14.

[729] Zhongyu Li, Xiaofan Zhang, and Henning Muller, et al. Large-scale retrieval for medical image analytics: a comprehensive review[J]. Medical Image Analysis, 2018, 43: 66-84.

[730] Huan-Hsin Tseng, Lise Wei, and Sunan Cui, et al. Machine learning and imaging informatics in oncology[J]. Oncology, 2018.

[731] Les R. Folio, Laura B. Machado, and Andrew F. Dwyer. Multimedia-enhanced radiology reports: concept, components, and challenges[J]. RadioGraphics, 2018, 38: 462-482.

[732] Amin Khatami, Morteza Babaie, and Abbas Khosravi, et al. Parallel deep solutions for image retrieval from imbalanced medical imaging archives[J]. Applied Soft

Computing, 2018, 63: 197-205.

[733] Abdelwahhab Boudjelal, Zoubeida Messali, and Bilal Attallah. PET image reconstruction based on Bayesian inference regularized maximum likelihood expectation maximization (MLEM) method[J]. Int. J. Biomedical Engineering and Technology, 2018, 27(4): 337-350.

[734] Kai Fan, Hai Deng, and Hui Li, et al. Privacy protection smartcard authentication scheme in cloud computing[J]. Chinese Journal of Electronics, 2018, 27(1): 41-45.

[735] P. Mohamed Shakeel, S. Baskar, and V. R. Sarma Dhulipala, et al. Cloud based framework for diagnosis of diabetes mellitus using K-means clustering[J]. Health Inf Sci Syst, 2018, 6: 16.

[736] Charlene Liew. The future of radiology augmented with artificial intelligence: a strategy for success[J]. European Journal of Radiology, 2018, 102: 152-156.

[737] Antonio CLIM, Razvan Daniel ZOTA, and Grigore TINICA. The Kullback-Leibler divergence used in machine learning algorithms for health care applications and hypertension prediction: a literature review[J]. Procedia Computer Science, 2018, 141: 448-453.

[738] C. Krittanawong. The rise of artificial intelligence and the uncertain future for physicians[J]. European Journal of Internal Medicien, 2018, 48: e13-e14.

[739] Qiao Su, Yimin Wei, and Yuehong Shen, et al. Underdetermined independent component analysis based on first-and second-order statistics[J]. Circuits, Systems, and Signal Processing, 2018.

[740] 段辉宏，龚敬，王丽嘉，等. 肺部 CT 图像气管树分割技术研究进展 [J]. 中国生物医学工程学报，2018, 37(6): 739-748.

[741] 贺兴怡，龚敬，王丽嘉. 基于特征矢量化的肺结节特征选择算法 [J]. 计算机应用研究，2018, 35(8): 2544-2548.

[742] 胡会会，龚敬，聂生东. 基于集成随机森林模型的肺结节良恶性分类 [J]. 计算机应用研究，2018, 35(10): 3117-3121.

[743] 王海星，田雪晴，游茂，等. 人工智能在医疗领域应用现状、问题及建议 [J]. 卫生软科学，2018, 32(5): 3-5.

[744] 夏黎明，沈坚，张荣国，等. 深度学习技术在医学影像领域的应用 [J]. 协和医学杂志，2018, 9(1): 10-14.

[745] Maciej A. Mazurowski, Mateusz Buda, Ashirbani Saha, et al. Deep learning in radiology: an overview of the concepts and a survey of the state of the art with focus on MRI[J]. J. Magn. Reson. Imaging, 2019, 49: 939-954.

[746] Helge C. Kniep, Frederic Madesta, and Tanja Schneider, et al. Radiomics of brain MRI: utility in prediction of metastatic tumor type[J]. Radiology, 2019, 290: 479-487.

[747] Adam Yala, Constance Lehman, and Tal Schuster, et al. A deep learning mammography-based model for improved breast cancer risk prediction[J]. Radiology, 2019, 292: 60-66.

[748] Yongbei Zhu, Chuntao Man, and Lixin Gong, et al. A deep learning radiomics model for preoperative grading in meningioma[J]. European Journal of Radiology, 2019, 116: 128-134.

[749] Fadi Thabtah, Neda Abdelhamid, and David Peebles. A machine learning autism classification based on logistic regression analysis[J]. Health Inf Sci Syst, 2019, 7: 12.

[750] Qiao Ke, JIangshe Zhang, and Wei Wei, et al. A neuro-heuristic approach for recognition of lung diseases from X-ray images[J]. Expert Systems With Applications, 2019, 126: 218-232.

[751] Ashutosh Aggarwal, Suchita Sharma, and Karamjeet Singh, et al. A new approach for effective retrieval and indexing of medical images[J]. Biomedical Signal Processing and Control, 2019, 50: 10-34.

[752] S Piramu Kailasam and M Mohamed Sathik. A novel hybrid feature extraction model for classification on pulmonary nodules[J]. Asian Pac J Cancer Prev, 2019, 20(2): 457-468.

[753] Farouk S. Nathoo, Linglong Kong, ajd Hontu Zhu, et al. A review of statistical methods in imaging genetics[J]. The Canadian Journal of Statistics, 2019, 47(1): 108-131.

[754] Curtis P. Langlotz, Bibb Allen, and Bradley J. Erickson, et al. A roadmap for foundational research on artificial intelligence in medical imaging: from the 2018 NIH/RSNA/ACR/The Academy Wrokshop[J]. Radiology, 2019, 291: 781-791.

[755] Juri Yanase and Evangelos Triantaphyllou. A systematic survey of computer-aided diagnosis in medicine: past and present development[J]. Expert Systems With Applications, 2019, 138: 112821.

[756] Caitlin Champion, Craig Kuziemsky, and Ewan Affleck. A systems approach for modeling health information complexity[J]. International Journal of Information Management, 2019, 49: 343-354.

[757] William Hsu, Christian Baumgartner, and Thomas Deserno, et al. Advancing

artificial intelligence in sensors, signals, and imaging informatics[J]. Yearb Med Inform, 2019: 115-119.

[758] Hafedh Ben Hassen, Wael Dghais, and Belgacem Hamdi. An E-health system for monitoring elderly health based on internet of things and fog computing[J]. Health Inf Sci Syst, 2019, 7: 24.

[759] Krzysztof J. Geras, Ritse M. Mann, and Linda Moy. Artificial intelligence for mammography and digital breast tomosynthesis: current concepts and future perspectives[J]. Radiology, 2019, 293: 246-259.

[760] Daniel L. Rubin. Artificial intelligence in imaging: the radiologist's role[J]. J Am Coll Radiol, 2019, 16: 1309-1317.

[761] Reza Khajouei, Maryam Eslami Jahromi, and Arefeh Ameri. Challenges of implementing picture archiving and communication system in multiple hospitals: perspectives of involved staff and users[J]. Journal of Medical Systems, 2019, 43: 182.

[762] Yongsik Sim, Myung Jin Chung, and Elmar Kotter, et al. Deep convolutional neural network-based software improves radiologist detection of malignant lung nodules on chest radiographs[J]. Radiology, 2019, 294(1): 1-11.

[763] P. Shamna, V. K. Govindan, and K. A. Abdul Nazeer. Content based medical image retrieval using topic and location model[J]. Journal of Biomedical Informatics, 2019, 91: 103112.

[764] Senthil Kumar Sundararajan, B. Sankaragomathi, and D. Saravana Priya. Deep belief CNN feature representation based content based image retrieval for medical images[J]. Journal of Medical Systems, 2019, 43: 174.

[765] Anna Majkowska, Sid Mittal, and David Steiner, et al. Chest radiograph interpretation with deep learning models: assessment with radiologist-adjudicated reference standards and population-adjusted evaluation[J]. Radiology, 2019, 294(2): 421-431.

[766] Vishwa S. Parekh and Michael A. Jacobs. Deep learning and radiomics in precision medicine[J]. Expert Review of Precision Medicine and Drug Development, 2019, 4(2): 59-72.

[767] Guillaume Chassagnon, Maria Vakalopolou, and Nilos Paragios, et al. Deep learning: definition and perspectives for thoracic imaging[J]. European Radiology, 2019.

[768] Yuko Nakamura, Toru Higaki, and Fuminari Tatsugami, et al. Deep learning-

based CT image reconstruction: initial evaluation targeting hypovascular hepatic matastases[J]. Radiology: Artificial Intelligence, 2019, 1(6): e180011.

[769] Jooae Choe, Sang Min Lee, and Kyung-Hyun Do, et al. Deep learning-based image conversion of CT reconstruction kernels improves radiomics reproducibility for pulmonary nodules or masses[J]. Radiology, 2019, 292: 365-373.

[770] Hongyang Li, Junfeng Zhang, and Xiao He. Design of data-injection attacks for cyber-physical systems based on Kullback-Leibler divergence[J]. Neurocomputing, 2019, 361: 77-84.

[771] Hana Ouazzane, Hela Mahersia, and Kamel Hamrouni. Digital watermarking in medical imaging: a review[J]. Int. J. Medical Engineering and Informatics, 2019, 11(4): 330-356.

[772] Najmeh Hasani, AghaFatemeh Hosseini, and Abbas Sheikhtaheri. Effect of implementation of picture archiving and communication system on radiologist reporting time and utilization of radiology services: a case study in Iran[J]. Journal of Digital Imaging, 2019.

[773] Muhammad Owais, Muhammad Arsalan, and Jiho Choi, et al. Effective diagnosis and treatment through content-based medical image retrieval (CBMIR) by using artificial intelligence[J]. J. Clin. Med, 2019, 8: 462.

[774] Jeffrey D. Rudie, Andreas M. Rauschecker, and R. Nick Bryan, et al. Emerging applications of artificial intelligence in neuro-oncology[J]. Radiology, 2019.

[775] Diego Ardia, Atilla P. Kiraly, and Sujeeth Bharadwaj, et al. End-to-end lung cancer screening with three-dimensional deep learning on low-dose chest computed tomography[J]. Nature Medicine, 2019, 25: 954-961.

[776] J. Raymond Geis, Adrian P. Brady, and Carol C. Wu, et al. Ethics of artificial intelligence in radiology: summary of the joint European and North American multisociety statement[J]. Radiology, 2019, 293: 436-440.

[777] Joost te Riet, Sjoerd Rijnsdorp, and Mark J. Roef, et al. Evaluation of a Bayesian penalized likelihood reconstruction algorithm for low-count clinical 18F-FDG PET/CT[J]. EJNMMI Physics, 2019, 6: 32.

[778] K. Kallianos, J. Mongan, and S. Antani, et al. How far have we come? Artificial intelligence for chest radiograph interpretation[J]. Clinical Radiology, 2019, 74: 338-345.

[779] Dongxiang Zhang, Rui Cao, and Sai Wu. Information fusion in visual question answering: a survey[J]. Information Fusion, 2019, 52: 268-280.

[780] K. P. Ajitha Gladis. Integration of global and local features based on hybrid similarity matching scheme for medical image retrieval system[J]. Int. J. Biomedical Engineering and Technology, 2019, 31(3): 292-314.

[781] Emanuele Pesce, Samuel Joseph Withey, and Oetris-Pavlos Ypsilantis, et al. Learning to detect chest radiographs containing pulmonary lesions using visual attention networks[J]. Medical Image Analysis, 2019, 53: 26-38.

[782] Mathieu Hatt, Chintan Parmar, and Jinyi Qi, et al. Machine (Deep) learning methods for image processing and radiomics[J]. IEEE Transactions on Radiation and Plasma Medical Sciences, 2019, 3(2): 104-108.

[783] Michael M. Moore, Einat slonimsky, and Aaron D. Long, et al. Machine learning concepts, concerns and opportunities[J]. Pediatric Radiology, 2019, 49: 509-516.

[784] Nikolay Dukov, Kristina Bliznakova, and Firgan Feradov, et al. Models of breast lesions based on three-dimensional X-ray breast images[J]. Physica Medica, 2019, 57: 80-87.

[785] Amira Jouirou, Abir Baazaoui, and Walid Barhumi. Multi-view information fusion in mammograms: a comprehensive overview[J]. Information Fusion, 2019, 52: 308-321.

[786] Paulo R. R. V. Caribe, M. Koole, Yves D'Asseler, et al. Noise reduction using a Bayesian penalized-likelihood reconstruction algorithm on a time-of-flight PET-CT scanner[J]. EJNMMI Physics, 2019, 6: 22.

[787] Lakshmanaprabu S.K., Sachi Nandan Mohanty, and Shankar K. Optimal deep learning model for classification of lung cancer on CT images[J]. Future Generation Computer Systems, 2019, 92: 374-382.

[788] Zhenwei Zhang and Ervin Sejdic. Radiological images and machine learning: trends, perspectives, and prospects[J]. Computers in Biology and Medicine, 2019, 108: 354-370.

[789] B. Al Mohammad, S.L.Hillis, and W. Reed. Radiologist performance in the detection of lung cancer using CT[J]. Clinical Radiology, 2019, 74: 67-75.

[790] Stephanie Nougaret, Hichem Tibermacine, and Marion Tardieu, et al. Radiomics: an introductory guide to what it may foretell[J]. Current Oncology Reports, 2019, 21: 70.

[791] Seunggyun Ha, Hongyoon Choi, and Jin Chul Paeng, et al. Radiomics in oncological PET/CT: a methodological overview[J]. Nuclear Medicine and Molecular Imaging, 2019.

[792] Cameron Hassani, Bino A. Varghese, and Jorge Nieva, et al. Radiomics in pulmonary lesion imaging[J]. AJR, 2019, 212: 1-8.

[793] I. Cardin, V. Gregoire, and D. Gibon, et al. Radiomics: principles and radiotherapy applications[J]. Critical Reviews in Oncology/Hematology, 2019, 138: 44-50.

[794] Kemal Hakan Gulkesen and Reinhold Haux. Research subjects and research trends in medical informatics[J]. Methods Inf Med, 2019, 58: e1-e13.

[795] Zhenyu Liu, Shuo Wang, and Di Dong, et al. The applications of radiomics in precision diagnosis and treatment of oncology: opportunities and challenges[J]. Theranostics, 2019, 9(5): 1303-1322.

[796] Martina Sollini, Lidija Antunovic, and Arturo Chiti, et al. Towards clinical application of image mining: a systematic review on artificial intelligence and radiomics[J]. European Journal of Nuclear Medicine and Molecular Imaging, 2019.

[797] Fatih Demir, Abdulkadir Sengur, and Varun Bajaj, et al. Towards the classification of heart sounds based on convolutional deep neural network[J]. Health Inf Sci Syst, 2019, 7: 16.

[798] Understanding statistical hypothesis testing: the logic of statistical inference[J]. Mach. Learn. Knowl. Extr., 2019, 1: 945-961.

[799] Curtis P. Langlotz. Will artificial intelligence replace radiologists? [J]. Radiology: Artificial Intelligence. 2019, 1(3): e190058.

[800] 袁慧敏 , 龚敬 , 聂生东 . 肺部影像组学数据库系统设计与实现 [J]. 中国医学物理学杂志 , 2019, 36(11): 1284-1290.

[801] Shabana Rasheed Ziyad, Venkatachalam Radha, and Thavavel Vayyapuri. Overview of computer aided detection and computer aided diagnosis systems for lung nodule detection in computed tomography[J]. Current Medical Imaging, 2020, 16: 16-26.

[802] Fatih Demir, Abdulkadir Sengur, and Varun Bajaj. Convolutional neural networks based efficient approach for classification of lung diseases[J]. Health Inf Sci Syst, 2020, 8: 4.

[803] Synho Do, Kyoung Doo Song, and Joo Won Chung. Basics of deep learning: a radiologist's guide to understanding published radiology articles on deep learning[J]. Korean J Radiol, 2020, 21(1): 33-41.

[804] Somaieh Mohammady and Eslahchi. Extension of Tikhonov regularization method using linear fractional programming[J]. Journal of Computational and Applied Mathematics, 2020, 371: 112677.

[805] K. Karthik and S. Sowmya Kamath. A deep neural network model for content-

based medical image retrieval with multi-view classification[J]. The Visual Computer, 2020.

[806] Cheng Tang, Junkai Ji, and Yajiao Tang, et al. A novel machine learning technique for computer-aided diagnosis[J]. Engineering Applications of Artificial Intelligence, 2020, 92: 103627.

[807] Wei Kong, Jian Shen, and Pandi Vijayakumar, et al. A practical group blind signature scheme for privacy protection in smart grid[J]. Journal of Parallel and Distributed Computing, 2020, 136: 29-39.

[808] Xiaojun Chen, Shengbin Jia, and Yang Xiang. A review: knowledge reasoning over knowledge graph[J]. Expert Systems With Applications, 2020, 141: 112948.

[809] Jiangdian Song, Yanjie Yin, and Hairui Wang, et al. A review of original articles published in the emerging field of radiomics[J]. European Journal of Radiology, 2020, 127: 108991.

[810] William A. Benish. A review of the application of information theory to clinical diagnostic testing[J]. Entropy, 2020, 22(97).

[811] Lilia Lazli, Mounir Boukadoum, and Otmane Ait Mohamd. A survey on computer-aided diagnosis of brain disorders through MRI based on machine learning and data mining methodologies with an emphasis on Alzheimer disease diagnosis and the contribution of he multimodal fusion[J]. Appl. Sci., 2020, 10: 1894.

[812] Honglei Liu, Yan Xu, and Zhiqiang Zhang, et al. A natural language processing pipeline of Chinese free-text radiology reports for liver cancer diagnosis[J]. IEEE Access, 2020, 8.

[813] Anirudh Choudhary, Li Tong, and Yuanda Zhu, et al. Advancing medical imaging informatics by deep learning-based domain adaptation[J]. Yearb Med Inform, 2020, 129-138.

[814] Andreas S. Panayides, Amir Amini, and Nenad D. Filipovic, et al. AI in medical imaging informatics: current challenges and future directions[J]. IEEE Journal of Biomedical and Health Informatics, 2020, 24(7): 1837-1857.

[815] Harrison X. Bai, Robin Wang, and Zeng Xiong, et al. Artificial intelligence augmentation of radiologist performance in distinguishing COVID-19 from pneumonia of other origin at chest CT[J]. Radiology, 2020, 296: E156-E165.

[816] Hiroshi Fujita. AI-based computer-aided diagnosis (AI-CAD): the latest review to read first[J]. Radiological Physics and Technology, 2020.

[817] Muhammad Kashif, Gulistan Raja, and Furqan Shaukat. An efficient content-based

image retrieval system for the diagnosis of lung diseases[J]. Journal of Digital Imaging, 2020.

[818] B. Muthazhagan, T. Ravl, and D. Rajinigirinath. An enhanced computer-assisted lung cancer detection method using content based image retrieval and data mining techniques[J]. Journal of Ambient Intelligence and Humanized Computing, 2020.

[819] Yaguang Yang. An interior-point algorithm for linear programming with optimal selection of centering parameter and step size[J]. Journal of the Operations Research Society of China, 2020.

[820] Yibo Chen, Zhaohui Wang, and Guiming Fu, et al. Application of computer-aided design (CAD) and three-dimensional (3D) visualization technologies in the diagnosis and treatment of refractory thyroid tumors[J]. Cancer Management and Research, 2020, 12: 6887-6894.

[821] Stéphane Chauvie, Adriano De Maggi, and Ilaria Baralis. Artificial intelligence and radiomics enhance the positive predictive value of digital chest tomosynthesis for lung cancer detection within SOS clinical trial[J]. European Radiology, 2020.

[822] Guillaume Chassagnon, Maria Vakalopoulou, and Nikos Paragios, et al. Artificial intelligence applications for thoracic imaging[J]. European Journal of Radiology, 2020, 123: 108774.

[823] Jaryd R. Christie, Pencilla Lang, and Lauren M. Zelko, et al. Arfificial intelligence in lung cancer: bridging the gap between computational power and clinical decision-making[J]. Canadian Association of Radiologists' Journal, 2020, 1-12.

[824] Brian L. Sprague, R. Yates coley, and Karla Kerlikowske, et al. Assessment of radiologist performance in breast cancer screening using digital breast tomosynthesis vs digital mammography[J]. JAMA Network Open, 2020, 3(3): e201759.

[825] Ilhame Ait Lbachir, Imane Daoudi, and Saadia Tallal. Automatic computer-aided diagnosis system for mass detection and classification in mammography[J]. Multimedia Tools and Applications, 2020.

[826] Chung-Feng Jeffrey Kuoa, Chang-Chiun Huanga, and Jing-Jhong Siao, et al. Automatic lung nodule detection system using image processing techniques in computed tomography[J]. Biomedical Signal Processing and Control, 2020, 56: 101659.

[827] Anup Tuladhar, Sascha Gill, and Zahinoor Ismail, et al. Building machine learning models without sharing patient data: a simulation-based analysis of distributed

learning by ensembling[J]. Journal of Biomedical Informatics, 2020, 106: 103424.

[828] Mohamed Esmail Karar, Ezz El-Din Hemdan, and Marwa A. Shouman. Cascaded deep learning classifiers for computer-aided diagnosis of COVID-19 and pneumonia diseases in X-ray scans[J]. Complex & Intelligent Systems, 2020.

[829] Yaser A. Elnakieb, Mohamed T. Ali, and Ahmed Soliman, et al. Computer aided Autism diagnosis using diffusion tensor imaging[J]. IEEE Access, 2020.

[830] Jasmine Paul and T. S. Sivarani. Computer aided diagnosis of brain tumor using novel classification techniques[J]. Journal of Ambient Intelligence and Humanized Computing, 2020.

[831] Qing Liu, Zhigang Liu, and Shenghui Yong, et al. Computer-aided breast cancer diagnosis based on image segmentation and interval analysis[J]. Automatika, 2020, 61(3): 496-506.

[832] B. Shankarlal, P. D. Sathya, and V. P. Sakthivel. Computer-aided detection and diagnosis of thyroid nodules using machine and deep learning classification algorithms[J]. IETE Journal of Research, 2020.

[833] Tara A. Reston and Mohammad Eghtedari. Computer-aided detection/diagnosis in breast imaging: a focus on the evolving FDA regularizations for using software as a medical device[J]. Curr Radiol Rep, 2020, 8: 7.

[834] Min Li, Xiaohao Nie, and Yilidan Reheman, et al. Computer-aided diagnosis and staging of pancreatic cancer based on CT images[J]. IEEE Access, 2020.

[835] Zhiqiong Wang, Yiqi Luo, and Junchang Xin, et al. Computer-aided diagnosis based on extreme learning machine: a review[J]. IEEE Access, 2020.

[836] Fakhri Alam Khan, Ateeq Ur Rehman Butt, and Muhammad Asif, et al. Computer-aided diagnosis of burnt skin images using deep convolutional neural network[J]. Multimedia Tools and Applications, 2020.

[837] Baihong Xie, Ting Lei, and Nan Wang, et al. Computer-aided diagnosis for fetal brain ultrasound images using deep convolutional neural networks[J]. International Journal of Computer Assisted Radiology and Surgey, 2020.

[838] Erick Verburg, Carla H. van Gils, and Marije F. Bakker, et al. Computer-aided diagnosis in multiparametric magnetic resonance imaging screening of women with extremely dense beasts to reduce false-positive diagnosis[J]. Investigative Radiology, 2020, 55(7): 438-444.

[839] Zhiying Xu, Fatima Rashid Sheykhahmad, and Noradin Ghadimi, et al. Computer-aided diagnosis of skin cancer based on soft computing techniques[J]. Open

Medicine, 2020, 15: 860-871.

[840] Muhammad Naseer Bajwa, Kaoru Muta, and Muhammad Imran Malik, et al. Computer-aided diagnosis of skin diseases using deep neural networks[J]. Appl. Sci., 2020, 10: 2488.

[841] Akiyoshi Hizukuri, Ryohei Nakayama, and Mayumi Nara, et al. Computer-aided diagnosis scheme for distinguishing between benign and malignant masses on breast DCE-MRI images using deep convolutional neural network with Bayesian optimization[J]. Journal of Digital Imaging, 2020.

[842] Anisha Isaac, H. Khanna Nehemiah, and Anubha Isaac, et al. Computer-aided diagnosis system for diagnosis of pulmonary emphysema using bio-inspired algorithms[J]. Computers in Biology and Medicine, 2020, 124: 103940.

[843] Insha Majeed Wani and Sakshi Arora. Computer-aided diagnosis systems for osteoporosis detection: a comprehensive survey[J]. Medical & Biological Engineering & Computing, 2020.

[844] Y. Kusumawardani1, Ratianto, and P. Prajitno, et al. Computer-aided diagnosis (CAD) to detect brain abnormality from PET image using artificial neural network (ANN) [J]. J. Phys.: Conf. Ser., 2020, 1505: 012002.

[845] M. L. E. Yuliansyah, P. Prajitno, and D. S. Soejoko. Computer-aided diagnosis (CAD) to detect abnormalities in lung pediatric radiography using particle swarm optimization method[J]. J. Phys.: Conf. Ser., 2020, 1505: 012003.

[846] W. S. Wahyuni, P. Prajitno, and D. S. Soejoko. Computer-aided diagnosis (CAD) to detect abnormality on CT image of liver[J]. J. Phys.: Conf. Ser., 2020, 1505: 012005.

[847] Valérie D. V. Sankatsing, Karolina Juraniec, and Sabine E. Grimm, et al. Cost-effectiveness of digital breast tomosynthesis in population-based breast cancer screening: a probabilistic sensitivity analysis[J]. Radiology, 2020, 297: 40-48.

[848] Lei Cong, Wanbing Feng, and Zhigang Yao, et al. Deep learning model as a new trend in computer-aided diagnosis of tumor pathology for lung cancer[J]. Journal of Cancer, 2020, 11: 3615-3622.

[849] Ting Tang, Jeannie Hsiu Ding Wong, and Wei Lin Ng, et al. Deep learning radiomics in breast cancer with different modalities: overview and future[J]. Expert Systems with Applications, 2020, 158: 113501.

[850] Mengsu Xiao, Chenyang Zhao, and Jianchu Li, et al. Diagnostic value of breast lesions between deep learning-based computer-aided diagnosis system and

experienced radiologists: comparison the performance between symptomatic and asymptomatic patients[J]. Front. Oncol., 2020, 10: 1070.

[851] Yoshiharu Ohno, Kota Aoyagi, and Atsushi Yaguchi, et al. Differentiation of benign from malignant pulmonary nodules by using a convolutional neural network to determine volume change at chest CT[J]. Radiology, 2020, 00: 1-12.

[852] Michael Tran Duong, Andreas M. Rauschecker, and Suyash Mohan. Diverse applications of artificial intelligence in neuroradiology[J]. Neuroimg Clin N Am, 2020, 30: 505-516.

[853] Abir Baâzaoui, Marwa Abderrahim, and Walid Barhoumi. Dynamic distance learning for joint assessment of visual and semantic similarities within the framework of medical image retrieval[J]. Computers in Biology and Medicine, 2020, 122: 103833.

[854] Nan Jiang, Yi Zhuang, and Dickson K. W. Chiu. Effective and efficient crowd-assisted similarity retrieval of medical images in resource-constraint mobile telemedicine systems[J]. Multimedia Tools and Applications, 2020.

[855] Takenori Kozuka, Yuko Matsukubo, and Tomoya Kadoba, et al. Efficiency of a computer-aided diagnosis (CAD) system with deep learning in detection of pulmonary nodules on 1-mm-thick images of computed tomography[J]. Japanese Journal of Radiology, 2020.

[856] Tarek N. Hanna, Scott D. Steenburg, and Andrew B. Rosenkrantz, et al. Emerging challenges and opportunities in the evolution of teleradiology[J]. AJR, 2020, 215: 1-6.

[857] Xiaojun Zhang, Yao Tang, and Sheng Cao, et al. Enabling identity-based authorized encrypted diagnostic data sharing for cloud-assisted E-health information systems[J]. Journal of Information Security and Applications, 2020, 000: 102568.

[858] Alice Etim, David N. Etim, and Jasmine Scott. Mobile health and telemedicine: awareness, adoption and importance of health study[J]. International Journal of Healthcare Information Systems and Informatics, 2020, 15(1): 81-96.

[859] Mugahed A. Al-antari, Cam-Hao Hua, and Jaehun Bang, et al. "Fast deep learning computer-aided diagnosis of COVID-19 based on digital chest x-ray images" [J]. Applied Intelligence, 2020.

[860] Lina Zhu, Ge Gao, and Yi Liu, et al. Feasibility of integrating computer-aided diagnosis with structured reports of prostate multiparametric MRI[J]. Clinical Imaging, 2020, 60: 123-130.

[861] Md. Muzakkir Hussain, M. M. Sufyan Beg, and Mohammad Saad Alam. Fog computing for big data analytics in IoT aided smart grid networks[J]. Wireless Personal Communications, 2020.

[862] Enrico Capobianco and Marco Dominietto. From medical imaging to radiomics: role of data science for advancing precision health[J]. J. Pers. Med., 2020, 10(15).

[863] Nagesh Shukla, JoséM. Merigó, and Thorsten Lammers, et al. Half a century of computer methods and programs in biomedicine: a bibliometric analysis from 1970 to 2017[J]. Computer Methods and Programs in Biomedicine, 2020, 183: 105075.

[864] Kaiqiang Yang, Jinsha Liu, and Wen Tang, et al. Identification of benign and malignant pulmonary nodules on chest CT using improved 3D U-Net deep learning framework[J]. European Journal of Radiology, 2020, 129: 109013.

[865] Shuqiang Wang, Shuo Liang, and Fei Peng. Image edge detection algorithm based on fuzzy set[J]. Journal of Intelligent & Fuzzy Systems, 2020, 38: 3557-3566.

[866] Yikun Yang, Shengjie Jiao, and Jinrong He, et al. Image retrieval via learning content-based deep quality model towards big data[J]. Future Generation Computer Systems, 2020, 112: 243-249.

[867] Asma Chebli, Akila Djebbar, and Hayet, et al. Improving the performance of computer-aided diagnosis systems using semi-supervised learning: a survey and analysis[J]. Int. J. Intelligent Information and Database Systems, 2020, 13(2-4): 454-478.

[868] Pritam Chanda, Eduardo Costa, and Jie Hu, et al. Information theory in computational biology: where we stand today[J]. Entropy, 2020, 22: 627.

[869] Orly Shenker. Information vs. entropy vs. probability[J]. European Journal for Philosophy of Science, 2020, 10: 5.

[870] Yana Yuan and Huaqi Chai. Knowledge fusion method based on fuzzy set theory[J]. Journal of Intelligent & Fuzzy Systems, 2020, 38: 3971-3979.

[871] Rohini Pinapatruni and C. Shoba Bindu. Learning image representation from image reconstruction for a content-based medical image retrieval[J]. Signal, Image and Video Processing, 2020.

[872] Michele Avanzo, Lise Wei, and Joseph Stancanello, et al. Machine and deep learning methods for radiomics[J]. Med. Phys., 2020, 47(5): e185-e202.

[873] Neethu Mathai, Tanya McGill, and Danny Toohey. Factors influencing consumer adoption of electronic health records[J]. Journal of Computer Information Systems, 2020.

[874] Aman Dureja and Payal Pahwa. Medical image retrieval for detecting pneumonia using binary classification with deep convolutional neural networks[J]. Journal of Information & Optimization Sciences, 2020.

[875] N. Kalaivani, D. Devi, and Dr. S Sophia, et al. Medical image retrieval using convolution neural networks[J]. IOP Conf. Ser.: Mater. Sci. Eng., 2020. 994: 012038.

[876] Ali Farahani and Hadis Mohseni. Medical image segmentation using customized U-Net with adaptive activation functions[J]. Neural Computing and Applications, 2020.

[877] Peter M.A. van Ooijen, Yeshaswini Nagaraj, and Allard Olthof. Medical imaging informatics, more than 'just' deep learning[J]. European Radiology, 2020.

[878] Pascal Meier, Jan Heinrich Beinke, and Christian Fitte, et al. Generating design knowledge for blockchain-based access control to personal health records[J]. Information Systems and e-Business Management, 2020.

[879] Saleem Z. Ramadan. Methods used in computer-aided diagnosis for breast cancer detection using mammograms: a review[J]. Journal of Healthcare Engineering, 2020.

[880] Francesco Bianconi, Isabella Palumbo, and Angela Spanu, et al. PET/CT radiomics in lung cancer: an overview[J]. Appl. Sci., 2020, 10: 1718.

[881] Philipp Lohmann, Martin Kocher, and Maximillian I. Ruge, et al. PET/MRI radiomics in patients with brain metastases[J]. Front. Neurol., 2020, 11: 1.

[882] Nicholas B. Bevins, Michael S. Silosky, and Aldo Badano, et al. Practical application of AAPM report 270 in display quality assurance: a report of task group 270[J]. Med. Phys., 2020.

[883] Martin J. Willemink, Wojciech A. Koszek, and Cailin Hardell, et al. Preparing medical imaging data for machine learning[J]. Radiology, 2020, 00: 1-11.

[884] J.-E. Bibault, L. Xing, and P. Giraud, et al. Radiomics: a primer for the radiation oncologist[J]. Cancer/Radiotherapie, 2020, 24: 403-410.

[885] Bojiang Chen, Lan Yang, and Rui Zhang, et al. Radiomics: an overview in lung cancer management-a narrative review[J]. Ann Transl Med, 2020, 8(18): 1191.

[886] Hyo Jung Park, Bumwoo Park, and Seung Soo Lee. Radiomics and deep learning: hepatic applications[J]. Korean J Radiol, 2020, 21(4): 387-401.

[887] Isabella Fornacon-Wood, Corinne Faivre-Finn, and James P.B. O'Connor, et al. Radiomics as a personalized medicine tool in lung cancer: separating the hope from

the hype[J]. Lung Cancer, 2020, 146: 197-208.

[888] Wenmo Hu, Huayu Yang, and Haifeng Xu, et al. Radiomics based on artificial intelligence in liver diseases: where we are? [J]. Gastroenterology Report, 2020, 8(2): 90-97.

[889] S. Rastegar, M. Vaziri, and Y. Qasempour, et al. Radiomics for classification of bone mineral loss: a machine learning study[J]. Diagnositc and Interventional Imaging, 2020, 101: 599-610.

[890] Geewon Lee, Hyunjin Park, and So Hyeon Bak, et al. Radiomics in lung cancer from basic to advanced: current status and future directions[J]. Korean J Radiol, 2020, 21(2): 159-171.

[891] Ziqi He, Chunkai Qin, and Zhaobo Zeng. Research on computer aided diagnosis based on artificial intelligence[J]. J Phys.: Conf. Ser., 2020, 1650: 032131.

[892] G. V. Kurtseva. Some notes on the concepts of entropy and information[J]. Scientific and technical Information Processing, 2020, 47(1): 65-71.

[893] Yenliang Chen and Fangchi Chi. Summarization of information systems based on rough set theory[J]. Journal of Intelligence & Fuzzy Systems, 2021, 40: 1001-1015.

[894] Anna Meldo, Lev Utkin, and Maxim Kovalev, et al. The natural language explanation algorithms for the lung cancer computer-aided diagnosis system[J]. Artificial Intelligence In Medicine, 2020, 108: 101952.

[895] Yungliang Wan, Peikwei Tsay, and Kuangtse Pan, et al. The use of artificial intelligence in the differentiation of malignant and benign lung nodules on computed tomograms proven by surgical pathology[J]. Cancers, 2020, 12: 2211.

[896] Abdullahi Umar Ibrahim, Mehmet Ozsoz, and Sertan Serte, et al. Pneumonia classification using deep learning from chest X-ray images during COVID-19[J]. Cognitive Computation, 2021.

[897] 董婷，魏珑，聂生冬 . CT 影像肺结节分割研究进展 [J]. 中国图象图形学报，2021, 26(04): 0751-0765,

[898] S. Kevin Zhou, Hayit Greenspan, and Christos Davatzikos, et al. A review of deep learning in medical imaging: imaging traits, technology trends, case studies with progress highlights, and future promises[J]. arXiv: 2008.09104v2 [cs.CV] 5 Mar 2021.

[899] Ayturk Keles, Mustafa Berk Keles, and Ali Keles. COV19-CNNet and COV19-ResNet: diagnostic inference engines for early detection of COVID-19[J]. Cognitive Computation, 2021.

[900] Shuang Liang and Yu Gu. Computer-aided diagnosis of Alzheimer's disease through weak supervision deep learning framework with attention mechanism[J]. Sensors, 2021, 21: 220.

[901] Isabella Castiglioni, Leonardo Rundo, and Marina Codari, et al. AI applications to medical images: from machine learning to deep learning[J]. Physica Medica, 2021, 83: 9-24.

[902] Luigi Manco, Nicola Maffei, and Silvia Strolin, et al. Basic of machine learning and deep learning in imaging for medical physicists[J]. Physica Medica, 2021, 83: 194-205.

[903] Yizhi Liu, Mahmoud Habibnezhad, and Houtan Jebelli. Brain-computer interface for hands-free teleoperation of construction robots[J]. Automation in Construction, 2021, 123: 103523.

[904] Amirmasoud Ahmadi, Mehrdad Kashefi, and Hassan Shahrokhi, et al. Computer aided diagnosis system using deep convolutional neural networks for ADHD subtypes[J]. Biomedical Signal Processing and Control, 2021, 63: 102227.

[905] Kiran Vaidhya Venkadesh, Arnaud A. A. Setio, and Anton Schreuder, et al. Deep learning for malignancy risk estimation of pulmonary nodules detected at low-dose screening CT[J]. Radiology, 2021, 300: 438-447.

[906] Mufti Mahmud, M. Shamim Kaiser, and T. Martin McGinnity, et al. Deep learning in mining biological data[J]. Cognitive Computation, 2021, 13: 1-33.

[907] Wenhui Lv, Yang Wang, and Changsheng Zhou, et al. Development and validation of a clinically applicable deep learning strategy (HONORS) for pulmonary nodule classification at CT: a retrospective multicentre study[J]. Lung Cancer, 2021, 155: 78-86.

[908] Arash Abdi, Mohammad Rahmati, and Mohammad M. Ebadzadeh. Entropy based dictionary learning for image classification[J]. Pattern Recognition, 2021, 110: 107634.

[909] Jelmer M. Wolterink, Anirban Mukhopadhyay, and Tim Leiner, et al. Generative adversarial networks: a primer for radiologists[J]. RadioGraphics, 2021, 41: 840-857.

[910] Phillip M. Cheng, Emmanuel Montagnon, and Rikiya Yamashita, et al. Deep learning: an update for radiologists[J]. RadioGraphics, 2021, 41: 1427-1445.

[911] Yechan Kim, Younkwan Lee, and Moongu Jeon. Imblanced image classification with complement cross entropy[J]. Pattern Recognition Letters, 2021, 151: 33-40.

[912] Mian Muhammad Naeem Abid, Tehseen Zia, and Mubeen Ghafoor, et al. Multi-view convolutional recurrent neural networks for lung cancer nodule identification[J]. Neurocomputing, 2021, 453: 299-311.

[913] Meghan P. Jairam and Richard Ha. A review of artificial intelligence in mammography[J]. Clinical Imaging, 2022, 88: 36-44.

[914] Rashmi Vishraj, Savita Gupta, and Sukhwinder Singh. A comprehensive review of content-based image retrieval systems using deep learning and hand-crafted features in medical imaging: research challenges and future directions[J]. Computers and Electrical Engineering, 2022, 104: 108450.

[915] Debapriya Sengupta, Phalguni Gupta, and Arindam Biswas. A survey on mutual information based medical image registration algorithms[J]. Neurocomputing, 2022, 486: 174-188.

[916] Sara Kaviani, Ki Jin Han, and Insoo Sohn. Adversarial attacks and defenses on AI in medical imaging informatics: a survey[J]. Expert Systems With Applications, 2022, 198: 116815.

[917] Tianye Niu, Tiffany Tsui, and Wei Zhao. AI-augmented images for X-ray guiding radiation therapy delivery[J]. Semin Radiat Oncol, 2022, 32: 365-376.

[918] Hwa-Yen Chiu, Heng-Sheng Chao, and Yuh-Min Chen. Application of artificial intelligence in lung cancer[J]. Cancers, 2022, 14: 1370.

[919] Jonas Teuwen, Zeno A.R. Gouw, and Jan-Jakob Sonke. Artificial intelligence for image registration in radiation oncology[J]. Semin Radiat Oncol, 2022, 32: 330-342.

[920] Jessica Chan and William F. Auffermann. Artificial intelligence in the imaging of diffuse lung disease[J]. Radiol Clin N Am, 2022, 60: 1033-1040.

[921] Endale Mitiku Adere. Blockchain in healthcare and IoT: a systematic literature review[J]. Array, 2022, 14: 100139.

[922] Nusrat Mohi ud din, Rayees Ahmad Dar, and Muzafar Rasool, et al. Breast cancer detection using deep learning: datasets[J]. Methods, and challenges ahead. Computers in Biology and Medicine, 2022, 149: 106073.

[923] Jooae Choe, Hye Jeon Hwang, and Joon Beom Seo, et al. Content-based image retrieval by using deep learning for interstitial lung disease diagnosis with chest CT[J]. Radiology, 2022, 302: 187-197.

[924] Matthew G. Hanna and Maria H. Hanna. Current applications and challenges of artificial intelligence in pathology[J]. Human Pathology Reports, 2022, 27: 300596.

[925] Shier Nee Saw and Kwan Hoong Ng. Current challenges of implementing artificial intelligence in medical imaging[J]. Physica Medica, 2022, 100: 12-17.

[926] António Lorvão Antunes, Elas Cardoso, and JoséBarateiro. Incorporation ontologies in data warehouse/business intelligence systems-a systematic literature review[J]. International Journal of Information Management Data Insights, 2022, 2: 100131.

[927] Weixi Kang, S`onia Pineda Hern´andez, and Junxin Wang, et al. Instruction-based learning: a review[J]. Neuropsychologia, 2022, 166: 108142.

[928] Samaneh Abbasi, Meysam Tavakoli, and Hamid Reza Boveiri, et al. Medical image registration using unsupervised deep neural networks: a scoping literature review[J]. Biomedical Signal Processing and Control, 2022, 73: 103444.

[929] Oliver J. Gurney-Champion, Guillaume Landry, and Kathrine Røe Redalen, et al. Potential of deep learning in quantitative magnetic resonance imaging for personalized radiotherapy[J]. Semin Radiat Oncol, 2022, 32: 377-388.

[930] Padmavathi Kora, Chui Ping Ooi, and Oliver Faust, et al. Transfer learning techniques for medical image analysis: a review[J]. Biocybernetic and Biomedical Engineering, 2022, 42: 79-107.

[931] Madhuri Hiwale, Rahee Walambe, and Vidyasagar Potdar, et al. A systematic review of privacy-preserving methods deployed with blockchain and federated learning for the telemedicine[J]. Healthcare Analytics, 2023, 3: 100192.

[932] Bayan H. Banimfreg. A comprehensive review and conceptual framework for cloud computing adoption in bioinformatics[J]. Healthcare Analytics, 203, 3: 100190.

[933] Sema Atasever, Nuh Azginoglu, and Duygu sinanc Terzi, et al. A comprehensive survey of deep learning research on medical image analysis with focus on transfer learning[J]. Clinical Imaging, 2023, 94: 18-41.

[934] Resual Das and Muhammad Muhammad Inuwa. A review on fog computing: issues, characteristics, challenges, and potential applications[J]. Telematics and Informatics Reports, 2023, 10: 100049.

[935] Kalimullah Lone and Shabir Ahmad Sofi. A review on offloading in fog-based internet of things: architecture, machine learning approaches, and open issues[J]. High-Confidence Computing, 2023, 3: 100124.

[936] Sonam Maurya, Sushil Tiwari, and Monika Chowdary Mothukuri, et al. A review on recent developments in cancer detection using machine learning and deep learning models[J]. Biomedical Signal Processing and Control, 2023, 80: 104398.

[937] Sebastiaan L. van der Storm, Marilou Jansen, and Henri¨ette A.W. Meijer, et al. Apps in healthcare and medical research; European legislation and practical tips every healthcare provider should know[J]. International Journal of Medical Informatics, 2023, 177: 105141.

[938] Andrew J, Deva Priya Isravel, and K. Martin Sagayam, et al. Blockchain for healthcare systems: architecture, security challenges, trends and future directions[J]. Journal of Network and Computer Applications, 2023, 215: 103633.

[939] Jine Tang, Xinming Lu, and Yong Xiang, et al. Blockchain search engine: its current research status and future prospect in internet of things network[J]. Future Generation Computer Systems, 2023, 138: 120-141.

[940] U. Raghavendra, Anjan Gudigar, and Aritra Paul, et al. Brain tumor detection and screening using artificial intelligence techniques: current trends and future perspectives[J]. Computers in Biology and Medicine, 2023, 163: 107063.

[941] Ramin Ranjbarzadeh, Shadi Dorosti, and Saeid Jafarzadeh Ghoushchi, et al. Breast tumor localization and segmentation using machine learning techniques: overview of datasets, findings, and methods[J]. Computers in Biology and Medicine, 2023, 152: 106443.

[942] Fabio Garcea, Alessio Serra, and Fabrizio Lamberti, et al. Data augmentation for medical imaging: a systematic literature review[J]. Computers in Biology and Medicine, 2023, 152: 106391.

[943] Richard Osuala, Kaisar Kushibar, Lidia Garrucho, et al. Data Synthesis and adversarial networks: a review and meta-analysis in cancer imaging[J]. Medical Image Analysis, 2023, 84: 102704.

[944] Lay Teng Thong, Hui Shan Chou, and Han Shi Jocelyn Chew, et al. Diagnostic test accuracy of artificial intelligence-based imaging for lung cancer screening: a systematic review and meta-analysis[J]. Lung Cancer, 2023, 176: 4-13.

[945] Katarzyna Borys, Yasmin Alyssa Schmitt, and Meike Nauta, et al. Explainable AI in medical imaging: an overview for clinical practitioner-beyond saliency-based XAI approaches[J]. European Journal of Radiology, 2023, 162: 110786.

[946] Ranul D. Thantilage, Nhien-An Le-Khac, and M-Tahar Kechadi. Healthcare data security and privacy in data warehouse architectures[J]. Informatics in Medicine Unlocked, 2023, 39: 101270.

[947] Katerina Barnova, Martina Mikolasova, and Radana Vilimkova Kahankova, et al. Implementation of artificial intelligene and machine learning-based methods in

brain-computer interaction[J]. Computers in Biology and Medicine, 2023, 163: 107135.

[948] Linkun Cai, Jia Li, and Han Lv, et al. Integrating domain knowledge for biomedical text analysis into deep learning: a survey[J]. Journal of Biomedical Informatics, 2023, 143: 104418.

[949] Mollie Hobensack, Jiyoun Song, and Danielle Scharp, et al. Machine learning applied to electronic health record data in home healthcare: a scoping review[J]. International Journal of Medical Informatics, 2023, 170: 104978.

[950] Haizhe Jin, Cheng Yu, and Zibo Gong, et al. Machine learning techniques for pulmonary nodule computer-aided diagnosis using CT images: a systematic review[J]. Biomedical Signal Processing and Control, 2023, 79: 104014.

[951] Pratheek S. Bobba, Anne Sailer, and James A. Pruneski, et al. Natural language processing in radiology: clinical applications and future directions[J]. Clinical Imaging, 2023, 97: 55-61.

[952] Rohan Gupta, Smita Kumari, and Anusha Senapati, et al. New era of artificial intelligence and machine learning-based detection, diagnosis, and therapeutics in Parkinson's disease[J]. Ageing Research Reviews, 2023, 90: 102013.

[953] Valeria Merlo, Gianvito Pio, and Francesco Giusto, et al. On the exploitation of the blockchain technology in the healthcare sector: a systematic review[J]. Expert Systems With Applications, 2023, 213: 118897.

[954] P. Singhal, A. L. M. Tan, and T. G. Drivas, et al. Opportunities and challenges for biomarker discovery using electronic health record data[J]. Trends in Molecular Medicine, 2023, 29(9): 765-776.

[955] Abdullahi Abubakar Kawu, Lucy Hederman, and Julie Doyle, et al. Patient generated health data and electronic health record integration, governance and socio-technical issues: a narrative review[J]. Informatics in Medicine Unlocked, 2023, 37: 101153.

[956] Yiheng Liu, Tianle Han, Siyuan Ma, et al. Summary of ChatGPT-related research and perspective towards the future of large language models[J]. Meta-Radiology, 2023, 1: 100017.

[957] S. Nazir, D.M. Dickson, and M.U. Akram. Survey of explainable artificialintelligence techniques for biomedical imaging with deep neural networks[J]. Computers in Biology andMedicine, 2023, doi: https: //doi.org/10.1016/j.compbiomed.2023.106668.

[958] Ayoub Si-Ahmed, Mohammed Ali Al-Garadi, and Narhimene Boustia. Survey of machine learning based intrusion detection methods for internet of medical things[J]. Applied Soft Computing, 2023, 140: 110227.

[959] Ekapob Sangariyavanich, Wanchana Ponthongmak, and Amarit Tansawet, et al. Systematic review of natural language processing for recurrent cancer detection from electronic medical records[J]. Informatics in Medicine Unlocked, 2023, 4: 101326.

[960] Zahra Jalali Khalil Abadi, Najme Mansouri, and Mahshid Khalouie. Task scheduling in fog environment-challenges, tools & methodologies: a review[J]. Computer Science Review, 2023, 48: 100550.

[961] Sarina Aminizadeh, Arash Heidari, and Shiva Toumaj, et al. The applications of machine learning techniques in medical data processing based on distributed computing and the internet of things[J]. Computer Methods and Programs in Biomedicine, 2023, 241: 107745.

[962] Caroline Constant, Carl-Eric Aubin, and Hilal Maradit Kremers, et al. The use of deep learning in medical imaging to improve spine care: a scoping review of current literature and clinical applications[J]. North American Spine Society Journal (NASSJ), 2023, 15: 100236.

[963] Lino Murali, G. Gopakumar, and Daleesha M. Viswanathan, et al. Towards electronic health record-based medical knowledge graph construction, completion, and applications: a literature study[J]. Journal of Biomedical Informatics, 2023, 143: 104403.

[964] K. He, C. Gan, and Z. Li, et al.Transformers in Medical Image Analysis[J]. Intelligent Medicine, https: //doi.org/10.1016/j.imed.2022.07.002.

[965] Juan E. Arco, Andrés Ortiz, and Javier Ramírez, et al. Uncertainty-driven ensembles of multi-scale deep architectures for image classification[J]. Information Fusion, 2023, 89: 53-65.

[966] Mohammad Hossein Tabatabaei, Roman Vitenberg, and Narasimha Raghavan Veeraragavan. Understanding blockchain: definitions, architecture, design, and system comparison[J]. Computer Science Review, 2023, 50: 100575.

[967] Ahmed I. Awad, Mostafa M. Fouda, and Marwa M. Khashaba, et al. Utilization of mobile edge computing on the internet of medical things: a survey[J]. ICT Express, 2023, 9: 473-485.

[968] Yihan Zhang, Yubing Hu, and Nan Jiang, et al. Wearable artificial intelligence

biosensor networks[J]. Biosensors and Bioelectronics, 2023, 219: 114825.

[969] Chang Xu, Zijian Chan, and Liehuang Zhu, et al. Efficient and privacy-preserving similar electronic medical records query for large-scale ehealthcare systems[J]. Computer Standards & Interfaces, 2024, 87: 103746.

[970] Abderahman Rejeb, Karim Rejeb, and Andrea Appolloni, et al. Unleashing the power of internet of things and blockchain: a comprehensive analysis and future directions[J]. Internet of Things and Cyber-Physical Systems, 2024, 4: 1-18.

后　记

本书的主要内容至此暂告一段落。

在编写本书内容的过程中，查阅了大量本领域专家学者的著作和论文，结合本人近 20 年的教学体会和对专业发展的粗浅认识，拟定了当前的章节规划，与目前已有的权威著作或教材相比，还有很大的差距。

本书的编写主要为了给相关专业提供一个学习参考，指出一些可能的发展方向，读者可依照自身学术兴趣选择适合自己的发展方向。为了建立相应的理论基础，书中介绍了一些基础概念，对于各概念领域所涉及的更深层次的理论与最新进展则仅进行简要介绍，未能深入展开，这也是考虑到本书作为教材的定位所做的设定。更多的详细资料将通过教学使用的在线学习平台等分享给读者，供自由选学，突出个性化发展。

本书得以完成，得到了本人所在单位的大力支持，各种文献平台为本书的写作提供了丰富的资源，开源社区的贡献者们为本书提供了丰富的素材和参考资料，在此向这些资料的作者表示衷心感谢！

由于作者水平有限，查阅的资料不甚全面，有关观点仅代表个人浅见，未必完全正确。衷心希望读者在使用本书的过程中多提批评意见，以便再版修订完善。

侯庆锋

2023 年 9 月